HEILENDE METALLE

Olaf Rippe

HEILENDE METALLE

Rezepte und Therapie im Geist des Paracelsus

at VERLAG

Für Max

Wichtiger Hinweis
Trotz sorgfältiger Überprüfung sind die in diesem Buch aufgeführten Hinweise, Rezepte, Dosierungsangaben und Applikationsformen ohne Gewähr; weder Verlag noch Autor können dafür eine Garantie bzw. Haftung übernehmen. Die Benutzer sind angehalten, bei den verwendeten Handelspräparaten den Beipackzettel zu prüfen und bei Abweichungen der empfohlenen Dosierungen oder der angeführten Kontraindikationen gegenüber den Angaben in diesem Buch gegebenenfalls Rücksprache mit einem Arzt/einer Ärztin oder einem Heilpraktiker/einer Heilpraktikerin zu halten. Jede Dosierung oder Applikation erfolgt auf eigene Gefahr und muss in jedem Fall individuell abgewogen werden. Geschützte Warennamen (Warenzeichen) sind nicht gesondert kenntlich gemacht. Aus dem Fehlen eines solchen Hinweises kann nicht geschlossen werden, dass es sich um einen freien Warennamen handelt.

Sämtliche vorgeschlagenen Therapiehinweise und Rezepte haben ausschließlich modellhaften Charakter. Nicht medizinisch oder heilpraktisch ausgebildete Personen sollten bei einer Selbstmedikation bedenken, dass hierfür ausreichende Kenntnisse der Heilkunst erforderlich sind.

2., aktualisierte Auflage, 2025

AT Verlag AG, Aarau und München
Lektorat: Petra Holzmann
Fotos: Olaf Rippe, sofern nicht anders erwähnt
Grafische Gestaltung und Satz: Giorgio Chiappa, Zürich
Druck und Bindearbeiten: Firmengruppe Appl, aprinta druck, Wemding
Printed in Germany

ISBN 978-3-03902-035-5

Für Herstellung und Einfuhr in die EU:
AT Verlag AG, Bahnhofstraße 41, 5000 Aarau, Schweiz, info@at-verlag.ch;
AT Verlag Deutschland, c/o Atmosphären Verlag GmbH, Fruchthof,
Gotzinger Straße 52b, 81371 München, Deutschland, info@atverlag.de

www.at-verlag.ch

Der AT Verlag wird vom Bundesamt für Kultur
für die Jahre 2021–2025 unterstützt.

Inhalt

»Metalle haben eine große Übereinstimmung mit dem menschlichen Körper. Denn Kräfte, die im Metall verborgen ruhen, sind auch im Menschen.«

PARACELSUS, BD. III: 46

Vorwort

Von allen Themen der Naturheilkunde faszinieren mich die Metalle am meisten. Meine Begeisterung zeigte sich schon früh mit meiner Mineraliensammlung – inzwischen bin ich im wahrsten Sinne des Wortes »steinreich« geworden –, doch so richtig entfachte sich mein Interesse erst mit der Entdeckung der Metalle als Heilmittel.

Als ich meine Ausbildung zum Heilpraktiker anfing, gehörte neben den medizinischen Themen auch die Heilkunde dazu. Dazu gab es ein vielseitiges Angebot, doch letztendlich blieb es oberflächlich. Mir fehlte etwas, was man »als Einweihung« bezeichnen könnte. Das Schicksal hatte ein Einsehen und führte mich zu Max Amann. Als Chemiker, Alchemiker und als grandioser Therapeut wurde er für viele Jahre mein Lehrer – ich hätte keinen besseren finden können.

Max hat eine großartige Bibliothek, und unter den Büchern, die ich bei ihm entdeckte, waren vier, die mein ganzes berufliches Leben beeinflussen sollten: die Einweihungsschrift *Kybalion,* die magischen Werke des Agrippa von Nettesheim, die Werke des Paracelsus in der Aschner-Ausgabe und das Buch *Metall-Funktionstypen in Psychologie und Medizin* von der anthroposophischen Ärztin Alla Selawry. Jedes dieser Werke empfinde ich als Meilenstein der Medizingeschichte und Hermetik, und ich kann sie nur jedem empfehlen, der hinter die Kulissen der Phänomene schauen will. Alle vier bilden die wesentliche Grundlage dieses Buches.

Doch warum widme ich eigentlich ein ganzes Buch den Metallen, noch dazu in einer »hermetischen« Ordnung nach den Planeten?

Metalle sind besondere Stoffe. Sie fallen auf durch ihren Glanz, ihre Formbarkeit sowie durch viele weitere Eigenschaften, die sie von allen anderen Stoffen abheben. Metalle begleiten inzwischen nahezu jeden Bereich unseres Alltags – und das schon sehr lange. Nicht ohne Grund sprechen wir von der »Bronzezeit« oder der »Eisenzeit«. – Metalle prägen unsere Kultur.

Spätestens seit der Antike nutzt man Metalle auch heilkundlich, obwohl es bis in die Neuzeit dauern sollte, bevor sich ihr tatsächliches Heilpotenzial entfalten konnte. In der Renaissance entwickelte sich die Iatrochemie, also die Neuschöpfung von Substanzen aus Naturstoffen durch Laborprozesse, was besonders bei Metallen oft notwendig ist, um ihre Heilkraft zu nutzen. Unter den Iatrochemikern dürfte Paracelsus der wohl bedeutendste gewesen sein; sein Werk ist daher auch die wichtigste Quelle zum Thema.

Unter den Metallen nehmen sieben sowie Antimon als achtes Metall eine Sonderstellung ein. Paracelsus schrieb hierzu (Bd. IV: 335): »Also haben die alten Philosophen die sieben Metalle mit den sieben Planeten verglichen (...) und das haben sie der Magie nach recht getroffen, deshalb wird es noch auf diesen Tag so gehalten.« Die sieben Planetenmetalle und das Antimon stehen im Mittelpunkt dieses Buches.[1]

Wesentliches Einsatzgebiet der Metalle in der Praxis ist die Konstitutionstherapie und vor allem die Behandlung chronischer Erkrankungen, aber auch die damit verbundene »geistige« Prägung eines Menschen. In der Paracelsusmedizin bilden Metalle die Basis der Therapie.

Da man Metalle möglichst mit Substanzen aus den anderen Naturreichen kombinieren sollte, um ihre Wirkung zu lenken und zu entfalten, sind Komplexmittel durchaus eine logische Konsequenz. Dabei ist jedoch auf das »geistige« Band zwischen den Substanzen zu achten. Metall, Pflanze oder Tier sollten sich gegenseitig synergistisch befruchten, indem sie der gleichen kosmischen Idee unterstehen, beziehungsweise durch besondere Signaturen miteinander in Beziehung stehen. Aus solchen Rezepten spricht das alte Wissen über die Zusammenhänge von Kosmos und Natur. Die in diesem Buch vorgestellten Präparate beruhen weitgehend auf dieser Weltanschauung.

Als Therapeut begleiten mich die Metalle seit nunmehr über dreißig Jahren täglich in der Praxis, und aus der positiven Erfahrung heraus entstand dieses Buch, von dem ich hoffe, dass es Ihnen Freude macht.

Olaf Rippe, Beltane 2020

Anmerkung zur zweiten Auflage 2025

Natürlich ist es erfreulich, wenn wenn die zweite Auflage eines Buches erscheint. Weniger erfreulich waren die vielen notwendigen Änderungen. Die Firma Soluna, die in der ersten Auflage viel Raum bekommen hatte, musste ihre Produktion im September 2024 über Nacht einstellen und macht nun nur noch Kosmetika. Auch die Firma Aurora Pharma musste zahlreiche Mittel vom Markt nehmen. Die betreffenden Stellen im Buch wurden angepasst.

1 In der hermetischen Literatur spricht man immer von sieben kosmischen Kräften oder einfacher von den sieben Planetenkräften, obwohl es sich eigentlich um die Sonne als Fixstern, den Erdtrabanten Mond und um die fünf Wandelplaneten handelt, die schon in alter Zeit bekannt waren. In der Hermetik denkt man dabei an Prinzipien und weniger an astronomische Gegebenheiten. Unter den Zahlen hat die Sieben immer einen Bezug zu diesen kosmischen Prinzipien.

Der Spiegel der Erleuchtung

Wenn die Inder von der Göttin Durgha sprechen, dann nur mit der höchsten Verehrung. Sie verkörpert die Vollkommenheit, das absolute Wissen, die höchste Weisheit. Es heißt, sie habe unendlich Shakti, also unendliche Macht. Allein ihr Blick würde jeden Suchenden vernichten, würde sie in Menschengestalt unter uns wandeln.

Um in ihr Antlitz zu schauen, kennt man seit Urzeiten in Indien den Brauch eines ganz besonderen Spiegels, der nur von wenigen auf sehr komplizierte Weise hergestellt werden darf und den man im Allerheiligsten im Tempel aufbewahrt. In einem traditionellen Verfahren und in einem genau festgelegten Ritual, für das man zuvor die Sterne befragt hat, wird eine Legierung aus Kupfer, Silber, Gold, Zinn und Zink erzeugt. Ordnet man die Metalle den Planeten zu, dann ist es eine Mischung aus Venus, Mond, Sonne, Jupiter und Merkur[2], das sind die »glückverheißenden« Planeten. Nur Mars und Saturn fehlen scheinbar; den Mars finden wir jedoch im Feuer und im Schmelzprozess, und den Saturn im Ritus selbst, der als die höchste Form der Verehrung gilt. Alle Götter sind also anwesend, wenn der Alchemist die Form herstellt und die Legierung hineingießt.

Die Spiegelmonstranz, die an einen menschlichen Körper erinnert, ist ein augenloses magisches Objekt. Durch ein Weiheritual erhält es Augen und Seherkraft. Schaut der Gläubige nun bei der Anbetung in den Spiegel, kann er in seiner Selbstbetrachtung die Göttin schauen und dabei in sich hineinsehen und seine eigene göttliche Identität als formlose Natur jenseits des Materiellen wahrnehmen.[3]

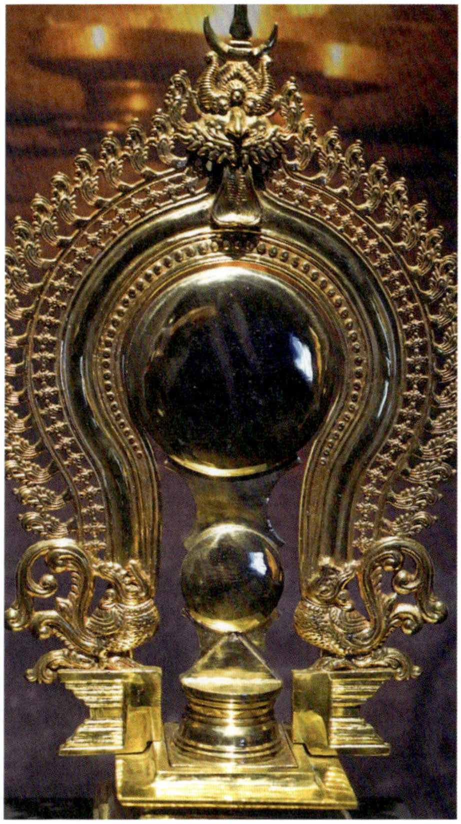

Die höchste Göttin als Spiegelidol. Der Spiegel besteht aus Kupfer, Silber, Gold, Zinn und Zink. Wer in Verehrung hineinschaut, sieht seine göttliche Natur. (Spiegelidol, Indien, Kerala)

2 Paracelsus ordnet Zink der Venus zu; heute wird es auch Merkur und Uranus zugeordnet.

3 Vgl. Museum Rietberg, S. 125: Harsha Vinay; Spiegel in der indischen Kultur und Kunst

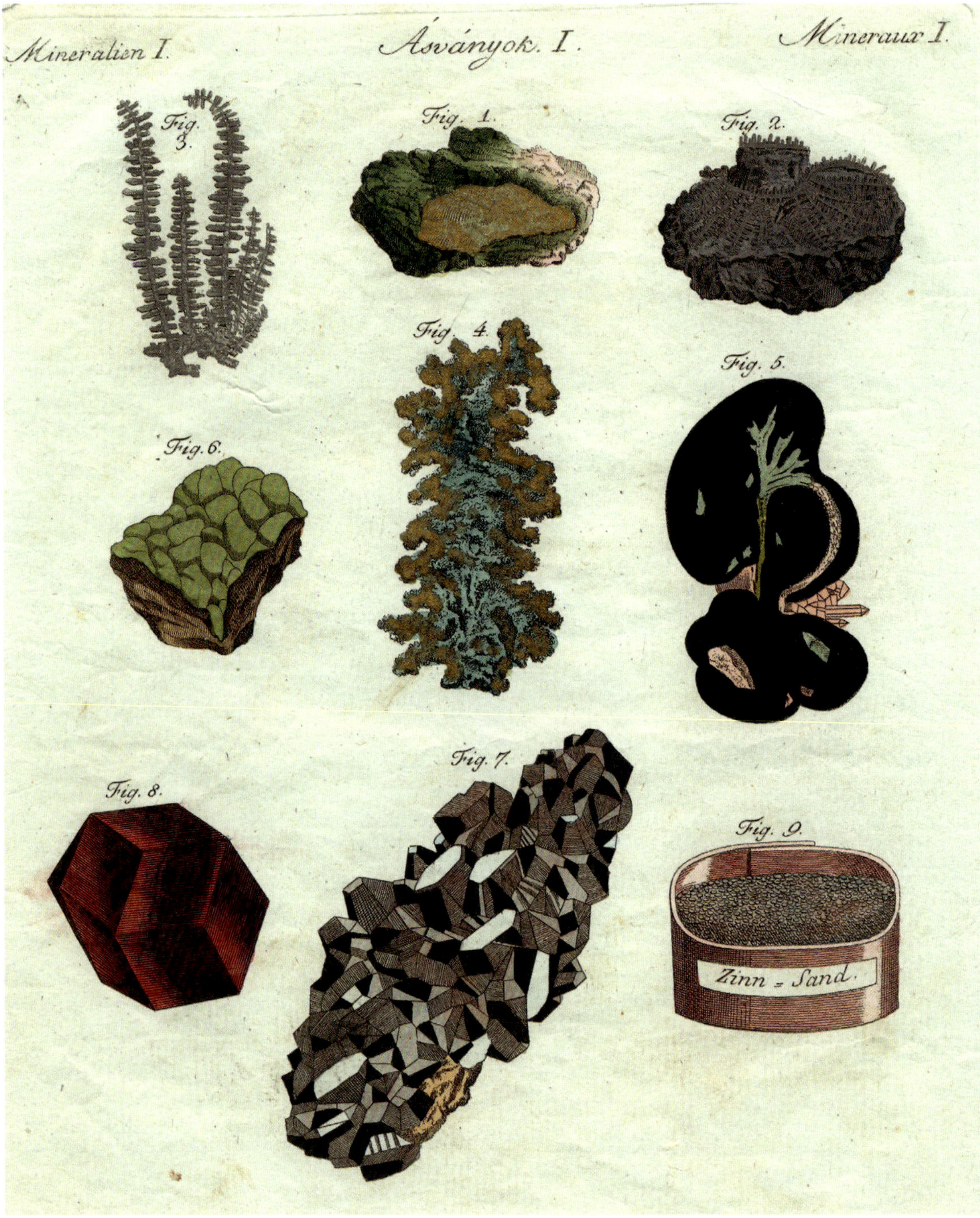

1 Gold auf einem amethystischen und smaragdischen Quarz, 2 dendritisches Silber, 3 Baumsilber, 4 Kupfererz, mit Berggrün überzogen, 5 blaues Kupfer: Lasurkupfer, 6 Malachit – Schreckstein!, 7, 8, 9 Zinn: 7 Zwitterstufe, 8 Zinngraupe, 9 Zinnsand, kommt nur vererzt vor, nicht gediegen.

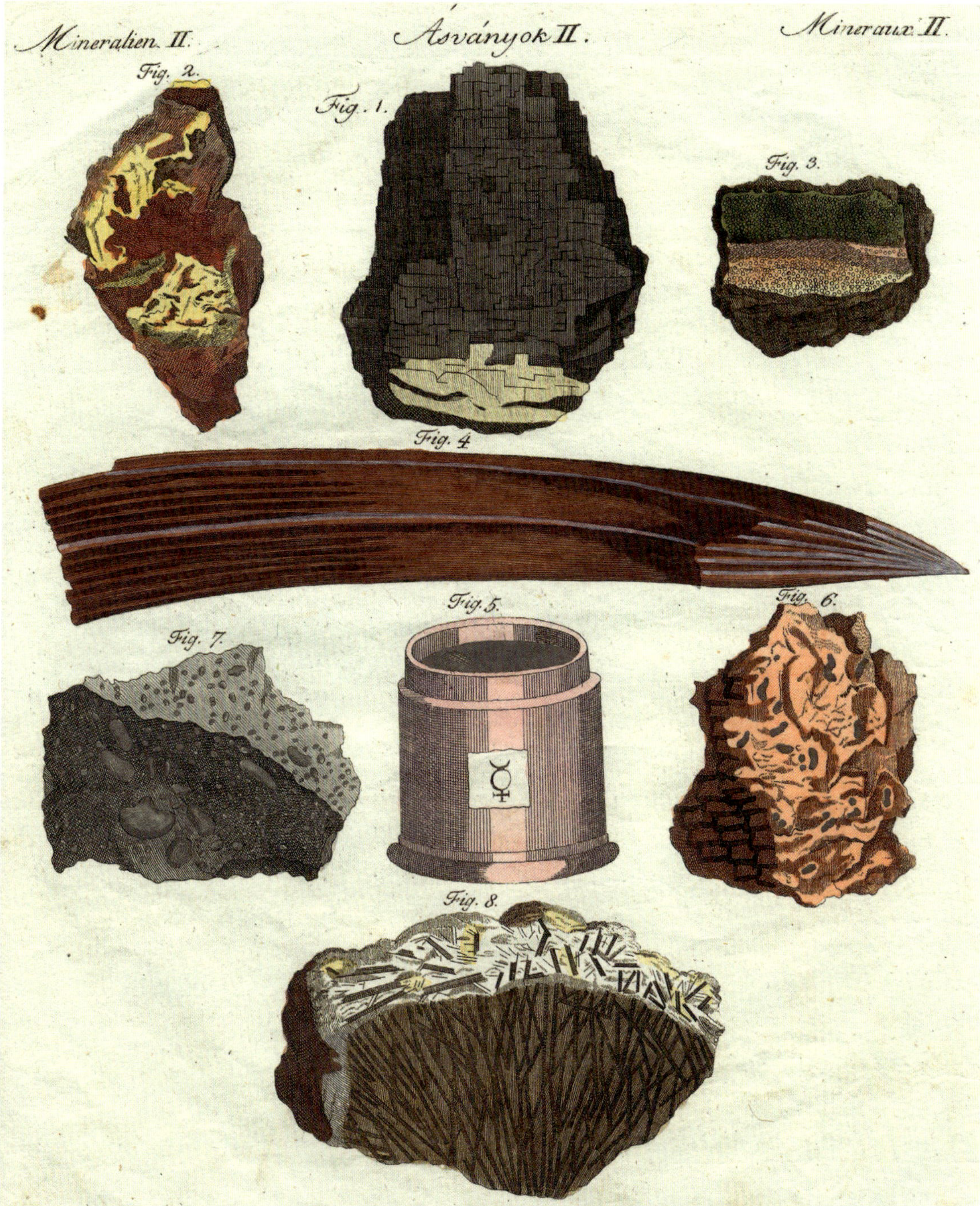

1 Blei, immer vererzt, Bleiglanz, 2, 3, 4 Eisen: 2 Brauneisenerz, 3 körniges Eisenerz, 4 Blutstein, Hämatit, 5 und 6 Quecksilber: 5 Jungfern-Quecksilber, 6 Zinnober, 7 Wismut, dem Zinn ähnlich, 8 Antimon, Spießglanz. »Das Eisen ist das nützlichste und unentbehrlichste von allen Metallen, und die Natur hat dem Menschen damit ein sehr wichtiges Geschenk gemacht. Eisen ist nützlicher und unentbehrlicher als Gold und Silber, denn ohne Eisen hätten unsere Künstler und Handwerker keine Instrumente und Maschinen, und wir müssten noch als Wilde leben. Als Metall, als Farbe, als Arzney ist uns das Eisen nützlich (...). Eisentheilchen findet man mit den Bestandteilen fast aller Körper vermischt, ja sogar unser Blut enthält Eisen.«
(Aus: Friedrich Justin Bertuch, *Bilderbuch für Kinder,* um 1800)

In Wahrheit, gewiss und ohne Zweifel:
Das Untere ist gleich dem Oberen
und das Obere gleich dem Unteren, zu wirken
die Wunder eines Dinges.«

HERMES TRISMEGISTOS

Die kosmische Natur der Metalle

Makrokosmos – Mikrokosmos

Vielleicht ist es uns nicht jeden Augenblick bewusst, aber wir leben auf einem sehr kleinen Planeten am Rand einer Spiralgalaxie, die wiederum nur einen winzigen Teil unendlicher Galaxiesysteme darstellt – und dennoch halten wir uns für den Nabel der Welt.

Diese schier unendliche Größe an Raum, aus dem jeden Augenblick das Leben aufs Neue entsteht, lässt sich eigentlich nur mit Ehrfurcht und Staunen betrachten. Das Universum ist in allen Facetten ein Wunder und ohne schöpferische Intelligenz kaum vorstellbar. Da unsere Erkenntnisfähigkeit aber scheinbar wenig über das uns Verwandte hinausgehen kann, fällt es uns sichtbar schwer, das Geistige hinter den Gesetzen der Schöpfung zu begreifen; und weil dem so ist, klammert die Wissenschaft diese Frage heute am liebsten aus und reduziert das Lebendige auf Maß, Zahl und Gewicht. Es hat jedoch schon immer einen anderen Weg der Welterkenntnis gegeben, auf den wir auch heute nicht verzichten sollten – die Mystik und mit ihr die Metaphysik. Ein anderer Begriff wäre Hermetik, abgeleitet von Hermes, dem Götterboten.

Der rationale Mensch wird im Denken immer auf sich selbst zurückgeworfen, während sich der Mystiker vom Göttlichen berühren lässt. Mystik und Wissenschaft müssen sich keineswegs ausschließen – ein Miteinander ist denkbar, erfordert jedoch Aufgeschlossenheit und geistige Flexibilität statt Dogmatismus. Eine Buchempfehlung hierzu ist das Werk des Schweizer Astrophysikers Bruno Binggeli *Primum mobile,* in dem der Autor das alte Weltbild eines Dante

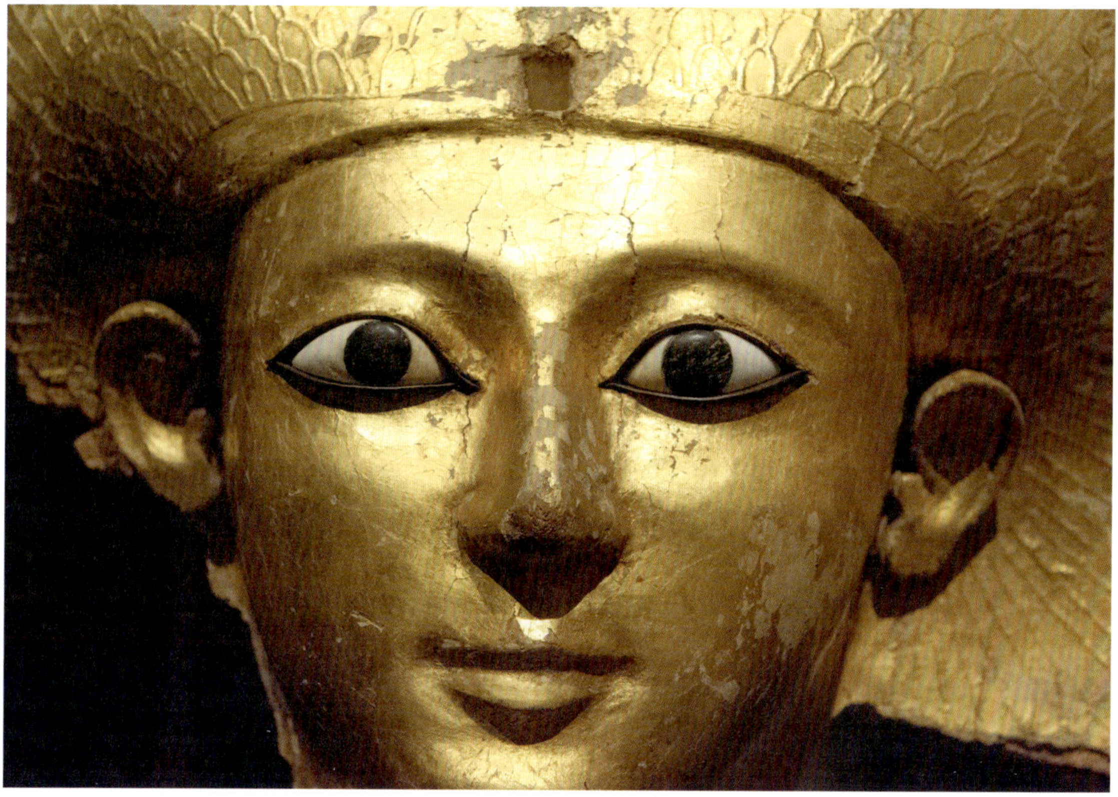

Im alten Ägypten wurden besonders die Metalle kultisch verehrt; so galt das Gold als das Fleisch der Götter, und Silber als deren Knochen. (Vergoldeter Sarg einer Königstochter, 17. Dynastie um 1575 v. Chr.)

und seiner *Göttlichen Komödie* dem astrophysikalischen Weltbild unserer Zeit gegenüberstellt und dabei verblüffende Parallelen entdeckt.

Die genauen Ursprünge der Hermetik bleiben im Nebel der Geschichte verborgen, aber sie führen uns zur Wiege der Hochkulturen nach Babylon und Ägypten, aus denen sich später unsere abendländische Kultur entwickeln sollte. Mit dem Beginn der Hochkulturen sind auch die Metalle verbunden – nicht ohne Grund sprechen wir von »Steinzeit«, die von der »Kupfer-«, »Bronze-« und »Eisenzeit« abgelöst wurde und sich nunmehr zum »Siliziumzeitalter« gewandelt hat.

Der ibisköpfige Gott Thot, der im alten Ägypten als Initiationsgottheit verehrt wurde, offenbarte dem Menschen die Kunst der Magie, Astrologie, Schrift und Zahl und auch das Geheimnis der Metallurgie – dies war die Geburtsstunde der Alchemie, der Kunst des Schwarzen Landes am Nil, der Veredelung der Metalle.

Aus der Zeit der Pharaonen sollen auch die Lehrsätze des Eingeweihten Hermes Trismegistos stammen, die *Tabula smaragdina.* Seine Gedanken bilden die geistige Grundlage von Magie, Astrologie und Alchemie, der Mutter aller Wissenschaften, wie der Alchemist Kunkel meinte: »Die Chymie (Alchemie) ist ohnstreitig eine der vornehmsten und nöthigsten Künste in der Welt und nicht unbillig eine Mutter und Ernährerin aller anderen Künste zu nennen (...) so ist wohl einem vernünftigen Menschen, nebst der Gottesgelahrtheit und Sorge vor seiner Seele, nichts nötiger und nützlicher, als die Erkänntnis der Natur, welche durch die Chymie einzig und allein erlernet wird. Daher ist es auch kommen, dass diese Kunst alsbald nach Erschaffung der Welt ihren Anfang genommen.« (Kunkel, 1716, zit. nach Gebelein 1991: 13).

Nach hermetischer Vorstellung ist die sinnlich wahrnehmbare Welt ein Spiegelbild des Makrokosmos. Im Mineralreich zeigen sich die kosmischen Kräfte als geometrisches Prinzip, im Pflanzenreich als vegetative Kraft, im Tierreich als Empfindung und im Menschen als Vernunft (vgl. Paracelsus-Werke Bd. 1: LIV). Neben diesen Grundprinzipien stehen sämtliche weiteren Phänomene in Beziehung zu den Sternen, so etwa unsere unterschiedliche Wesensnatur, die Organe sowie alle Organfunktionen (und damit auch sämtliche Fehlfunktionen und Krankheiten), aber auch alle Natursubstanzen und deren Heilkräfte. Zahlreiche Bilder in der alchemistischen Literatur stellen diesen Gedanken dar, und immer wieder sind es die Metalle, die dabei die Hauptrolle spielen.

Unser Blick in den Kosmos geht immer von der Erde aus, schließlich ist sie unsere Heimat. Die Vorstellung von der Erde als Mittelpunkt des Universums haben wir zwar hinter uns gelassen, jedoch ist sie immer noch die Grundlage einer hermetischen Betrachtungsweise, allerdings nicht als geozentrisches Weltbild, sondern als anthropozentrische Weltsicht, mit dem Menschen als zentralen Bezugspunkt.

Das Sonnensystem ist wie ein großer Organismus, und in Analogie zum Menschen gleichen die Planeten unseren Organen. »Das Planetensystem ist nicht eine (...) beliebige Anhäufung von Himmelskörpern um die Sonne, sondern eine Art von Organismus, in dem eine Vielfalt von Wechselwirkungen herrscht. (...) Wie man in einem Organismus nicht ein Organ für sich isoliert betrachten kann, ohne den Zusammenhang des Lebens zu verlieren, so kann man eben auch nicht die Venus oder den Mond losgelöst von der Sonne und den übrigen Planeten verstehen. Das Planetensystem erweist sich als eine nach geistigen Gesetzen geordnete Ganzheit.« (Kranich 1976: 26/31) Einatmen und Ausatmen, Systole und Diastole des Herzens, entsprechen den Rhythmen der Gestirne, sei es der Lauf von Sonne und

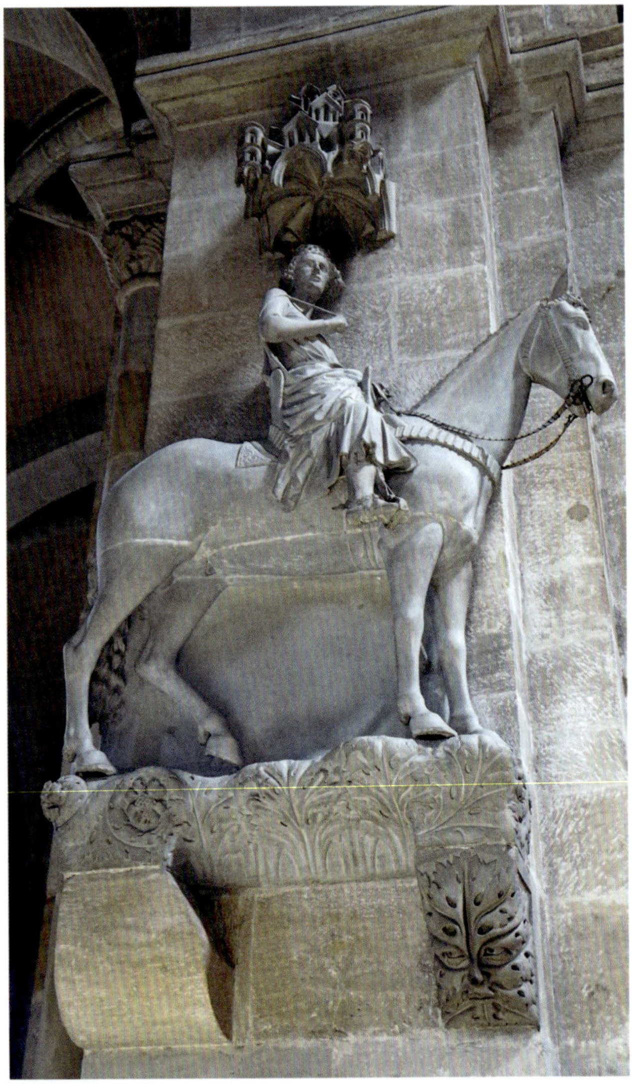

Der Bamberger Reiter stellt die Naturreiche und Elemente symbolisch dar: Das »unbelebte« Mineralreich ist der unbehauene Sockel (Erde), das Gesicht im Blatt als Grüner Mann ist das »belebte« Pflanzenreich (Wasser), das Pferd steht für das Tierreich und die Empfindungsqualitäten von Sympathie und Antipathie (Luft), der Mensch hält als Reiter die Zügel in der Hand, als Ausdruck seiner Vernunft (Feuer). Über ihm schwebt die Kirche als Quintessenz und Ausdruck des Göttlichen auf Erden.

Mond oder die Venus als Morgen- und Abendstern. Alles folgt einem unsichtbaren Band geistiger Verwandtschaft.

Unter den kosmischen Phänomenen beeindrucken sicher am meisten die zwei Lichter Sonne und Mond, die »rein zufällig« von der Erde aus gesehen gleich groß sind.

In der Hermetik sind dies König und Königin, Vater und Mutter des Lebens: »Sein Vater ist die Sonne, seine Mutter ist der Mond«, heißt es bei Hermes Trismegistos.[4] Sie entsprechen auch der Polarität von Links- und Rechtshirnhemisphären, linker und rechter Körperhälfte.

Ihnen zur Seite stehen die fünf Wandelplaneten, die man mit bloßem Auge sehen kann: Merkur, Venus, Mars, Jupiter und Saturn – nicht ohne Grund haben sie alle Götternamen, die ihre okkulten Qualitäten umschreiben. Merkur hat hierbei eine Sonderrolle: Er ist das göttliche Kind, das Verbindende zwischen den Polen Kosmos und Erde. Saturn gilt als Hüter der Schwelle zu den Fixsternen (Sternbilder) und damit zur Sphäre des Göttlichen. Aus hermetischer Sicht empfängt Saturn zum einen die Seele bei der Inkarnation, und zum anderen ist er die letzte Hürde nach dem Tod, der als Transmutation oder Wandlung begriffen wird, bevor sich das Lebensrad erneut dreht und eine Wiedergeburt erfolgen kann.

Die rhythmisch gegliederten Lebensabschnitte des Menschen entsprechen den kosmischen Prinzipien. Die Geburt und die ersten sieben Lebensjahre unterstehen dem Mond, gefolgt von Merkur bis zur Pubertät, die der Venus untersteht – in diesen drei Abschnitten bauen wir unsere Persönlichkeit auf. Vom 21. bis zum 42. Lebensjahr unterstehen die drei mal sieben Jahre der Sonne, in der wir unsere Persönlichkeit entfalten. Es folgen die Siebenjahresabschnitte von Mars und Jupiter, die bereits die Lebensreife verkörpern, in der wir uns in den Dienst der Allgemeinheit stellen sollten; und schließlich folgt ab dem 56. Lebensjahr die Zeit des Saturn, der den Menschen bis zu seinem Tod begleitet und eigentlich zur Altersweisheit führen soll – was bekanntlich bei vielen so eine Sache ist.

In der hermetischen Tradition verkörpern sich nun die sieben kosmischen Prinzipien jeweils in einem Metall, und das auf besonders intensive Weise. Paracelsus schrieb hierzu: »Also haben nun auch die alten Philosophen die sieben Metalle mit den sieben Planeten verglichen und diese in Figuren, Bildern und Schriften für jene gesetzt, so für das Gold die Sonne, für das Silber den Mond, für das Blei den Saturn, für das Zinn den Jupiter, für das Kupfer die Venus, für das Quecksilber den Merkur, für das Eisen den Mars, und das haben sie der Magie nach recht getroffen, deshalb wird es noch auf diesen Tag so gehalten.« (Paracelsus IV: 335)

Die Metalle sind die Wegbegleiter in den entsprechenden Lebenszyklen – das Metall der Kindheit wäre demnach das Mondmetall Silber, das Metall des alternden Menschen das Saturnmetall Blei.

Dieses Prinzip der Analogieketten wendet man ebenso auf Organe und Organprozesse an, sodass man in der gemeinsamen Zuordnung den Schlüssel zur passenden Arznei bei entsprechenden Erkrankungen findet, wie wir später noch sehen werden.[5]

---

4 In der Hermetik wird die Sonne als männlich gesehen und der Mond als weiblich, auch wenn die deutsche Sprache dies umgekehrt darstellt, im Lateinischen und in den romanischen Sprachen wird dies jedenfalls »hermetisch« richtig formuliert. Vielleicht kommt es daher, dass im Germanischen die Sonne als Göttin Sunna gesehen wurde.

5 Man mag sich fragen, warum eigentlich in der gesamten hermetisch alchemistischen Literatur die kosmische Leiter immer auf dieselbe Weise dargestellt wird – beginnend mit Mond, gefolgt von Merkur, Venus, Sonne, Mars, Jupiter und schließlich Saturn. Diese Abfolge bezeichnet man als »chaldäische Reihe«, die sich aus der durchschnittlichen Geschwindigkeit der »Sieben« beim Durchlauf durch den Tierkreis ergibt, wenn man das Ganze von der Erde aus betrachtet. Der Mond ist hierbei am schnellsten, der Saturn am langsamsten.

Okkulte Entsprechungen

Kosmos	Organ	Erzengel	Metall	Lebensalter (in Jahren)
Saturn ♄	Milz (Splen)	Oriphiel	Blei (Plumbum) Pb	56 bis Tod
Jupiter ♃	Leber (Hepar)	Zachariel	Zinn (Stannum) Sn	49 bis 56
Mars ♂	Galle (Fel)	Samuel	Eisen (Ferrum) Fe	42 bis 49
Sonne (Sol) ☉	Herz (Cor)	Michael	Gold (Aurum) Au	21 bis 42
Venus ♀	Niere (Renes)	Anael	Kupfer (Cuprum) Cu	14 bis 21
Merkur ☿	Lunge (Pulmo)	Raphael	Quecksilber (Argentum vivum) Hg	7 bis 14
Mond ☾ (Luna)	Gehirn (Cerebrum)	Gabriel	Silber (Argentum) Ag	Geburt bis 7
Erde ♁	Blut (Sanguis)	Luzifer	Antimon (Stibium) Sb	Ganze Lebensspanne

Im Rhythmus der Wochentage

Die Wochentage sind den Planetentagen zugeordnet: Montag (Mond), Dienstag (Mars), Mittwoch (Merkur), Donnerstag (Jupiter), Freitag (Venus), Samstag (Saturn) und Sonntag (Sonne).

Für eine Konstitutionstherapie mit höheren Potenzen, die man prinzipiell eher selten verabreicht (ab D30), oder auch für die Wahl eines wöchentlichen Injektionstages hat es sich bewährt, wenn man das entsprechende Metall an seinem Planetentag anwendet, also beispielsweise Aurum metallicum D30 oder auch eine Injektionstherapie am Herzen mit Goldpräparaten am Sonntag.

Polarität der Planetenmetalle

Nach hermetischer Tradition sind die Planetenideen in polare Gruppen unterteilt: Mond – Saturn, Merkur – Jupiter, Mars – Venus. Die Planetenprinzipien regulieren sich gegenseitig, immer bedingt ein Zuviel einer Kraft, ein Zuwenig der anderen; in solchen Fällen wird mit Tiefpotenzen des einen Metalls der Mangelzustand gewissermaßen »substituiert« und mit höheren Potenzen des anderen das Zuviel »reguliert«. Die Sonne, und mit ihr das Gold, wirken auf alle gleichermaßen ausgleichend.

Weitere Polaritäten, die man ähnlich therapeutisch nutzen kann, sind zum Beispiel Sonne – Mond, Sonne – Saturn, Jupiter – Saturn. Im weiteren Text wird dies an therapeutischen Beispielen verdeutlicht.

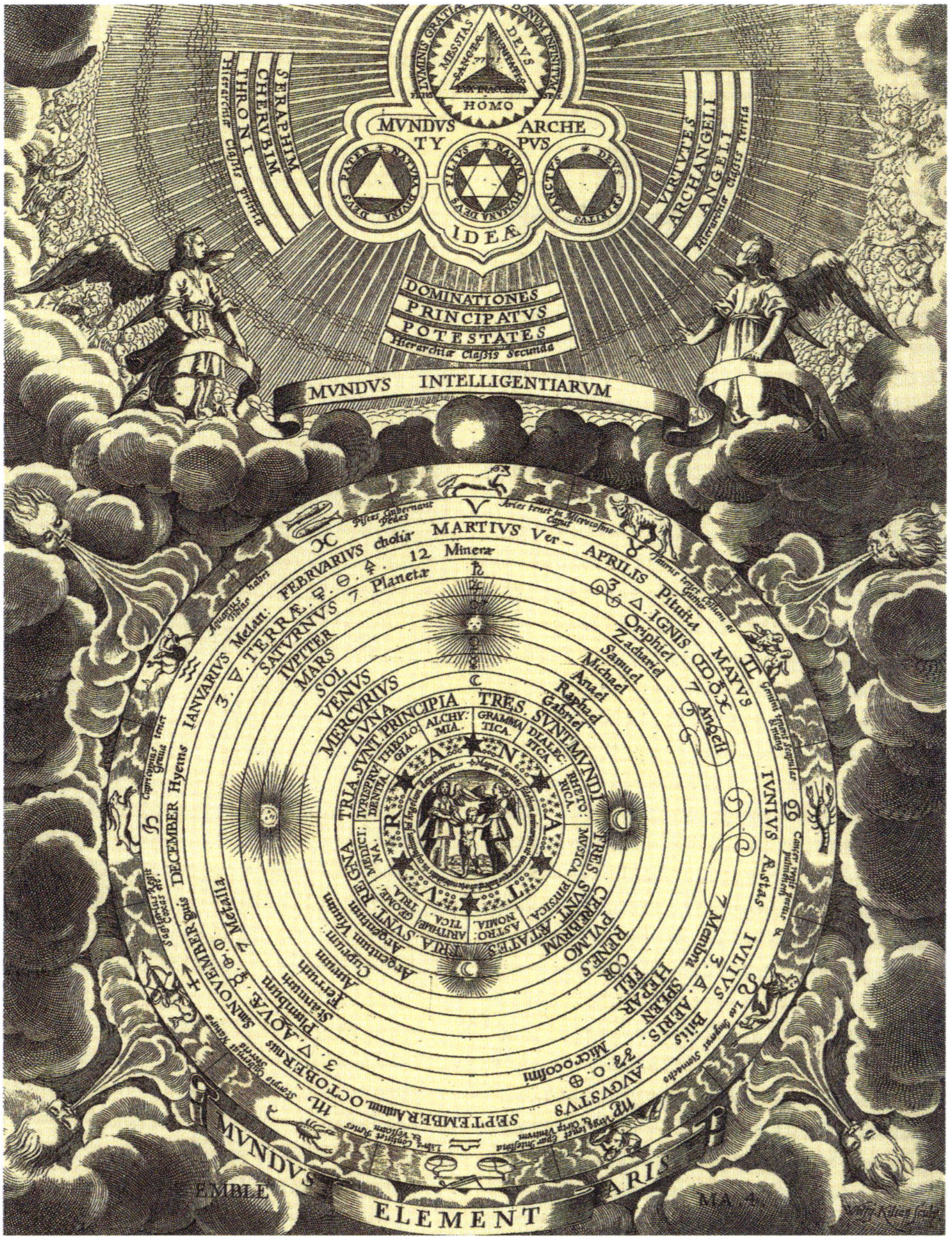

Der ganze Kosmos – aus dem Werk des Malachias Geiger, *Microcosmus hypochondriacus sive de melancholia hypochondriaca* von 1651.

Mensch und Natur als Abbild des Kosmos

Bei Paracelsus lesen wir: »Alle Planeten haben im Menschen ihr Abbild und Zeichen und ihre Kinder, und der Himmel ist ihr Vater, denn der Mensch ist nach Himmel und Erde gemacht. (...) Darum folgt daraus, dass der Arzt das wissen soll, dass im Menschen Sonne, Mond, Saturn, Mars, Merkur, Venus und alle Zeichen sind, der Polus Arcticus und Antarcticus, der Wagen und alle Viertel im Zodiakus (Quadranten des Tierkreises). Das muss der Arzt wissen, wenn er vom Grund der Arznei wissen will. Wo nicht, so ist er ein reiner Betrüger und übt die Arznei wie ein Bauer, der Coloquinthen in den Wein hängt und alle Menschen damit behandelt.« (Paracelsus, Bd. I: 439)

Bemerkenswert ist hierzu die Darstellung aus dem Werk des Malachias Geiger (siehe Seite 19). Das Bild ist zweigeteilt im Sinne einer Acht, dem Symbol der Unendlichkeit und geistigen Welt. Der obere Kreis umfasst die göttliche Sphäre mit der Idee »Es werde Mensch«. Ein Tetraeder zerfällt aus seiner Einheit in zwei Dreiecke – das Dreieck nach oben symbolisiert das Männliche/Feuer/Sonne und das Dreieck nach unten das Weibliche/Wasser/Mond – zusammen vereinigen sie sich im Hexagramm, Symbol für die Quinta essentia, das göttliche Wesen, das Kind/Merkur. Umgeben ist die geistige Welt von den Heerscharen der Engel, und alles ist in strahlendes Licht getaucht. Im alten Ägypten wurde diese Trinität mit Isis (Wasser), Osiris (Feuer) und Horus (Hexagramm) beschrieben.

Wolken trennen die obere von der unteren Welt, und wir sehen die zwölf Sternbilder, die aus dem Atem der vier Elemente entstehen (Feuer, Luft, Wasser, Erde sind die geistigen Urprinzipien des Lebens – daher sind auch die Sternzeichen den Elementen zugeordnet). Die Sternzeichen bilden die Bühne für das Leben, das sich als Kind im Mittelpunkt manifestiert, umgeben von zwei Engeln (leibliche Eltern, Licht und Schatten) – sie stehen gemeinsam auf der »physischen« Erde, die als Amme des Lebens verstanden wird. Das Hexagramm des geistigen Kosmos hat sich aufgelöst und in sieben konzentrische Schalen gewandelt, in denen wir die Namen der Planeten finden, sowie Bezeichnungen für Organe, Metalle und Erzengel, die jeweils miteinander korrespondieren (siehe Tabelle Seite 18).

Den kosmischen Prinzipien direkt gegenüber finden wir sieben Organe, die im Menschen den inneren Kosmos verkörpern. Auch im Ayurveda begegnet uns diese Idee als die »Sieben Chakren«, was natürlich kein Zufall ist. In dem Werk des Rosenkreuzers

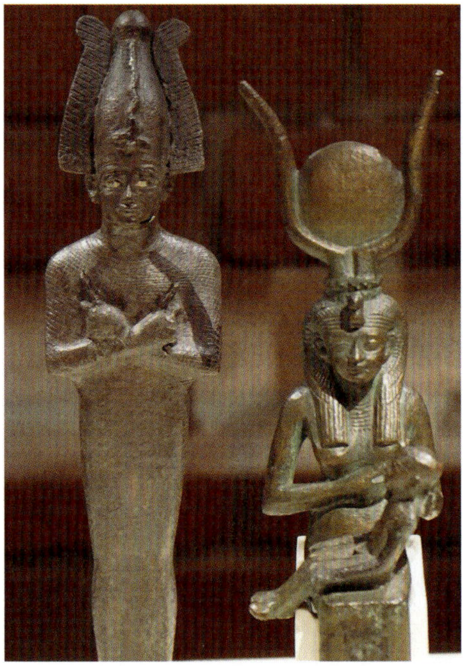

Die göttliche Trinität als Osiris, Isis und deren Sohn Horus, den die Muttergöttin auf ihrem Schoß hält.

Johan Georg Gichtel, *Theosophia Practica,* aus dem Jahr 1696 gibt es eine bemerkenswerte Darstellung einer Planetenspirale im Menschen, die dem Bild der Chakrendarstellungen verblüffend ähnlich ist; ob Gichtel dies wusste, darf bezweifelt werden, vielmehr ist es wohl Ausdruck einer universellen Weisheit (siehe Abbildung auf S. 21).

Das korrespondierende Metall kann man als Kardinalmittel für Leiden des zugeordneten Organsystems verstehen, das beste Mittel für das Herz wäre demnach das Gold, das Beste für die Niere wäre das Kupfer. Man sollte sich jedoch nicht von dem Gedanken leiten lassen, dass die Metalle nur für spezifische Leiden der Organe zuständig wären. Vielmehr umfasst nach den Vorstellungen der hermetischen Medizin ein Planetenprinzip auch organübergreifende Funktionen, man könnte sie am besten als Funktionskreise bezeichnen, die sich gleichermaßen auf Körper, Seele und Geist beziehen.

In den »reinen« Metallen ist die entsprechende kosmische Kraft besonders

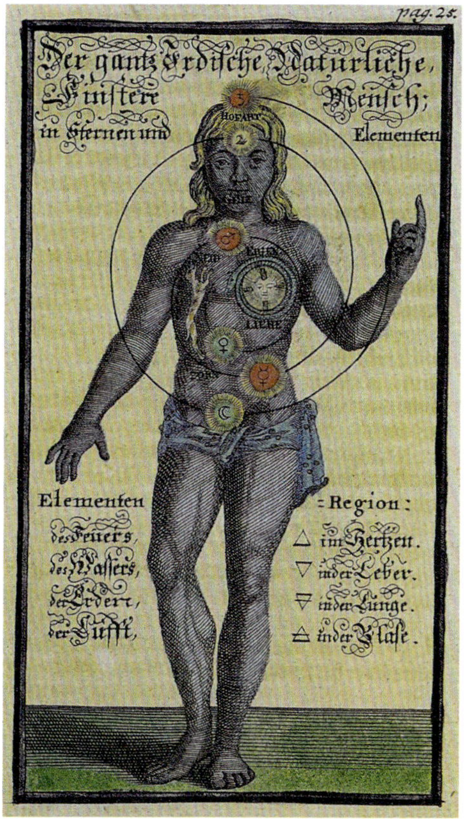

Der dunkle Mensch in seinen Untugenden, die durch die spirituelle Reifung in Tugenden gewandelt werden. – Die Metalle sind hierbei Spiegelbild und Hilfsmittel. Mit der Wandlung wird sich auch die Gestik ändern – der dunkle Mensch zeigt noch mit der linken Hand nach oben und rechts nach unten, als Sinnbild für die Gebundenheit an die Materie. Dies dreht sich beim lichten Menschen um, und er wird damit zur Brücke zwischen Kosmos und Erde. (Gichtel, 1696)

intensiv präsent. Schon die Verbindung mit Schwefel oder Arsen kann die Zuordnung modifizieren. Pflanzen hingegen sind fast immer mehreren Kräften unterstellt und dies in unterschiedlicher Intensität. Meistens ist ein Prinzip dominant, selten zwei in gleicher Intensität. Beispielsweise zeigt die Eiche Mars und Jupiter und etwas Saturn; die Birke Venus und auch Mond, der Weißdorn Venus und Mars. Es gibt bei den »alten« Autoren wie Nicholas Culpeper oder Leonhard Thurneysser sogar unterschiedliche Zuordnungen je nach Pflanzenteil. Die Zuordnungen ergeben sich aus der Betrachtung der Signaturen und den Wirkprofilen. Pflanzen sind nach diesen Vorstellungen Begleitmittel der Metalle. Da Metalle immer auf den ganzen Menschen wirken, modifizieren die Pflanzen die metallische Wirkung in Richtung auf ein bestimmtes Organ oder auf Organfunktionen. So wirken Kupfer und Melisse eher auf seelische Prozesse im Herzbereich, während Kupfer und Kamille mehr auf den Bauchraum entspannend wirken.

Nicht bezeichnet auf dem Bild von Malachias Geiger ist die Erde selbst, doch sind die Korrespondenzen zum grundlegenden Verständnis wichtig. Das Organ in Analogie zur Erde ist das Blut, das Metall ist das Antimon und der Erzengel ist Luzifer, der Erste unter den Engeln, der den Fall in die Materie versinnbildlicht. – Dies wird uns noch im Kapitel über Antimon beschäftigen.

Die Zuordnung der Metalle zu den Erzengeln, die sich im Bild von Malachias Geiger gegenüberliegen, macht deutlich, woher eigentlich die Heilkraft der Metalle kommt. Sie sind ihrem wahren Wesen nach kosmischen Ursprungs, gasförmig, ätherisch engelhaft, rein geistig, aus der göttlichen Sphäre über verschiedene Stufen inkarniert, ganz wie der Mensch auch. Diese Qualitäten sind in der Substanz in einer Art Dornröschenschlaf und müssen durch alchemistische Verfahren »wachgeküsst« werden.

Die Kunstgriffe der Alchemie, die ebenfalls auf dem Bild dargestellt sind, geben dem Metall etwas von seiner kosmischen Natur zurück. Hierzu gehört die Metalldestillation oder auch die Potenzierung im Sinne der Homöopathie. Allein schon das Schmelzen und Lösen der Metalle, zum Beispiel von Gold in Königswasser, oder die Herstellung kolloidaler Metalle schafft die Voraussetzungen für Heilmittel, die der kosmischen Natur der Metalle entsprechen – siehe hierzu das Kapitel zur Herstellung (Seite 31–53).

Alchemistisch zubereitet sind die Metalle die Kardinalmittel bei allen körperlichen Gebrechen, und sie sind Inkarnationshelfer und Seelenbegleiter auf dem spirituellen Lebensweg.

»Mercurius mineralis mercurius vegetabilis mercurius animalis unum est.«[6]

HOFMEIER, ROSARIUM PHILOSOPHORUM, MERCURIUS-BRUNNEN, S. 17

Metalle in der Alchemie

Thomas Hofmeier

Metalle und Kulturgeschichte

Metalle spielten nicht nur in der Alchemie, sondern in der Menschheitsgeschichte eine zentrale Rolle. Mit der Hilfe von und durch die Gier nach Gold wurden Reiche gleichermaßen geschaffen und zerstört – das pharaonische Ägypten, die spanischen Konquistadoren oder der Goldstandard sind nur einige Beispiele.

Die großen Phasen der Archäologie sind nach Materialien benannt: Auf die »Steinzeit« folgte die »Kupferzeit«, die »Bronzezeit« und schließlich die »Eisenzeit«. Die Tatsache, dass Kupfer und Zinn, im Verhältnis von 9 zu 1 Bestandteile der Bronze, nirgendwo gemeinsam vorkamen, hat den Fernhandel ebenso wie den Kampf um Ressourcen und Fachwissen angefacht. Als Faustregel kann gelten, dass die Besitzer der jeweils neuesten Materialien und der für ihre Beherrschung notwendigen Technologien kriegerisch und/oder wirtschaftlich Macht über ihre weniger glücklichen Nachbarn ausüben konnten.

Das erste von Menschen bearbeitete, nämlich kalt gehämmerte Metall war das weltweit vorkommende Gold. Dank seiner Eigenschaften konnte man es leicht zu Schmuck verarbeiten, und es verlieh dem Besitzer ein hohes Ansehen. Die Mächtigen nutzten Gold, um ihre Herrschaft buchstäb-

6 »Der mineralische Mercurius, der pflanzliche Mercurius, der tierische Mercurius ist eins.«

lich glanzvoll erscheinen zu lassen. In gleicher Manier wird Gold im kultischen Kontext bis heute gerne und oft zum Ruhm des Göttlichen verwendet. Ob Tempel, Kirche, Stupa oder Moschee: Eine goldene Kuppel, ein goldener Altar und vieles mehr gehören global zur Inszenierung des Allerhöchsten.

Die alten Ägypter hielten Gold für das Fleisch der Götter, aus Silber waren ihre Knochen und aus Lapislazuli ihre Haare (vgl. Brunner-Traut 1989: 101). In einer Art kollektiven Überzeugung von »früher war alles besser« gründeten kulturelle Strömungen wie die Renaissance auf der Sehnsucht nach einem vergangenen, im übertragenen Sinne »Goldenen« Zeitalter.

Unter diesen Voraussetzungen ist es nicht verwunderlich, dass sich schon die frühesten Alchemisten in ihrer Theorie und Praxis auf die Metalle konzentrierten. Wer mit Metallen umzugehen wusste, war sich der Aufmerksamkeit der Mächtigen gewiss. Auch physikalisch macht die Konzentration auf Metalle Sinn: Welche anderen Materialien können mit ihren extremen Eigenschaften mithalten? Metalle sind – für den, der sie beherrscht – formbar, sie können hart wie Stein, aber auch flüssig sein, sie sind in reiner Form glatt und glänzend, doch als Erze pulverig und spröde; vor allem aber waren sie kostbar und gefragt. In der Beschaffenheit der Metalle ist angelegt, was die Alchemie im Innersten antreibt, nämlich die Umwandlung von Materie hin zu etwas Besserem. Die legendäre Transmutation von Blei zu Gold ist bloß die Spitze des Eisbergs. Der Wandel vom Erz zum eigentlichen Metall, die Legierung von Metallen und die unmittelbare Nützlichkeit metallischer Produkte in Wirtschaft und Kult, gepaart mit der Sphäre des geheimen Fachwissens, bilden den Nährboden für die Alchemie – ganz im Sinne von Eliades *Schmiede und Alchemisten* (vgl. Eliade 1992).

Abgesehen davon: wenn nicht Metalle, was sonst? Im modernen Periodensystem sind gut 75 Prozent der rund 120 Elemente Metalle, der Rest besteht überwiegend aus Gasen. Einige der größten Umwälzungen, die der Menschheit widerfuhren, basieren auf »alchemischen« Manipulationen von Metallen (vgl. Morrisson 2007, Kean 2016). Ob Elektrizität, Kommunikation, Computer oder Internet, Mobilität – mit Eisenbahn, Automobil, Flugzeug und Schiff – und Kriegsführung mit Stahlgewitter oder Atombombe – immer stehen Metalle im Mittelpunkt des Phänomens. Ob hochgelobte alternative Energien oder umstrittene Atomkraft – Metalle beherrschen unsere Welt! Aber beherrschen wir die Metalle?

Die Alchemie jedenfalls bemühte sich seit jeher um ein Verständnis und eine Beherrschung der Materie, vorrangig der Metalle, immer zum Wohle der Menschheit. Eingedenk der Tatsache, dass es so viele Alchemien wie Alchemisten gibt, sei der Versuch unternommen, die grundlegenden Theoreme der Alchemie hinsichtlich der Metalle zu umreißen – mit Schwerpunkt auf der Blütezeit der neuzeitlichen Alchemie (15. bis 17. Jahrhundert).

Alchemie – die Mutter der Wissenschaften

Seit der Antike bildeten die vier Elemente und ihre Eigenschaften – Feuer warm, Erde trocken, Wasser kalt, Luft feucht – die Grundlage der alchemischen Theorie; sie entsprechen nicht den konkreten Dingen gleichen Namens (vgl. Böhme/Böhme 1996).

Im Zentrum der Schöpfung, deren Grundpfeiler die vier Elemente sind, steht der Brunnen der drei Naturreiche: mineralisch, pflanzlich und tierisch. Die drei Reiche entsprechen dem Dreigestirn Sonne/Tiere, Mond/Pflanzen und Mercurius/Mineralien, wobei Letzterer zugleich das fünfte Element (Quintessenz) und der Urquell der drei Naturreiche ist. Somit bilden die Mineralien, Pflanzen und Tiere, samt Menschen, je einen von drei Strömen des Mercurius-Brunnens: »Der mineralische Mercurius, der pflanzliche Mercurius, der tierische Mercurius ist eins.« (Hofmeier 2014: 17)

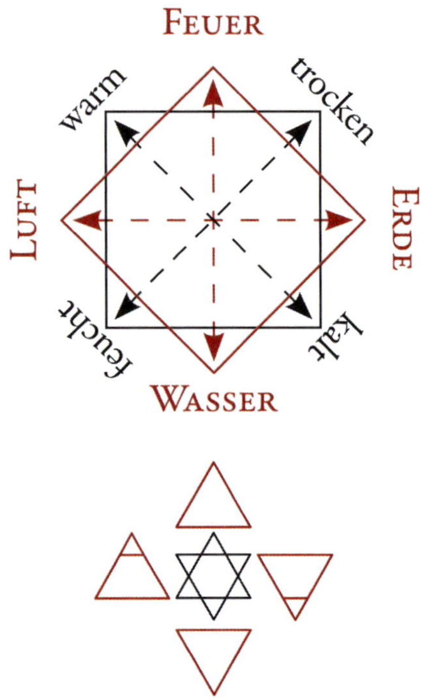

Die vier Elemente mit ihren vier Eigenschaften. Im Schema und in den alchemischen Zeichen werden Gegensatzpaare deutlich. (Hofmeier 2014: 79)

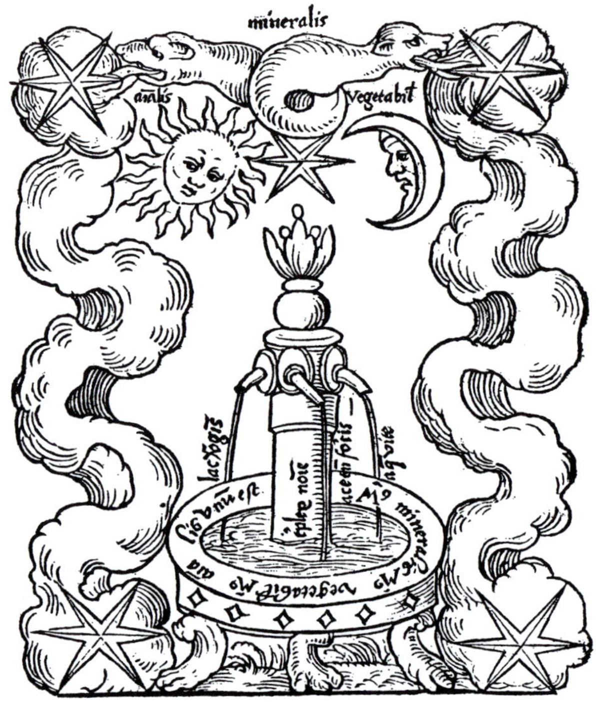

Der Mercurius-Brunnen im Zentrum der Schöpfung als Urquell der drei Naturreiche: In den Ecken die vier Elemente (Sterne); Mercurius als doppelköpfiger Drache und fünfter Stern/Quintessenz krönt zusammen mit Sonne und Mond den Brunnen.

Ein weiterer grundlegender Baustein des alchemischen Theoriengebäudes sind die sieben Metalle analog zu den sieben Planeten, die wiederum griechisch-römischen Gottheiten entsprechen. Aus der beschränkten Anzahl in der Antike bekannter Metalle hat sich erst allmählich die geläufige Reihe der sieben Metalle herausgebildet, die entsprechend ihrer kosmischen Parallele aufsteigend von Blei zu Gold aufgezählt wurden. Das Paar Gold/Sonne bestand durchgängig und von Anfang an, wie auch Silber/Mond und Blei/Saturn konsistent als Analogien auftraten; für die Planeten Jupiter, Mars, Venus und sogar Merkur kamen teilweise unterschiedliche Metalle als Entsprechung zum Einsatz. Darunter befanden sich auch vermeintliche Metalle, die später als Legierungen erkannt (wie Bronze, Messing oder Elektron, eine Gold-Silber-Legierung, die im pharaonischen Ägypten beliebt war) und durch die Metalle Eisen, Kupfer und Zinn ersetzt wurden.

Am auffälligsten ist das Quecksilber, das bis ins 14. Jahrhundert wegen seiner merkwürdigen Eigenschaften oft nicht als Metall galt. Zosimos von Panopolis nannte es »kein Metall, kein ständig bewegtes Wasser und auch kein Körper, da man es nicht fassen kann« (Mertens 1995: 21). Unter den byzantinischen Alchemisten nahm es einzig Stephanos in die Reihe der sieben Metalle auf. (Vgl. dazu Gamper/Hofmeier 2002: 62–67; Lippmann 1919: 217, 517–646.)

Es ist nicht geklärt, wann und warum genau diese Metalle und Planeten/Götter einander in Beziehung gesetzt worden sind (vgl. Karpenko 1998, Karpenko 2003), doch die eingangs gemachten Bemerkungen zur fundamentalen Rolle der Metalle in der Geschichte machen den Vorgang nachvollziehbar. Im alchemischen Reigen der Analogien – die von der modernen Forschung gelegentlich als willkürlich und sinnlos bezeichnet werden – konnten sich Farbe, Mythologie und vieles mehr entsprechen.

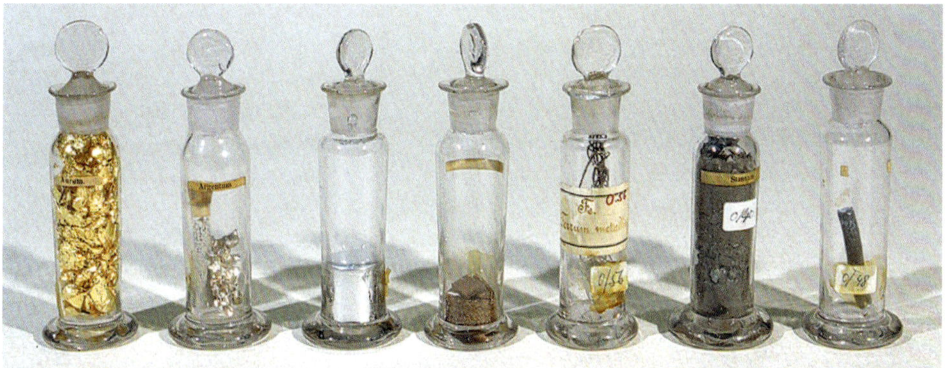

Die sieben Metalle der Alchemie als reale Metalle in historischen Gefäßen: Gold, Silber, Quecksilber, Kupfer, Eisen, Zinn und Blei.[7]

So ist es unmittelbar einleuchtend, dass Eisen mit Mars gleichzusetzen ist. Man erinnere sich an die Eisenzeit, die archäologisch in verschiedenen Regionen sehr unterschiedlich angesetzt wird – die für die Alchemie formative griechisch-römische Epoche gehört jedenfalls dazu. Zudem ist Eisenerz rot, und Eisen rostet in rostroter Farbe, ganz so, wie der Planet Mars am Himmel erscheint.

Die Alchemie ist wie angedeutet kein Feld für unverrückbare, ewig gültige Gleichungen nach dem Muster: Gold = Sonne, Quecksilber = Merkur oder durchaus auch möglich Gold = Mercurius. Jede Gleichung ist aus ihrem eigenen Zusammenhang zu verstehen, gilt bei diesem Autor, in jener bestimmten Epoche und sogar nur an einer bewussten Stelle innerhalb eines Textes, der wenige Zeilen daneben das Gegenteil verkündet. Widerspruchsfrei zu sein, war nie der Anspruch der Alchemie. Unter anderem, weil nach Möglichkeit kein altes Wissen aufgegeben werden sollte.

Die Alchemie war aber, wie ihre lange Geschichte zeigt, sehr wohl für Neuerungen offen – ohne sich jedoch ständig in der Pflicht zu sehen, alte Vorstellungen zugunsten neuerer Entdeckungen aufzugeben. Die Alchemie pflegte grundlegend ein additives und nicht ein substitutives Denkmuster und hat – dem aristotelischen »tertium non datur« (es gibt kein Drittes) radikal entgegengesetzt – zwischen Ja und Nein sehr wohl ein Vielleicht als Drittes zugelassen. Die Alchemie huldigte einer eigenen Logik der Grau- Zwischentöne, ohne vor Widersprüchen zurückzuschrecken, die mit der geläufigen modernen Logik nicht kompatibel sind. Der Alchemist zog das kräftige Sowohl-als-Auch zwangsläufig, aber gerne, dem laschen Entweder-Oder der Standardlogik vor.

Von der Trinität und dem Hermaphroditen

Nur weil beispielsweise ein Alchemist wie der unbekannte Autor des *Rosarium Philosophorum* die reine Quecksilber-Theorie bevorzugte, musste er noch lange nicht das althergebrachte Gegensatzpaar Schwefel und Quecksilber aus seinem wissenschaftlichen Weltbild streichen. Vielmehr suchte er nach einem die beiden vereinenden Dritten und kam fast zwangsläufig auf die Figur des Hermaphroditen. Er schuf ein Werk zur Metalltransmutation, bestehend aus 337 lateinischen Zitaten von 88 Autoritäten

7 Quelle: Pharmaziemuseum Basel; aus Bachmann/Hofmeier 1999, S. 90, Bild 41

aus etwa zweitausend Jahren, einem darin eingebetteten deutschen Bildgedicht von 136 Versen und einem Zyklus von zwanzig atemberaubend allegorischen Bildern (vgl. Hofmeier 2014).

Der Hermaphrodit steht im *Rosarium* für den Mercurius, für reales und philosophisches Quecksilber gleichermaßen, sowie für das mercuriale Prinzip, dessen Manipulation über verschiedene Stufen des alchemischen Prozesses schließlich zum ebenfalls androgynen Stein der Weisen führt. Die sexuelle Allegorie des alchemischen Werks kulminiert im *Rosarium* im Hermaphroditen, dem Symbol der vereinigten Gegensätze schlechthin, und wird in der Schöpfungskraft der Natur verdichtet. Unterscheidbar werden die zehn Hermaphroditen in den Bildern des Rosariums durch die sie umgebende Szenerie, ihre Position, durch ihre Attribute wie Kleidung oder Flügel sowie die Ausrichtung ihrer beiden Geschlechterhälften.

Nur ein Motiv ist im *Rosarium* noch dominanter als der Hermaphrodit, nämlich der oft mit ihm identifizierte Mercurius. Beinahe alle Tiersymbole der Alchemie, welche für je verschiedene Prozessphasen stehen, werden auch Mercurius zugewiesen. In menschliche Gestalt schlüpft er als nacktes Weib und Luna, auch Königin oder Kaiserin genannt, sowie als Hermaphrodit. In der Zahlensymbolik steht Mercurius für 1, 2, 3, 4 und 5. Mercurius ist die Einheit am Anfang, aus ihm entsteht die Zweiheit, die er vereint. Aus den Zweien wird die Drei(ein)heit, triunus oder terunus. Er ist die Basis der vier Elemente und er ist deren fünftes, die Quinta Essentia. Dadurch ist er mehr oder weniger alle Einheiten, Paare und Trinitäten in Wort und Bild im *Rosarium*.

Um alle schillernden und funkelnden, dunklen und verborgenen Facetten des philosophischen Mercurius darzustellen, reicht das Monströse knapp aus. Einen beachtlichen Versuch, mercurius philosophorum in einem Wesen zusammenzufassen, unternahm Giovanni Battista Nazari, dessen dreiköpfigen, viergesichtigen, verschlungenen Mercurius-Drachen man als Meisterleistung der symbolischen Synthese bewundern muss (vgl. Nazari 1572).

Dem Einzelbild mangelt die Dynamik, welche der Bilderzyklus des *Rosariums* zu vermitteln vermag, in dem der Mercurius-Hermaphrodit in immer neuen Variationen

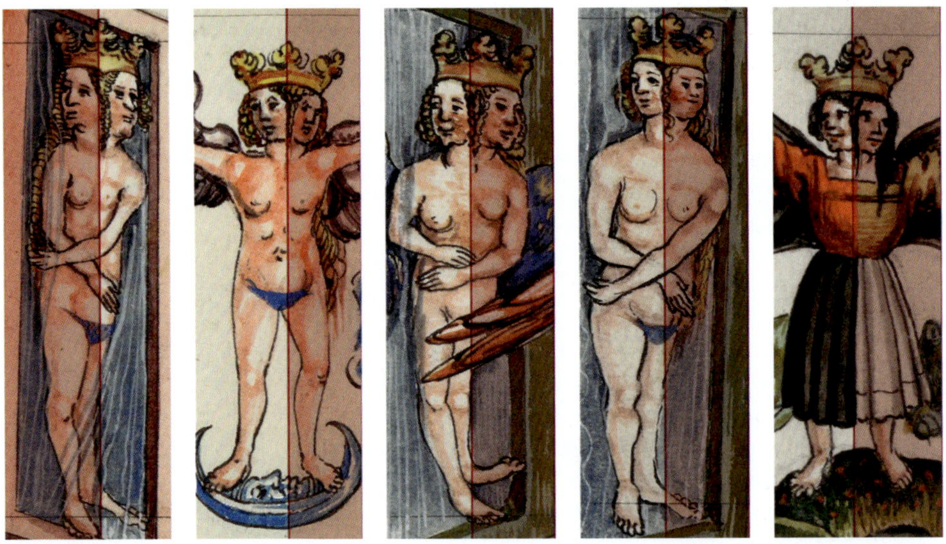

RosPhil 6–9, 15, 16 | RosPhil 10 | RosPhil 13 | RosPhil 14 | RosPhil 17

Erscheinungsformen des Hermaphroditen im *Rosarium*, weibliche Hälfte markiert. In den Originalbildern sind nur RosPhil 10 und 17 stehend, die anderen liegend, um neunzig Grad im Gegenuhrzeigersinn gedreht. (Hofmeier 2014: 111)

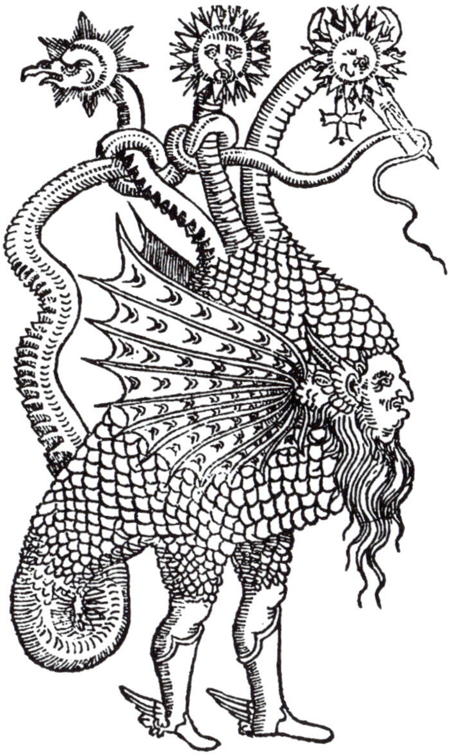

Mehrköpfiges Mercurius-Monster mit Flügelschuhen und Fledermausflügeln. (Nazari, *Della tramutiatione*, 1599)

gezeigt wird – dafür ist die Gefährlichkeit des Mercurius bei Nazari umso eindringlicher vor Augen geführt.

Wie wenig inspiriert wirkt dagegen die Darstellungsweise der modernen Chemie, die ihre Elemente zwar noch immer mit den lateinischen (alchemischen) Namen versieht, ihre Eigenschaften jedoch durch nüchterne Zahlen ausdrückt.

Aber ist es Zufall, dass Gold und Blei, als Anfang und Ende der alchemischen Metallreifung im Periodensystem der Chemie nebeneinander stehen? Trotz geradezu allergischer Abwehr gegen sie kann die Chemie ihre Herkunft von der Alchemie nicht leugnen.

Mercurius ist auch reales Quecksilber, dessen auffällige chemisch-physikalischen Eigenschaften Anlass für manches alchemische Symbol und letztlich für die Wahl dieses Metalls als grundlegenden Werkstoff im Laboratorium, ja gar als Bezeichnung eines alles durchdringenden Prinzips gaben. Seit den Tagen, als Zosimos die Theorie vom Körper und Geist der Metalle in die Alchemie einbrachte, wonach allen Metallen ein identischer Körper eigen ist, während der Geist ihnen unterschiedliche Eigenschaften wie Farbe, Härte und so weiter verleiht, kommt Quecksilber eine Sonderrolle zu. Schwer wie Blei, flüchtiger als Wasser und äußerst verbindungsfreudig ist Quecksilber das perfekte Beispiel für die Theorie des Zosimos, der auch erstmals die Bezeichnung Hermaphrodit für Quecksilber oder wohl eher »mercurius philosophorum«, »unser Quecksilber« verwendet (vgl. Hofmeier 2014: 112).

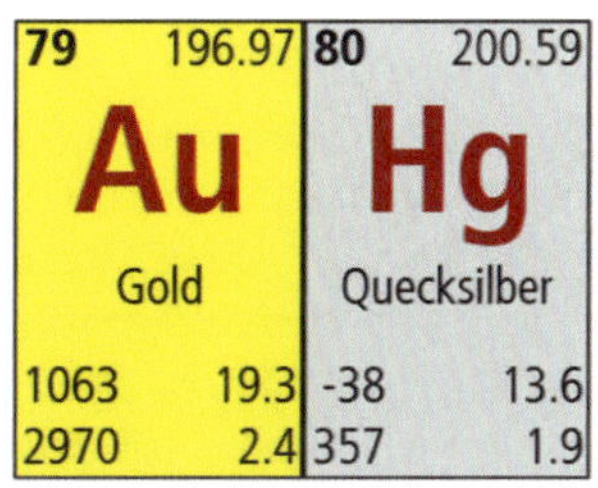

Elemente Gold und Quecksilber nach der Periodentabelle der modernen Chemie. (Hofmeier 2014: 112)

Alchimia practica

Nach dem gleichen Muster der additiven statt substitutiven Theoriebildung (reine Quecksilber- versus Quecksilber-Schwefel-Theorie) brach die alchemische Tradition der sieben Metalle nicht ab, als neue Metalle, wie zum Beispiel das Antimon, auf den Plan traten (vgl. Hofmeier 2008). Im Gegenteil, es waren Alchemisten, die fortan Bücher zum Antimon schrieben – allen voran der geheimnisvolle Basilius Valentinus. Das Sowohl-als-Auch anstelle des Entweder-Oder, welches die alchemische Theorie prägt, galt in gleichem Maß für ihre Ausdrucksweise in Wort und Bild. Landläufig wird der Arkancharakter der alchemischen Kommunikation, die sich ungezählter Decknamen, verwirrender Metaphern und Allegorien bediente, um ihr Wissen vor Unbefugten geheim zu halten, betont. Dies wird der Tatsache nicht gerecht, dass die alchemische Art und Weise, sprachlich und visuell schwer nachvollziehbare Phänomene darzustellen, auch eine Verständnishilfe sein kann. Dabei soll die gezielte Geheimhaltung keineswegs geleugnet werden, die die Alchemisten immer wieder ausdrücklich forderten und überzeugend demonstrierten, aber auch bereits im 12. Jahrhundert als Hemmnis beklagten (vgl. Hofmeier 2014: 80–81; Bachmann/Hofmeier 1999: 9–13; Hofmeier 2017: 23–25).

Zuweilen liegt aber gerade in der Komplexität einer alchemischen Schilderung der Schlüssel zum Verständnis eines Sachverhalts. Bis vor Kurzem hielt man die *Zwölf Schlüssel* von Basilius Valentinus oder das *Rosarium*, beides Werke voller Allegorien in Wort und Bild, für im besten Fall unverständlich, im schlimmsten Fall Nonsens. Beim Versuch, Basilius' Anleitungen im Laboratorium nachzuvollziehen, stellte der Alchemiehistoriker Lawrence Principe allerdings fest, dass seine Resultate umso besser wurden, je exakter er sich an die skurrilen Anweisungen des pseudonymen Alchemisten hielt, und je unreiner die Ausgangsstoffe waren. Mit reinen Substanzen und handelsüblichen Apparaten aus dem Angebot des modernen Chemikalienhandels war Principe kein Erfolg vergönnt. Erst als er getreu den Angaben in den *Zwölf Schlüsseln* des Basilius »ungarisches Antimon« statt chemisch reines Antimon verarbeitete, traten die vom Alchemisten beschriebenen Effekte auf (vgl. Principe, S. 137–157).

Metalle dominieren die Alchemie von den Urgründen im alten Orient und Ägypten, über die Schriften des Zosimos, zum metallurgischen Grundlagenwerk Gebers *Summa perfectionis magisterii in sua natura* ... – das ein veritables Handbuch der experimentellen Metallurgie ist – bis hin zum noch von Newton hochgeschätzten *Rosarium* – dem Musterbeispiel transmutatorisch-philosophischer Spitzenalchemie für Fortgeschrittene. Alchemie der Metalle kann nüchtern praktisch daherkommen, wie bei Geber – weshalb er von manchen modernen Alchemiekritikern nicht zu den Alchemisten gezählt wird, weil seine Anleitungen im Labor nachvollziehbar sind – oder allegorisch derart verklausuliert wie das *Rosarium*, dass ein einhelliges Verständnis von Inhalt, Zweck und Deutung in weiter Ferne liegt.

Was die praktische Anwendung angeht, darf Paracelsus nicht ausgelassen werden. Er hat metallische Pharmazie zwar nicht erfunden, sie aber wortgewaltig und lautstark propagiert. Paracelsus wies den Weg von der reinen Kräutermedizin der Mönche hin zur alchemischen Breitband-Pharmazie unter Einsatz aller Mittel – auch und gerade der Metalle.

Ob reales Gold in der Retorte zu aurum potabile verkocht wird; ob philosophisches Gold in spekulativ philosophischen Übungen mehr Symbol als Materie ist; oder nicht zuletzt, ob die berüchtigte Goldmacherei durch Transmutation Reichtum verspricht und oft Ruin bedeutet: Alchemie förderte auf vielfältige Weise den wissenschaftlichen Fortschritt. Praktisch durch konkrete materielle, technische und chemische Errungenschaften, theoretisch durch den Anreiz, Grenzen auszuloten, und ganz allgemein durch das stete Streben nach Verbesserung der Welt. Alchemie war und ist getrieben vom Drang, den Aufbau der Welt, die Funktionsweise der Natur und das Zusammenspiel von Oben und Unten zu verstehen und basierend auf diesem Verständnis zu manipulieren. Dazu muss der wahre Alchemist sich spirituell läutern, wie das Gold im Feuer.

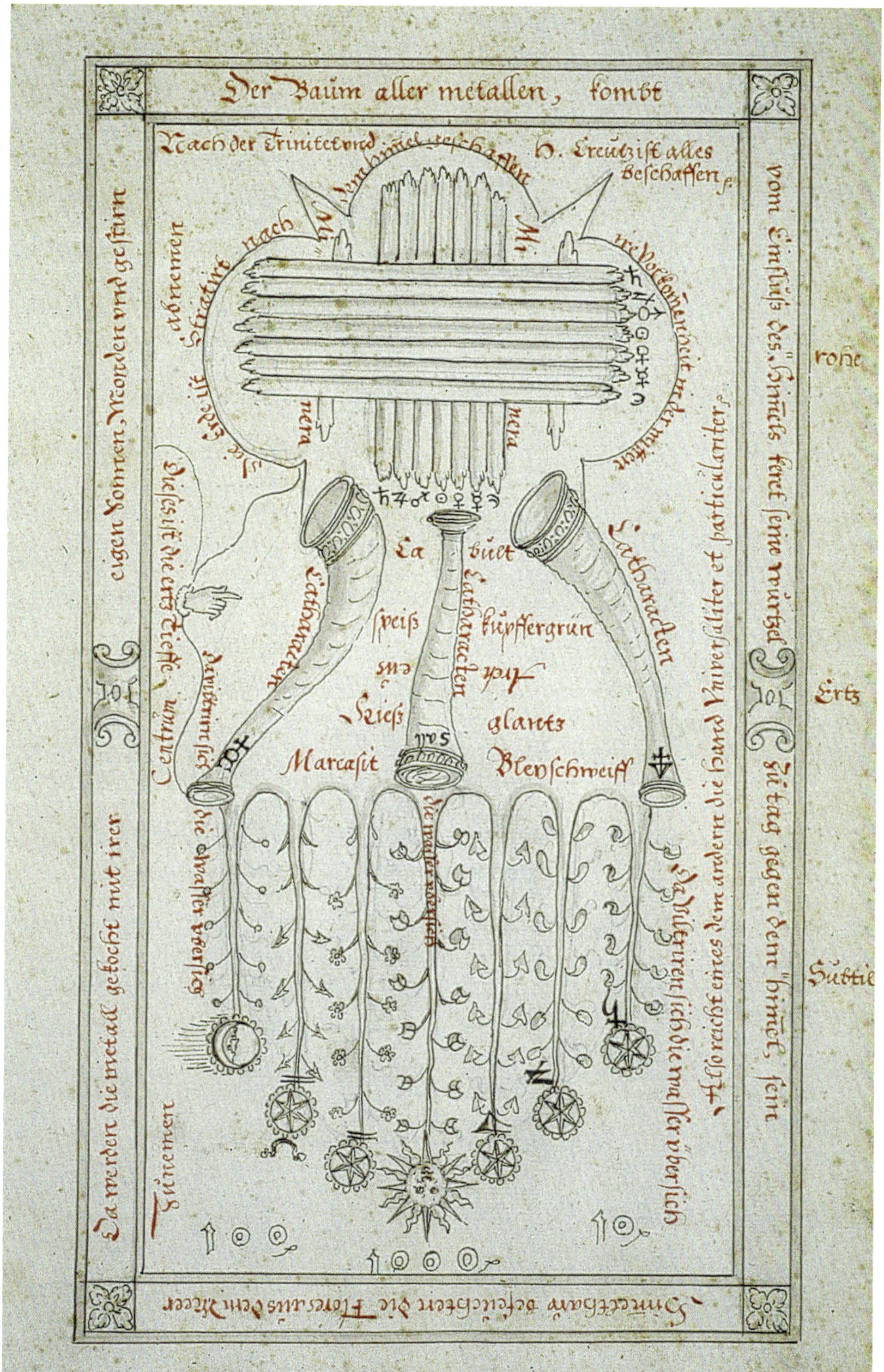

»Der Baum aller Metallen« (aus: Martin Sturtz, *De humido radicali,* 1597). Auffallend sind die Zahlen 10, 100, 1000 am unteren Bildrand, die ein Hinweis auf eine schrittweise Vergeistigung sind, wie sie später Samuel Hahnemann in der Potenzierungsidee der Homöopathie weiter ausführte.

Der Baum der Metalle

Der Bergmann und Alchemist Martin Sturtz vom Geyer hat eine Reihe atemberaubender Illustrationen geschaffen, die das Wesen der Metalle nach alchemischer Theorie darstellen (vgl. Bachmann/Hofmeier 1999: 126–139). Obwohl er durch seine Tätigkeit im Bergbau sehr praktisch und buchstäblich an der Quelle der Metalle tätig war, hat sich Sturtz intensiv mit den kosmologischen und theologischen Voraussetzungen der Metalle beschäftigt. Sein Schema »Baum aller Metalle« irritiert auf den ersten Blick, weil die namensgebenden Metallbäume in der unteren Bildhälfte kopfüber nach unten wachsen, während die im Erdinnern zu verortenden Metalllagen gekreuzt im oberen Bildbereich auftreten (Fig. 6/7). Nur scheinbar ist oben und unten verkehrt worden, wie der Bildtext im Schema deutlich macht (Orthografie modernisiert):

»Der Baum der Metalle kommt vom Einfluss des Himmels, kehrt seine Wurzeln zu Tage gegen den Himmel, sein Himmelstau befeuchtet die Flores (Blumen) aus dem Meer. Da werden die Metalle gekocht mit ihrer eigenen Sonne, Mond und Gestirnen.

Nach der Trinität und dem Heiligen Kreuz ist alles beschaffen.

Die Erde ist stratiert (geschichtet) nach dem Himmel geschaffen, ihre Vollkommenheit in der Mitte: Minera.«

Das Hauptanliegen des Bildes ist es aufzuzeigen, wie die himmlischen Einflüsse der »Trinität« – was auf die Göttliche Dreifaltigkeit sowie die drei Prinzipien Sal, Sulphur und Mercurius anspielt – durch drei als Katharakte bezeichnete Röhren die Wurzeln der sieben Metalle speisen. Die sieben Metallbäume sind, wie auch die zweimal sieben gekreuzten Lagen der Metalle, jeweils mit ihren Symbolen gekennzeichnet. Sturtz setzt das Gold respektive die Sonne ins Zentrum der Siebenergruppe und lässt die Metallbäume in verschiedene Höhen wachsen.

Die Bildtexte, welche im Rahmen und im Innern in vier Richtungen stehen, geben einen grafischen Hinweis auf den theoretischen Inhalt, der sich durch eine allmähliche Drehung der Darstellung erschließen lässt. Kopfüber betrachtet, stehen die Metallbäume »richtig« und die Metallschichten sind unten in der Erde – wie oben so unten.

»Die Natur liefert nichts, was vollendet ist (...) Sondern der Mensch muss es durch spagyrische Bereitung dahin bringen, wozu es von der Natur bestimmt wurde.«

PARACELSUS, BD. III: 321

Vom Stoff zur Arznei

Markus Giesder

Philosophische Grundbetrachtungen zur Arzneiherstellung

In der Alchemie gibt es zwei grundlegende Wege vom Stoff zur Arznei, »den sogenannten kurzen, trockenen Weg und den sogenannten langen, nassen Weg. Aber die Bezeichnung nasser und trockener Weg ist eigentlich nur sehr bedingt richtig, denn (...) das, was zuerst bereitet werden muss, ist das Salzfeuer[8], was nicht ohne Zuhilfenahme von Wasser möglich ist.« (Bernus, S. 232)

Alexander von Bernus führt zwei grundlegende Gegebenheiten auf, die auch heute noch gültig sind. Einerseits nennt er zwei grundsätzlich unterschiedliche Aufschlussarten mineralischer Ausgangsstoffe, die aber auch ineinander übergehen können; und andererseits weist er darauf hin, dass ein anorganischer Stoff aufbereitet werden muss, bevor ihn der menschliche Körper überhaupt aufnehmen kann; und da der menschliche Organismus zu 90 Prozent aus Wasser besteht, muss dieser »Mercurius«[9] wasserlöslich sein.

8 Alexander von Bernus, Spagyriker und Gründer der Soluna, nennt als erste Stufe auf dem Weg zum Alchemisten »Die Bereitung des geheimen Salzfeuers«, ohne zu beschreiben, was es wirklich damit auf sich hat. Es muss sich um irgendeine Form einer starken Säure handeln.

9 Wie der Götterbote Merkur die Botschaften der Götter zu den Menschen bringt, transportiert das Wasser in unserem Körper in seinen Vertretern Blut und Lymphe die Wirkstoffe oder deren »Essenz« zu den einzelnen Organen.

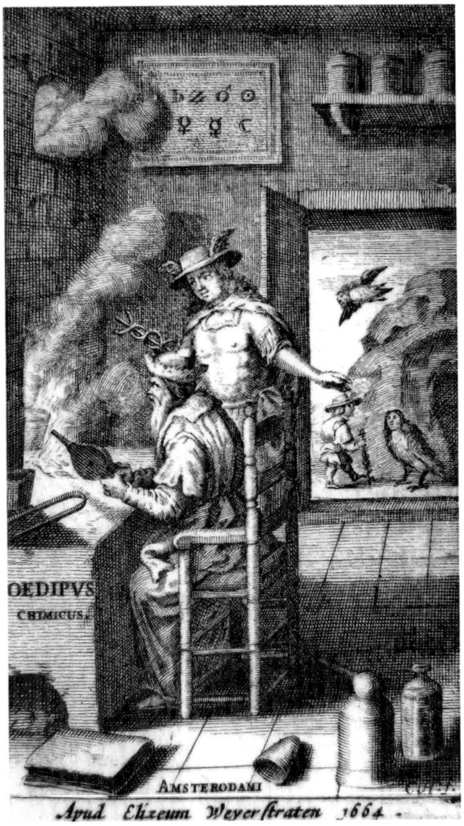

Der Meister wird von seinem Meister beraten: Hermes offenbart dem Alchemisten das Geheimnis des Elixiers. (*Oedipus chimicus,* 1664)

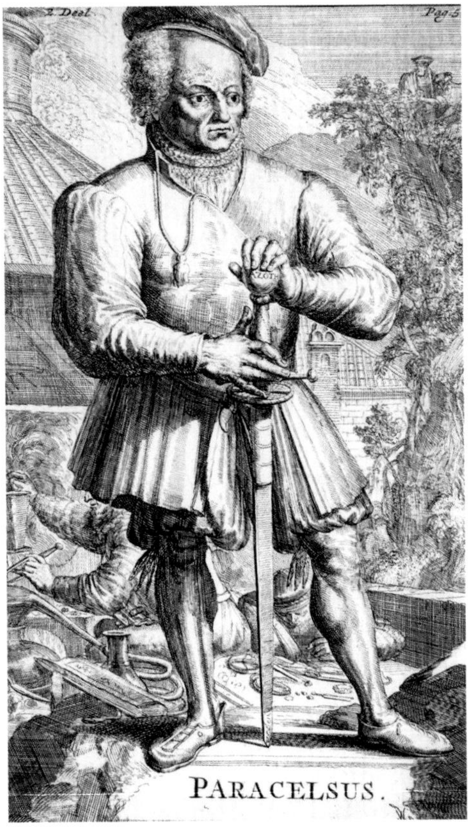

Der Großmeister der alchemistischen Kunst, Paracelsus, in einer Darstellung aus dem 17. Jahrhundert, mit diversen Gerätschaften im Hintergrund. (Kupferstich, Pharmaziehistorisches Museum, Basel)

Folgt man der Substanzbildung naturphilosophisch, bildet sich die Substanz[10] aus dem Geistigen, der Essenz, dem Wesen eines Dinges. Man könnte es auch den Begriff[11] nennen. Es gibt einen Weg von der Kraft zur Form oder Substanz; der Weg dazu geht über die vier Elemente, die mit den Qualitäten Wärme, Kälte, Trockenheit und Feuchtigkeit verbunden sind. Der Weg führt von der reinen Wärme des Feuers, dem eigentlich geistigen Prinzip, zur ebenfalls warmen Luft, dem Gasigen, welches noch komprimierbar ist, hin zum Wasser, dem wässrigen und kühlen Element, in dem noch das Bewegliche vorherrscht, das aber schon nicht mehr komprimierbar ist, um dann in der Kälte und Trockenheit der Erde anzukommen; der Weg geht also von einem geistigen dynamischen Prinzip hin zum Stofflichen. – Fest und unbeweglich stellt sich die heutige Materie[12] dar. Wir haben in der uns umgebenden Natur somit einen

10 Die Substanz: lateinisch »sub stare«, »darunter stehen«

11 Ein Begriff ist ein übergeordnetes geistiges Prinzip. Sollte man beispielsweise einen Tisch definieren wollen, fällt das schon schwer, da es unendlich viele unterschiedliche Tische gibt. Selbst eine Kiste kann in einer bestimmten Situation ein Tisch sein.

12 Materie (von lateinisch »materia« = »Stoff«, verwandt mit lateinisch »mater«, »Mutter«, und »matrix«) ist eine Bezeichnung für die Substanz, aus der alle Dinge der Welt bestehen, unabhängig von ihrer Erscheinungsform.

Dreiklang aus Kraft, Form und Substanz. Unter Abgabe von Wärme kristallisiert die Kraft aus der Form in die Substanz.

Jede alchemistische Aufarbeitungsart, auch die Potenzierung, geht nun diesen Weg zurück vom Stoff zur Essenz. Dazu darf keines der Elemente oder Stufen ausgelassen werden. Wärmeprozesse sind dabei besonders wichtig – die Arznei muss durch das Feuer gehen, um geboren zu werden.

Das Erdelement wird zerbrochen. Es wird pulverisiert. In der Alchemie benutzt man dazu die im Text beschriebenen Aufschlussverfahren, wie beispielsweise die Calcination[13]. Ein Pulver entspricht in der naturphilosophischen Anschauung bereits dem Element Wasser, denn es hat keine Eigenform mehr, sondern nimmt die Form des Lagergefäßes an und bildet eine horizontale Oberfläche, man kann es durch Rohre leiten usw. Dann muss ein Aufschluss erfolgen, um den festen Stoff ins Flüssige zu überführen. Das Problem ist dabei, die Essenz zu halten, während der Corpus zurückgedrängt wird. Die Alchemie hat dazu viele unterschiedliche Kunstgriffe entwickelt, während die Homöopathie dazu die Potenzierung verwendet.

Bei den alten Alchemisten wurde ein Stoff nicht aus einzelnen Molekülen zusammengesetzt gedacht, ungeachtet ihrer Herkunft und der durchgeführten Prozesse. Vielmehr ging es um die »Biografie der Substanz«. Alles wurde in einen prozessualen Zusammenhang gestellt.

Iatrochemiker in der Tradition des Paracelsus sahen die Metalle als noch mit dem Kosmos verbunden. Rudolf Steiner nennt sie »Luftgeborene« und »Erdbezwungene«[14]. Er verweist darauf, dass früher noch alle Metalle flüssig waren wie das Quecksilber heute noch, sie waren also alle Merkur.[15]

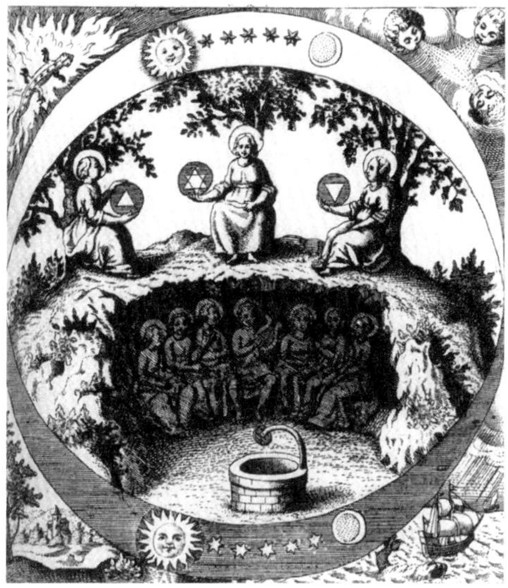

Die vier Elemente umgeben die Szenerie, die in eine dunkle (Wasser/Erde) und lichte Hälfte (Luft/Feuer) unterteilt ist. Die zwei Lichter und die fünf Wandelplaneten sind in beiden Hälften zu finden. In der lichten Hälfte sitzen die drei Jungfrauen und halten die Symbole für Feuer und Wasser in der Hand. Dem Feuer zugeneigt, hält die mittlere Figur ein Hexagramm, Symbol für die chymische Hochzeit und das große Werk. In der dunklen Hälfte sehen wir in einem Berg sieben Figuren sitzen. Sie verkörpern die Metalle mit Apollon in ihrer Mitte als Gold. Davor sieht man einen Brunnen – er soll darstellen, dass man nur durch das »Lösen« (Element Wasser) und durch seine Kunstfertigkeit (fehlender Seilzug und Eimer) die göttliche Kraft aus der Substanz freisetzen kann. (*Musaeum hermeticum*, 1625)

Es gilt also, diesen lebendigen Zustand wieder zu erzeugen.

Seit ungefähr zwei Jahrhunderten denken und beschreiben wir die Welt stofflich, Jahrtausende vorher hat man die Welt (hypothesen- und modellfrei) prozessual beschrieben. Die konkrete Ausführung der Beschreibung von Prozessen und Qualitäten sind die Vier-Elemente-Lehre und die Tria

13 Die Calcination ist eine Verbrennung bei hoher Temperatur, bei der die Asche durchgeglüht wird, um sämtliche Kohlenstoffanteile zu verbrennen.

14 Vgl. Rudolf Steiner, GA 232, S. 176

15 Vgl. Rudolf Steiner, GA 93a: »So wie das Wasser jetzt, so bildeten einstmals auch das Gold und das Silber Tropfen. Es hängt mit dem ganzen Prozess der Erdenentwickelung zusammen, dass das Merkur jetzt noch flüssig ist.«

Principia.[16] Der Begriff der Qualität, wie er heute verwendet wird, entspricht dem Quantitätsbegriff. Die eigentliche Bedeutung des Qualitätsbegriffes beschreibt Garvin[17] und schildert damit auch genau das Problem. Wir leben heute in einer Welt von Maß, Zahl und Gewicht. Durch diese Brille schauen wir auf die Welt und setzen gleich, was nur vergleichbar ist, in Bezug auf den Corpus – wir beschreiben damit die äußere Form, nicht aber den Inhalt, und gehen dabei aber davon aus, dass die Form den Inhalt definiert. – Aber selbst eine noch so genaue Analyse des Papiers und des Buchformats wird nie den geschriebenen Textinhalt und noch weniger die Gedanken zwischen den Zeilen exakt beschreiben.

> *»Wie ihr es nun vom Golde gehört habet, in der gleichen Weise sollet ihr es auch von den allen anderen Metallen verstehen, dass ihr kein metallisches Arcanum oder eine metallische Arznei in den Körper bringen sollet, es sei denn, dass es vorher flüchtig gemacht wurde und nicht mehr ein Metall werden kann.«*
>
> PARACELSUS, BD. III: 255

16 Vgl. dazu AnthroWiki: »Die Tria Principia (lat. die drei Prinzipien), gelegentlich auch als die drei philosophischen Elemente bezeichnet, sind ein wichtiges Grundkonzept der spätmittelalterlichen bzw. frühneuzeitlichen Alchemie, das ergänzend und erweiternd aus der Vier-Elemente-Lehre abgeleitet wurde, und in eindeutiger, ausgereifter Form erst bei Paracelsus (1493–1541) zu finden ist. Die drei philosophischen Prinzipen oder Substanzen sind: Sulphur (Feuer und Luft umfassend und daher von den Alchemisten auch »Feuerluft« genannt), Mercurius (Wasser) und Sal (Erdelement). Sulphur steht für das brennbare, Mercurius für das flüchtig-flüssige und Sal für das feste, formgebende, stabile Prinzip. Genau besehen, handelt es sich bei den Tria Principia nicht um Stoffe, sondern um Prozesse, also um den Schwefelprozess, den Quecksilberprozess und den Salzprozess, deren materielle Träger verschiedene Stoffe sein können.«

17 David Alan Garvin (1952–2017) war ein US-amerikanischer Wirtschaftswissenschaftler an der Harvard Business School in Boston, Massachusetts; vgl. Garvin: »Managing Quality: The Strategic and Competitive Edge«, 1988

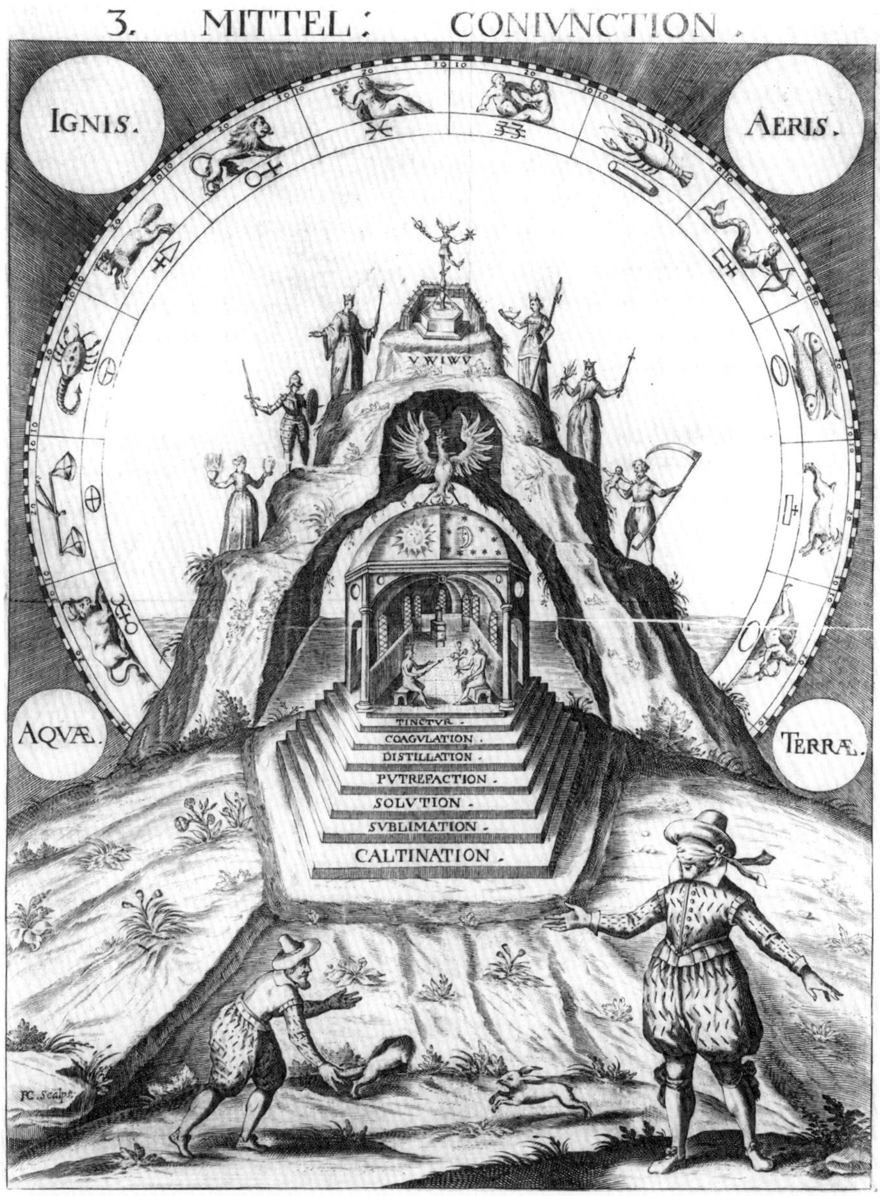

Steffan Michelspacher, *Cabala,* 1616.

Das Bild stellt den alchemistischen Prozess der Metallaufschließung dar. Sieben Stufen führen zum Palast mit sieben Fenstern von Königin (Mond) und König (Sonne), der eine Blume mit drei Blüten in der Hand hält (Trinität). Die Planetenprinzipien stehen links und rechts auf dem Berg, ganz oben ist Hermes auf seinem sechseckigen Sockel. Die Elemente und Sternzeichen bilden den Himmel.
Im unteren Bildteil sieht man eine Figur mit verbundenen Augen (der Ignorant), während ein anderer die Hasen beobachtet, die ins Innere der Erde schlüpfen (Wissender). Paracelsus hierzu: »Wer nun diese sieben Staffeln und Stiegen geht,

der kommt an einen so wunderbaren Ort, wo er viele Geheimnisse bei der Verwandlung aller natürlichen Dinge sieht und erfährt.« (Paracelsus, Bd. III: 259ff.)

- **Calcination,** auch Reverberation und Zementation: Durch starkes Feuer werden die körperlichen Dinge zu Kalk und Asche. Alle Oxidationsvorgänge bilden Aschen. Die Form ist dann zerstört, es ist aber noch lange nicht subtil. Beim Verkohlen bleibt die Form erhalten, beim Veraschen geht sie verloren.

- **Sublimation,** auch Exaltation, Elevation und Fixation: Der Destillation nicht ungleich; scheidet das Geistige vom Körperlichen, das Flüchtige vom Festen, das Reine vom Unreinen.

- **Solution/Lösung,** auch Dissolution, Resolution: eine in der Kälte, eine in der Wärme (durch Feuer). Dieser Grad folgt oft auf die Sublimation und Destillation der Materie, welche am Boden liegen bleibt. Hier hat die Alchemie eine Vielzahl von Prozessen und Lösungsmitteln entwickelt, die man sich mit heutigem naturwissenschaftlichem Denken nur schwer bis gar nicht erklären kann.

- **Putrefaction/Fäulnis,** auch Digestion und Zirkulation: Die Fäulnis hat so große Wirkung, dass sie die alte Natur verzehrt und alle Dinge in eine neue und andere Natur verwandelt. Putrifikation wird für praktisch jede Form von Auszug (heute eher Mazeration) oder Vergärung verwendet.

- **Destillation,** auch Aszendieren, Lavieren, Imhibieren, Kohobieren, Fixieren: Durch die Destillation werden alle Wässer, Flüssigkeiten und Öle subtil – es verändert das Wesen. Hier wird die Reinigung der Salze beschrieben. Bei der Destillation geht es zum einen um die Trennung in die Tria principia, aber auch um die Trennung von Ethanol, Methanol und Wasser. Es geht jedoch auch darum, den Stoff subtiler (geistiger) zu machen und ihn zu energetisieren.

- **Koagulation** (heißer oder kalter Weg), Anreicherung

- **Tinctur/Färben,** Tingieren – Veredelung, auch Multiplicatio (Anreicherung). Eigentlich ist eine pflanzliche Urtinktur gefärbt und damit nicht destilliert. Hier ist der Begriff aber als 7. Stufe in einem etwas anderen Sinne gebraucht. Siehe Quinta Essentia unter Aurora Pharma.

Der wässrige Weg, die Via humida

Lösungen

Die einfachste Form, ein aufnahmefähiges Arzneimittel herzustellen, ist eine »Lösung«. Als Lösung bezeichnet man ein homogenes Gemisch aus mindestens zwei Stoffen. Das Auflösen selbst ist ein physikalischer Vorgang.

Eine Lösung besteht aus mindestens einem gelösten festen, flüssigen oder gasförmigen Stoff (Solvat) und aus dem den größten Teil der Lösung ausmachenden, in der Regel flüssigen Lösungsmittel (Solvens), das seinerseits wiederum eine Lösung sein kann. Jeder Pflanzenauszug (Tinkturen, Sirupe, Elixiere), aber auch Auflösungen von wasserlöslichen Salzen in Wasser stellen schlussendlich eine Lösung dar.

Bei Metallen gibt es keine Lösungen, es sei denn, die Natur hat die Lösungsvorgänge schon vollzogen. Als Beispiel kann man das »Levico stark«-Wasser sehen. Das ist Wasser aus einer Quelle in der Nähe von Trento in Südtirol, die in einem ehemaligen Bergwerk entspringt. Durch die Zusammensetzung des Gesteins schließt das Wasser das Gestein auf, und es entsteht ein komplexes Metallgemisch mit den Hauptanteilen Eisen, Kupfer und Arsen. In Levico Terme werden Bäderkuren angeboten, als Arzneimittel ist das Wasser in potenzierter Form bei Wala und Weleda erhältlich (vergleiche das Kapitel zu Eisen, Seite 169).

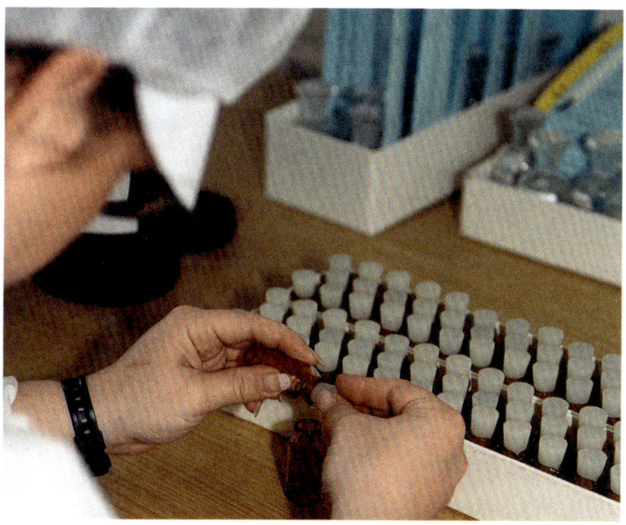

Herstellung einer Potenz im flüssigen Medium.

Flüssige Potenzierung

In erster Linie könnte man vermuten, dass die flüssige Potenzierung eine einfache Lösung darstellt, weshalb sie oft auch Verdünnung genannt wird. Samuel Hahnemann[18] lehnte diesen Begriff aber ab, er schreibt im Organon § 269: »Man hört noch täglich, dass die homöopathischen Arznei-Potenzen bloß Verdünnungen genannt werden, dabei sind sie doch genau das Gegenteil derselben. Sie sind wahre Aufschließung der Natur-Stoffe und Zu-Tage-Förderung und Offenbarung der in ihrem inneren Wesen verborgen gelegenen, spezifischen Arzneikräfte. Dies wird durch Reiben und Schütteln bewirkt, wobei ein zu Hilfe genommenes, unarzneiliches Verdünnungs-Medium bloß als Neben-Bedingung hinzutritt. Verdünnung allein, zum Beispiel die der Auflösung eines Grans Kochsalz, wird schier zu bloßem Wasser; das Gran Kochsalz verschwindet in der Verdünnung mit vielem Wasser und wird nie dadurch zur Kochsalz-Arznei, die sich doch zur bewundernswürdigsten Stärke durch unsere wohlbereiteten Dynamisationen erhöht.«

Hahnemann verweist hier auf die wichtigsten Kriterien des Potenzierens. Schrittweise Verdünnung und kräftiges Schütteln oder Reiben in einem Medium. Aber warum muss das so erfolgen?

Durch die stufenweise Verdünnung des Stoffes und der Fixierung der Kraftfreisetzung durch das Schütteln der Potenz verliert sich die Kraft nicht, sondern wird vielmehr gesteigert. Es entspricht also dem

18 Samuel Hahnemann, 1755–1843, Begründer der Homöopathie

alchemistischen Weg aus den kalten Elementen hin zu den warmen.

Damit man Feststoffe wie Metalle in einem flüssigen Medium potenzieren kann, muss man diese in einen anderen Aggregatszustand überführen. Hierzu dienen verschiedene Methoden, wie die Verreibung bis zur D6 in Milchzucker – ab dieser Potenzstufe kann man in einem flüssigen Medium weiterpotenzieren –, oder man nimmt beispielsweise Säuren als Lösungsmittel, wie weiter unten noch aufgeführt wird.

Kohobation (Phönix Laboratorium, Soluna)

Conrad Johann Glückselig[19], der Gründer der Phönix Laboratorien, schloss Metallsalze über Kohobation auf. Dieses Verfahren ist im HAB[20] beschrieben und trägt die Zusatzbezeichnung »spag. Glückselig«.

Kohobieren (von lat. cohobare) ist ein Prozess der wiederholten Destillation. Dabei destilliert man eine Flüssigkeit in einem Destillierkolben von einem Feststoff ab und gießt diese anschließend wieder in den Kolben zurück, um erneut abzudestillieren. Dieser Prozess wird viele Male wiederholt. Ziel ist es, den Rückstand immer weiter aufzuschließen, subtil zu machen und das Destillat zu energetisieren. Die Mineralsalzdestillate sind zu beziehen über Phönix Laboratorien oder Heidak.

Beide Firmen benutzen dieses Verfahren der Kohobation aber auch bei echten Lösungen. Im Ferrum spag. setzt die Firma Phönix das Ferrum chloratum solutum[21] in Dil. D3 ein. Die Firma Heidak verwendet wiederum unter anderem das Argentum colloidale und verarbeitet es mittels mehrfacher rhythmischer Kohobation und vorhergehender Rhythmisierung[22] zu Argentum colloidale spag. Glückselig in D6.

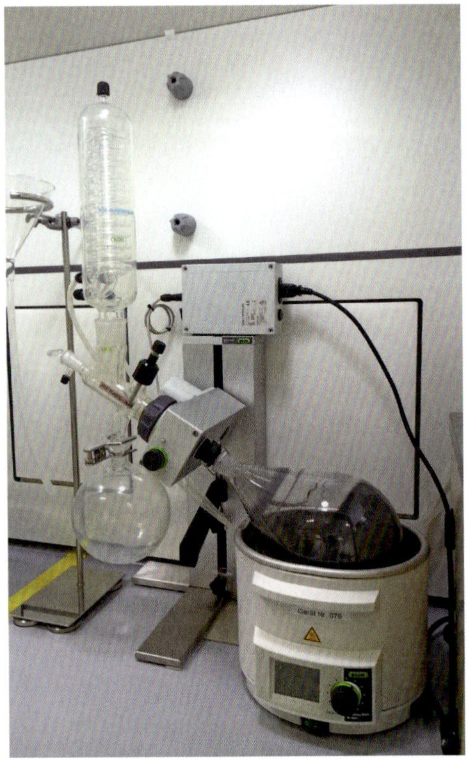

Herstellung von Antimonpräparaten mittels Kohobation in der Firma Soluna.

Eine vereinfachte Kohobation lässt sich durchführen, indem der Destillierkolben mit einem Rückflusskühler versehen wird, durch den ein Teil der abgedampften

---

19 Conrad Johann Glückselig, Spagyriker, 1864–1934, arbeitete mit Alexander von Bernus ab 1914 bei der Soluna und gründete 1922 die Phönix Laboratorien.

20 Hömöopathisches Arzneibuch, Vorschrift 54b

21 Vgl. Quelle: Phönix Lab. Herstellung: Die für die Herstellung der PHÖNIX-Spagyrika verwendete Zubereitung besteht aus in Salzsäure aufgelöstem und anschließend mit Wasser verdünntem elementarem Eisen. Der Aufschluss des Eisens erfolgt hierbei in Nachahmung des natürlichen Prozesses im Magen.

22 Vgl. https://heidak.ch/spagyrik/herstellung/glueckselig-verfahren/ (abgerufen März 2020): Um etwas Anorganisches dem Organischen näherzubringen, sind zum Beispiel rhythmisierende Methoden angebracht. Der Ansatz wird tagsüber im geschlossenen Gefäß erhitzt, während er über Nacht kühl gestellt wird. Der Temperaturunterschied zwischen Tag- und Nachtphase kann dabei kontinuierlich steigen, das heißt, die Erhitzung wird von Tag zu Tag bis kurz vor den Siedepunkt verstärkt, ehe sie schließlich in die Destillation mündet.

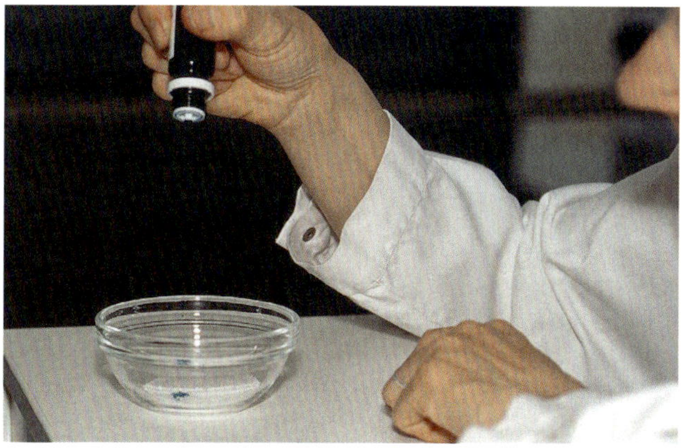

Übertragung einer Flüssigkeit (hier Methylenblau) auf Globuli.

Flüssigkeit wieder kondensiert und in den Kolben zurückfließt. Dieser Prozess wird Zirkulation genannt. Ein spezielles Gefäß dafür ist der Pelikan.

Die Firma Soluna verwendete noch ein ganz eigenes Aufschlussverfahren beim Antimonit in den Solunaten Nr. 3 Azinat, Nr. 6 Dyscrasin, Nr. 7 Epidemik und Nr. 18 Splenetik. Dieses Verfahren ist ebenfalls im HAB (Vorschrift 56) beschrieben und trägt den Zusatz »spag. von Bernus« (die Firma hat inzwischen die Produktion eingestellt).

Beim Antimondestillat A gibt man Antimonit (Antimonsulfid) und Natriumnitrat (Chilesalpeter) in Wasser und destilliert, beim Antimondestillat B wird dagegen Antimonit in Ethanol gegeben und destilliert. Ist der Destillationsvorgang abgeschlossen, wird der Rückstand jeweils mit neuem Medium aufgegossen. Das Übergießen des Rückstandes zeigt das Bild einer klassischen Kohobation, die Verwendung eines neuen Mediums entspricht jedoch einer Perkolation[23]. Dieser Vorgang wird zwölfmal durchgeführt. Danach werden die zwölf Fraktionen (das heißt die entstandenen Destillate) jeweils vereinigt.

Diese beiden Antimondestillate bilden sowohl ein tingiertes[24] Auszugsmedium als auch einen Wirkstoff für andere mineralische Bestandteile oder homöopathische Dilutionen. Die jeweiligen Mischungen werden 7 Tage bei 37 Grad Celsius digeriert[25] und rhythmisiert.

Kolloide

Der Hauptunterschied zwischen einer Lösung und einem Kolloid besteht darin, dass die Teilchen in einem Kolloid oft größer sind als die gelösten Teilchen in einer Lösung. Darüber hinaus sind Lösungen im Vergleich zu Kolloiden, die auch als heterogenes Gemisch vorliegen können, völlig homogen.

Kolloide kann man auf unterschiedliche Arten herstellen. Entweder man reduziert beispielsweise ein Goldsalz mittels Natriumcitrat. Die sich bildenden Goldteilchen sind so klein, dass ihr Durchmesser in einer Größenordnung von etwa 13–150 Nanometern liegt. Die Oberfläche des Goldkolloids ist positiv polarisiert. Um die positive polarisierte Oberfläche zu stabilisieren, umgibt sich das Kolloid mit Citrat-Molekülen und ist dadurch stabil, oder man benutzt Eiweißstoffe[26] als Schutzkolloid. Diese Verfahren finden sich in alten Arzneibüchern und

23 Sinngemäß aus dem Lexikon der Pharmatechnologie: Die Perkolation extrahiert deutlich erschöpfender als die Mazeration. Bei der Perkolation wird das zerkleinerte Extraktionsmaterial mit Extraktionsflüssigkeit übergossen und in einen Perkolator überführt. Um die Droge erschöpfend zu extrahieren, wird kontinuierlich Extraktionsmedium abgelassen und oben im Perkolator neue Extraktionsflüssigkeit aufgegeben. Auf diesem Weg wird eine Verbesserung des Diffusionskoeffizienten und damit eine höhere Ausnutzung der Droge erreicht.

24 Aus dem Lateinischen: »tingere« heißt benetzen, befeuchten, färben; hier im Sinne von »durch den Stoff vorbeeinflusst«.

25 Bei der Digestion wird in der Regel milde Wärme angewandt, in der Regel 37 Grad Celsius. Ein beseelter Organismus trägt Eigenwärme in sich, in der Regel um 37 Grad Celsius. Die Digestion kann als Lösungs- oder Extraktionsverfahren angewandt werden.

26 Vgl. Hunnius: Pharmazeutisches Wörterbuch: »Argentum colloidale: Kolloidales Silber, fein verteiltes Silber mit Eiweißstoffen als Schutzkolloid«

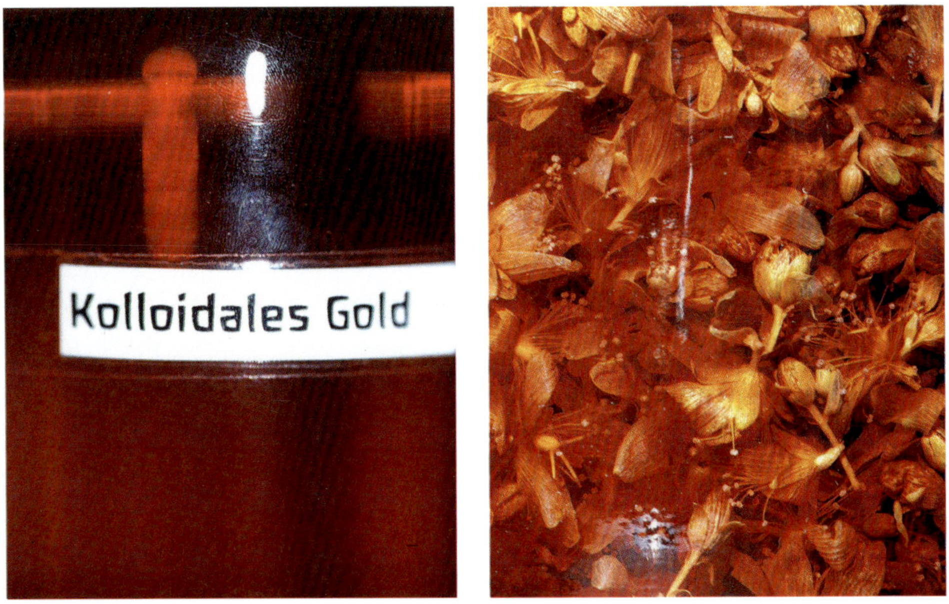

Kolloidales Gold (Bild links). Die Farbe erinnert an Blut und zeigt die Verbindung zu roten Pflanzenauszügen wie Johanniskraut (Bild rechts).

alchemistischen Darstellungen als Aurum potabile[27]. Allerdings in einer weniger chemisch anmutenden, aber doch sehr identischen Beschreibung.

Diese Art der Darstellung des Aurum potabile findet sich heute im HAB als Auri solutio colloidalis und wird unter anderem von der Firma Remedia vertrieben. Auch die Firma Hevert setzt Aurum colloidale im Gingko biloba comp. ein – zur Behandlung von Herzleiden.

Die Firma Soluna verwendete Argentum colloidale in Solunat Nr. 4 (Cerebretik), zusammen mit Silbercitrat und kolloidalem Kupfer nach einer Rezeptur von Alexander von Bernus in Solunat Nr. 16 (= Renalin).

Mit der heute gängigen Herstellung kolloidaler Silber- und Goldlösungen mittels eines elektrochemischen Verfahrens haben die alchemistischen Aufschlüsse aber nicht viel zu tun. Sie stellen im naturphilosophischen Sinn keinen wirklichen Aufschluss im Sinne der Elementenlehre dar, sie sind einfach nur Corpus. Diese Kolloidlösungen stellt man mittels Elektrolyse her. Durch zwei Elektroden, die aus dem herzustellenden Element bestehen, wird ein elektrischer Gleichstrom in eine leitfähige Flüssigkeit geführt. Am besten eignet sich dafür destilliertes Wasser (die Leitfähigkeit wird durch Erhitzung erreicht). Dabei entstehen Metallpartikel und Metallionen. Diese sind bei zu häufiger Einnahme toxisch und führen zu Argyrie[28].

Die im HAB ausgeführten Kolloide werden aber auch noch potenziert und sind daher ungiftig. Monografien im HAB gibt es heute nur noch zu Aurum colloidale und

27 Hunnius: Pharmazeutisches Wörterbuch: »Aurum potabile: Trinkbares Gold, ein von Magie und Mystik umwittertes Präparat, dessen Herstellung schon zu Zeiten der Scholastiker (12. Jahrhundert) versucht wurde und anscheinend Paracelsus gelungen ist. Die Alchemisten betrachten Moses als Erfinder.« (Anm.: Der Autor bezieht sich vermutlich auf Exodus 32 Dtn 9,15–19.)

28 Argyrie (von griechisch »argyros«, Silber) ist eine irreversible Verfärbung von Haut und Schleimhäuten, die durch Einnahme von Silber (als metallisches Silber, Silberstaub, kolloidales Silber, in silberhaltigen Medikamenten oder Silbersalzen) hervorgerufen wird.

Argentum colloidale. In den alten Arzneimittellehren von Mezger und Boericke[29] finden sich aber noch viel mehr Metalle in kolloidaler Form. Plumbum colloidale ist bei Arcana noch erhältlich.

Chemische Verbindungen

Ein weiterer mineralischer Bestandteil, den beispielsweise die Soluna im Solnat Nr. 5 Cordiak einsetzte, ist Aurum chloratum, auch Tetrachlorogoldsäure genannt. Es ist eine chemische Verbindung von Gold und Chlor. Die einfachste und wichtigste Gewinnungsart von Tetrachlorogoldsäure ist die Auflösung von elementarem Gold in Königswasser[30], einer Mischung aus Salz- und Salpetersäure. Ein anderes Beispiel ist die Auflösung von Silber in Salpetersäure zu Silbernitrat (Argentum nitricum). [31]

Hierbei ist zum Verständnis wichtig, dass die Auflösung eines Metalls in einer Säure kein wie bisher beschriebener Lösungsvorgang ist, da hierbei eine chemische Reaktion auftritt.

Wir haben also bisher vier Aufschlussarten beschrieben: die Kohobation, die echte Lösung, die Kolloide und die chemische Umwandlung durch Lösen in Säuren. Diese Aufschlussarten können einzeln oder in Kombinationen, mit und ohne rhythmischen Prozess durchgeführt werden.

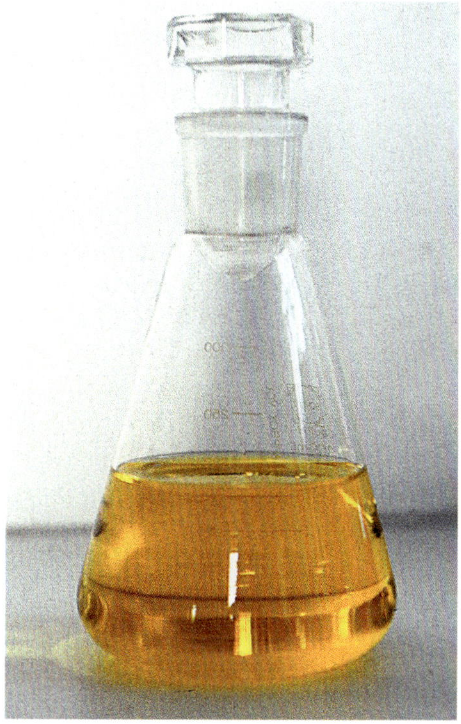

Goldchlorid, Firma Soluna.

Chymiatrie oder Iatrochemie

Hier finden wir den Übergang der früheren Alchemie zur heutigen Chemie. Viele der heute noch gängigen chemischen Verbindungen wie Silbernitrat gibt es schon sehr lange, sie sind aus den Forschungen der Alchemisten hervorgegangen, deshalb sehen heute Chemiker die Alchemie als reine Vorstufe der Chemie und Paracelsus als ihren Stammvater. Dabei war sie weit mehr als das. Wie in der Einführung beschrieben, mussten alle Naturreiche in einer Stufenfolge durchschritten werden. Der tote Stoff, das Mineral, ist dem menschlichen Körper nicht mehr verwandt. Es muss erst mittels der vier Elemente und der drei Prinzipien dem Körper wieder angenähert und bioverfügbar gemacht werden.

Um den Übergang vom Mineralreich ins Lebendige zu schaffen, schließt man in der Naturphilosophie beispielsweise den Stein mit der Pflanze auf. – Es ist für jeden beobachtbar, wie Moose und Flechten Steine zersetzen; man hat erkannt, wie Pflanzenwurzeln Säuren ausscheiden, um Mineralstoffe aus umgebenden Gesteinen für ihre Erhaltung aufzunehmen. – Durch Erwärmung, Rhythmisierung und Bindung

29 Julius Mezger: Gesichtete homöopathische Arzneimittellehre; William Boericke: Handbuch der homöopatischen Arzneimittellehre

30 Königswasser nannten es die Alchemisten, weil es als Einziges den König der Metalle, das Gold, löste.

31 Schon im Mittelalter war es unter dem volkstümlichen Namen »Höllenstein« (lateinisch: »Lapis infernalis«) bekannt. Es wird bei Weleda mit gediegenem Silber und Salpetersäure aus Chilesalpeter hergestellt.

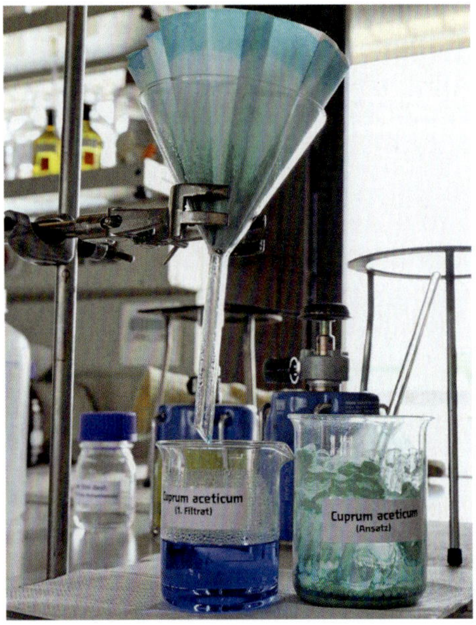

Gewinnung von Kupferacetat durch die Aufschließung von Malachit mit Essig. Firma Weleda.

an einen lebendigen Träger wie die Pflanze wird das Mineral verlebendigt.

Deshalb haben Alchemisten Aufschlüsse von Metallen mit pflanzlichen Lösemitteln durchgeführt – Beispiele sind Cuprum aceticum oder Ferrum hydroxydatum[32]. Beides sind Aufschlüsse mit Essig. Schon Samuel Hahnemann[33] erwähnt Auszüge von Eisen in Apfelsaft, heute noch als Ferrum pomatum bei Weleda erhältlich, einem Heilmittel zur Anämiebehandlung. Dazu werden 50 Teile saure Äpfel in einen Brei verwandelt und ausgepresst. Der abgepressten Flüssigkeit wird 1 Teil gepulvertes Eisen zugesetzt und so lange digeriert, bis die Gasbildung aufhört. Dann wird mit Wasser auf 50 Teile ergänzt. Die Pflanze schließt das Eisen auf, um es dem menschlichen Körper anzunähern und damit aufnahmefähiger zu machen. Zu dieser Gruppe gehören Präparate wie Ferrum citricum (Eisen in Zitronensäure), Ferrum phosphoricum (Eisen in Phosphorsäure aus Tierknochen) und Zincum valerianicum (Zink und Säure aus Baldrianwurzel).

Liegt das Wirkprinzip nun einfach nur darin, statt eines mineralischen Ausgangsstoffes einen natürlicheren zu nehmen, oder liegt noch ein anderer Gedankengang zugrunde? Paracelsus forderte: »Der Arzt müsse durch der Natur Examen gehen.« – Und genau hier liegt der Schlüssel zum Verständnis der Unterscheidung eines wahrhaft spagirischen Aufschlusses und einer chemischen Verbindung, selbst wenn diese aus natürlichen Ausgangsstoffen erzeugt wurde. Dem spagirischen Aufschluss liegt immer eine naturphilosophische Betrachtung der uns umgebenden Natur oder der innermenschlichen Natur zugrunde, wobei sich diese Prozesse ja wie der Mikrokosmos zum Makrokosmos verhalten. Es kann an dieser Stelle nur fragmentarisch darauf eingegangen werden, dies fordert ein weitreichendes Studium.[34]

Vegetabilisierte Metalle (Weleda)[35]

Als Beispiel für diesen Arzneityp dient das Präparat Urtica dioica Ferro culta der Firma

---

32 Cuprum aceticum aus Malachit, Weleda. Ferrum hydroxydatum, Eisenpulver, mit Rotweinessig übergießen, einen halben Monat bei 37 Grad Celsius digerieren, Weleda.

33 Siehe Hahnemann: Apothekerlexikon: Extr. martis pomatum

34 Besonders dazu geeignet sind Folgende: Anton Joseph Kirchweger: Annulus Platonis oder Physikalisch-Chymische Erklärung der Natur. Dr. Eugen Berthold: Das Antimon im Lichte alchymistischer Naturerkenntnis, in: Natura, Band 7, S. 341, wieder abgedruckt in der Zeitschrift »Beiträge zu einer Erweiterung der Heilkunst nach geisteswissenschaftlichen Erkenntnissen«, 1954, 5–6/Mai/Juni; es beschreibt in einzigartiger Weise den Bezug zum Wettergeschehen. Michael Faraday/Peter Buck: Naturgeschichte einer Kerze: Photomechanische Wiedergabe einer Ausgabe aus dem 19. Jahrhundert (reprinta historica didactica). Edmund Husserl: Ideen zu einer reinen Phänomenologie und phänomenologischen Philosophie, 1913. Hermann Schmitz: Neue Phänomenologie, Bouvier, Bonn 1980

35 Eine ausführliche Darstellung findet sich im Merkurstab, 1/2013, Themenheft »Vegetabilisierte Metalle«; unter anderem mit einem Beitrag von Wolfram Engel: *Vegetabilisierte Metalle – Pharmazeutische Grundlagen und Zubereitung der Metall-Dünger*, Seite 4–17.

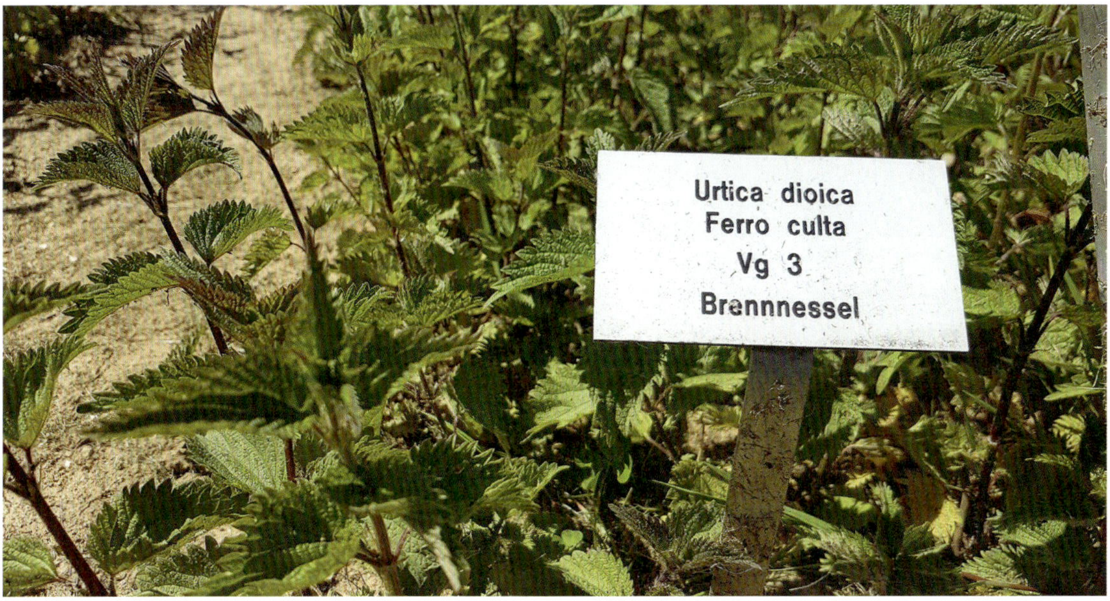

Vegetabilisiertes Metall. Brennnessel wird in einem besonderen Prozess mit Eisen in Beziehung gebracht. Hier ist es die dritte Generation, die zur Weiterverarbeitung dient; das Präparat heißt dann Urtica dioica Ferro culta.

Weleda, ein Sonderpräparat aus Eisen und Brennnessel.

Die Grundlage ist ein möglichst ideal ausgebildetes, reines Mineral, das von nur einem Metall gebildet wird, beispielsweise dem Pyrit, einem Eisensulfid. Dieses wird mit Königswasser (Aqua regis) übergossen, was eine heftige Erwärmung und Gasbildung hervorruft. Dann erfolgt eine Destillation aller flüchtigen Bestandteile, die einen festen Rückstand im Ansatzgefäß hinterlässt.

In einer zweiten Stufe wird dieser eisenhaltige Destillationsrückstand mit Schwefelsäure versetzt. Dadurch entsteht ein stabiles, wasserlösliches Eisensulfat. Nach einer weiteren Destillation bis zur Trockenheit ist das Eisen zu einem Salz auskristallisiert.

Im dritten Schritt wird dem Destillationsrückstand destillierter Rotweinessig zugegeben und wieder bis zur Trockenheit destilliert.

Der vierte Schritt erfolgt dann unter Zugabe von Ammoniumnitrat mit anschließender Destillation. Der metallisch glänzende, feste Pyrit ist nun zu einer luftig aufgeblähten, amorphen, bröckeligen Substanz von braunroter Farbe verwandelt. Sie ist hygroskopisch[36] und dem Boden, dem Erdelement, angenähert. Auch bei diesem Aufschluss kann man wieder eine Stufenabfolge erkennen. Zuerst erfolgt ein oxidativer Aufschluss. Als Oxidation im ursprünglichen Sinn bezeichnete man früher die chemische Reaktion eines Stoffes mit Sauerstoff. Oxidationen unter Flammenerscheinung werden als Verbrennung oder Feuer bezeichnet.

Andersherum ist eine Verbrennung eine Redoxreaktion, die unter Abgabe von Energie in Form von Wärme und Licht abläuft, also exotherm ist.

Man könnte diese Behandlung mit Salzsäure, bzw. mit Säuren im Allgemeinen, die zur Oxidation führen, als Verbrennung

36 Luftfeuchtigkeit bindend, Wasser anziehend

bezeichnen. Dies erinnert an das »Salzfeuer«, das von Bernus eingangs zitiert wurde. Die Oxidation macht einen Stoff erdenhafter, salinischer. Darunter fallen die ganzen »Crocuse« der Alchemie.

Wie schon zuvor im Kapitel Chymiatrie beschrieben, schließt man durch das Vitriolöl[37] das Mineralreich auf, dann erfolgt der Aufschluss durch das Pflanzenreich (Belebung) mit Rotweinessig und zum Schluss mit dem Tierreich (Beseelung) durch das Ammoniumnitrat, das aus Hirschhorn und Chilesalpeter hergestellt wird.

Dieser Dünger wird dann benutzt, um eine erste Heilpflanzengeneration zu düngen. Die Auswahl der Pflanze erfolgt entsprechend der Wesensverwandtschaft zum Metall. In unserem Beispiel ist dies Urtica dioica, die Brennnessel, mit ihrem Bezug zu Eisen; kosmologisch unterstehen beide dem Mars. Möchte man beispielsweise irgendwo Brennnessel züchten, reicht es aus, ein Stück rostiges Metall an den Platz zu legen und man kann sich sicher sein, dass dort im nächsten Jahr Brennnesseln wachsen.

Nach einer Wachstumsperiode werden die Pflanzen geerntet und kompostiert. Mit dem daraus entstandenen Kompost düngt man dann im Folgejahr die zweite Pflanzengeneration. Diese wird wiederum geerntet und kompostiert und bildet den Dünger für die dritte Pflanzengeneration. Erst diese wird dann zur Tinktur und zu den entsprechenden Darreichungsformen verwandelt.

Die Präparate tragen die Bezeichnung der verwendeten Pflanze mit dem Anhang »culta« oder »cultum«, in unserem Beispiel Urtica dioica Ferro culta.

Es sind alle sieben klassischen Metalle lieferbar, zum Teil in mehreren Trägerpflanzen, da durchaus mehrere Pflanzen eine Verbindung zu dem jeweiligen Planeten bzw. Metall haben. – Zur Therapie siehe die jeweiligen Kapitel zu den Metallen.

Außerdem gibt es noch Quarz mit Schachtelhalm; Antimon ist nicht lieferbar – hier wäre aber eine Verbindung zum Wein denkbar (vergleiche Antimon und Kalium aceticum comp.).

Die Idee der vegetabilisierten Metalle ist eine »Potenzierung«, bzw. »Verlebendigung« des Mineralischen durch das Pflanzliche, wodurch sich die Bioverfügbarkeit verbessert, besonders in der Behandlung von Kindern.

Viele Pflanzen zeigen eine eigentümliche Affinität zu einem bestimmten Metall, es ließen sich somit sicher noch mehr Präparate dieser Art denken. Versuche gab es bei Weleda zum Beispiel mit Pulsatilla und Silber. Ein mögliches weiteres Beispiel wäre das Gänsefingerkraut und sein Bezug zu Kupfer. Im alten Bergbau waren bestimmte Pflanzen auch Anzeiger für bestimmte Erze, am bekanntesten ist das Galmei-Veilchen[38].

---

37 Vitriol ist ein Begriff in der Alchemie, der immer nur aus dem Zusammenhang erfasst werden kann. Er bedeutet entweder Schwefelsäure oder ein Sulfat von Eisen, Kupfer oder Zink.

38 »Galmei-Veilchen« stammt von dem bergmännischen Ausdruck Galmei für spezielle Zinkerze.

Vegetabilisierte Metalle

Metall	Pflanze – Metall	Indikation
Ag (Silber)	Bryophyllum Argento cultum (Folium)	Zur Beruhigung und Schlafförderung
	Oenothera Argento culta (Herba)	Trockene Hautleiden
	Thuja occidentalis Argento culta (Summitates)	Entzündung; Anregung der Schleimhauttätigkeit und der Ausscheidung
Hg (Quecksilber)	Bryophyllum Mercurio cultum (Folium)	Zur Beruhigung, nervöse Störungen
	Nasturtium Mercurio cultum (Herba)	Dysbiose
Cu (Kupfer)	Chamomilla Cupro culta, Radix	Krampfleiden, Magen-Darm-Krämpfe, Zahnungskrämpfe
	Melissa Cupro culta (Herba)	Seelische Verkrampfungen
	Tabacum Cupro cultum (Folium)	Asthma, Suchtstörungen
Au (Gold)	Hypericum Auro cultum (Herba)	Melancholie
	Primula Auro culta (Flos)	Seelische Erschöpfung
Fe (Eisen)	Chelidonium Ferro cultum, Radix (Wurzelstock)	Anregung der Gallentätigkeit
	Urtica dioica Ferro culta (Herba)	Anämie, Hypotonie
	Urtica dioica Ferro culta, Radix	Anregung der Willensbildung
Sn (Zinn)	Cichorium Stanno cultum (Planta tota)	Anregung der Lebertätigkeit, besonders bei chronischem Verlauf
	Cichorium Stanno cultum, Radix	Chronische Leberstörungen, Depression
	Taraxacum Stanno cultum (Planta tota)	Anregung der Stoffwechselleistung der Leber
Pb (Blei)	Aconitum napellus Plumbo cultum (Planta tota)	Nervenleiden
	Cichorium Plumbo cultum (Planta tota)	Anregung der Milztätigkeit
Quarz	Equisetum arvense Silicea cultum (Herba)	Entzündungen; Strukturanomalien von Geweben

Feuchte Spiegel (Weleda)

Silber wird in Salpetersäure gelöst – unter Bildung nitroser Gase, dem Niter[39] der Alchemisten. Aus der so entstandenen Silbernitratlösung wird Silber im Marienbad[40] mittels Seignettesalz[41] zu seiner reinen Form, elementarem Silber, reduziert. Dieses lagert sich an der Gefäßwand an und bildet somit einen Spiegel. Durch diesen Vorgang verliert das Silber seine Dreidimensionalität. Es verliert den Raum und nimmt einen zweidimensionalen Zustand ein. (Derartige Spiegel kann man aus Gold, Silber und Kupfer herstellen.[42]) Es wird nun von der Gefäßwand geschabt und mittels homöopathischer Verreibung potenziert. Die Präparate tragen den Zusatz »praeparatum«. Diese Art der Spiegelbildung entspricht im Prinzip der Spiegelbildung auf dem trockenen Weg, verbleibt aber im wässrigen Element.

Da diese Spiegelbildung nur bei sehr edlen Metallen funktioniert, sind diese Spiegel ausschließlich für die Gold-, Silber-, und Kupfersalben von Weleda erhältlich. Für die innere Anwendung werden die destillierten Spiegel eingesetzt.

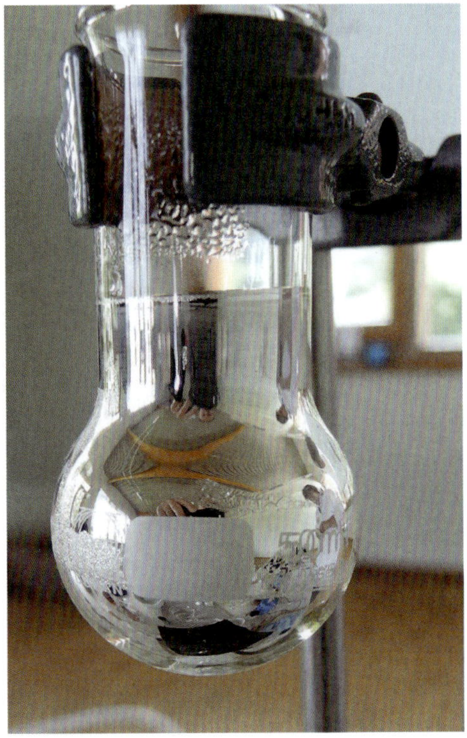

Silberspiegel, den man auf dem feuchten Weg gewinnt; bei Weleda werden diese zur Salbenherstellung verwendet.

---

39 Der geheimnisvolle Niter der Alchemisten ist der Stickstoff in der Luft, er tritt vermehrt im Mai und bei Gewitter auf, weshalb zu diesen Zeiten Wasser gesammelt werden sollte. Heute verwendet man im biologischen Landbau Gründüngung, weil die Pflanzen das alchemistische Geheimnis kennen, den Stickstoff aus der Luft in den Boden zu bringen, wo er dann lebenspendend wirkt.

40 Wasserbad; da sich das Silber langsam abscheiden soll, muss das Gefäß warmgehalten werden.

41 Seignettesalz ist ein Salz der Weinsäure. Der französische Apotheker, nach dem es benannt wurde, Elie Seignette (1632–1698), entdeckte es zwischen 1648 und 1660.

42 Für Goldspiegel verwendet man Tetrachlorogoldsäure und für Kupferspiegel Kupfersulfat.

Der trockene Weg, die Via sicca

Homöopathie und Verreibung

Die Homöopathie nutzt als »trockenen« Weg die Verreibung oder Trituration. Man verreibt 1 Teil einer pulverisierten Substanz mit 9 Teilen Milchzucker in einer Porzellanreibschale eine Stunde lang. Dabei gliedert sich die Stunde in drei 20-minütige Zeitanteile, bei denen jeweils 3 Teile Milchzucker (Lactose) zugefügt werden. Man beginnt also mit 1 Teil Substanz und drei Teilen Milchzucker, nach 20 Minuten erfolgt die nächste Gabe Milchzucker und nach weiteren 20 Minuten der 3. Anteil. Die 20 Minuten gliedern sich jeweils wiederum in 6 Minuten Reiben und 4 Minuten Auflockern und Abschaben der Mischung. Dabei erfolgt ein stufenweiser Aufschluss der Substanz. Eigentlich beginnt der Aufschluss, wie oben schon beschrieben, bereits bei der Zerkleinerung der Substanz. In der alchemistischen Aufbereitungsart wird zusätzlich zum Zerkleinern und Verreiben noch calciniert, das heißt erhitzt und abgeschreckt, um das harte Gestein mürbe zu machen, oder um beim Metall einen Kalk (calx) zu erzeugen, ein Oxid. Das Gestein soll subtil werden.

Bei der homöopathischen Verreibung handelt es sich nicht um eine Mischung von Milchzucker mit Substanz, genauso wenig wie es sich bei der Potenzstufe um eine reine Verdünnung handelt. Der Stoff muss unter Beigabe eines Verreibemediums (Lactose) zerrieben werden. Durch die Formzerstörung kommt es zur Kraftfreisetzung[43]. Das anliegende Trägermedium hat die Aufgabe, diese in dem Moment aufzufangen und zu fixieren.

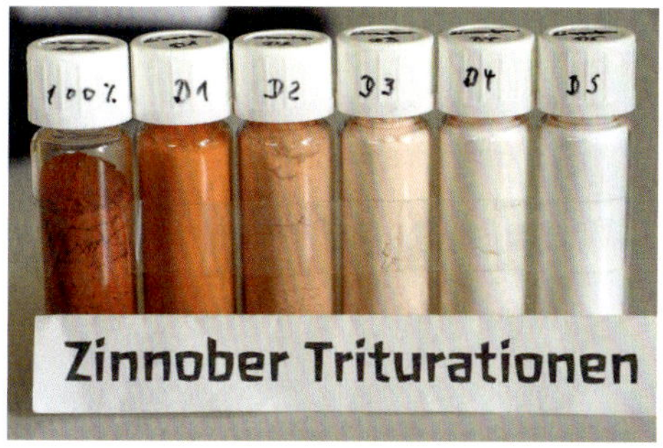

Zinnober als Trituration (Verreibung eines Feststoffes in Milchzucker). Mit fortlaufender Potenzierung verliert die Trituration ihre Farbigkeit.

Ein Potenziermedium muss möglichst wenig Eigenwirkung besitzen, aber die Fähigkeit haben, die Kraft der Substanz aufzunehmen und weiterzugeben: mit anderen Worten: Es muss ein idealer Merkur (Vermittler) sein. Den idealsten Merkur stellt das Wasser dar, aber auch Milchzucker (Lactose-Monohydrat) ist aufgrund seines Kristallwassers[44] dazu ideal geeignet.

Diese trockene Form der Potenzierung wird von den meisten Firmen heutzutage nur bei nicht-löslichen Stoffen angewandt. Möchte man den Übergang ins Flüssige vollziehen, muss man bis zur D6 verreiben; erst dann fällt kein Corpus mehr aus.

Die Verreibung ist ein einfaches, aber aufwendiges Verfahren, weshalb nur noch wenige Firmen wie Wala, Weleda (teilweise), Gudjons, Dr. Zinsser dies von Hand ausführen, meistens werden Verreibemaschinen oder Kugelmühlen zum Einsatz gebracht.

Die Einfachheit des Verfahrens hat zum einen den Vorteil, dass keine aufwendigen

43 Ein Beispiel ist die Tribolumineszenz. Tribolumineszenz ist das Auftreten einer »kalten Lichtemission« bei starker mechanischer Beanspruchung von Festkörpern; reibt man in einem völlig dunklen Raum, mit gut an das Dunkle angepassten Augen, zwei Stücke Würfelzucker aneinander, so kann man ein schwaches bläuliches Licht erkennen. Diese Beobachtung geht noch auf Francis Bacon zurück und ist die ursprüngliche Form der Tribolumineszenz: Licht, das beim Zerbrechen von Kristallen entsteht.

44 Kristallwasser oder auch Hydratwasser ist die Bezeichnung für Wasser, das im kristallinen Festkörper gebunden vorkommt.

Lösemittel gesucht werden müssen, die wiederum den eigentlichen Wirkstoff beeinflussen. Verreibe ich ein Gold bis zur D6, habe ich eine relativ unbeeinflusste Wirkung des Goldes. Löse ich das Gold vorher in Königswasser, also in einer Säure, und potenziere dann im Flüssigen bis zur D6, habe ich eine Tingierung der Säure mit dem eigentlichen Wirkstoff. Die Wirkung verschiebt sich in Richtung der Astralität[45] der Säuren.

Neue Stoffe durch Alchymiam

Am Anfang stehen hier diverse Legierungen wie Elektron (Gold, Silber und Kupfer), das Cupro Stibium (Kupfer und Antimon von Weleda; alchemistisch auch der Regulus der Venus genannt) und Aurum amalgamum (Gold und Quecksilber von Weleda). Einen ähnlichen Weg, auch wenn es sich nicht um eine Legierung handelt, beschreitet die Herstellung von Plumbum silicicum (Weleda), eine Zusammenschmelzung von Cerrusit (Bleikarbonat) mit Quarz, die eine Art grünliches Glas bildet und die Wirkungsausrichtung des saturnalen Bleis in den Nerven-Sinnes-Bereich bringen soll (zum Beispiel bei Pollinose).

Eine weitere dieser ungewöhnlichen »Kompositionen« stellt das sogenannte Honigblei (Plumbum mellitum von Wala und Weleda) dar. Hier wird Blei in eine Wabenform gegossen. In diese Wabe werden Bohrlöcher eingebracht und mit Honig gefüllt, die Wabe wird verdeckelt und geraspelt und danach mittels Verreibung potenziert. Aus diesem Honigblei wird eine weitere Wabe gegossen, mit Rohrzucker gefüllt, verdeckelt und geraspelt. Somit wird den seelischen Kräften (Honig) und dem Ich (Rohrzucker) der Weg gewiesen, wie sie mit

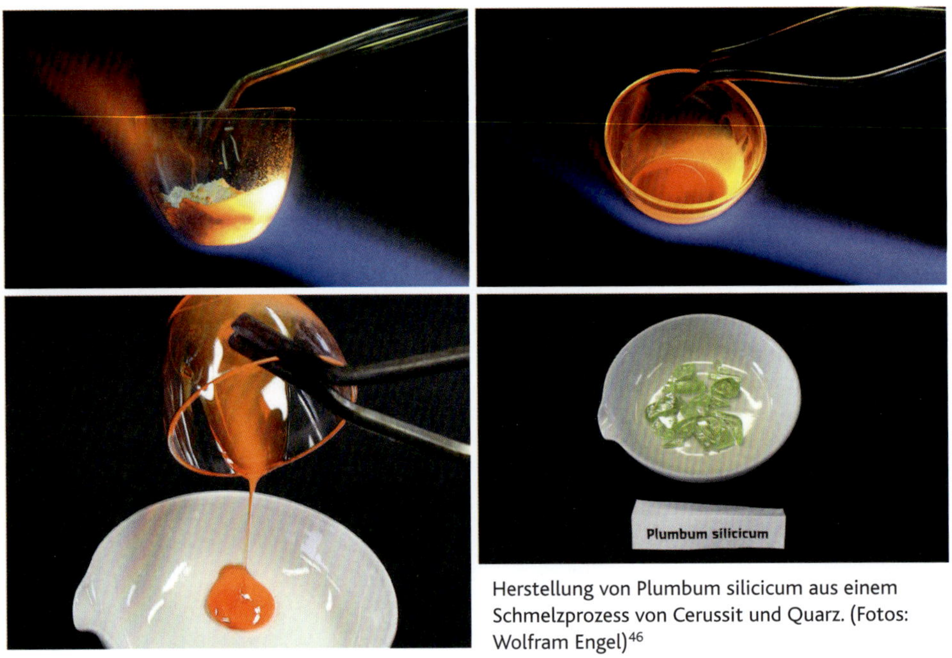

Herstellung von Plumbum silicicum aus einem Schmelzprozess von Cerussit und Quarz. (Fotos: Wolfram Engel)[46]

45 Gesundheit ist der Ausgleich der Pole Sulfur und Sal im Merkur, anders gesagt: ein Fließgleichgewicht. Während der Ätherleib von innen quellend, also zentrifugal wirkt, greift der Astralleib formend von außen (zentripetal) ein. Greift der Astralleib zu stark in den Ätherleib ein, kommt es zu einem Ungleichgewicht, der Entzündung. Säuren helfen immer, den Astralleib besser in den Ätherleib eingreifen zu lassen.

46 Aus: Wolfram Engel/Karl-Reinhard Kummer: Plumbum silcicum – ein feuriges durchsichtiges Blei aus dem Schmelztiegel. In: Der Merkurstab 2/2012, S. 130–135

den saturnalen Alterungskräften (Blei) umzugehen haben – mit anderen Worten ist es ein ideales Mittel, um Alterungserscheinungen vorzubeugen und um degenerative Stoffwechselprozesse zu behandeln.

Denselben Vorgang kann man auch mit dem Zinn (Stannum) durchführen. Bei Stannum mellitum (Honigzinn von Weleda) ändert sich die Wirkrichtung in Richtung Multipler Sklerose und Arthrose.

Kephalodoron

Ein weiteres interessantes Mittel aus der Gruppe der Aufarbeitungen auf dem »trockenen Weg« stellt das Kephalodoron von Rudolf Steiner dar. Die Originalangabe lautet: 2 Teile Vitriol[47], 1 Teil Honig, ½ Teil calcinierter[48] Kieselstein, Wein heiß gemacht und abgekühlt, stoßen, erwärmen und abdestillieren; dann den Rückstand verwenden.

Weleda geht heute so vor, dass sie die Schwefelsäure aus dem Pyrit FeS_2 gewinnt und damit das Eisen aus dem Siderit $FeCO_3$ zu Eisensulfat (Vitriol) reagieren lässt. Dieses wird mit Honig gründlich vermischt, und anschließend wird der erwärmte und abgekühlte Wein zugegeben. Danach folgt der pulverisierte, geglühte Quarz. Diese Masse wird mehrere Stunden bei 37 Grad Celsius digeriert und danach alles Flüchtige abdestilliert. Die übrig gebliebene Masse, das Sal, wird entweder weiter potenziert oder mit Lactose auf eine entsprechende Konzentration eingestellt und in Kapseln abgefüllt. Ferrum/Quarz-Kapseln stellen ein tiefgreifend wirksames Mittel bei stoffwechselbedingter Migräne dar. Der Schwefel in Verbindung mit dem Kiesel und dem Honig verweisen auf diese Indikation.

Interessant in diesem Zusammenhang ist, dass man heute weiß, dass der Quarz bei Erwärmung eine andere Struktur annimmt.

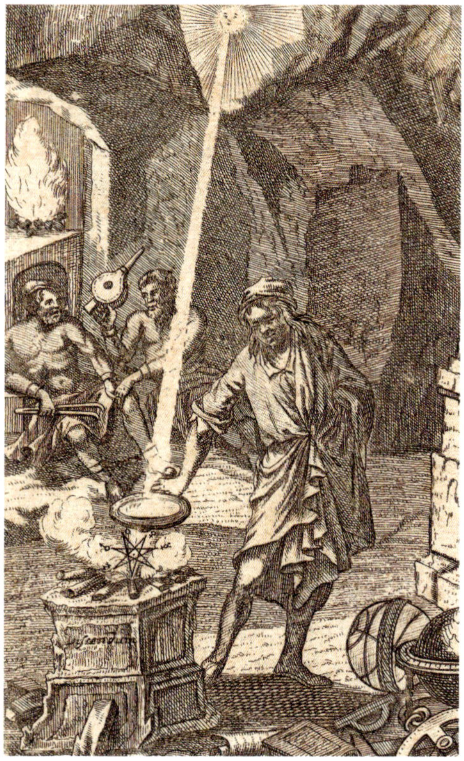

In der Schmiede des Alchemisten. Glühen gehört zu den wesentlichen Schritten der Metallaufschließung. (Kupferstich, 17. Jahrhundert)

Er wandelt sich vom Tiefquarz in den Hochquarz um und bei weiterem Erhitzen zum Hoch-Tridymit und weiter zum Hoch-Cristobalit; dabei wandelt er mehrfach sein Kristallsystem von trigonal zu kubisch. Interessanterweise nimmt dabei seine Dichte ab. Dieser Vorgang ist prinzipiell reversibel. Kühlt man hingegen den Hoch-Trydimit schnell ab, kann keine Rückverwandlung über den Hochquarz in den Tiefquarz stattfinden. Es entsteht ein sogenannter Tief-Tridymit. Dieser hat dann eine pseudohexagonale Gestalt, aber ein rhombisches Kristallgitter.[49]

---

47 Vitriol ist der Trivialname für die kristallwasserhaltigen Sulfate (Salze der Schwefelsäure), in dem Fall Eisen(II)-sulfat

48 Das heißt erhitzt und abgeschreckt, um das Gestein mürbe zu machen.

49 Siehe Manfred Kohlhase: Biodoron/Kephalodoron. Persephone Reihe Nr. 12, Verlag am Goetheanum, S. 60 ff.

Man steht nur immer wieder staunend vor der Tatsache, dass viele Dinge, die heute genauestens untersucht werden können, schon seit vielen Jahrhunderten gängige Praxis waren, denn das Calcinieren ist ein üblicher Vorgang in der Alchemie und ganz besonders in der Alchemie Indiens, dem Rasa shastra.

Crocuse (Oxidverbindungen)

Das »luftige« Pendant zu den Aufschlüssen der Metalle in Essig (wässriger Weg) sind die sogenannten Crocuse. Sie haben ihren Namen von der rötlich-gelben Farbgebung des Safrans[50], weshalb man sie manchmal auch Safrane nannte. Im Prinzip handelt es sich um Oxide, die durch Oxidation an der Luft erzeugt werden. Oxide wirken auf die Wärmeprozesse aktivierend und regen die Lebensenergie an; Eisenhammerschlag eignet sich beispielsweise zur Therapie bei Anämie und Willensschwäche. Es gibt auch natürliche Oxide, beispielsweise Cuprit, zur Anregung der Wärmebildung als Salbe auf Körperzonen und als anregendes Mittel bei Hypothyreose, einer Unterfunktion der Nebenniere und Energiearmut. Minium wird unter anderem in der Suchttherapie eingesetzt.

Beispiele für Crocuse

Crocus	Methode	Präparat
Crocus martis	Durch Glühen und Schmieden von Eisen	Ferrum oxydatum rubrum; erhitzt man länger über 1200 Grad Celsius, erhält man Eisenhammerschlag Ferrum oxydatum nigrum (schwarz) (Wala) Ferrum ustum (Weleda)
Crocus veneris	Durch Glühen von Kupferspänen	Cuprum oxydatum rubrum
Minium (Mennige)	Beim Schmelzen von Blei entsteht eine Oxidschicht, die Asche des Bleis, bei weiterer Erhitzung desselben wird es erst gelb, dann orange	Minium (Weleda)

»Das ist Alchemie, das zum Ende zu bringen, was nicht zu seinem Ende gekommen ist, das Blei vom Erz zum Blei zu bringen und das Blei zu verarbeiten, wozu es dient. Lerne erkennen, was die Alchemie ist, dass sie nur das ist, was das Unreine durch das Feuer zum Reinen macht.«

PARACELSUS, BD. I: 513

50 Safran, wissenschaftlicher Name: Crocus sativus

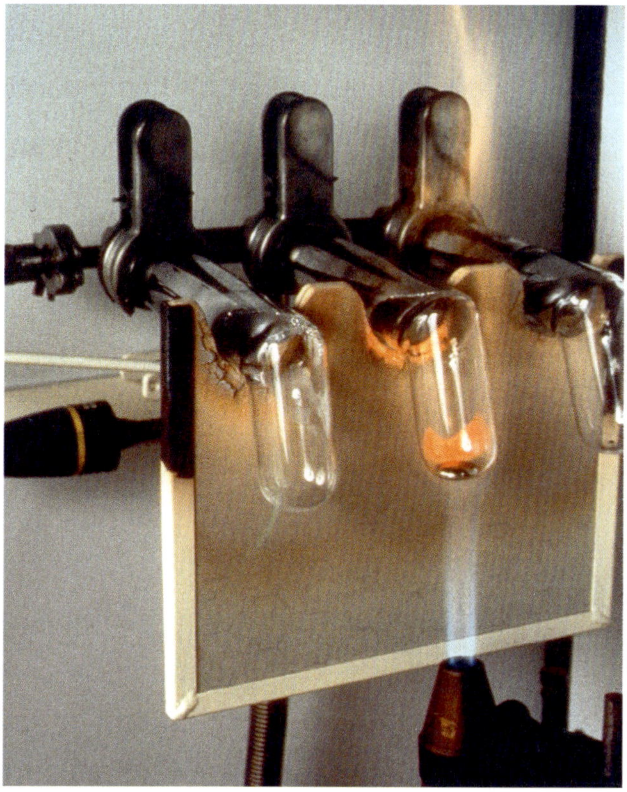

Herstellung eines Metallspiegels von Antimon durch Destillation, man sieht noch den letzten Tropfen vor seiner Verflüchtigung (Bild: Weleda).

Metallspiegel durch Destillation (Weleda)

Eine weitere Aufarbeitungsart, die direkt auf Angaben Rudolf Steiners zurückgeht und die ausschließlich von Weleda vertrieben wird, sind die sogenannten Metallspiegel. Die trockene, feurige Variante ist die Urform, auf die Rudolf Steiner hingewiesen hat.

Um diese Metalldestillation durchführen zu können, benötigt man sehr temperaturbeständige Materialien, ein Hochvakuum und Hochleistungsbrenner. Das Metall verdampft und scheidet sich zweidimensional in der Kolonne ab, aus der es dann herausgekratzt und potenziert wird.

Durch Kondensation von Metalldämpfen[51] an einer gekühlten, glatten Oberfläche werden Metallspiegel gewonnen. Indem das Metall durch diesen Destillationsprozess dem geistigen Prinzip der kosmischen Planetenwirkung angenähert wird, steigert sich die Heilwirkung der Metalle.

Wie kann man sich nun die gesteigerte Heilwirkung der Spiegelpräparate verständlich machen? Aus der Naturphilosophie wissen wir, dass die Entwicklung unseres Kosmos aus dem Urelement der Wärme durch stufenweise Verdichtungsprozesse bis zum festen Erdzustand geführt hat. Die irdische Wärme selbst ist ein Relikt, eine Erinnerung an diesen Urzustand. Wenn wir die feste irdische Substanz mit Hilfe der Wärme verflüssigen und verdampfen, so führen wir sie gewissermaßen in frühere Erdzustände zurück. Auf dem Hintergrund der Ausführungen kann man sich vorstellen, dass sich das Metall aus seinem dreidimensionalen Erdzustand mit Hilfe der Wärmeeinwirkung über Schmelzen und Verdampfen dem Ursprungszustand des Wärmewesens annähert. Es wird der Erde gewissermaßen entzogen und den Umkreiskräften exponiert, in seiner kosmischen Natur verstärkt. Durch den Abschreckungsvorgang wird der Dampf als vorwiegend zweidimensionaler Spiegel niedergeschlagen und kann sich nicht so vollständig dem Irdischen einfügen, wie das im Laufe der Evolution vor sich gegangen ist. Das Metall wird gewissermaßen verjüngt und gesteigert in seiner kosmischen Qualität. Die Kristallstruktur hat sich dabei gegenüber der Ausgangssubstanz von einem kristallinen Zustand in einen amorphen verändert.

Alle Metallspiegel tragen die Bezeichnung »praeparatum«. Weleda liefert alle »klassischen« Planetenmetalle sowie Sti-

51 Rudolf Steiner GA 128, S. 167: »Wenn wir dem Organismus metallische Substanzen zuführen wollen, so müssen wir sie erhitzen, so dass sie in eine Art Metalldampf übergehen. Dabei entwickelt sich etwas wie dampfförmige Körperchen, und in dieser Form kann die Metallität auf die inneren Organe wirken.«

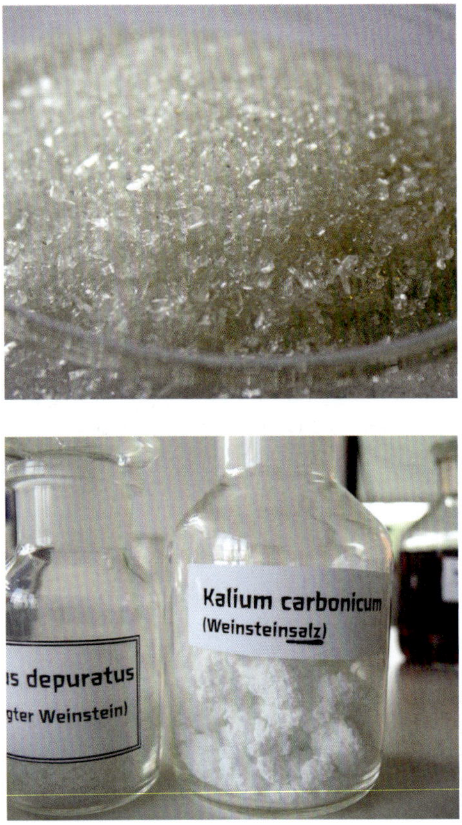

Gereinigter Weinstein als Ausgangssubstanz zur Aufschließung von Metallen. (Foto oben: Wolfram Engel)

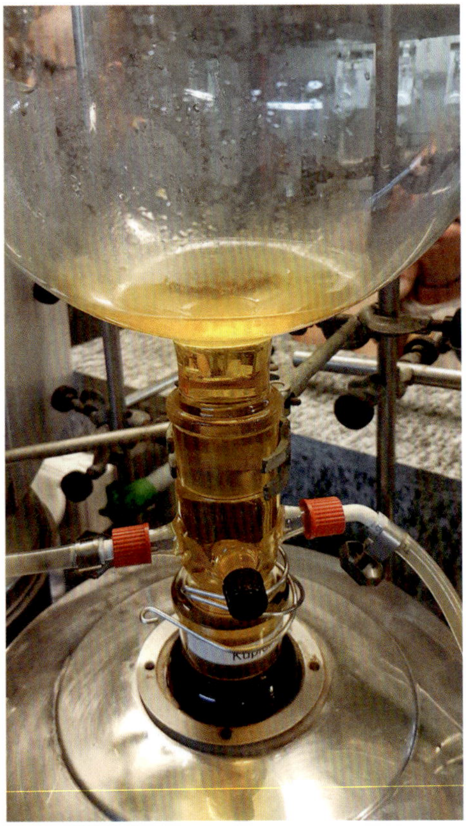

Im letzten Stadium der Herstellung erfolgt die Zirkulation und Multiplicatio in einem monatelangen Prozess, in diesem Fall die Multiplicatio der Kupferessenz im Labor der Firma Aurora Pharma.

bium metallicum – nicht jedoch Quecksilber. Da Quecksilber flüssig bleibt, kann man aus ihm keinen Spiegel herstellen.

Metallspiegel sind die idealen Präparate zur Behandlung konstitutioneller und chronischer Erkrankungen.

Quinta Essentia (Aurora Pharma)

Die Schweizer Firma Aurora Pharma verwendet zum Aufschluss der Metalle den gereinigten Weinstein, das Sal Tartari. Bei der Erzeugung von Wein fällt ein Gemisch von Kalium- und Kalksalzen im Fass aus und bildet zum Teil große, harte Kristallkrusten. Dieser Weinstein wird Tartarus crudus genannt. Um ihn einsetzen zu können, muss er mehrfach umkristallisiert[52] und dadurch gereinigt werden. In alten

52 Umkristallisation ist ein Stofftrennverfahren, das als Reinigungsverfahren eingesetzt wird. Dabei wird eine heiße, gesättigte Lösung eines verunreinigten Stoffes hergestellt, nötigenfalls heiß filtriert, um unlösliche Verunreinigungen abzutrennen, und die Substanz durch Abkühlen der Lösung zur erneuten Kristallisation gebracht.

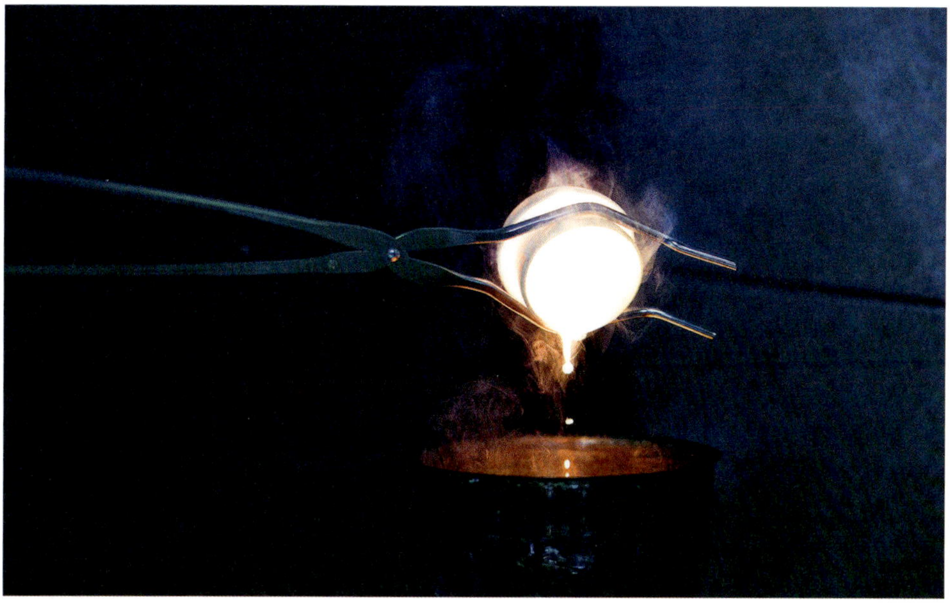

Schmelzen von Kupfer als erster Schritt zur Herstellung. (Foto: Aurora Pharma)

Schriften findet sich der Hinweis: »Schon nach 30 Durchgängen erhält man ein schönes Produkt.« (Jetzt nennt man dieses Tartarus depuratus.) Der Weinstein muss dann noch verbrannt werden, um zum Sal Tartari[53] zu werden.

Verkürzt dargestellt, wird mit diesem gereinigten Sal Tartari das entsprechende Metall in einen Porzellantiegel geschichtet – »stratum super stratum[54]« – und mehrfach calciniert.

Dieser Vorgang nennt sich Philosophische Kalzination. Es ist ein komplexer Prozess auf unterschiedlichen Temperaturniveaus. Dabei zerfrisst der Weinstein das Metall und schließt es auf. Der Prozess soll dazu dienen, das Metall für die chymische Hochzeit vorzubereiten. Im weitesten Sinne handelt es sich hier um einen beschleunigten Verwitterungsprozess – in alten Büchern als »Marter der Metalle« bezeichnet.

Die so vorbereitete Substanz wird dann mit einem Archäus in Lösung gebracht; Paracelsus verwendete den Begriff als »Träger des Lebendigen«. Der Archäus wird ebenfalls aus Wein hergestellt: durch eine komplexe Abfolge von zwölf Destillationen, die erst getrennt und dann in einer bestimmten Reihenfolge wieder vereint werden. Das Zusammenbringen mit dem Archäus ist die chymische Hochzeit und dauert mehrere Monate. Anschließend wird die Substanz noch in einem umfangreichen Prozess zirkuliert. Josef Lüthi, Begründer der Firma, ist es durch seinen unermüdlichen Forschergeist gelungen, den Weinstein flüchtig zu machen, das heißt, ihn zu destillieren. Auch dieses Verfahren folgt dem Prinzip: Die Pflanze schließt das Mineralreich auf. Aurora Pharma liefert die spagirisch zubereiteten Metalle von Gold, Silber, Kupfer, Eisen, Zinn, Zink und Antimon.

53 Der Vorgang kann auch umgekehrt stattfinden: erst verbrennen, dann umkristallisieren.
54 schichtweise

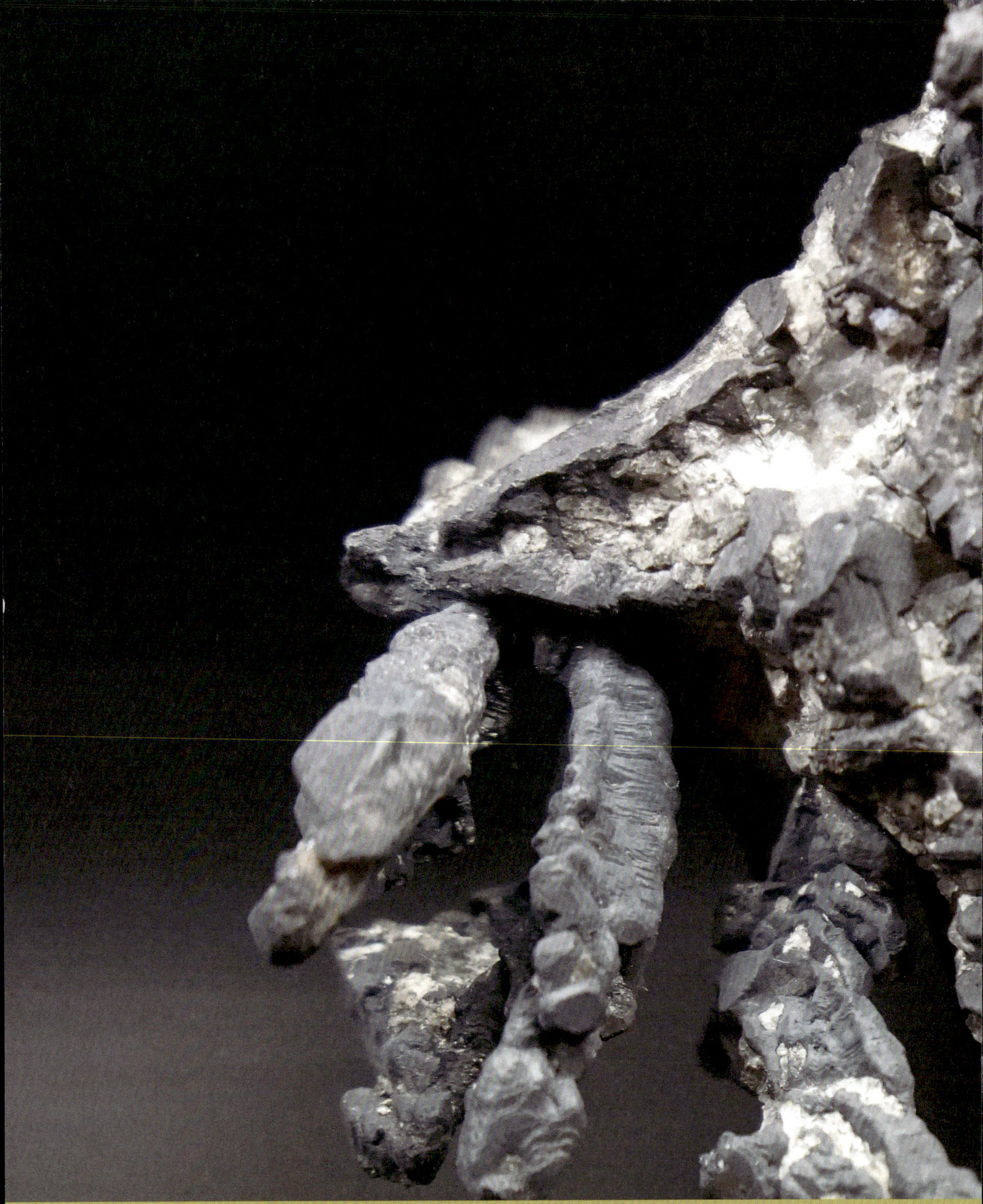

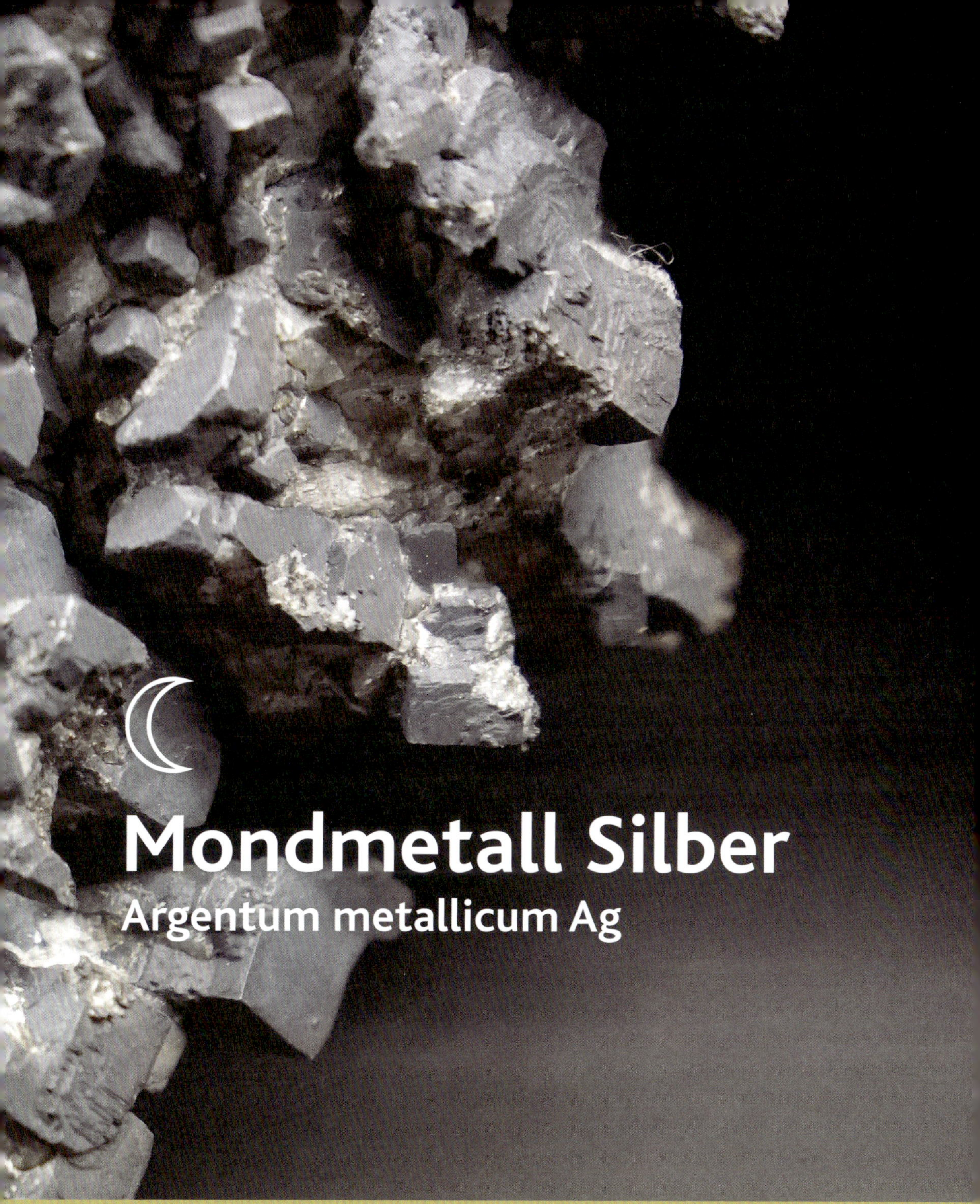

Mondmetall Silber

Argentum metallicum Ag

Eine Reise in den inneren Kosmos

»Silber ist das beste Heilmittel für das Gehirn.«

PARACELSUS, BD. III: 404

Das lunare Metall

In der hermetischen Medizinphilosophie wird das Silber mit der wandelbaren Natur des Mondes gleichgesetzt. Der Mond hat viele Gesichter, das Silber hat entsprechend ebenso eine ausgeprägte Formvielfalt, die oft an Farnblätter erinnert – und beide leuchten auf ähnlich geheimnisvolle Weise.

Mond und Silber ordnet man dem Element Wasser zu, dem Träger des Lebendigen – nicht ohne Grund spricht man von einem Jungbrunnen oder der Quelle des Lebens. Ebbe und Flut oder das Pulsieren einer Quelle gleichen den Rhythmen, die das Leben tragen.

Die vegetativen, unbewusst ablaufenden Lebensfunktionen sind lunar geprägt. Sie sind nachts am stärksten wirksam und sorgen für die notwendige Regeneration. Mit geschlossenen Augen geht der Geist im Schlaf auf eine Reise in das Innere seines Kosmos, um das Erlebte des Tages zu verarbeiten und um sich aus der astralen Welt neue Impulse zu holen. Der Mond ist ein Spiegel der Seele – was die Sonne, die im Herzen ihren Sitz hat, wahrnimmt, wird auf der lunaren, unbewussten Ebene der Gefühle verarbeitet, und das prägt die Muster unserer Bedürfnisse und Handlungen.

Das Mondmetall Silber wirkt daher besonders in das Unbewusste hinein, es öffnet die Tore der Seele, beflügelt die Fantasie und, gleich einem Foto, bringt es Verdrängtes in Erinnerung; nicht ohne Grund verwendete man Silber früher in der analogen Fotografie. Als magisches Mittel schützt es auch die empfindsame Natur des Menschen vor den Dämonen der Nacht. Es steht im Dienste von Hypnos und Morpheus, zeigt einem im Traum verborgene Sehnsüchte und Ängste, und regt im Schlaf die regenerativen Kräfte des Lebensleibes an. Silber bewirkt eine erhöhte Zeugungs- und Empfängnisfähigkeit, und es begleitet den Menschen in seiner frühen Kindheit. Silber ist ein Lebenselixier, ein Erneuerer, ein Jungbrunnen für Seele, Körper und Geist.

Sol und Luna – Vater und Mutter des Lebens

Sonne und Mond, sol und luna, sind König und Königin, die zusammen das Leben erschaffen. Die Sonne verkörpert das Väterliche, das Geistige, den Himmel. Der Mond hingegen entspricht dem Bild der Urmutter, der Materie (von mater = Mutter) und damit der Erde als Ernährerin des Lebens. Beide sind gleichwertige Kräfte, die nur zusammen vollkommen sind. Paracelsus schrieb: »Das Gold ist das Männlein und hat männliche Kraft an sich, das Silber ist das Weiblein und hat weibliche Kraft und Eigenschaft an sich. (...) Gold und Silber sind von einer ersten Materie, doch sie unterscheiden sich wie Mann und Weib.« (Paracelsus, Bd. III: 1049)

Viele Bilder der Hermetik zeigen die okkulte Beziehung der zwei Lichter, so auch das Bild aus der alchemistischen Handschrift *Aurora Consurgens* aus dem 15. Jahrhundert (siehe nächste Seite): Luna reitet als nackte Göttin auf einem Greif, einer fantastischen Mischung aus Adler und Löwe – lunar ist die Natur an sich, das Reich der Fantasie, des Irrationalen, des Fantastischen, das Reich der Kreativität und der unbestimmten Möglichkeiten, daher hat Luna auch kein Gesicht. Die Sonne reitet dagegen auf einem Löwen, dem Sonnentier – solar ist das Rationale, das erwachte Bewusstsein (daher mit Gesicht), die Kultur, dargestellt durch die Rüstung, die wir der Schmiedekunst verdanken. Das Sonnenwesen hält jedoch einen Mondschild in der Hand und das Mondwesen einen Sonnenschild. Ähnlich der Idee von Yin und Yang will dieses Bild ausdrücken, dass es sich um zwei Seiten einer Medaille handelt, die nur zusammen den ganzen Menschen ausmachen. Man kann damit auch die zwei unterschiedlichen Gehirnhälften assoziieren: Die linke Hälfte entspricht der »Ratio« der Sonne, die man der rechten Körperhälfte und dem männlichen, zeugenden Prinzip zuordnet. Die rechte Gehirnhälfte entspricht dagegen der »Intuitio« des Mondes, der linken Körperseite des Menschen, die mit dem weiblichen, gebärenden Prinzip korrespondiert.

Die Beziehung von Sonne und Mond zeigt sich auch auf therapeutischer Ebene in der Verwendung von Gold und Silber. Während sich Silber zur Eröffnung einer

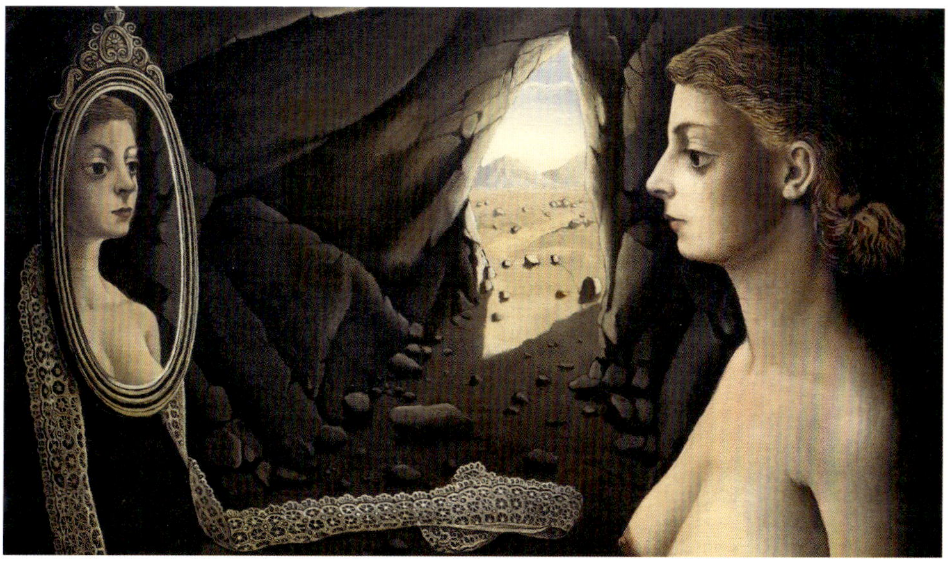

Gleich einem Spiegel schaut man durch Silber in sein Inneres. Silber hilft, Verborgenes in Erinnerung zu bringen. (*Frau im Spiegel* von Paul Delvaux, 1936)

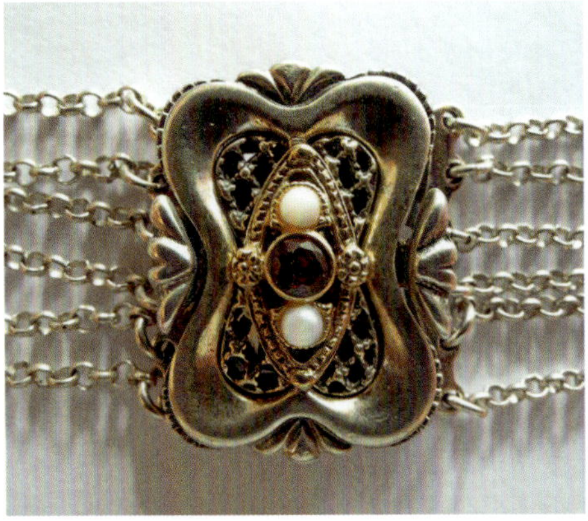

Silberschmuck hat eine kühlende Wirkung auf den Träger – hier ein Kropfband aus Silber mit Perlen und Granat mit einer ausgleichenden Wirkung auf die Schilddrüse.

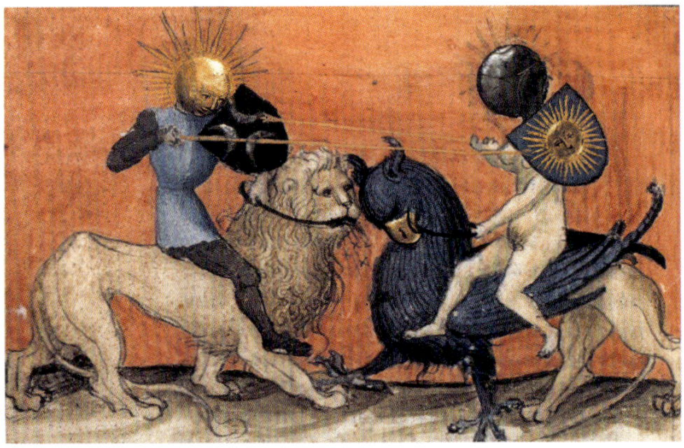

Sol und Luna gelten in der Hermetik als Vater und Mutter des Lebens – sie kämpfen hier nicht miteinander, sondern geben sich gegenseitig Impulse –, dargestellt durch die drei Monde im Schild[55] von Sol und die Sonne im Schild von Luna. (Handschrift Aurora Consurgens aus dem 15. Jh.)

Psychotherapie eignet, ist Gold eher ein Mittel zur Nachbehandlung, um erreichte Therapieziele zu stabilisieren. Die Polarität von Gold und Silber lässt sich auf alle Gegensätze erweitern, zum Beispiel Sonne–Mond, Tag–Nacht, Bewusstes–Unbewusstes, Rechts–Links, Oben–Unten, Ratio–Intuitio, Anspannung–Entspannung usw. Die Störung eines Pols betrifft immer auch den Gegenpol. Die Kombination beider Metalle hat sich zur Regulationstherapie psychischer Leiden bewährt, allerdings eher in getrennten Rezepten, zum Beispiel das Sonnenrezept morgens und mittags, das Mondrezept eher abends. Als Präparat zur Regulationstherapie eignen sich beispielsweise morgens das Präparat Crataegus comp. Tropfen von Weleda und abends das Präparat Metakavernit Tropfen von meta Fackler.

Paracelsus assoziierte die Sonne mit dem Herzen, dem Sitz der Seele oder unseres Ich-Bewusstseins. Das Sonnenhafte dient dazu, unsere Willensvorstellungen und die Anforderungen des Alltags effektiv und sozial verträglich zu gestalten. Paracelsus führte weiter aus, dass das Herz, also die Seele, einzig und allein mit dem lunaren Gehirn kommuniziert. Durch die Hirnfunktionen können wir über unser Selbst reflektieren, ebenso wie der Mond das Licht der Sonne widerspiegelt. Durch eine rhythmisch orientierte Therapie mit Gold und Silber lassen sich Regulationsprozesse auf unterschiedlicher Ebene durchführen, je nachdem, welche Präparate man dazu verwendet.

55 Es sind nicht ohne Grund drei Monde; die Mondgöttin wird gerne dreigesichtig gezeigt. Auch die Schicksalsgöttinnen, die lunar geprägt sind, sind immer drei. Sie zeigen das Prinzip der Zeit: Vergangenheit, Gegenwart, Zukunft – jungfräulich, fruchtbar, weise – 3 Saligen, 3 Nornen, 3 Moiren, 3 Parzen.

Silber und Silberverbindungen in der Therapie

Argentum metallicum – metallisches Silber

- **Stofflich:** Zum Beispiel bei Verbrennungen als Wundauflagen; zur Desinfektion, bei Entzündungen (z.B. als Vaginaltabletten 0,4 % von Weleda).
- **Tiefpotenzen (D4/D6), als kolloidales Silber; Metallspiegel, Argentum metallicum praeparatum, von Weleda; auch als Salbe oder Gel):** Organotrope, anregende Wirkung auf lunare Prozesse; bei Asthenie (Schwäche, Kraftlosigkeit); zu starker Abmagerung (Essstörungen); allgemeiner Erschöpfung – Status nach Schlafmangel und Überanstrengung; bei Ausscheidungsschwäche und Entzündungen von Haut und Schleimhaut (Neurodermitis, Gastritis, Zystitis, Prostatitis, Mastitis, Endometritis, Fluor albus); bei subfebrilen Temperaturen zur Fieberintensivierung; zur Wundheilung und Narbenpflege; zur Anregung der Fruchtbarkeit und Keimdrüsentätigkeit; zur Förderung der Ausscheidungsprozesse, z.B. von Umweltgiften; auch zur Beruhigung bei seelischen Spannungen; bei Organneurosen.
  Zur Injektion in Organnähe; im Unterbauch zur Fruchtbarkeitssteigerung.
- **Mittlere Potenzen D10/12; Metallspiegel, Argentum metallicum praeparatum, von Weleda; homöopathisch:** Wirkt allgemein ausgleichend auf seelische Prozesse – psychosomatische Erkrankungen; bei Herzneurose, Magenneurose, nervöse Impotenz, Ejaculatio praecox, Reizblase, nervösem Durchfall, Colitis ulcerosa, Morbus Crohn; bei funktioneller Dyspepsie; wirkt betont auf Körperrhythmen, z.B. auf den Schlaf-Wach-Rhythmus – wirksam bei jeder Form von Schlafstörung; bei Symptomen in Bezug auf den weiblichen Zyklus, z.B. Mastopathie und seelische Stimmungsschwankungen (PMS); bei degenerativen Nervenleiden wie Multipler Sklerose; Anfallsleiden; Migräne; Schwindel; Potenzstufe der Wahl, besonders zu Beginn einer Silbertherapie.
  Zur Injektion an Nervenpunkten, im Nacken für psychische Leiden, bei nervösen Magen-Darm-Störungen im Bereich Solarplexus, am Magenmeridian.
- **Höhere Potenzen D20/D30; homöopathisch; Metallspiegel, Argentum metallicum praeparatum, von Weleda:** Zur Psychotherapie; Traumatherapie; bei neurotischer Erregung; Nervenzerrüttung; Depression; Burn-out; massiven alptraumhaften Schlafstörungen; Mondempfindlichkeit; Migräne; in der Suchttherapie; bei hohem Fieber, oft auch mit Delir; bei Epilepsie; bei Impffolgen mit neurologischer Beteiligung; bei Neurodermitis in Verbindung mit seelischem Trauma.
  Zur Injektion im Nacken bei psychischen Leiden.

Argentum nitricum – Silbernitrat (Labor-Produkt)

- **Tiefpotenzen D6/D10:** Bei Entzündungen innerer Organe, Genitalorganen, Magen und Darm; bei Gastritis; eitrigen Entzündungen; Augenentzündungen (Augentropfen D4 von Weleda).
- **Mittlere und höhere Potenzen (D12 bis D30):** Bei psychosomatischen Leiden; Organneurosen; Schmerzsyndrom (zum Verrücktwerden); Magen-Migräne; Schwindel; Epilepsie; bei seelischen Erregungszuständen mit schwacher Gedächtnisleitung; bei Reizbarkeit; Schlafneurose; Angstneurose, Erwartungsangst mit Neigung zum Nichtstun aus Unsicherheit; bei Phobien.

Argentum phosphoricum – Silberphosphat (Labor-Produkt)

Silber und Phosphor haben beide einen Bezug zum Medialen. Irrationale Angstzustände lassen sich gut mit einer Kombination behandeln (zum Beispiel Angst vor Gewitter, Fallangst); am besten mit höheren Potenzen im täglichen Wechsel. Der Handel liefert mit »Argentum phosphoricum« eine Arznei zur Vernetzung der beiden Gehirnhälften (D12 bis D30); vergessen geglaubtes Wissen wird aktiviert; es hat schon so manchen Prüfungskandidaten vor einer Katastrophe gerettet. Bei Angst vor einem Black-out sollte man zusätzlich »Strychninum phosphoricum« D12 verwenden.

Argentum sulfuricum (Silbersulfat)/Argentit (Silbersulfid)

Mit Argentit liefert Weleda eine natürliche Silber-Schwefelverbindung, die man in Tiefpotenzen zur Regeneration und Entgiftung einsetzt. Schwefel treibt den Krankheitsreiz immer von innen nach außen. Argentit wirkt verjüngend, regenerierend, ausleitend und saturnalen Prozessen entgegen; bei Abmagerung, Marasmus; im Sinne des Paracelsus zur Behandlung tartarischer Erkrankungen (Ablagerungen, Steine, Sklerose, chronische Hautleiden).
Von Weleda als D6 Trituration zur Ausleitungstherapie.

- Ähnlich wirkt Argentum sulfuricum.

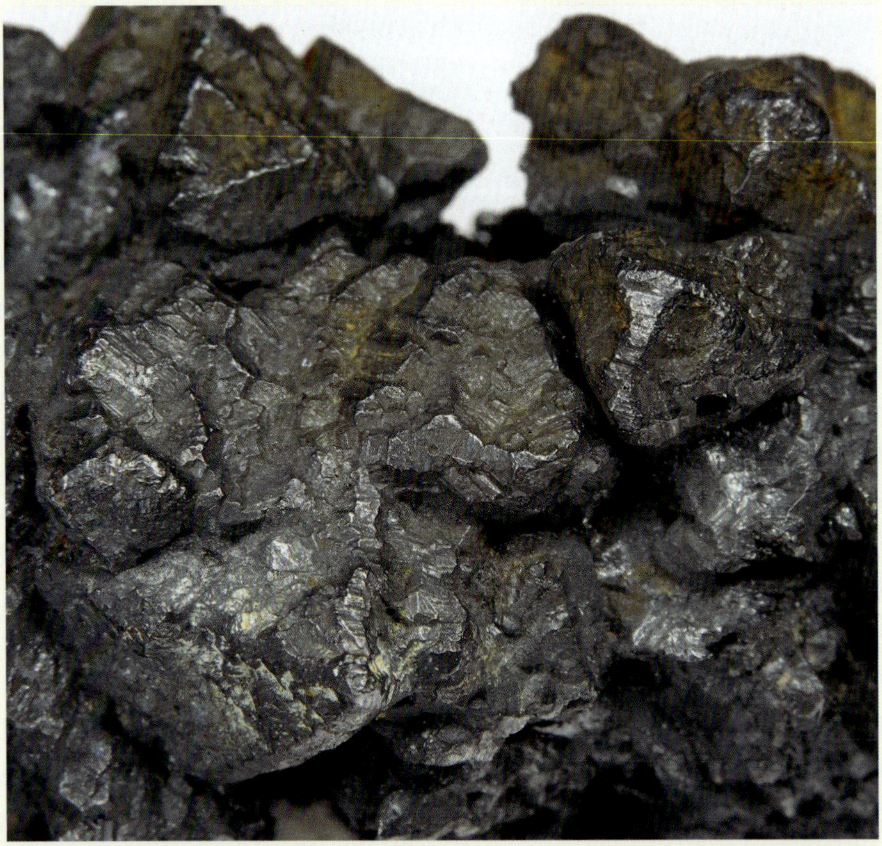

Argentit, Silbersulfid, hat durch die Schwefelkomponente eine anregende Wirkung auf den Stoffwechsel, aber auch eine ausleitende und auflösende Wirkung.

Dyskrasit – Silber-Antimonerz

Der Name des Minerals deutet auf eine Entartung des Säftehaushalts hin, der Dyskrasie, der Mutter aller Krankheiten. Daher wird es auch bei Entartung der Darmflora, Ulcera und Karzinose eingesetzt. [56]

- **Tiefpotenzen** von Dyskrasit zur Behandlung chronischer Entzündungen, vor allem im Magen und Darm, von Ulcera und zur Ausleitung von Umweltgiften. Es erhöht die Belastbarkeit in Stresssituationen.
  Von Weleda als Trituration (D6) und als Dilution (D10/ D20) von der Apotheke an der Weleda.
- **Hochpotenzen D20:** Ampullen von Weleda bei Hysterie und chronischen Magen-Darm-Leiden zur Injektion am Solarplexus.

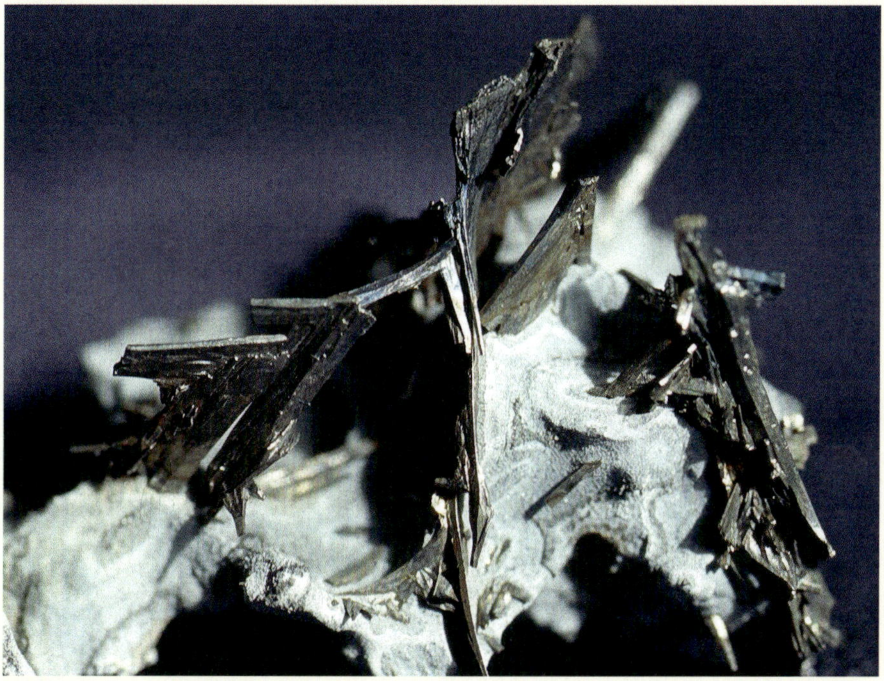

Dyskrasit ist eine Verbindung aus Silber und Antimon. Der Name zeigt die Affinität zur Dyskrasie im Sinne der Humoralmedizin. Darunter versteht man die falsche Mischung als Ursache von Krankheit.

Silberamalgam

- Der Handel liefert mit Silberamalgam (Spagyra, DHU) eine Verbindung der zwei Metalle Silber und Quecksilber. Es eignet sich besonders zur Behandlung eitriger Entzündungen (D12), aber auch bei Nervosität und Aufmerksamkeitsstörungen (D30). Bei nervösen Symptomen sollte man an eine Kombination mit Zink und Kupfer denken.

56 Dyskrasie bezieht sich als Begriff auch auf den wechselnden Silbergehalt in der Verbindung mit Antimon.

Mondprozesse im Menschen und ihre Analogie zu Silber

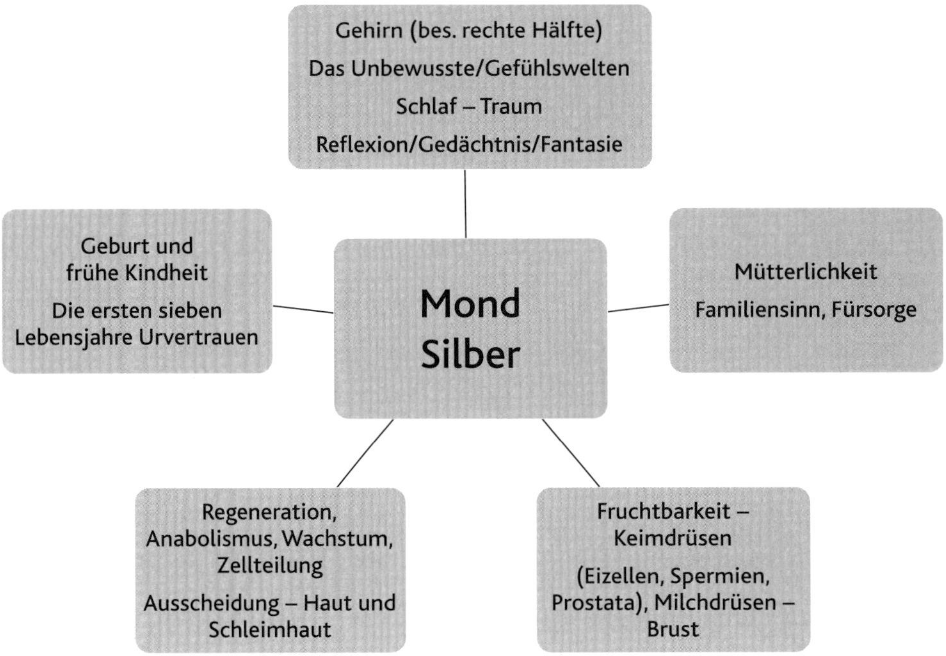

Zonen des Mondes für eine Silbertherapie

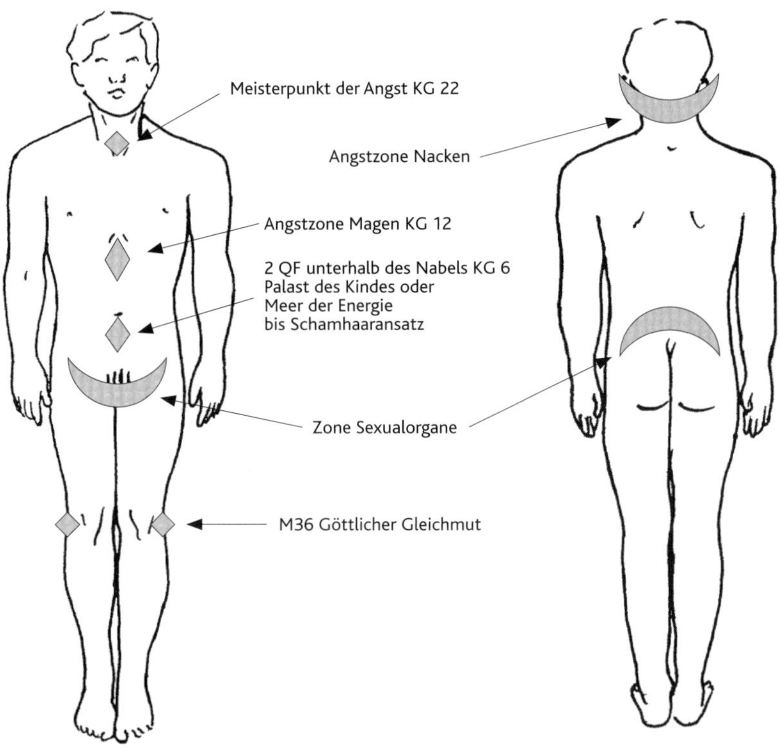

Silbertherapie bei Kinderwunsch

»Vom Mond rührt alles sprießende, sprossende, alles geborenwerdende Leben her«, schreibt Rudolf Steiner (zit. nach Selawry, S. 124). Der Erzengel, den man mit dem Mond assoziiert, ist Gabriel – er verkündet Maria ihre Schwangerschaft. Als Symbol hält er eine Madonnenlilie in der Hand, die in ihren Signaturen von Farbe und Geruch den Mond widerspiegelt. Betrachtet man den Blütenaufbau, sieht man die perfekte Darstellung eines Hexagramms, der Vereinigung des männlichen Dreiecks (nach oben weisend) mit dem weiblichen (nach unten weisend). Maria ist eben nicht nur Mutter, sie ist die Große Alchemistin, in der sich das Wunder des Lebens vollzieht. Maria wird traditionell auf einer Mondsichel stehend oder sitzend dargestellt. Die Erklärung liefert uns die Reihenfolge der Planetenkräfte. Während der Inkarnation durch die Sphären der Planeten, die mit Saturn beginnt, ist der Mond die letzte Stufe vor der eigentlichen Geburt auf der Erde, und lunar geprägt sind auch die ersten sieben Lebensjahre.

Den Bezug zwischen Mond und Mutterprinzip und damit zur Fruchtbarkeit, finden wir in der Anwendung von Silber wieder. In der Kinderwunschbehandlung ist das Mondmetall unverzichtbar, sei es zur Anregung der Spermiogenese oder zur Anregung der Eizellreifung und des Eisprungs. Das Prinzip der Zellproliferation entspricht dem lunaren Wachstumsprinzip in der Natur.

Die Firma Wala liefert mit Testes comp. und Ovaria comp. zwei silberhaltige Arzneien zur Stimulation der Keimdrüsentätigkeit, die sich bei unerfülltem Kinderwunsch bewährt haben. Zusätzlich zur innerlichen Einnahme eignen sich intrakutane Injektionen zur Anregung der Fruchtbarkeit: Die Injektionen erfolgen bei Frau und Mann mittig, zwei Querfinger unterhalb des Nabels – dort liegt ein Akupunkturpunkt mit dem bezeichnenden Namen »Palast des Kindes«; bei der Frau zusätzlich seitlich im Bereich der Eierstöcke. Die Injektionen sollten bei der Frau am besten zwischen dem Ende der Regelblutung und dem Eisprung etwa alle drei Tage erfolgen. An den injektionsfreien Tagen verabreicht man die Globuli; zusätzlich kann man den Unterleib und auch die Hoden mit einer Silbersalbe einreiben (Argentum metallicum praeparatum Salbe 0,4 % von Weleda).[57]

Sollte eine Fehlgeburtsneigung gegeben sein, hat sich die Kombination von Silber mit Bryophyllum (Keimzumpe) bewährt. Hebammen empfehlen hier Bryophyllum 50 % (Trituration von Weleda), mehrmals täglich eine haselnussgroße Menge. Weleda liefert mit Bryophyllum Argento cultum auch ein vegetabilisiertes Metall mit Silber, das sich ebenso als Ergänzung zu einer Psychotherapie zum Thema eignet.

Die Keimzumpe ist das Sinnbild der Mütterlichkeit schlechthin – am Rand der »Mutterblätter« bilden sich Tochterpflanzen, die sogar Wurzeln ausbilden und nur noch abfallen müssen, um ein eigenes Leben zu führen. Es ist aber eben auch ein Bild des »Sich Fallenlassens«, des Urvertrauens, der Geborgenheit. Für Unruhe- und Erregungszustände, Stimmungslabilität, zum Beispiel rund um die Menstruation (PMS), liefert Wala das Silberpräparat Bryophyllum comp. zur innerlichen Einnahme und äußerlich zur Injektion (wieder am »Palast des Kindes«, zwei Querfinger unterhalb des Nabels und mittig oberhalb des Schamhaars, zusätzlich eventuell noch im Nacken und am Angstpunkt KG 22). – Es hat schon seine Gründe, dass man die Keimzumpe auch das »pflanzliche Valium« nennt, denn eines der wesentlichen Probleme bei Kinderwunsch ist die mangelnde Entspannung dem Thema gegenüber und die sensible, hochemotio-

57 Weitere Tipps zu diesem Thema in: Margret Madejsky: *Das alternative Kinderwunschbuch,* München 2015, Arkana Verlag

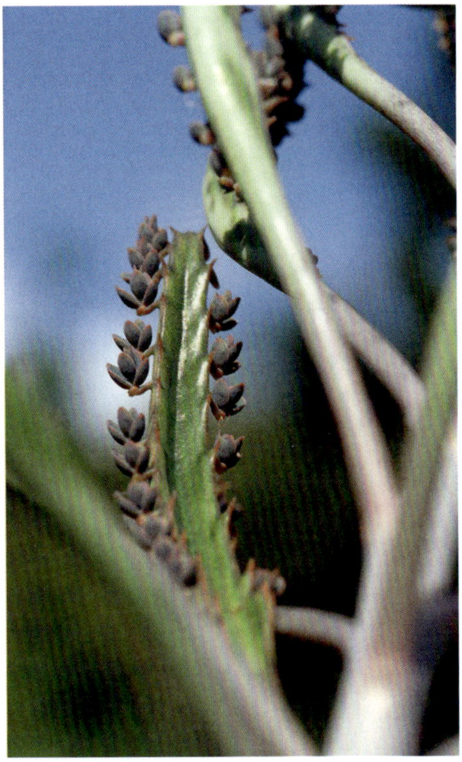

Die Keimzumpe (Bryophyllum) zeigt mit ihren voll ausgebildeten Tochterpflanzen eine lunare und rhythmische Signatur; sie wird zur Fruchtbarkeitssteigerung eingesetzt, aber auch zur Beruhigung und bei Störungen im Schlaf-Wach-Rhythmus. Bei Weleda wird die Pflanze für diese Indikationen auch mit einer Silberlösung behandelt, um das Lunare zu verstärken.

nale Gefühlslage. Beides sind für den Homöopathen Hinweise auf Pulsatilla oder Sepia als seelische Begleitmittel, wenn die Tränen unvermeidlich sind.

Pulsatilla harmonisiert die hormonelle Achse und fördert die Empfängnisfähigkeit. Versuche einer Vegetabilisierung mit Silber bei Weleda blieben leider ohne Handelsprodukt. Zur Zyklusregulierung bei Kinderwunsch und zur Anregung des Eisprungs empfiehlt sich die Kombination von Silber mit Melissa/Phosphorus comp. Tropfen von Weleda (siehe Praxistipp), die auch Pulsatilla enthalten.

Praxistipp: Was tun bei Kinderwunsch?

Das Thema ist komplex, und entsprechend vielseitig kann die Therapie ausfallen – je nach Grundproblem. Dieses Konzept hier ist als Basistherapie zu verstehen: beim Mann bei schlechter Spermiogenese, und bei der Frau, um die Eizellenbildung und den Eisprung zu stimulieren und um die Einnistung der Eizelle zu optimieren. Empfohlen ist eine kurmäßige Anwendung über 3 Monate und länger. Die jeweiligen Mittel sind zusammen anzuwenden.

Für den Mann

- Testes comp. Globuli, 3-mal täglich 15 Globuli auf der Zunge zergehen lassen; auch zur Injektion (KG6)
- Glandula M Gastreu, 3-mal täglich 20 Tropfen; Drüsencocktail von Reckeweg
- Brennnesselsamen; täglich 1 Teelöffel in Müsli oder Joghurt
- Ginseng von Florafarm, morgens 2 Kapseln

Für die Frau

- Ovaria comp. Globuli, 3-mal täglich 10 bis 12 Globuli auf der Zunge zergehen lassen; auch zur Injektion (KG6 und seitlich über den Eierstöcken)
- Glandula F Gastreu, 3-mal täglich 20 Tropfen; Drüsencocktail von Reckeweg
- Alchemilla Urtinktur von Ceres, 3-mal täglich 5 Tropfen von Ceres
- Melissa/Phosphorus comp. Tropfen von Weleda; erste Zyklushälfte 3-mal 10, zweite Hälfte 3-mal 20; bei Blutung aussetzen

Silberpräparate für Gynäkologie und Fruchtbarkeit

Präparat	Zusammensetzung	Indikation/ Anwendungsempfehlungen
Bryophyllum comp. (Globuli und Ampullen von Wala)	Argentum met. D5, Bryophyllum D3, Uterus bovis D5	Unruhe und Spannungszustände, nervöse Störungen; bei Kinderwunsch, PMS
Cimicifuga Similiaplex R (Tropfen, Pascoe)	Cimicifuga D2, Aletris farinosa D3, Pulsatilla D4, China D3, Hydrastis D4, Ambra D4, Secale cornutum D4, Argentum colloidale D6, Cocculus D4, Zincum met. D8	Hormonelle Schwankungen, Zyklusanomalien, Stimmungslabilität, Migräne und Menses, PMS
Endometrium comp. (Globuli und Ampullen von Wala)	Argentum met. D29, Echinacea pallida D2, Endometrium bovis D16, Quarz D29	Endometriose, Empfängnisschwäche bei Endometriose
Fluor-Zäpfchen S (Zäpfchen, Cosmochema/Heel)	Agnus castus D3, Echinacea D2, Thuja D2, Lilium lancifolium D4, Kreosotum D6, Hepar sulfuris D10, Hydrastis D6, Mezereum D4, Acidum carbolicum D8, Argentum nitricum D6	Verbesserung der gynäkologischen Beschwerden bei Scheidenausfluss
Majorana Vaginal Gel (Wala)	Acidum lacticum D4, Argentum colloidale D4, Calendula Ø, Echinacea pallida Ø, Eucalypti aeth., Kreosotum D4, Lilium lancifolium D1, Origanum majorana Ø, Rosmarini aeth., Salviae aeth., Thuja D1, Thymi aeth.	Unspezifische Vaginalentzündungen, Fluor albus, Entzündungen im Genitalbereich (Kolpitis) und der Schamlippen (Vulvitis)
Ovaria comp. (Globuli und Ampullen von Wala)	Apis regina D4, Argentum met. D5, Ovaria bovis D4	Anregung der Keimdrüsen, bei Ovulationsschwäche
Testes comp. (Globuli und Ampullen von Wala)	Apis regina D4, Argentum met. D5, Testes bovis D4	Anregung der Spermiogenese
Vulpur spag. Peka N (Tropfen, Pekana)	Calendula off. D8, Kreosotum D6, Achillea millefolium D8, Argentum nitricum D6, Armoracia rusticana D4, Cinnamomum D12, Capsella bursa pastoris spag D4, Salvia off. D8	Regel- und Blutungsanomalien; bei Ausfluss und zur Begleitung bei entzündlichen und degenerativen Prozessen

Urvertrauen – Silber in der Kinderheilkunde

Entsprechend dem Bild der Urmutter unterstehen die Geburt und die ersten sieben Lebensjahre dem Mond – das Silber ist hier das ideale Begleitmittel. Neugeborenen schenkt man heute noch traditionell einen Silberlöffel als Schutzzauber, der gegen alle möglichen Krankheiten gefeit machen soll. Wer es sich leisten konnte, gab dem Kind früher eine Rassel aus Silber, oft mit einem Schnuller aus Roter Koralle, um die Dämonen zu vertreiben und um den bösen Blick zu bannen. Selbst Paracelsus empfahl Koralle schon gegen das Erschrecken der Kinder (vgl. Bd. I: 673) und um sie vor der »fallenden Krankheit« zu schützen, wie man die zerebralen Krampfanfälle früher nannte, die Kinder manchmal beim Zahnen und Fiebern bekommen können. Hiervor sollten auch Ketten aus Silber mit diversen Amuletten als Anhängsel helfen, sogenannte »Fraisenketten«.

Wie immer verbirgt sich hinter solchem Glauben auch ein Fünkchen Wahrheit. Kinder fiebern schnell und intensiv und keineswegs nur bei Infektionen, sondern auch bei seelischem Stress oder schockartigen Eindrücken. Psyche und Immunsystem sind in steter Wechselwirkung, und da ein kleines Kind ja noch nicht konkret ausdrücken kann, was ihm genau wehtut, produziert es eben Fieber oder Bauchweh, um auf sich aufmerksam zu machen und um die Überlebensfaktoren auf Hochtouren zu bringen. Denn sein Immunsystem arbeitet am optimalsten bei einer Körpertemperatur um die 40 Grad. – Kein Grund also, gleich in Panik zu verfallen, wobei Nichtstun auch keine Option ist.

Weleda liefert mit den silberhaltigen Fieber- und Zahnungszäpfchen ein Notfallmittel für solche Fälle. Es sollte in jedem Haushalt vorrätig sein, denn wenn man es wirklich braucht, sind die Apotheken meistens geschlossen, und guter Rat ist teuer. Es besteht gleich aus einer Reihe von bewährten Klassikern gegen Infektionen, die auch seelisch sehr entspannen, wie beispielsweise das Fiebermittel Atropa Belladonna (Tollkirsche), das Zahnungsmittel Chamomilla recutita radix (Kamillenwurzel), Echinacea purpurea (Sonnenhut zur Abwehrsteigerung), Papaver somniferum (Schlafmohn) zur Entspannung und eben Silber, das in höheren Potenzen fiebersenkend wirkt und bei Fieberdelirium die Seele vor den Fieberdämonen schützt. Die Zäpfchen verabreicht man ein- bis mehrmals täglich rektal – bei Säuglingen nimmt man eventuell nur ein halbes Zäpfchen, bei größeren Kindern auch schon einmal zwei hintereinander. Die Wirkung könnte man am besten als Heilschlaf bezeichnen.

Eines der Hauptmittel in der Kinderheilkunde ist auch Muschelkalk (Conchae/

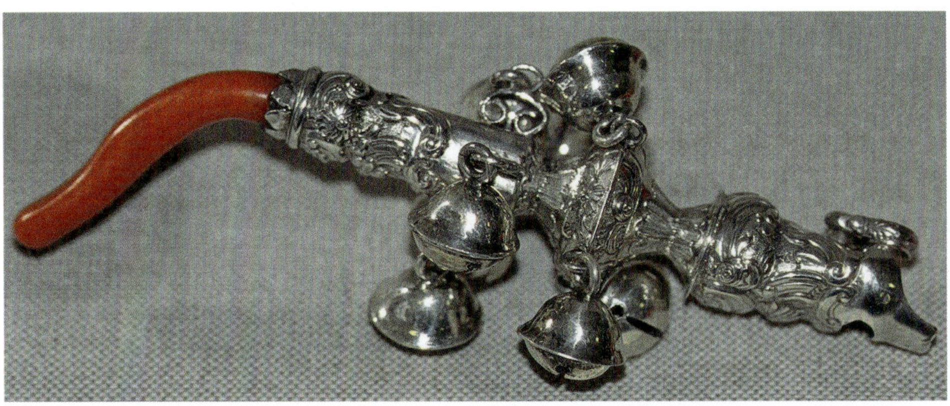

Kinderrassel aus Silber mit roter Koralle als Hilfe beim Zahnen und zur Abwehr von Krankheitsdämonen. (Sammlung Pharmaziehistorisches Museum, Basel)

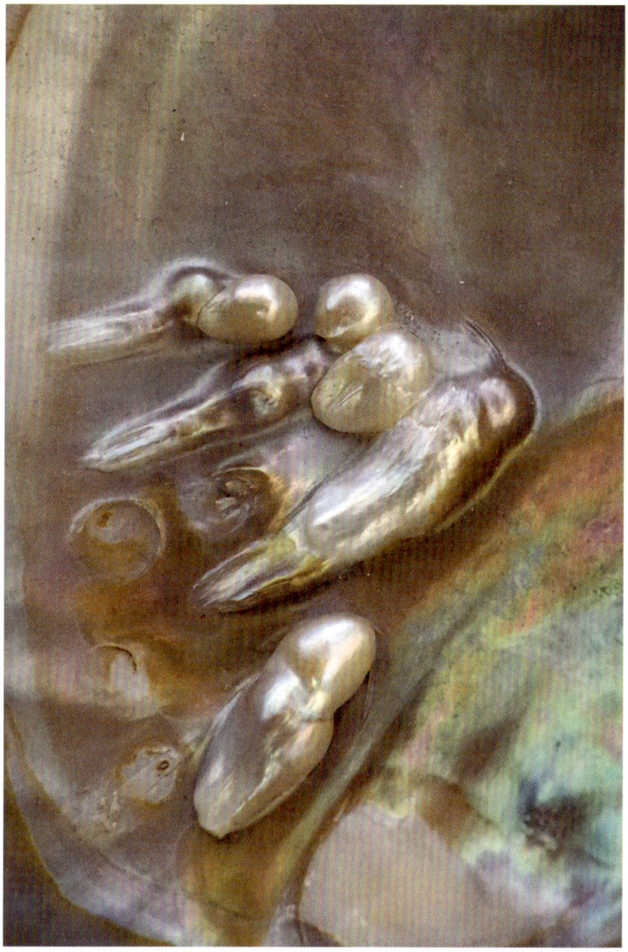

Die Perle untersteht dem Mond. Paracelsus verwendete sie als Verjüngungsmittel, aber auch als universelle Arznei bei seelischen Problemen und Infektionen. Aus der Austernschale wird Calcium carbonicum Hahnemanni gewonnen, eines der wichtigsten Kinderheilmittel und eine ideale Ergänzung zu Silber.

Calcium carbonicum Hahnemanni). Es hat ebenfalls einen Bezug zum Mond und zum Element Wasser und ist in vielerlei Hinsicht dem Silber ähnlich, weshalb sich beide Mittel auch gut ergänzen. Im Zweifelsfall ist es immer in mittleren Potenzen (D12) bei fieberhaften Infekten von Kindern angezeigt. In tieferen Potenzen verwendet man Calcium carbonicum als Stärkungsmittel für das Immun- und Knochensystem. Höhere Potenzen (D30) fördern dagegen frühkindliche Entwicklungsprozesse und die geistige Reifung, und die Kinder lösen sich leichter vom Rockzipfel der Mutter. Auch typische Kinderängste vor der Dunkelheit oder beim Alleinsein scheinen sich leichter zu lösen; hierzu ergänzt man es mit Bryophyllum Argento cultum Rh D2 Tropfen von Weleda.

Wie oben schon erwähnt, passt hier auch die Rote Koralle, die wie die Auster selbst nahezu ganz aus Calciumcarbonat besteht, jedoch zusätzlich Eisen enthält, das wir noch als wichtiges Mittel gegen die Angst und zur Immunstärkung kennenlernen werden. In vielen Fällen kann man alternativ also auch Corallium rubrum in den entsprechenden Potenzen einsetzen, besonders wenn man das Gefühl hat, dass ein »magischer Schutz« nötig sei.

Rund um Impfungen ist dies sicher nötig. Impfungen fordern das Immunsystem heraus, und entsprechend fit sollte das Kind für eine Impfung sein. Es ist hier nicht der Ort, um über das Für und Wider von Impfungen zu streiten. Wenn man sich jedoch dafür entscheidet, oder gesetzlich dazu gezwungen wird, sollte man die Kinder wenigstens mit Mitteln begleiten, um mögliche Nebenwirkungen oder Folgeschäden abzuwenden. Neben Corallium rubrum D12 und Argentum metallicum D12 haben sich hier vor allem Meteoreisen Globuli von Wala zur Immunstärkung bewährt. Einige Tage vor und mindestens bis eine Woche nach einer Impfung gibt man mehrmals täglich einige Globuli, am besten aufgelöst in etwas Wasser (immer lange Zeit im Mund gut einspeicheln). Bei Säuglingen kann man notfalls auch die Brustwarze mit der Flüssigkeit benetzen. Ein Lebenselixier für Kinder mit Koralle und Eisen finden Sie auf Seite 197 im Kapitel über Eisen.

Den besten Schutz vor Infektionen bietet allerdings immer noch die Muttermilch selbst, die man natürlich ebenfalls dem Mond zuordnet. Ungestillte oder zu früh abgestillte Kinder sind jedenfalls wesentlich anfälliger, außerdem sind Muttermilch und das Stillen das perfekte Schlafmittel.

Das Stillen ist etwas ganz Besonderes. Die tiefe Ruhe, die Nähe und Geborgenheit sind durch nichts zu ersetzen. Fürsorge,

Hingabe, sich an die Hand nehmen lassen, sind wie das Stillen Aspekte des Mondes. Die ersten sieben Lebensjahre sind eine Phase des Werdens, Wachsens und des langsamen geistigen Erwachens. Es geht in dieser Lebensphase um die Ausbildung des Urvertrauens. Frühkindliche Traumen, Schockerlebnisse, Trennungen von der Mutter, schwere Krankheiten, Abgewiesen-Werden, Scheidung etc. können das Urvertrauen stören oder gleich ganz zerstören und eine tiefsitzende Lebensangst erzeugen. Hier hat sich in der Praxis eine Kombination bewährt von Calcium carbonicum Hahnemanni D12 bis D30, Natrium muriaticum D12 bis D30 (Kummermittel der Homöopathie) und Argentum metallicum praeparatum D12 bis D30. Alternativ zu Silber als Einzelmittel kann man auch an das silberhaltige Präparat Argentum/Rohrzucker Globuli von Wala denken – es eignet sich bei frühkindlichen Störungen, um die seelische Geschlossenheit zu fördern, besonders bei gleichzeitigen Schlafstörungen. In hartnäckigen Fällen ergänzt man es mit dem »Vegetabilisierten Metall« von Weleda, Bryophyllum Argento cultum Rh D2, einer wässrigen Zubereitung aus Silber und Keimzumpe, die oben beim Thema Schwangerschaft bereits erwähnt wurde.

Die Häutung der Seele – Silber bei Haut- und Schleimhautentzündungen

Silber hat eine starke entzündungshemmende und keimtötende Wirkung, die man sich auch in der Schulmedizin zunutze macht. Bis 1992 war es Vorschrift, Neugeborenen eine 1-prozentige Silbernitratlösung (Argentum nitricum) ins Auge zu träufeln, um einer möglichen Gonokokkeninfektion und einer möglichen Erblindung vorzubeugen. Obwohl dies nicht mehr Vorschrift ist, ist es immer noch weit verbreitet – zum Leidwesen der Kinder, denn die Augentropfen brennen derart höllisch, dass Silbernitrat auch den Beinamen »Höllenstein« trägt.

Als Homöopathikum hat sich Silbernitrat ebenfalls bei Augenentzündungen

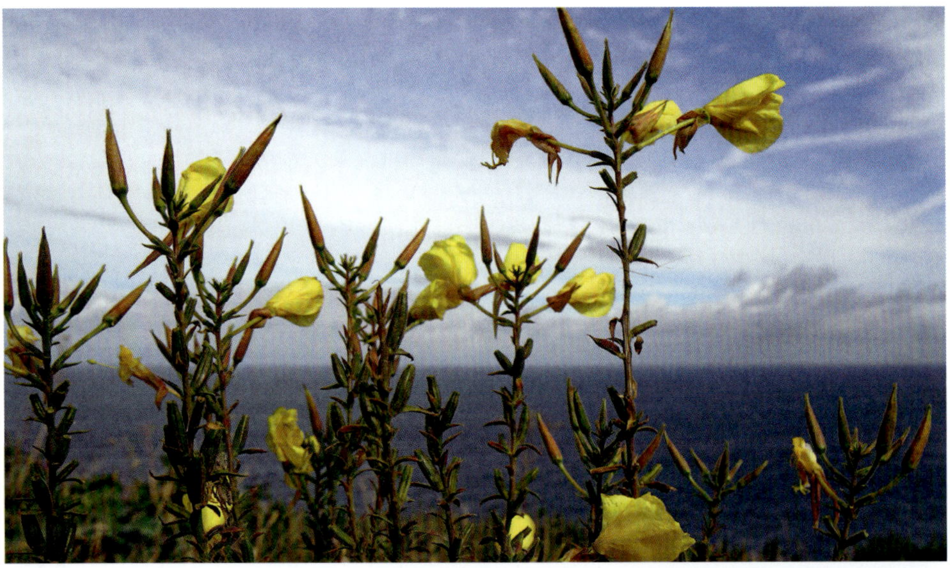

Wenn die Nachtkerze kurz nach Sonnenuntergang ihre Blüten öffnet, ist das ein faszinierendes Schauspiel – es zeigt deutlich eine lunare Signatur. In der Hauttherapie hat sich die Kombination von Nachtkerze und Silber bewährt.

bewährt. Bei eitriger Bindehautentzündung, besonders mit einem Sandkorngefühl im Auge, oder auch bei einem Gerstenkorn sollte man an die Augentropfen von Weleda Argentum nitricum D4 denken. Selbst in der Veterinärmedizin leisten sie Großartiges, zum Beispiel bei der »Mondkrankheit« von Pferden; das ist eine äußerst unangenehme Entzündung der Augen, verursacht beispielsweise durch Staub und Fliegen.

Die bakteriostatische Wirkung von Silber nutzt man sogar in der Gerätemedizin, indem man beispielsweise Endoskopie-Geräte mit Silber beschichtet.

Auch in der Wundpflege, vor allem bei Verbrennungen, spielt es eine wichtige Rolle. Das Wund- und Brandgel von Wala enthält unter anderem kolloidales Silber in D5, dem generell eine entzündungswidrige Wirkung nachgesagt wird (siehe hierzu auch das Buch von Kühni/von Holst, 2005). Die Salbe ist auf jeden Fall ein Notfallmittel, das in keinem Haushalt fehlen sollte. Es hilft auch bei Insektenstichen.

Bei chronischen Entzündungen, Fissuren, zur Narbenpflege und bei Keloid liefert Wala das silberhaltige Mittel Echinacea/Viscum comp. Gelatum.

Zur Behandlung trockener Hautleiden, auch mit allergischem Hintergrund, liefert Weleda die Nachtkerze in besonderer Zubereitung mit Silber (Oenothera Argento cultum D3; innerlich mehrmals täglich 5 bis 10 Tropfen oder in Salbenmischungen; siehe Praxistipp).

Silber wirkt kühlend und lindert den Wundschmerz. Bei Halsentzündungen hat sich die Kombination von Silber und Eisen bewährt, man findet sie in dem Präparat Archangelica comp., Globuli und Ampullen von Wala. Enthalten ist hier neben Silber der Pyrit (Eisensulfid), ein Kardinalmittel bei HNO-Erkrankungen und Bronchitis (siehe auch Eisen).

Auch bei entzündlichen Störungen der Genitalorgane, die zum Teil erheblich die Fruchtbarkeit beeinträchtigen können, sollte man an eine Silbertherapie denken. Wala liefert mit dem Majorana Vaginalgel ein bewährtes Mittel für Vaginalentzündungen und unspezifischen Ausfluss (enthält Argentum colloidale D4) und mit Endometrium comp. ein Silberpräparat, das man bei Endometriose anwendet, ebenfalls innerlich und an lunaren Reflexzonen zur Injektion. Hier empfehlen sich die gleichen

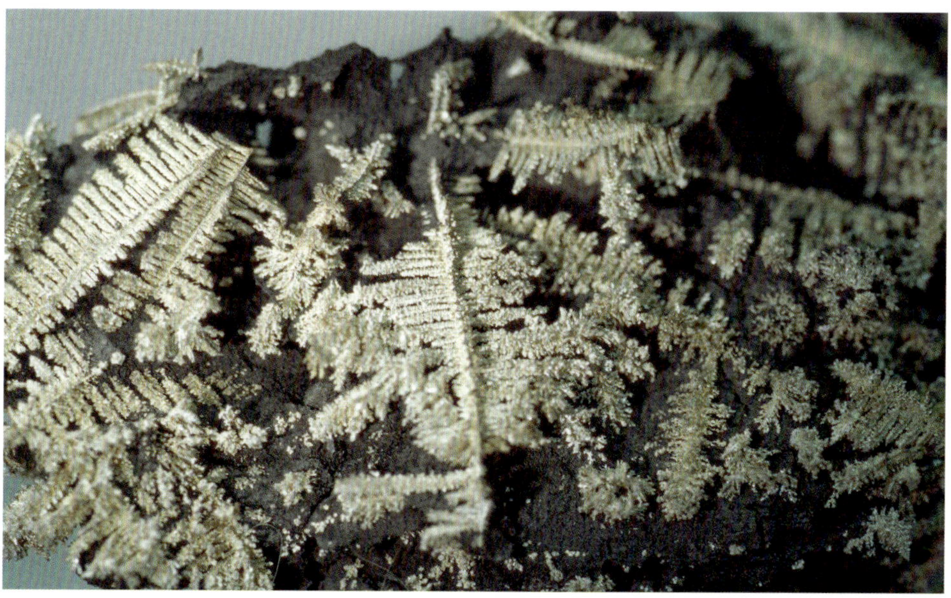

Silber auf Arsen – beide Metalle haben einen Bezug zur Haut. Genauso wie man Pflanzen bevorzugt kombiniert, die gerne nebeneinander wachsen, sollte man dies auch mit Mineralien und Metallen machen.

Punkte wie zuvor zur Fruchtbarkeit erwähnt. Weleda liefert für Entzündungen der Sexualorgane Vaginaltabletten mit Silber (Arg. met. praep. 0,4 % Vaginaltabletten, abends eine Tablette in die Scheide einführen).

Silber wird auch zur Anregung der Ausscheidungsprozesse und zur Entgiftung eingesetzt. Umweltgifte, aber auch Immuntoxine während und nach Infektionen können das Immunsystem erheblich belasten und sind ebenso ursächlich für Autoimmunleiden – bis hin zum Krebs. Haut- und Schleimhautentzündungen, aber auch Fieber und Tumorbildungen sind nicht selten körpereigene Versuche, mit einer solchen Überlastung fertig zu werden.

Zur Anregung der Ausscheidung mit Wirkung auf das Immunsystem sollte man an das »vegetabilisierte« Metall Thuja Argento culta von Weleda denken und an eine Kombination mit Derivatio von Pflüger, besonders zur Ausleitung von Umweltgiften. Es enthält neben Silber auch das Sonnenmetall Gold und das Jupitermetall Zinn und wirkt betont auf die Säfte, Leber und Herz. Auch das Präparat Toex spag. als Globuli und Tropfen von Pekana ist ein Basismittel zusammen mit Silber zur Ausleitung, vor allem von Immuntoxinen mit allergenem Potenzial; hier empfiehlt sich die Kombination mit Calcium carbonicum Hahnemanni D12 und Proal. spag. Globuli und Tropfen, ebenfalls von Pekana, und zur Hautpflege die Eigenrezeptur »Silbersalbe« (siehe Praxistipp).

Bei allergenen Hautleiden sollte man an die Kombination von Silber und Arsenicum album (beide in mittleren Potenzen D12) denken. Beide Arzneien gebraucht man bei dem Symptom »Jucken, Brennen und Kratzen bis zum Bluten«, was bei Neurodermitis durchaus typisch ist; sinnigerweise findet man Silber in der Natur gerne zusammen mit Arsen (siehe Abbildung Seite 69).

Praxistipp: Silber-Salbe für die sensible Haut

Indikationen: Hautentzündungen, Verbrennungen, Sonnenbrand, Insektenstiche, Neurodermitis, atopische Ekzeme und zur Wund- und Narbenpflege.

Das Rezept besteht aus
- Nachtkerze; einmal als Öl und einmal als vegetabilisiertes Metall (Weleda), mit einer wunderbaren Wirkung bei trocken entzündlicher Haut.
- Stiefmütterchen; es enthält wundheilende Saponine und gilt als Antidyskratikum bei Hautleiden.
- Dachwurz zeigt mit den Signaturen »trockener Standort, starke fleischige Blätter mit viel Flüssigkeit« einen Bezug zur Haut und hat eine kühlende Wirkung, die man auch bei Verbrennungen nutzen kann.
- Kolloidales Silber wirkt entzündungswidrig und kühlend.
- Rosenöl wirkt konservierend, aber auch die Haut pflegend, und schenkt der Salbe ihren venusischen Duft.
- Jojobaöl, Bienenwachs und Wollfett dienen als Salbengrundlage.

Man mische:

• Argentum colloidale D6	3,0 ml
• Oenothera argento culta D4	3,2 ml
• Viola tricolora spag. Urt	7,3 ml
• Tectorium sempervivum Ø	7,3 ml
• Adeps lanae	15,0 ml
• Cera flava	12,0 ml
• Oleum buxus chinensis	44,0 ml
• Oleum oenotherae	8,2 ml
• Oleum rosae verum	10 Tropfen

Die fertige Salbe liefert die Fraunhofer Apotheke in München (www.fraunhoferapotheke.de).
Anwendung: Die Salbe mehrmals täglich auf die betroffenen Hautstellen auftragen.

Silberpräparate für Haut und Immunsystem

Präparat	Zusammensetzung	Indikation/ Anwendungsempfehlungen
Archangelica comp. (Globuli und Ampullen von Wala)	Angelica archangelica D2, Argentum nitricum D14, Hyoscyamus D3, Pyrit D2, Salvia off. Ø	Entzündungen von Kehlkopf, Stimmbändern und Luftröhre, Heiserkeit, auch psychosomatisch
Argentum nitricum Augentropfen D4 (Weleda)	Argentum nitricum D4	Augenentzündungen, Heuschnupfen mit Bindehautentzündung
Argentum nitricum comp. (Globuli und Ampullen von Wala)	Argentum nitricum D19, Chlorophyceae D2, Echinacea pallida D1, Eucalyptus Ø, Thuja D2	Entzündungen im Schleimhautbereich, urogenital; Hals und Kehlkopf; Hautentzündungen
Arum Nasentropfen (Nestmann)	Arum maculatum D2, Arum triphyllum D2, Arsenicum album D10, Argentum met. D10, Zingiber D4	Schnupfen, Heuschnupfen, Sinusitis
Conjunctiva comp. (Globuli und Ampullen von Wala)	Argentum met. D29, Belladonna D14, Conjunctiva bovis D16, Echinacea pallida D2, Quarz D19	Konjunktivitis auch im chronischen Verlauf
Dalektro NR (Tropfen, Pekana)	Selenium D8, Argentum nitricum D6, Cobaltum nitricum D12, Cuprum aceticum D4, Ferrum met. D8, Manganum sulfuricum D6	Spurenelementmangel, Immundefizite, Erschöpfungssyndrom
Echinacea Mund- und Rachenspray (Wala)	Argentum nitricum D13, Calendula Ø, Echinacea pallida Ø, Eucalyptus D1, Gingiva bovis D4/D8, Salvia off. Ø, Tonsillae palatinae bovis D4/D8	Entzündungen im Mund- und Rachenraum
Echinacea Viscum comp. Gelatum (Wala)	Argentum met. D10, Calendula Ø, Cuprum aceticum D6, Cutis feti bovis D4, Echinacea D4, Funiculus umbilicalis bovis D4, Placenta bovis D4, Rosmarini aeth., Terebinthinae laricina, Viscum album (Mali) D2	Narbenpflege und chronisch degenerative Hautleiden, nach Bestrahlung und Sonnenbrand, Hautulcera, Fissuren
Fepyr spag. Peka (Tropfen, Pekana)	Eupatorium perfoliatum D2, Acidum arsenicosum D6, Aconitum D4, Argentum nitricum D4, Bryonia D4, China D3, Vincetoxicum D2, Lachesis D7	Fieberhafte Infekte, auch mit Zerschlagenheit und Erschöpfung
Fieber- und Zahnungszäpfchen (Weleda)	Belladonna D3, Chamomilla Radix D2, Echinacea Ø, Papaver somniferum D3, Argentum met. praep. D19	Fieber- und Zahnungskrämpfe, Infektionen mit Fieber, bei seelischer Unruhe von Kindern, auch bei Schlafstörungen
Infragil spag. (Tropfen und Globuli von Pekana)	Ailanthus altissima D3, Vincetoxicum hirundinaria D6, Nasturtium officinale D6, China D8, Marrubium vulgare D6, Echinacea D12 Lachesis D12, Argentum nitricum D6	Zur Abwehrsteigerung bei fieberhaften Entzündungen, speziell mit Lungenbeteiligung

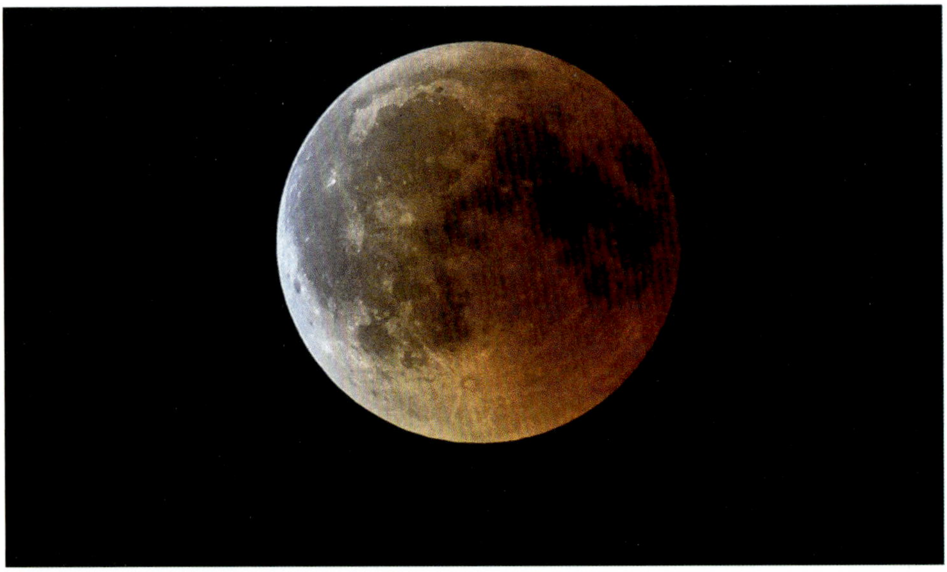

Viele Menschen bezeichnen sich als mondempfindlich: Paracelsus nannte sie »Lunatici«. (Mondfinsternis, fotografiert von Detlev Hoppenrath)

Ratanhia comp. (Lösung, Weleda)	Myrrha Ø, Ratanhia Ø, Aesculus D19, Argentum nitricum D14, Fluorit D9, Kieserit D19, Caryophylli floris aeth., Eucalypti aeth., Lavandulae aeth., Menthae piperitae aeth., Salviae off. Aeth.	Zahnfleischentzündungen, Entzündungen im Rachenraum, Aphthen
Silicea comp. (Globuli, Ampullen und Zäpfchen, auch speziell für Kinder, von Wala)	Globuli: Argentum met. D20, Belladonna D14, Quarz D21 (Ampullen und Zäpfchen sind etwas anders dosiert.)	Fieberhafte Erkrankungen und Entzündungen im Kopfbereich (Auge, Ohr, Nase, Hals, Zähne)
Sinudoron (Tropfen, Weleda)	Argentum met. praep. D20, Berbers Fructus D3, Quarz D12	Entzündungen, auch fieberhaft und eitrig; Sinusitis
Thuja occidentalis Argento culta (Tropfen und Ampullen von Weleda)	Vegetabilisiertes Silber mit Thuja als Tropfen Rh D3 oder Ampullen D3	Schleimhautentzündungen, Fluor albus, Warzen
Thuja comp. N (Trituration, Weleda)	Argentum met. D3, Mercurius vivus D6, Thuja D6	Akute und subakute Harnwegsinfekte
To-Ex spag. Peka N (Tropfen und Globuli von Pekana)	Argentum nitricum D4, Bryonia spag. D4, Clematis recta D3, Hydrastis canadensis D4, Echinacea spag. D12, Galium aparine D6, Glechoma hederacea spag. D6, Ledum palustre D6	Zur Anregung der Ausscheidung von Umweltgiften und Immuntoxinen
Wund- und Brandgel (Wala)	Argentum colloidale D5, Arnica Ø, Calendula Ø, Cantharis D5, Symphytum Ø, Thuja Ø, Urtica urens Ø	Hausmittel bei Verbrennungen und Insektenstichen

Spiegel der Seele – Silber in der Psychosomatik

Diejenigen, die heute gerne unter Hypochondrie, vegetativer Dystonie oder Krankheitsneurosen leiden, nannte Paracelsus »Lunatici«, die Mondsüchtigen (Bd. II: 51). Sie spüren jeden Mondwechsel und sind auch sonst sehr empfindsame Gemüter. »Die Lunatici werden vom Mond beherrscht. Weil die Anziehungskraft des Vollmondes am stärksten ist, wirkt sie zu dieser Zeit am meisten, und diese Menschen leiden besonders stark. In gleicher Weise bei Neumond, weil der Neumond in der neuen Empfängnis neue Fähigkeiten und Veränderung gewinnt, wovon auch die Vernunft der Kranken geringer oder größer wird.«

Tatsächlich sagen viele Patienten, dass sich ihre Leiden bei Vollmond oder Neumond verschlimmern. Der Mondsüchtige reagiert auf seelische Erschütterungen mit bestimmten Mustern, aber ähnlich wie kleine Kinder kann er sich nicht konkret ausdrücken, sondern nur somatisch, zum Beispiel mit Bauchmerzen oder seelischem Fieber. Dieser Zustand kann sich völlig verselbstständigen und im Zustand der Hysterie bis zum Organversagen gehen. Eine kritische Selbstreflexion ist dabei meistens nicht möglich.

Bei jeder Form von psychosomatischer Symptomatik sollte man an eine Silbertherapie denken (mittlere und höhere Potenzen von Argentum metallicum oder Argentum nitricum).

Unübertroffen ist die Wirkung bei Unruhe, Schlafstörungen, geistiger Verwirrung und bei Angstzuständen – angefangen von Beklemmungszuständen am Herzen, Stressmagen mit nervösem Durchfall, Reflux und Sodbrennen oder nervöser Aufgeregtheit wie Lampenfieber bis hin zu einer ausgeprägten Angststörung. Betroffene spüren ihre Angst vor allem am Herzen und im Magen. Sprichwörtlich rutscht ihnen das Herz in die Hose. Der Silber-Patient ist »dünnhäutig«, jede Form von Erregung verschlimmert seinen Zustand. Er ist müde, apathisch, ohne Selbstvertrauen, einfache geistige Tätigkeiten fallen ihm schwer, sein Gedächtnis ist schwach, die Libido lässt stark nach.

Silber ist zudem eines der besten Mittel zur Behandlung eines »Burn-out-Syndroms«, besonders nach großer geistiger Überanstrengung. Auch Kopfschmerzen und Migräne nach seelischer Erregung und viel »Kopfzerbrechen« gehören zu den Indikationen. Kein anderes Arzneimittel wirkt besser bei Neurasthenie.

Sehr empfehlenswert ist eine Kombination mit Arsen: Böse Folgen von Furcht, Schreck, Sorgen sowie Unruhe, Verzweiflung und Angst sind als Anwendungsgebiete für beide Mittel kennzeichnend. Auch wirken beide betont auf Haut und Schleimhaut, also auf die Grenzflächen des Körpers (Abgrenzungsprobleme). Die Tatsache, dass sich alle Symptome nachts verschlimmern und brennen, sowie Erschöpfung, Abmagerung und Kachexie finden sich ebenfalls in beiden Arzneimittelbildern. Der Patient spürt eine große Schwäche in der Lunge, dem Organ der Lebenskraft. Er hat große Angst vor Krankheit und Ansteckung; unter anderem deswegen wurde Arsen von indischen Homöopathen als Mittel während der Corona-Pandemie empfohlen. Nicht nur auf dem Rezeptblock vertragen sich Silber und Arsen vorzüglich, sie kommen auch in der Natur häufig gemeinsam vor.

Silber für den nervösen Magen und den empfindlichen Darm

Besonders empfindlich reagiert die Seele bei Dauerstress im Magen – dieser ist nicht ohne Grund dem Sternzeichen Krebs zugeordnet, in dem der Mond wiederum der Herrscher ist. Hier wirkt in akuten Fällen besonders gut Argentum nitricum, und bei Chronifizierung die Antimonverbindung mit Silber »Dyskrasit« (D6 als Trituration

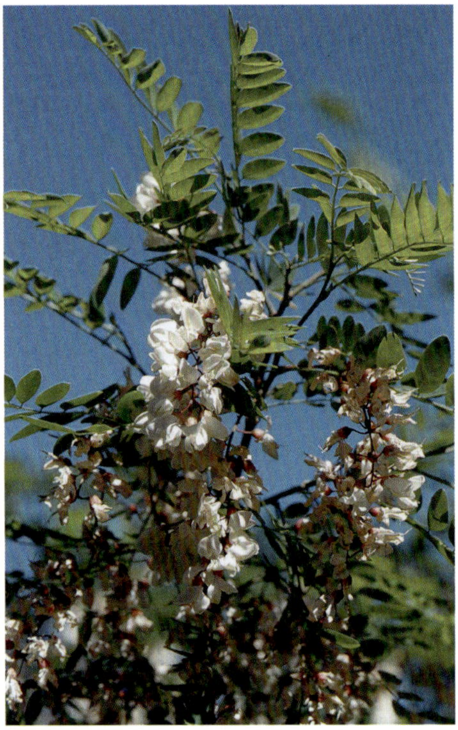

Die weißliche Blüte der Robinie. Ihr filigraner Aufbau und ihr abendlicher Duft zeigt eine Beziehung zu Mond und Merkur. Man verwendet sie bei Entzündungen der Verdauungsorgane.

und als D20 auch zur Injektion im Bereich des Solarplexus). Auch bei Infektionen, die mit Durchfall einhergehen, sollte man an Argentum nitricum denken.

Gediegenes Silber erinnert in seiner Struktur an Farnblätter, und tatsächlich ergänzen sich Farne und Silber in einer Therapie der Verdauungsorgane sehr gut. Weleda liefert mit Digestodoron Tabletten und Tropfen ein Präparat mit Farnen und Weiden für eine Kombination mit Argentum nitricum bei Dysbiose des Darms; zum Beispiel beim Status nach Antibiotika, bei funktioneller Dyspepsie, Durchfallneigung oder entzündlichen Leiden von Magen und Darm.

Bei nervösem Magen, funktioneller Dyspepsie, Stressgastritis, Sodbrennen und nervösem Durchfall, bis hin zu Colitis sollte man an das Silberpräparat Metanuxvomica von meta Fackler denken; man nimmt etwa 3- bis 5-mal täglich 10 Tropfen zu den Mahlzeiten. Es enthält zusätzlich zu Argentum nitricum die Nachtschattengewächse Belladonna und Mandragora sowie das Pfeilgiftgewächs Nux vomica, drei Kardinalmittel zur Behandlung einer funktionellen Dyspepsie mit krampfhaften Schmerzen und Gastritis; ferner enthält es das Bittermittel Wermut und die Gewürzpflanze Basilikum, die dank ihrer ätherischen Öle entspannend auf die Magenfunktionen einwirkt. Basilikum ist ein regelrechtes Wundermittel bei nervösen Magenbeschwerden wie Sodbrennen und psychisch bedingten Durchfällen (Stressgastritis). Es fördert auch die Hingabefähigkeit und steigert die Lebens- und Liebeslust; und es hilft zudem bei Angst, die man am Herzen spürt: »Es dienet für alle Mängel und Gebrechen des Herzens, wehret den schwären Gedanken, Schwärmuth von Melancholie verursacht, leget das Herzzittern und erwecket im Menschen Freud und Muth«, heißt es im Kräuterbuch des Tabernaemontanus.

Bei Sodbrennen und Gastritis hat sich die Kombination mit Argentum N Oligoplex Tabletten von Meda Pharma bewährt (2 Tabletten zu den Hauptmahlzeiten, mehrmals täglich).

Da Alkohol bei nervösem Magen oft nicht gut vertragen wird, ist Robinia comp. als Globulipräparat von Wala eine sinnvolle Alternative (wirkt in Wasser aufgelöst oft besser). Als Ampullenpräparat eignet es sich zur gezielten Injektion in Akupunkturpunkte mit Bezug zu Magen und Psyche, zum Beispiel Magen 36 an der Außenseite des Knies mit dem bezeichnenden Namen »Göttlicher Gleichmut«, sowie im Bereich der Angstzone des Magens, unterhalb des Brustbeins. – Hier spürt man am stärksten den Sorgenstein im Magen. Am besten ist die Kombination mit silberhaltigen Präparaten für die Psyche wie Metakavernit N mit Wirkung auf Nerven und Gemüt, die wir weiter unten noch kennenlernen.

Silberpräparate für Magen und Darm, Stoffwechsel und zur Entgiftung

Präparat	Zusammensetzung	Indikation/ Anwendungsempfehlungen
Argentum N Oligoplex (Tabletten, Meda Pharma)	Argentum colloidale D4, Atropinum sulfuricum D4, Calendula D2, Condurango D2, Sanicula europaea D2	Stressgastritis, Dysbakterie, Sodbrennen, Reflux
Cartilago/Mandragora comp. (Globuli, Ampullen und Salbe von Wala)	Dosierung von Ampullen und Salbe etwas unterschiedlich; Globuli: Antimonit D5, Argentum met. D7, Betula pendula D4, Cartilago articularis bovis D7, Mandragora D4	Entzündungsprozesse im Gelenksbereich, Polyarthritis, auch bei Arthrose im Entzündungsschub
Derivatio (Tabletten und Ampullen von Pflüger)	Anagallis arvensis D4, Argentum met. D30, Arnica D15, Aurum met. D15, Bryonia D4, Carbo vegetabilis D30, Chelidonium D6, Colocynthis D5, Cytisus scoparius D6, Digitalis D5, Cactus grandiflorus D4, Carduus marianus D3, Sarsaparilla D6, Stannum met. D8, Strophanthus D6, Taraxacum off. D6, Leptandra D4, Viscum album D4	Ausleitung von Umweltgiften, Adjuvans in der Tumortherapie, Vergiftungen mit Herzbeteiligung, Herzerschöpfung, Missempfindungen am Herzen, auch mit Tendenz zu rheumatischen Erscheinungen
Diarrheel SN (Tabletten, Heel)	Argentum nitricum D8, Acidum arsenicosum D8, Colchicum D6, Colocynthis D6, Hydrargyrum bichloratum D8, Podophyllum D8, Veratrum album D4	Enteritis, Durchfallerkrankungen
Duodenoheel (Tabletten, Heel)	Anacardium D4, Argentum nitricum D6, Ipecacuanha D4, Jodum D6, Lachesis D12, Petroleum D6, Robinia pseudoacacia D4	Entzündungen und Geschwüre im Duodenum
Fedon spag. Peka N (Tropfen, Pekana)	China D12, Phosphorus D10, Argentum nitricum D6, Calcium phos. D9, Pulsatilla D6, Lamium album D6, Urtica urens D6	Erschöpfungssyndrom, vegetative Dystonie
Gastro-Pasc Similiaplex (Tropfen, Pascoe)	Argentum nitricum D6, Belladonna D4, Hydrastis D4, Nux vomica D4, Phosphorus D6	Gastritis, Bauchkrämpfe, Appetitlosigkeit, Magenschwäche, Blähungen
Juve-Cal spag. Peka NR Mischung (Saft, Pekana)	Lycopodium D12, China D8, Calcium hypophosphoricum D4, Acidum phos. D4, Argentum nitricum D4, Abrotanum D8, Barium carbonicum D12, Staphisagria D4, Corrigentien	Appetitlosigkeit, Anregung der Verdauungsleistung und Lebertätigkeit, Stressgastritis
Robinia comp. (Globuli und Ampullen von Wala)	Argentum nitricum D5, Natrium phosphoricum D9, Nicotiana tabacum D5, Robinia pseudoacacia D3, Nux vomica D9	Nervöser Magen, Stressdurchfall, Gastritis, Reflux, Sodbrennen

Metanuxvomica (Tropfen, meta Fackler	Absinthium D1, Argentum nitricum D5, Basilicum D1, Belladonna D4, Mandragora D6, Nux vomica D4	Funktionelle Dyspepsie, Blähungen, Gastritis, Sodbrennen – gut in Kombination mit Bittermitteln
To-Ex spag. Peka (Tropfen, Pekana)	Echinacea spag. D12, Argentum nitricum D4, Bryonia spag. D4, Clematis recta D3, Ledum palustre D6, Hydrastis canadensis D4, Galium aparine D6, Glechoma hederacea spag. D6	Anregung der Ausscheidung von Umwelt- und Immuntoxinen; silent inflamations mit Neigung zu Rezidiven; Status nach Infektionen, auch mit allergischen Reaktionen

Praxistipp: Mondtropfen für die innere Ruhe und Silbersalbe zur Innenschau

Das Therapiekonzept wirkt angstlösend, für den Blick ins Innere der Seele und zur Begleitung einer Psychotherapie.

Für die **Mondtropfen** mischt man:

- Ambra D6
- Argentum metallicum D12
- Arsenicum album D12
- Piper meythysticum D5
- Valeriana off. Ø

Jeweils 20 Milliliter von Spagyra; man kann die Tropfen auch über eine Apotheke mischen lassen (siehe Seite 292).

Mehrmals täglich, vorzugsweise abends, 20 Tropfen einnehmen.

Für die **Silbersalbe** zur Innenschau mischt man als Ergänzung:

- Argentum coll. D6 2,5 ml
- Argentum met. praep. D12 2,5 ml
- Opal D12 Wala 1,0 ml
- Aqua dest. 32,0 ml
- Sheabutter 8,0 ml
- Glycerinmonostearat 4,0 ml
- Oleum Patchouli 1 Tropfen
- Oleum Nardostachidis 2 Tropfen

Die Salbe liefert auch die Fraunhoferapotheke in München (siehe Seite 293). Sie wird auf der Stirn und im Nacken aufgetragen.

Zusätzlich bei Schlafstörungen und Unruhe:

- Tee aus Melisse, Passionsblume und Johanniskraut; mehrmals täglich 1 Tasse trinken

Im Reich von Hypnos und Morpheus – Silber als Erste Hilfe bei Schlafstörungen

Lunar geprägt und damit für eine Silbertherapie besonders zugänglich sind unser Gehirn und die Steuerung der vegetativen Funktionen, darunter besonders der Schlaf-Wach-Rhythmus. Circa ein Drittel unseres Lebens verbringen wir schlafend. Ein kleines Kind braucht dabei erheblich mehr Schlaf als ein alter Mensch, doch ohne Schlaf kommt kein Mensch aus. In Abhängigkeit von Licht und Dunkelheit reagiert unser Hormonsystem. Hormone wie Melatonin sorgen abends für eine gesunde Müdigkeit und eine ansteigende Cortisolkurve morgens für ein erfrischtes Erwachen. Atem- und Herzfrequenz senken sich in der Nacht, und es ist die Zeit der Leber, die nun ihre Stoffwechselaktivität entfaltet und für die notwendige Regeneration sorgt. Schon hier zeigen sich mögliche Ursachen von Schlafstörungen, unter denen schätzungsweise 25 Prozent der Bevölkerung zumindest phasenweise leiden; denken wir nur an zu schweres Essen und Alkohol am Abend oder an künstliches Licht oder Bildschirme, die uns wach halten, oder an andere technische Störer wie WLAN, die unser Nervensystem stetig in Atem halten.

Einschlafen ist ein Sich-Fallenlassen. – Wer dies nicht kann, wird vielleicht auch von den Dämonen des Alltags daran gehindert; Gedankenandrang, Sorgen oder auch freudvolle Erinnerungen und Erwartungen an den morgigen Tag hindern die Seele, sich aus dem Körper zu lösen.

Der Schlaf selbst ist in sich rhythmisch gegliedert durch Traumphasen und Tiefschlafphasen, die möglichst ungestört ablaufen sollten. Im Tiefschlaf löst sich das Seelisch-Geistige besonders intensiv aus dem Körperlichen, bleibt aber immer durch einen silbernen Faden miteinander verbunden, der erst im Sterben endgültig zerreißt. – Nicht ohne Grund sagt man vom Schlaf, er sei der kleine Bruder des Todes. In der Traumphase, in der wir oft auch kurz aufwachen, ohne dass wir uns immer daran erinnern, verbindet sich das Seelische wieder tiefer mit dem Körperlichen; und schließlich so intensiv, dass wir morgens wieder aufwachen.

Der Schlaf ist eine Reise in die astrale, lunare Welt des Fantastischen. – Zu keiner anderen Zeit ist unser Geist kreativer und lebendiger. Im Schlaf sind wir alle Künstler und Magier. Sogar Fliegen ist kein Problem. Wir verarbeiten die Alltagsereignisse, durchleben die ganze Palette von Gefühlen, Erotik, Leidenschaft, Ängsten, Hoffnungen,

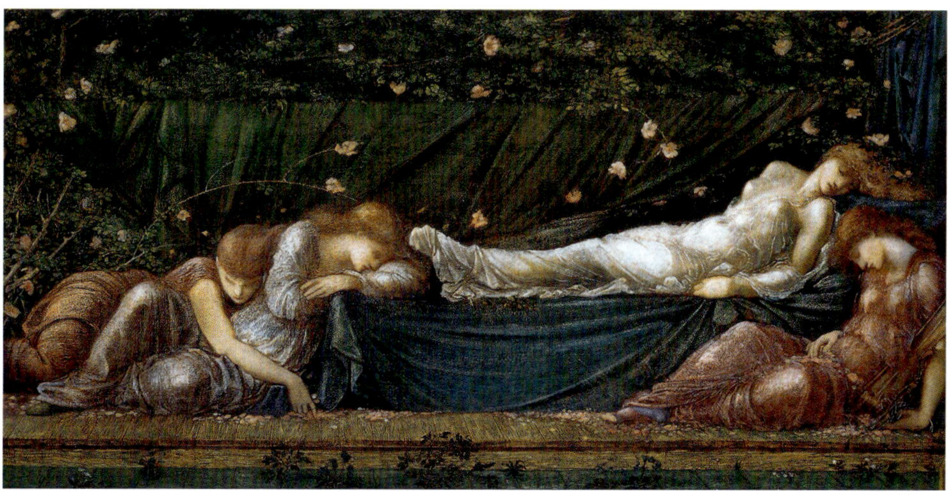

Der märchenhafte Schlaf von Dornröschen. (Edward Burne-Jones, um 1875)

Freude, lassen uns von Geistern und Göttern inspirieren, und oft haben wir im Traum Visionen von der »wahren« Wirklichkeit.

Wenn jemand sagt: »Einschlafen ist kein Problem, aber nach kurzer Zeit wache ich wieder auf und das war's«, dann sind die Probleme tief im Unbewussten zu suchen, was uns nicht selten in das Reich der Dämonen der Seele führt. Auslöser können traumatische Ereignisse sein, ungelöste Konflikte oder auch tief sitzende Ängste, das Leben nicht mehr meistern zu können. In hartnäckigen Fällen kann eine Schlafstörung auch auf manifeste Organstörungen hinweisen, bis hin zum Krebs; man sollte sie also unbedingt als Botschaft ernst nehmen.

Als Metall des Mondes ist Silber das Kardinalmittel bei jeglicher Form von Schlafstörungen – als Einzelmittel am besten als Argentum metallicum praeparatum D12 Trituration von Weleda (abendliche Einnahme). Eine gute Ergänzung ist wiederum die Keimzumpe, die wir beim Thema Kinderwunsch bereits kennengelernt haben.

Während des Schlafs lösen sich die bewussten Anteile des Menschen vom Körper und gehen in astralen Welten auf Reisen. Zurück bleibt nur der unbewusste Körper, der sich in der Zwischenzeit von den Strapazen des Alltags erholt. Bei Schlafstörungen gelingt diese Loslösung nicht, oder nur unvollständig; daher die Verwendung der Keimzumpe als Schlafmittel nach den Regeln der Sympathie (die sich aus der Signaturenlehre ergibt; Bryophyllum Argento cultum von Weleda Rh D3, die rein wässrige Lösung ist auch für Kinder geeignet). Bryophyllum eignet sich auch zur Behandlung von Angst, von Hysterie sowie von Ablösungsproblemen im zwischenmenschlichen Bereich (zum Beispiel bei einer gestörten Eltern-Kind-Beziehung). Ein empfehlenswertes Präparat wäre Bryophyllum comp. von Wala, anzuwenden mehrmals täglich, vorzugsweise abends 10 Globuli und Injektionen im Nackenbereich und am Angstpunkt oberhalb des Brustbeins.

Bewährt hat sich ansonsten bei Einschlafstörungen mit vegetativen Symptomen wie Herzklopfen Somcupin spag. Tropfen von Pekana – neben Silber sind vor allem »Nervina« wie Zincum valerianicum, Eschscholtzia und Avena sativa enthalten und »Sedativa« wie Coffea und Lactuca virosa. Präparate, die eine Schlafbereitschaft erhöhen, nimmt man bereits in den frühen Abendstunden ein und wiederholt die Einnahme kurz vor dem Zubettgehen, und, falls nötig, nochmals während der Nachtstunden. Wesentlich ist dabei auch, dass es am nächsten Tag keine Beeinträchtigungen oder Katergefühle geben sollte, was bei Naturheilmitteln eben nie der Fall ist.

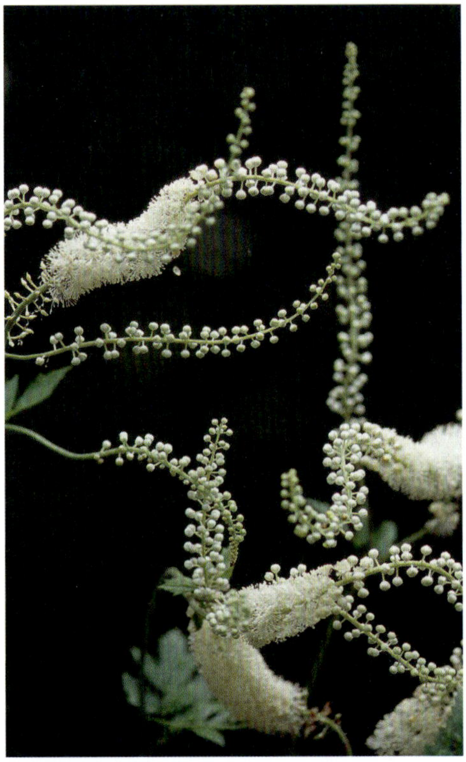

Schon im Namen zeigt sich bei der Silberkerze (Cimicifuga racemosa) ein Bezug zum Mondmetall. Wir verwenden die filigrane Pflanze bei Stimmungsschwankungen, nervösen Schlafproblemen und bei hormoneller Dysbalance.

Sehr beruhigend wirkt auch Ambra in Ergänzung zu Silber. Das stark duftende Sekret des Pottwals ist das Hauptmittel, wenn die Nerven zerrüttet sind und blank liegen. Bei Boericke (Boericke, S. 42) werden für Ambra folgende Anwendungsgebiete angegeben: »Mangel an Lebensmut

(…) Vergräbt sich in unangenehme Dinge (…) Schüchternheit (…) Kann nicht schlafen wegen Sorgen.« Wie die Meister der Vergangenheit sollte man auch heute Ambra als Seelenbalsam gebrauchen, früher war es in praktisch jedem Rezept für Nerven und Gehirn enthalten, gerne zusammen mit Moschus. Es ist ein vielfach bewährter Notfallschirm für seelische Extremzustände (ab D6 bis D30).

In diese Richtung wirkt auch die »Silber«kerze, Cimicifuga racemosa. Die Pflanze mit ihren zarten weißen Blütenrispen erweist sich als ein ausgezeichnetes Psychotherapeutikum, nicht nur im Klimakterium. Allein schon im Namen deutet sich ihre Beziehung zum Mondmetall an. Ihre beruhigende Wirkung bei agitierten Depressionen und nächtlichen Angstzuständen mit Schlaflosigkeit ist ausgezeichnet. Pascoe liefert mit Cimicifuga Similiaplex ein bewährtes Silberpräparat bei seelischen Problemen rund um die Menstruation.

Praxistipp: Im Rhythmus von Sonne und Mond

Nächtliche Schlafstörungen und Antriebsschwäche am Tag sind typische Themen in der Praxis, die gerne gemeinsam auftreten. Wer sich nachts nicht regenerieren kann, der ist tagsüber erschöpft. – Eine Binsenwahrheit, die aber gelöst werden will, denn schon nach kurzer Zeit kann sich dieser Zustand zu einer echten Lebenskrise auswachsen. Am besten ist hier eine rhythmische Therapie, die sich am Tag-Nacht-Rhythmus und am Sonnen- und Mondlauf orientiert. Das Therapiekonzept ist als Ganzes gedacht, es sind alle Präparate einzunehmen, man sollte jedoch immer individuell abwägen.

Sonne: Morgens und zur Tagesmitte ist die beste Zeit für eine Goldtherapie:

- Neurodoron von Weleda (morgens 3 und mittags 2 Tabletten auf der Zunge zergehen lassen)

Mond: Die lunare Zeit beginnt einige Stunden vor dem Zubettgehen. Tabu sind die Nutzung technischer Geräte ab spätestens einer Stunde vor dem Schlaf. Zudem sollte der Schlafplatz von technischen Störern frei sein (WLAN aus und Netzabschaltung für den Strom). Kein schweres Essen am Abend, kein Alkohol ab 3 Stunden vor dem Zubettgehen – die Leber dankt es Ihnen.

- Metakavernit Tropfen von meta Fackler, bei zunehmendem Mond 1-mal abends 5 Tropfen und bei abnehmendem Mond abends 2-mal 5 Tropfen; die drei Tage um Neumond und Vollmond selbst sind ohne Einnahme. Bei längeren nächtlichen Wachphasen nachts nochmals eine Dosis von 5 Tropfen.
- Avena comp. Globuli von Wala, circa 1 Stunde vor dem Zubettgehen und bei nächtlichem Erwachen 10 Globuli auf der Zunge zergehen lassen – über alle Mondphasen hinweg; die Bestandteile Sulfur und Phosphor helfen bei »Katzenschlaf«.
- Metaheptachol N Tropfen von meta Fackler, nach dem Abendessen 10 Tropfen in etwas Wasser zur Entlastung der Leber geben, die von spätabends bis in die frühen Morgenstunden am meisten zu leisten hat und deren Funktionen wesentlich für die Regeneration sind.

Silberpräparate für Psyche und Schlaf

Präparat	Zusammensetzung	Indikation/ Anwendungsempfehlungen
Agaricus Komplex Nr. 127 (Tropfen, Nestmann)	Agaricus D4, Lupulinum D4, Cobaltum met. D8, Conium D4, Zincum cyanatum D8, Secale D4, Oleander D3, Aesculus D3, Veratrum viride D4, Argentum nitricum D4, Kalium carb. D4, Sepia D8, Tabacum D4, Phosphorus D6	Zittern, nervöse Koordinationsstörungen, Schwindelattacken mit Nervosität, nervöse Kreislaufstörungen mit Übelkeit und Ohnmachtsneigung
Argentum Rohrzucker (Globuli und Ampullen von Wala)	Argentum met. D5, Saccharum Sacchari D9	Status nach Schock; Geburtstrauma; nervöse Schlafstörungen; auch für Kleinkinder geeignet
Bryophyllum Argento cultum (Tropfen und Ampullen von Weleda)	Vegetabilisiertes Silber mit Keimzumpe; als Tropfen Rh D3, Dil D2/D3 oder Ampullen Rh D2	Schlafstörungen, Unruhe- und Angstzustände, seelische Erregung
Metakavernit (Tropfen, meta Fackler)	Argentum nitricum D5, Mandragora D6, Piper methysticum D6, Sumbulus moschatus D4	Unruhe- und Angstzustände
Metakaveron (Globuli, meta Fackler)	Argentum nitricum D5, Mandragora D6, Piper methysticum D2, Sumbulus moschatus D2	Unruhezustände, Angstsyndrom; auch bei Schulangst
Neureg spag. Peka (Tropfen, Pekana)	Avena sativa Ø, China spag. D4, Argentum nitricum D6, Piper methysticum D8, Staphisagria spag. D6, Ginseng Ø, Conium D4, Nux vomica spag. D4, Likörwein	Vegetative Dystonie, nervöse Erschöpfung, Kreislaufschwindel, Schlafstörungen, seelische Gereiztheit
Phönix Argentum spag. (Tropfen, Phönix Laboratorium)	Argentum nitricum D5, Cuprum sulfuricum et Sulfur et Tartarus depuratus spag.Ø, Zincum met. D8	Bei seelischen Störungen und abendlicher Unruhe
Somcupin spag. Peka (Tropfen, Pekana)	Eschscholzia californica D12, Zincum valerianicum D5, Coffea arabica D10, Avena sativa spag. Ø, Argentum nitricum D4, Lactuca virosa D4, Delphinium staphisagria spag. D4, Aurum chloratum D6	Schlafstörungen mit innerer Unruhe
Trieno spag. Peka (Tropfen, Pekana)	Rhus aromatica D4, Plantago major spag. Ø, Sabal serrulatum D2, Causticum D4, Argentum nitricum D4, Arsenum jodatum D6, Hypericum D2, Zincum valerianicum D5	Psychosomatische Blasenstörungen, nervöse Reizblase, Bettnässen, Nierenschwäche bei Status nach Trauma; gut zusammen mit Dioptas (siehe Kupfer)

Balsam für das Nervenkostüm – Silber in der Psychotherapie

Von Hypnos und Morpheus, den Göttern für Schlaf und Traum, ist es nur ein kleiner Schritt ins Reich der Psyche. Psyche war eine wunderschöne Prinzessin, die mit ihrer Schönheit die Eifersucht Aphrodites entfachte. Die Liebesgöttin belegte sie mit einem Fluch, der Psyche in viele unliebsame Abenteuer verwickelte und sogar ins Reich der Toten führte. Unsterblich wurde Psyche schließlich durch ihre Liebe zu Amor.

Extreme Gefühlszustände, irrationale Gefühlszustände, von denen man die Hintergründe oft nicht einmal ahnt, Übergänge in bizarre Welten, die einem normalerweise verschlossen bleiben, in die man aber durch die verschlungenen Wege des Schicksals gezwungen wird, sind das Untersuchungsfeld der Psychologie, die man auch als lunare Wissenschaft bezeichnen könnte.

Die Psyche des Menschen ist wie das Wasser, mal leise sprudelnd, dann still und langsam dahinfließend, und dann plötzlich wild und unberechenbar und voller Stromschnellen und Wasserfälle. Dies sind die Krisen der Persönlichkeit, in der die Seele sich läutert und belebt, so wie sich das Wasser in den Strudeln mit Sauerstoff anreichert. Es sind die Verpuppungsstadien oder Metamorphosen der Persönlichkeit, um irgendwann einmal ein schöner Schmetterling zu werden.

Nicht immer ist diese Entwicklung sanft, oft droht die Seele auf ihrer Reise in die Irre zu gehen und sich in der Dunkelheit zu verlieren. Nicht nur die Toten sind zur Reise durch die Unterwelt gezwungen, dies ist auch das Schicksal vieler Lebenden, wenn sie mit der Nachtseite ihrer Persönlichkeit konfrontiert sind, die dem Mond zugeordnet ist. So hat man die Extremzustände der Psyche früher als lunatische Krankheiten bezeichnet, die häufig auch mit neurologischen Krankheiten zusammenhängen. Paracelsus schrieb hierzu: »Lunatische Erkrankungen sind Tobsucht, Wahnsinn, Manie, Veitstanz und Epilepsie.« (Bd. II: 428f.)

Bei den Extremzuständen der Seele und auch bei neurologischen Erkrankungen wie Epilepsie ist Silber auf jeden Fall eine ideale Ergänzung der sonst nötigen therapeutischen Maßnahmen aus Neurologie und Psychologie. Tatsächlich ist eine Silbertherapie angezeigt bei degenerativen Nervenleiden wie Epilepsie und Multipler Sklerose oder bei Folgen von meningealen Reizsyndromen nach Entzündungen oder bei Migräne (hier eventuell höhere Potenzen von Argentum metallicum praeparatum D20/D30); ein gutes pflanzliches Begleitmittel für neurologische Leiden ist der silbrig schimmernde Beifuß (Artemisia vulgaris D12), dessen Name auf die Mondgöttin Artemis hinweist, oder auch die Mistel, die man schon in der Antike gegen die »Fallsucht« verwendete.

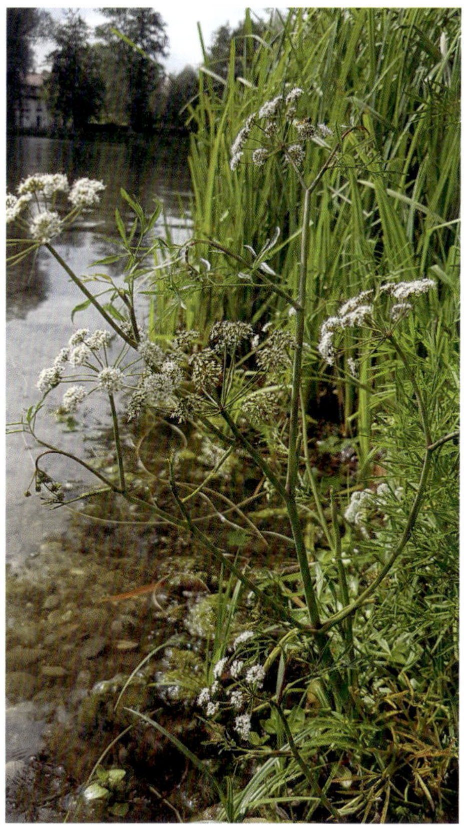

Der sehr giftige Wasserschierling wird in der Homöopathie bei meningealen Reizsymptomen, Migräne und Epilepsie verwendet. Astrologisch ist er Mond, Mars, Merkur und Uranus unterstellt.

Ein Begleitmittel für Silber bei cerebralen und meningealen Reizsymptomen und Migräne ist der sehr giftige Wasserschierling (Cicuta virosa D12 und höher), der mit seinem Gift auf Mars und mit seiner filigranen Gestalt auf Merkur/Uranus verweist und mit dem Standort und seiner Farbe lunare Signaturen zeigt.[58]

Silber ist das Hauptmittel bei Angstzuständen, Panikattacken, Prüfungsängsten und Phobien wie Platzangst oder Flugangst. Man kann es sich so vorstellen, als ob die Werwölfe des Unbewussten mit einer Silberkugel erlegt werden (Argentum nitricum D20/D30). Bei Angst sollte man immer auch an Eisen denken, das grundsätzlich entängstigt. Die Kombination beider Metalle kann wie im Mythos vom Werwolf das Böse bannen. Meteoreisen (Ferrum sidereum D6/D12) und Argentum nitricum D12 eignet sich als Gespann besonders zur Behandlung von Angstattacken, aber auch bei Besessenheitszuständen. Ähnlich wirkt die Kombination von Silber und Koralle (Corallium rubrum).

Angst frisst die Seele auf, und aus der Angst heraus wird neue Angst geboren. – Es kommt zu Schlaflosigkeit, die mit jeder weiteren schlaflosen Nacht die Dämonen nährt. Will man die Seele mit Drogen betäuben, öffnet man, statt die erhoffte Ruhe zu erlangen, erst recht die Tore der Seele für die Dunkelheit. Hier wirkt eine Silbertherapie regenerierend und entspannend. »Es [Silber] vermag auf Übersensibilität, vegetative Dystonie und neurotische Zustände einzuwirken.« (Selawry, S. 167)

Dabei hat sich auch die Kombination von Silber und Kupfer bewährt. Silber kommt natürlicherweise oft zusammen mit Kupfersulfat vor. Das Metall der Venus verstärkt die sedierenden Eigenschaften von Silber. Beide Metalle haben weibliche Eigenschaften, verstärken also den »Yin-Pol«. Eine Kupfertherapie ist immer angezeigt, wenn man Fremdeindrücke seelisch nicht genügend verarbeiten kann (Schockzustände, Bindungsängste). Die Folgen reichen von nervösen Organstörungen über entzündlich nervöse Leiden (Neurodermitis), Aufmerksamkeitsstörungen (ADS) bis zur neurotischen Erregung. In solchen Fällen ergänzt man die Metalle noch mit dem »Nervenmetall« Zink, das Paracelsus der Venus unterstellt und das man heute auch Merkur und Uranus zuordnet. Es ist das Mittel der Wahl für den Zappelphilipp. Bei seelischer Erregung und Nervosität und Erschöpfung sollte man also an eine Kombination von Silber, Kupfer und Zink denken. Die Anwendung von Zink erfolgt entweder als Zincum metallicum praeparatum D6 Trituration von Weleda oder als Zincum valerianicum ab D6 bis D12 in Mischrezepten.

Ein bewährtes Silberpräparat zur Psychotherapie, zum Beispiel zur Therapie von Angststörungen, Unruhe und Schlafproblemen mit Erschöpfung, sind Metakavernit Tropfen von meta Fackler. Sie enthalten zusätzlich zu Silber die Adaptogene Mandragora und Sumbulus moschatus und Piper methysticum (Kava-Kava), eines der besten Angstmittel überhaupt. Leider ist Kava-Kava, ein Pfeffergewächs aus Ozeanien, durch eine unlautere Presse zu Unrecht in Verruf geraten und war lange Zeit rezeptpflichtig. Die Pflanze ist zwar wieder rehabilitiert, jedoch darf sie auch weiterhin nicht verwendet werden. Man darf sich rezeptfrei mit allen möglichen Giften ruinieren, aber das völlig harmlose Kava-Kava gilt als gefährlich – wir leben wahrlich in einer absurden Welt.

Auch in Tiefpotenzen wirkt »der Rauschpfeffer« sedierend, ohne einzuschläfern, weshalb man Metakavernit bei Angstneurosen auch als Tagessedativum verordnen kann, ansonsten wird es eher abends verabreicht. Dabei werden auch blockierte

58 In Kombination mit Silber hat eine Gabe D200 meine Jahrzehnte andauernde Migräne geheilt! Nach der Einnahme von einmal 5 Globuli hatte ich drei Tage später den Migräneanfall meines Lebens, und danach war der Spuk vorbei. Aber laut Skeptikern ist das ja alles nur Placebo. Also muss ich leider wohl mit einer Einbildung meiner Heilung weiterleben.

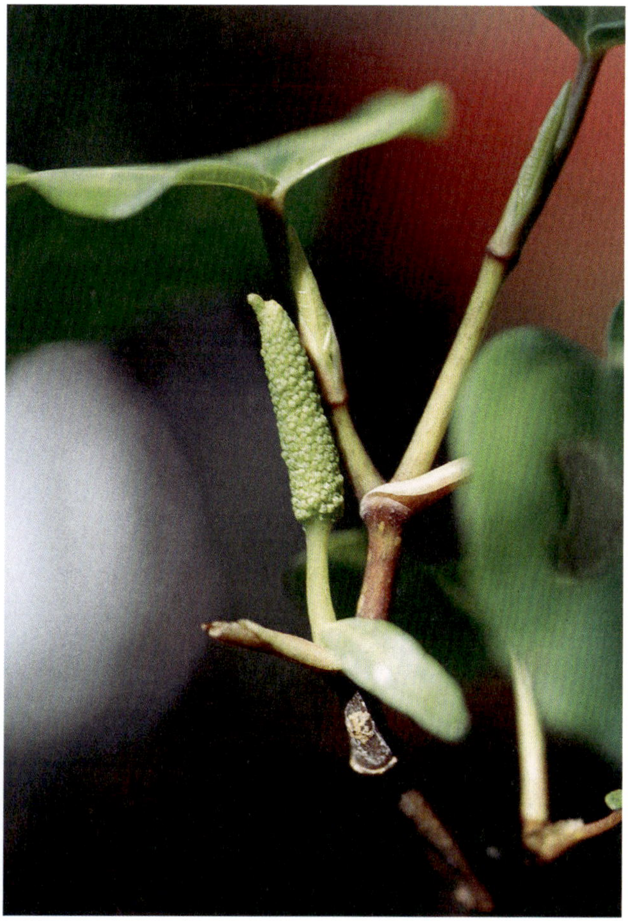

Der Rauschpfeffer Kava-Kava ist ein wichtiges Kultgetränk bei den Völkern Ozeaniens. Seine beruhigende Wirkung bei Angstzuständen ist hervorragend, zum Glück auch potenziert.

Bereiche des Bewusstseins wieder frei zugänglich, was in Prüfungssituationen ausgesprochen hilfreich ist.

Silber in tieferen und mittleren Potenzen (D6/12) hilft bei nachlassender Gedankenkraft und Merkfähigkeit, aber auch bei Abgestumpftheit und mangelnder Kreativität; bei Prüfungsangst kann man auch an Argentum phosphoricum D12 denken. Das Mondmetall fördert kreative Anlagen und eidetische Gaben (Hellsicht mittels innerer Bilder und Visionen) und verschafft einen Zugang zu verdrängten Seelenanteilen – es kann also auch künstlerische Anlagen freisetzen und verstärken. Man kann es daher zur Intensivierung der Eigenanalyse, zum Beispiel zur Erhöhung des Traumbewusstseins, verwenden.

Auf jeden Fall sollte man generell an Silber zur Eröffnung einer Psychotherapie denken und zu deren Begleitung, denn »Silber fördert das Gedächtnis des Patienten für durchgemachte, unverarbeitete Erlebnisse und erleichtert eine ärztliche Aussprache« (Selawry, S. 167).

Praxistipp: Therapiekonzept bei Angststörungen

Eine Mischung aus:

- Argentum metallicum D12
- Arsenicum album D12
- Calcium carbonicum D20
- Cuprum metallicum D12
- Zincum valerianicum D6

Jeweils 20 Milliliter von Spagyra, 3- bis 5-mal täglich 10 bis 15 Tropfen; man kann sie über eine Apotheke mischen lassen (zur Rezepterstellung siehe Seite 292).

Alternativ oder auch ergänzend zusätzlich:

- P-sta Tropfen von Pekana – Im Beipackzettel stand früher einmal: »Schenkt heitere Gelassenheit bei klarem Gedankenfluss«; mehrmals täglich 20 Tropfen
- Bei Herzsymptomen zusätzlich Crataegus comp. Tropfen von Weleda bei Erregung am Herzen; mehrmals täglich 20 Tropfen

Bei Schlafstörungen zusätzlich abends:

- Avena comp. Globuli von Wala, 10 Globuli vor dem Zubettgehen und bei nächtlichen Wachphasen wiederholen

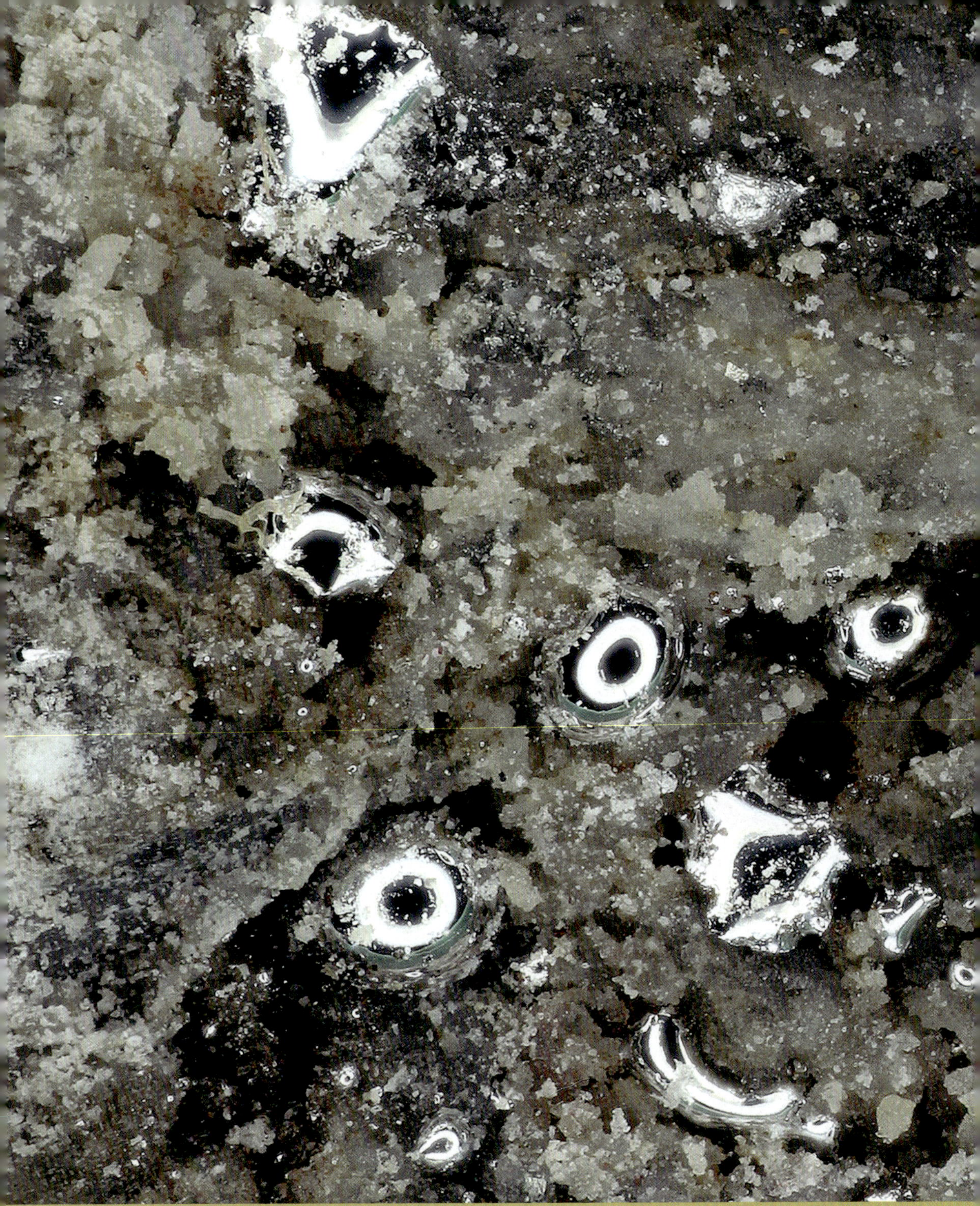

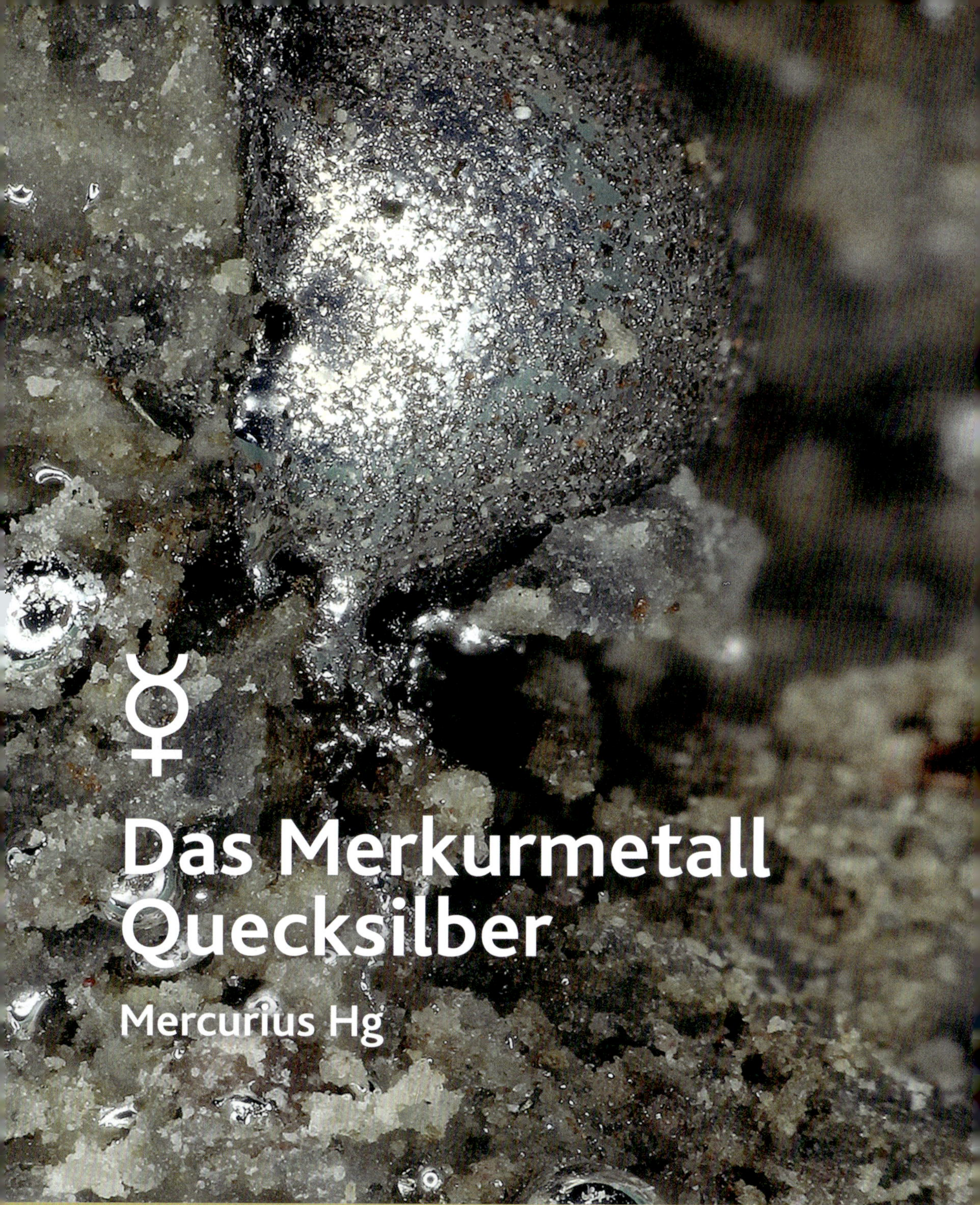

☿

Das Merkurmetall Quecksilber

Mercurius Hg

Beweglichkeit, Gleichgewicht und Rhythmus

»Merkur regiert die Atemluft, das Chaos (Gas), das zwischen Himmel und Erde ist. Die Gestirne strahlen ihre Kräfte in dieses Chaos, und es wird zur Nahrung aller Geschöpfe.«

PARACELSUS

Mercurius – das Metall des Götterboten

Bereits die Namensgebung deutet auf die Sonderstellung von Quecksilber hin, hat es doch denselben Namen (Mercurius) wie die Gottheit erhalten, der man es zuordnet. Hermes, von den Römern Merkur genannt, ist die Gottheit mit den Flügeln an Helm und Füßen. So kann er als einzige Gottheit zwischen den Welten wandeln und seiner Aufgabe als Bote gerecht werden. Er hat also etwas Vermittelndes und Verbindendes. Er ist jugendlich, schlank, schnell, flink und listig. Er brachte den Menschen Wort, Schrift und Zahl. Gleichzeitig verehrte man ihn als Gott der Heilkunst, der Alchemie, der Reisenden, des Handels und der Diebe – der Mythos erzählt, wie er gleich nach seiner Geburt die Rinder Apollons stahl. Auf seinen Wegen fand er eine Schildkröte und machte aus ihrem Panzer eine Lyra mit sieben Saiten (Planetenprinzipien) – so wurde er zum Erfinder. Apollon war über den Diebstahl aufgebracht und klagte vor Zeus seinen Bruder an, doch dieser blieb trotzig

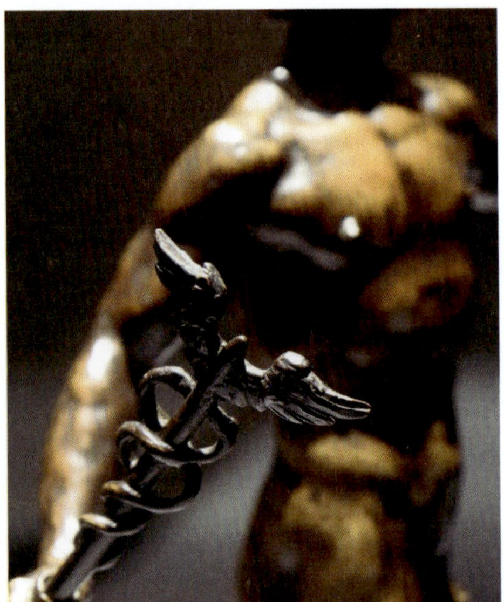

Der Hermesstab entspricht dem okkulten Aufbau des Menschen. Mit ihm berührt Hermes die Tore zur Unterwelt – als einzige Gottheit ist ihm dies vergönnt. (Bronze von Johann Gregor van der Schardt, 1570)

und verriet das Versteck der Rinder nicht, auch beklagte er sich darüber, langsamer als Apollon zu sein. Zeus schenkte ihm daraufhin Flügel, wodurch er der Schnellste unter den Göttern wurde, und so einigte sich Merkur mit Apollon. Im Tausch gegen die Rinder gab er dem Sonnengott die Leier, schließlich war dieser der Gott der schönen Künste und nun um ein Instrument reicher. Von ihm stammt die Weisheit, alles in rechtem Maß zu leben, nicht zu fest und nicht zu weich, damit die Seele als Instrument immer gut gestimmt ist. Merkur bzw. Hermes hatte auch noch Pfeifen erfunden, für die er im Tausch mit Apollon seinen goldenen Hermesstab bekam. Als Zeichen seiner Macht umringen den Stab zwei Schlangen, Symbol für die Arznei »Pharmakon«, was Gift und Heilmittel zugleich bedeutet.[59]

Dieser Stab steckt voller Magie und steht symbolisch für die Axis mundi, die Weltenachse. Mit ihm öffnet Hermes die Pforten zur Unterwelt, um die Toten zu Hades zu geleiten. Auf den Menschen bezogen, symbolisiert der Stab die aufrechte Kraft, die Wirbelsäule. Die zwei Schlangen stehen für die linke und rechte Körperhälfte[60]. Sie winden sich hier dreimal um den Stab, dies steht für Körper, Seele und Geist. Gleichzeitig wird dabei eine Acht gebildet, ein Symbol für die Zirkulation, den Blutfluss und das Unendliche, das Oben und das Unten. Die Schlangen bilden dabei vier Räume, die mit den Elementen oder den vier Ebenen des Seins korrespondieren: Physis (nach unten offen), Lebensleib, Gefühlleib und Mentaler Leib (nach oben offen). An der Spitze des Stabes sind Flügel als Krone angebracht; sie stehen für die linke und rechte Hemisphäre und für die Quintessenz, das Göttliche, das sich hinter allen Manifestationen verbirgt.

Hermes ist mit seinen Attributen mit der ägyptischen Gottheit Thot vergleichbar, der als Begründer der Alchemie, Gott der Weisheit und Seelengeleiter in höchstem Ansehen stand. Mit ihm verbunden ist auch die legendäre Gestalt Hermes Trismegistos, der Dreifache an Weisheit, dessen Ursprünge bis in die ägyptische Zeit zurückreichen. Von ihm sollen die hermetischen Schriften und Lehrsätze stammen, die bis heute die Grundlage vieler Einweihungslehren darstellen.

Selbst in der astrologischen Symbolik finden wir die Trinität. Das Zeichen für Merkur (☿) setzt sich als einziges astronomisches Symbol aus den drei Grundelementen von Kreis (Geist), Kreuz (Materie) und Sichel (Seele) zusammen.

59 Den Hermesstab mit zwei Schlangen nennt man Caduceus, während der Stab des Heilgottes Äskulap nur von einer Schlange umwunden wird.

60 Im Ayurveda sind dies die drei Pingalas – die Mitte, um die sich die zwei Schlangen winden. An ihren Kreuzungspunkten liegen die Chakren, die Zentren der Lebensenergie, die mit den Hormondrüsen identisch sind. Der Ursprung der Pingalas sitzt im Becken oder Sexualchakra. Die Ähnlichkeiten sind verblüffend und lassen vermuten, dass die Attribute des Hermes aus der vedischen Kultur stammen.

Quecksilber und Quecksilberverbindungen in der Therapie

Mercurius solubilis Hahnemanni – Turpeth (Labor-Produkt)

In Salpetersäure wird Quecksilber zu gleichen Teilen gelöst. Es bildet sich $Hg_2(NO_3)_2$ Quecksilber(I)-nitrat. Das in Wasser gelöste Quecksilbernitrat wird mit Salmiakgeist versetzt, es fällt dunkles Pulver aus – Mercurius solubilis Hahnemanni, auch Turpethum nigrum genannt.

- **Tiefere bis mittlere Potenzen (D6 bis D12):** Bei chronischen Eiter- und Entzündungsprozessen, Lympherkrankungen, Atemstörungen, viralen Erkrankungen und entzündlichen Hautleiden, Stoffwechselerkrankungen wie Rheuma.
- **Mittlere bis höhere Potenzen (D12 bis D30 und höher):** Bei Stimmungsschwankungen, Persönlichkeitsstörungen, drohendem geistigem Zusammenbruch, Vergesslichkeit und starker Erschöpfung bei gleichzeitiger Unrast; die Nervensymptome entsprechen dem Bild des Merkurialismus (Quecksilbervergiftung); Tremor, Parkinson, neurologische Störungen durch Intoxikationen, Elektrosensibilität.

Mercurius sublimatus corrosivus – Quecksilber(II)-chlorid (Labor-Produkt)

Quecksilber(II)-chlorid entsteht beim Erhitzen von Quecksilber(II)-sulfat mit Natriumchlorid. Der Homöopath James T. Kent sieht keinen wesentlichen Unterschied zu Mercurius solubilis (vgl. Kent, S. 536). Es ist das akuteste Quecksilbermittel.

- **Tiefere bis mittlere Potenzen (D8 bis D12):** Bei Mastitis, bei der Kalomel nicht mehr hilft, bei ätzenden und brennenden Symptomen und Ausscheidungen mit viel Durst, bei Dysenterie, Kolitis und Peritonitis. Passt besonders für sehr aktive, aufgeregte Patienten (vgl. Kent, S. 549).

Mercurius vivus naturalis – natürliches metallisches Quecksilber

- **Tiefere bis mittlere Potenzen (D6 bis D12):** Bei entzündlichen Prozessen mit Beteiligung der Lymphe, Entzündungen der Schleimhäute von Mundhöhle und Magen-Darm, bei eitrigen Entzündungen der Haut, Enteritis. Wirkt in alle Bereiche des Merkur.

Mercurius auratus – Goldamalgam (Labor-Produkt)

Dabei handelt es sich um eine Verreibung aus 1 Teil Gold mit 2 Teilen Quecksilber; bei Weleda als Legierung unter Wärmeeinfluss.

- **In tieferen bis mittleren Potenzen (D6 bis D15):** Bei Gemütsschwankungen mit Depression und bei Gelenkrheuma; von Weleda auch als Ampullen (D15) zur Injektion subkutan am Nacken oder am Locus dolendi; bei Tumorprozessen drüsiger Organe; bei Begleitsymptomen viraler Erkrankungen seelischer Natur mit Erschöpfung und Neuralgien.

Mercurius cyanatus – Quecksilber(II)-cyanid (Labor-Produkt)

Quecksilber(II)-cyanid entsteht beim Lösen von Quecksilber(II)-oxid in Cyanwasserstoffsäure, beim Kochen von Quecksilberoxid mit Berliner Blau oder von schwefelsaurem Quecksilberoxid mit gelbem Blutlaugensalz.[61]

- **In tieferen bis mittleren Potenzen (D6 bis D12):** Bei destruktiv entzündlichen und rheumatischen Erkrankungen, aber auch bei Mukositis und Aphthen, wie sie während einer Chemotherapie vorkommen können; bei übelriechenden Entzündungen im Halsbereich.

Mercurius dulcis – (Kalomel) Quecksilber(I)chlorid (Labor-Produkt)

Quecksilber(I)-chlorid (Kalomel, von altgriechisch καλός kalos »schön« und μέλας melas »schwarz«, also »schönes Schwarz«; früher auch »süßes Quecksilber«)
In der Herstellung wird 1 Teil $HgCl_2$ (Quecksilbersublimat) mit 0,75 Teilen Quecksilber erst durch Reiben und dann durch Sublimation verbunden; man nennt das auch »versüßtes Quecksilber«.
Das Kalomel hat eine stark blutverdünnende Wirkung, weshalb es eine Erleichterung und Beschleunigung der resorbierenden Fähigkeiten auslöst, insbesondere im lymphatischen System.

- **In tieferen Potenzen ab D8:** Bei Prozessen im »unteren Menschen«, wie Gallenblasenleiden, bei Entzündungen mit der Tendenz zu Krämpfen. Kalomel ist ein mild wirkendes Mittel.

Mercurius jodatus ruber – Mercurius bijodatus (Labor-Produkt)

Ist eine Verbindung aus 1 Teil Quecksilber mit 2 Teilen Jod.

- **In tieferen bis mittleren Potenzen (D8 bis D12):** Bei Laryngitis, Tonsillitis – Halsschmerzen (linksseitig! – nach rechts ziehend) mit Brennen, Mundgeruch und starkem Speichelfluss mit metallischem Geschmack.

Zinnober – natürliches Quecksilbersulfid/Cinnabaris – rotes Quecksilbersulfid als Labor-Produkt

Ist ein natürlich vorkommendes Quecksilbersulfid mit sulfurischem Charakter (rote Farbe und Schwefelanteil).

- **In tieferen bis mittleren Potenzen (D6 bis D12):** Bei Geschwürneigung und Eiterbildung unterschiedlicher Genese – ähnlich wirkt Cinnabaris. Bei eitrigen Prozessen in den HNO-Organen (Sinusitis, Tonsillitis) und entsprechenden Begleitsymptomen wie katarrhalischem Kopfschmerz, als Warzenmittel (ähnlich Thuja), bei entzündlichen und neuralgischen Augenleiden, Otitis (Ohrentzündung), Stomatitis und Entzündungen am Zahnfleisch, bei Durchfällen und Dysenterie mit Tenesmen.
- **Mittlere bis höhere Potenzen:** Bei chronischen Eiter- und Entzündungsprozessen, drohendem geistigem Zusammenbruch, Vergesslichkeit und Erschöpfung bei gleichzeitiger Unrast.

---

61 Bei Weleda geht man vom Rinderblut aus, das mit Eisencarbonat (Siderit) und Pottasche zu einer Tierkohle mit hohem Kaliumcyanidgehalt verarbeitet wird. Bei der Herstellung des Mercurius cyanatus wird diese giftige Substanz zunächst durch das Eisen gebunden. Beim Extrahieren der Kohle mit heißem Wasser entsteht das gelbe Blutlaugensalz. Aus diesem wird dann durch Zugabe einer salzsauren Eisenlösung (Ferrum sesquichloratum) ein tiefblaues, schwerlösliches Eisencyanid ausgefällt (Berliner Blau). Dieses muss aber noch zu Quecksilber(II)-cyanid umgewandelt werden. Das geschieht aus dem Zinnober, der fein pulverisiert mit Königswasser erhitzt wird. Dadurch löst sich das Quecksilber aus seiner stabilen Verbindung mit dem Schwefel und wird für die Vereinigung mit dem Cyan bereit. Das Eisen verlässt also seine Cyanverbindung zugunsten des Quecksilbers. Es entsteht Quecksilber(II)-cyanid (Mercurius cyanatus). (Vgl. Korrespondenzblätter für Ärzte Nr. 137, Mai 1994, von Weleda)

Merkurprozesse im Menschen und ihre Analogie zu Quecksilber

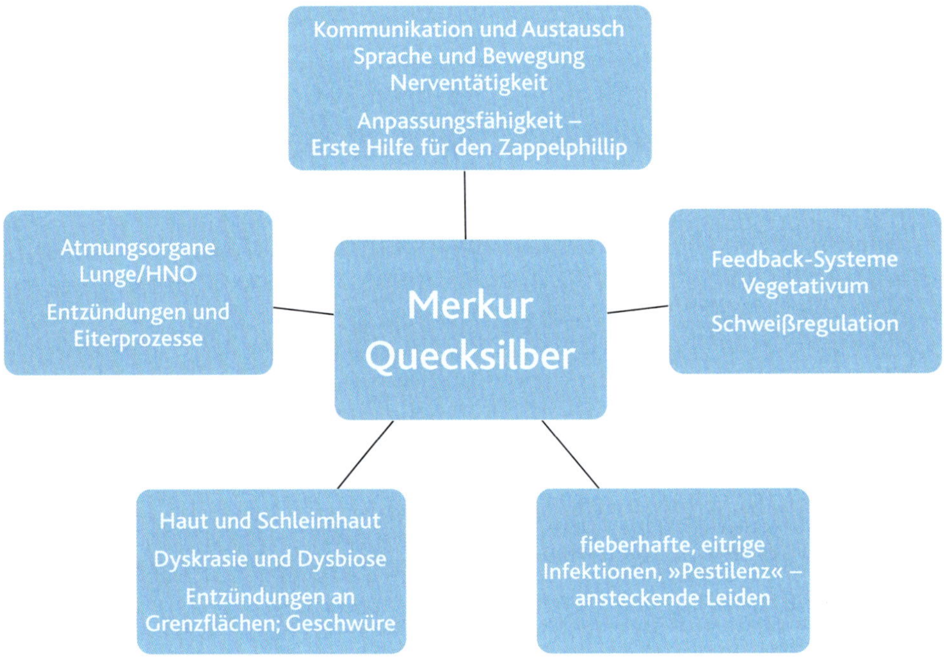

Zonen des Merkur für eine Quecksilbertherapie

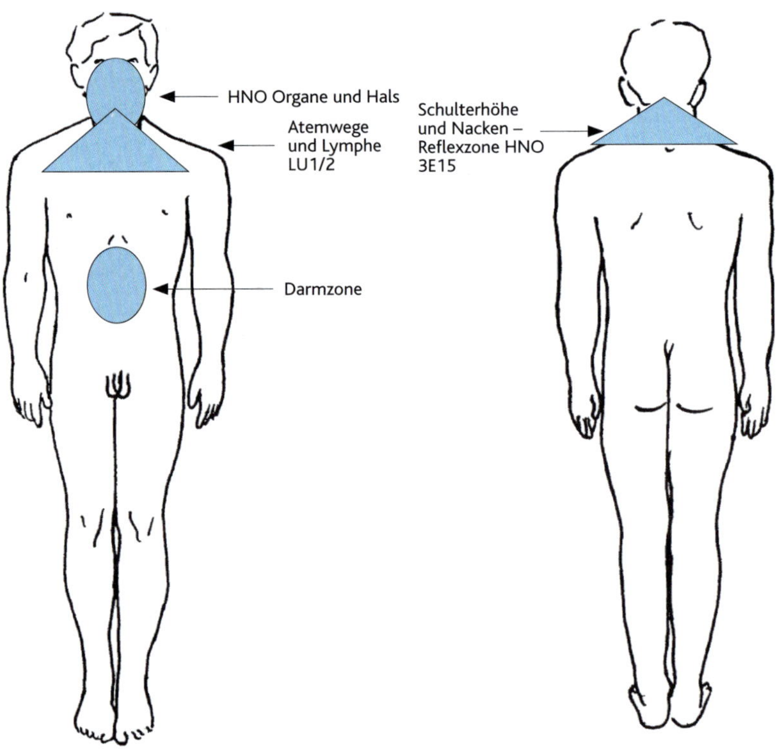

Lebensgeist Mercurius

In der Alchemie bezeichnet man die Trinität als Sal (das Feste), Sulphur (das Brennbare und Gefärbte) und Mercurius (das Flüchtige). – Der Grundpolarität von Sulphur und Mercurius stellte Paracelsus das Sal als Drittes zur Seite. – Zwar stehen die Begriffe auch für Substanzen, aber dies gilt nur insofern, weil die uns bekannten Stoffe Salz, Schwefel und Quecksilber die Qualitäten gut darstellen. Aber im Grunde handelt es sich um Prinzipien, die man auf allen Ebenen der Existenz finden kann (siehe hierzu Amann 2001, S. 193ff.). Paracelsus umschrieb dies mit den Worten: »Holz ist ein Körper. Wenn du es verbrennst, so ist das, was brennt, der Schwefel, der Rauch das Quecksilber (Sublimierung), und was zur Asche wird, ist Salz.« (Paracelsus Bd. I: 68).

Sal verkörpert also die mineralischen Elemente, aus denen sich Materie aufbaut. Daraus wiederum baut sich das Lebendige auf; das geschieht aber nur, wenn sich gleichzeitig Merkur dazugesellt. Dies erfolgt in jeweils eigentümlicher Weise und macht das eigentliche Wesen von etwas aus, eben den Unterschied zwischen Eiche und Linde, beides sind Bäume, die aus ähnlicher Substanz bestehen, aber einen ganz unterschiedlichen Charakter besitzen (= Sulphur). Beide sind jedoch lebendig, und diese Lebensenergie ist der Mercurius. Je schwächer der Mercurius ist, desto mehr zerfällt die Einheit der drei Kräfte, und das Lebendige geht in den Prozess der Auflösung und des Sterbens.

Gesundheit wird in diesem Sinne immer als harmonisches Wechselspiel dieser drei Kräfte begriffen, Krankheit aber als Vereinseitigung gleich einer Waage, die nicht austariert ist, wobei Merkur das Stellgleichgewicht bildet. Die Auflösung des Zusammenhalts wäre dann der Tod, oder wie Paracelsus sagte (Paracelsus, Bd. I: 100): »Ein Baum, der keinen Saft (Quecksilber) mehr hat, verdorrt; wird ihm sein Schwefel genommen, so hat er keine Form. Ohne Salz hat er keine Festigkeit, sondern zerfällt wie ein Fass ohne Reifen.«

Merkur verbindet und gleicht aus, er ist an allen rhythmischen Prozessen beteiligt, er erzeugt Schwingungsgleichgewichte, er wirkt regulierend, anpassend, ausgleichend. So wird er als Homöopathikum zum Heilmittel, wenn der Atemrhythmus, die Darmperistaltik oder der Schlaf-Wach-Rhythmus gestört ist, aber auch der Hautstoffwechsel, zum Beispiel in Bezug auf die Schweißbildung.

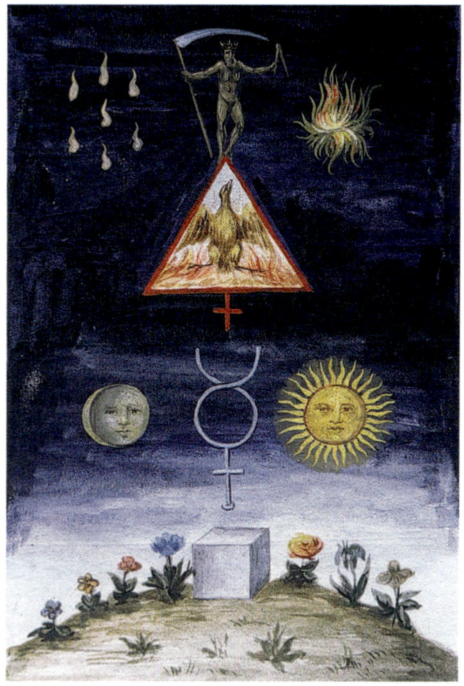

Die Abbildung versucht mehrere Prozesse gleichzeitig darzustellen – man sollte das Bild einmal vertikal und einmal horizontal interpretieren. Immer kommt es zu einer Trinität, jedoch jedes Mal in einem neuen Kontext. Es zeigt den alchemistischen Schöpfungsprozess – über allem steht der Weltenbaumeister als Kronos, ihm zur Seite stehen Feuer und Wasser, unter ihm Sulfur als Phönix. Entscheidend ist die mittlere Ebene, auf der sich Sulfur und Sal als Sonne und Mond gegenüberstehen, und Merkur als ihr Kind die Mitte bildet (Trinität). Alles schwebt über der Erde, die selber durch den Würfel das Sal verkörpert und auf der sieben Blumen wachsen, als Sinnbild für die Manifestation der sieben kosmischen Kräfte. Wichtig ist hier die horizontale Anordnung um den Würfel – die drei Blumen zeigen die Trinität, die vier anderen die Elemente, zusammen sind es entweder addiert sieben (Planeten) oder multipliziert zwölf (Sternzeichen). (*Recueil de manuscrits chymiques,* Handschrift 1760)

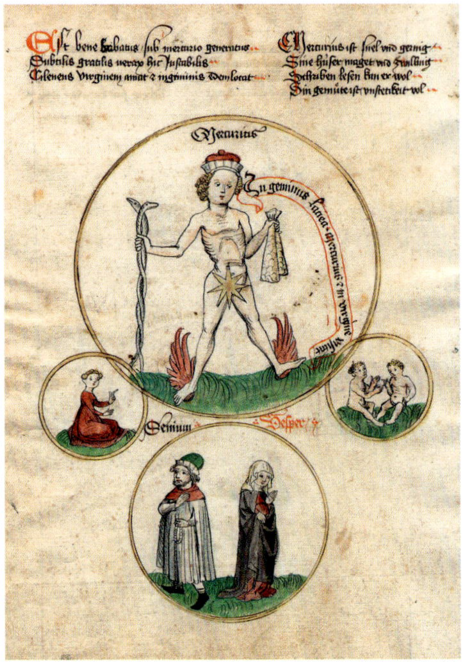

Historische Darstellung der merkuriellen Sternzeichen Zwilling (Atmung) und Jungfrau (Verdauung).

Mercurius ist der Lebensgeist, der bis in die kleinste Ebene das Lebendige durchdringt. Hier zeigt sich eine Affinität zu der flüchtigen Natur von Quecksilber, das es ja auch zu einem tückischen Gift macht, weil es schon unter Normalbedingungen verdampft. Die Durchdringung reicht bis auf die Zellebene. Merkur regiert das Zeichen Zwilling, dem man die Lunge, die HNO-Organe, die Lymphe und die Arme zuordnet. Bewegung, Sprache und Atmung sind merkurielle Prozesse in steter Dynamik – so wie Quecksilber nie zur Ruhe kommt, die feste Form verweigert und zum Verflüchtigen neigt. Entsprechend viele Arzneimittel mit Quecksilber gibt es in der Homöopathie mit Wirkung auf die Atmungsorgane, das lymphatische System und mit Wirkung auf die Grenzflächen von Haut und Schleimhaut, besonders bei Eiterprozessen.

Ein weiteres Wirkungsgebiet von Quecksilber sind sämtliche Drüsenorgane, von der Lymphe bis hin zu Hormondrüsen. Besonders bei Verhärtungen wirkt Mercurius in Potenzen resolvierend und erweichend. Als Bote im Körper steht das Merkurprinzip für Kommunikation und Regulation. Die Nerventätigkeiten und Neurotransmitterfunktionen, aber auch alle Feedback-Mechanismen und speziell das Hormonsystem sind dem Merkur unterstellt.

Eine Vergiftung mit Quecksilber führt zum Merkurialismus und damit zur Entwicklung einer labilen, unsteten, zitternden Persönlichkeit, die an ihrer Unrast irgendwann erschöpft zugrunde geht. Solche Bilder zeigen sich auch bei Vergiftungen mit anderen Schwermetallen und Umweltgiften und bei schweren Nervenleiden wie MS oder Parkinson, für deren Behandlung unter anderem potenziertes Quecksilber infrage kommt.

Merkur ist der Übergang von einer Sphäre in die andere – er empfängt im Frühling Persephone, wenn sie aus der Unterwelt zurückkehrt, und geleitet die Toten zu ihrem Gemahl Hades. Als Herrscher über das Zeichen Zwilling bereitet Merkur die Sommersonnenwende vor, es steht für die Zeit der größten Lichtentfaltung und für dynamische Naturprozesse, die jetzt dem Höhepunkt entgegenstreben. Mit dem Sternzeichen Jungfrau, das den Herbst einläutet und damit auch die zusammenziehenden Naturimpulse, ist Merkur der Wandlende, der Verwandler und der Umwandler.

Das Merkurielle finden wir besonders im Flüssigkeitsorganismus mit seiner sich stets wandelnden Natur: Der Merkur durchzieht den Körper als Flüssigkeit! »Alle Körper haben ihre bestimmten Flüssigkeiten, die zu ihrer Existenz notwendig sind, so hat das Blut eine solche, die Muskeln, die Knochen und das Mark. Diese Flüssigkeit ist Quecksilber …«, heißt es bei Paracelsus (Bd. I: 99). Merkuriell wären also nicht nur Blut und Lymphe, sondern auch Liquor oder die Gelenksflüssigkeit. Mercurius wirkt dort, wo Ausscheidungsprozesse nicht mehr perfekt ablaufen, wo sich Toxine absondern und absetzen wollen und dann zum Beispiel zu katarrhalischen Krankheiten oder Rheuma führen oder die Darmperistaltik stören. Allergische und eitrige Hautleiden bis zur Geschwürbildung sind weitere Indikationsgebiete. Auch Blasenentzündungen gehören hier erwähnt.

Überall, wo es zu Umwandlungen kommt, herrscht das Merkurielle. Hier zeigen sich auch Gründe, warum man Merkur ebenfalls dem Sternzeichen Jungfrau zuordnet, dem die Verdauungsorgane, aber auch die Schleimhäute und der Stoffwechsel zugeordnet sind. Der Darm ist die zentrale Schaltstelle aller alchemistischen Umwandlungsprozesse, so auch die Änderungen von sauer zu basisch, von fest zu flüssig zu gasförmig und wieder zu fest. Merkur ist der große Chemiker, der Al-chemiker. Im Stoffwechsel leitet Merkur den äußeren Verdauungsprozess in den inneren blut- und lymphbildenden über. Aufgearbeitete Quecksilberprodukte haben eine entgiftende Wirkung auf den Darm und unterstützen die natürliche Darmflora. Hier sind vor allem Doldenblütler und Weiden mit ihrem merkuriellen Charakter ideale Ergänzungsmittel. Farne zeigen mit ihren spiraligen Öffnungsgesten und ihrer Blattstruktur, die an Darmzotten erinnert, ebenfalls merkurielle Signaturen. Entsprechend eignet sich zur Sanierung der Darmflora beispielsweise die Kombination von Farnpräparaten in Verbindung mit Quecksilber; eine solche Kombination bieten die Präparate Aquilinum comp. von Wala oder Digestodoron von Weleda mit dem Quecksilberpräparat Colocynthis Similiaplex Tropfen von Pascoe.

Zinnober – die Hochzeit von Sulphur und Mercurius

Spirale und Kugel sind Urformen der Schöpfung. Mit seiner Tendenz zur Kugelform gleicht Quecksilber diesem Urbild, es gleicht auch dem Bild der Zelle in ihrer Kugelgestalt. Innerhalb der Erdentwicklung verdichteten sich die Metalle aus dem luftigen Element in das Wässrige, um als Metall-Adern zu erstarren. Nur das Quecksilber

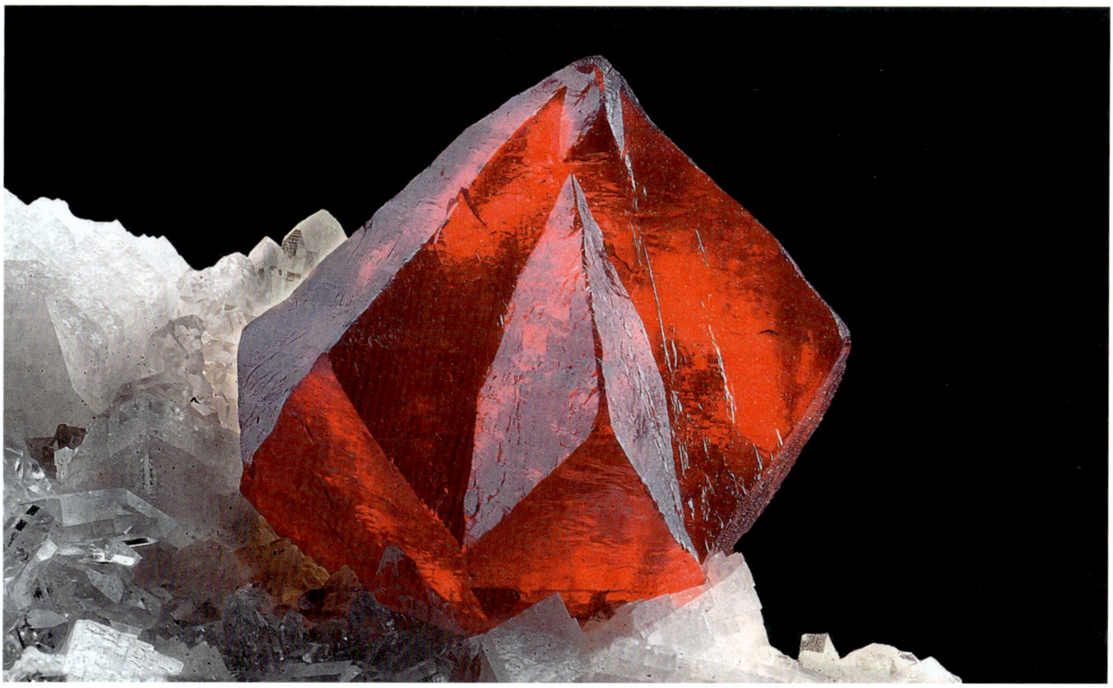

Mit seiner roten Farbe hat Zinnober eine Affinität zum Blutgeschehen und zur Lebenskraft. (Foto: Andreas Schmid)

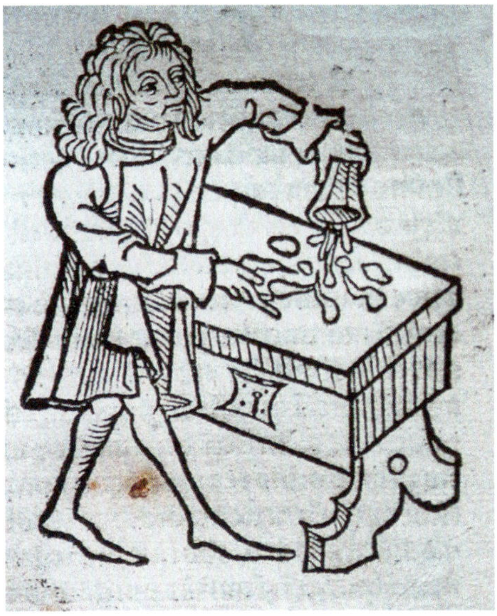

Quecksilber zerläuft auf einem Tisch. (Holzschnitt aus dem *Hortus sanitatis*, 1491)

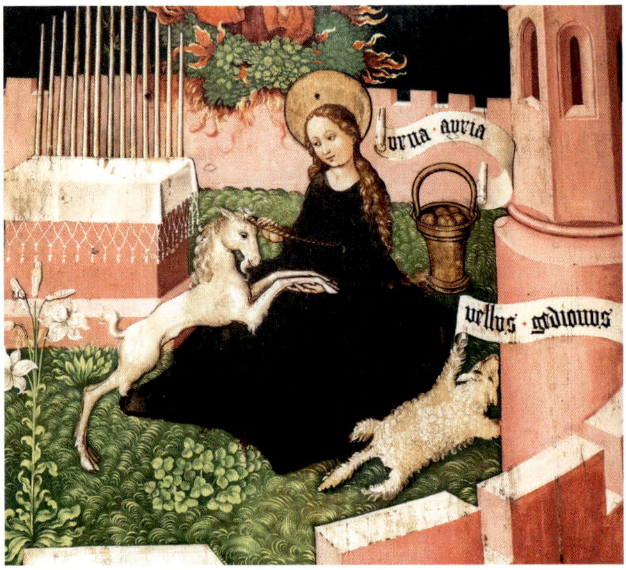

Das Einhorn symbolisiert in der Alchemie das merkurielle Prinzip. Das Fabeltier steht für Sanftmut und Friedfertigkeit und ist ein Sinnbild für Christus. (*Die mystische Jagd*, Detail, Martin Schongauer, um 1470)

hat diesen Verdichtungsprozess nicht mitgemacht. Es hat sich zurückgehalten, ist flüssig geblieben. Die Urform des Quecksilbers ist der Tropfen. Leicht in viele kleine Tropfen auseinandersprühend, fließt es auch schnell wieder zu einem großen Tropfen zusammen. Seine ihm eigene Schwerkraft (es ist schwerer als Blei) offenbaren sich nicht. Quecksilber verdampft leicht bei Zimmertemperatur. Es löst die verfestigten Metalle, so wie das Wasser Salze löst. In seiner Tropfenform ist das Quecksilber das Urbild des merkuriellen Prozesses überhaupt, der die Waage hält zwischen den sich auflösenden, sich in der Wärme verströmenden Sulfurprozessen und den sich in die Schwere und Gestaltung verdichtenden, kalten Salprozessen.

Quecksilber nannte man wegen seiner Beweglichkeit und seiner silbrigen Farbe auch Argentum vivum, »lebendes Silber«, und sein griechischer Name Hydrargyros heißt »flüssiges Silber«. Aber anders als Silber ist Quecksilber eher grau in grau, die Farbe des Nebels, eigentlich verweigert es die Farbe und verschluckt sie.

In der Symbolik ist Mercurius das weiße Einhorn, ein mythisches Fabelwesen, dem man Friedfertigkeit und Sanftmut nachsagt und dass es nur im Schoß einer Jungfrau Zuflucht suchen würde. Es gibt daher auch Darstellungen des Einhorns zu Füßen Marias, stellvertretend für die Befruchtung und die unbefleckte Empfängnis von Christus.

In der alchemistischen Literatur sieht man das Einhorn oft zusammen mit einem Hirschen. Dies ist die Begegnung von Mercurius und Sulphur – die Natur symbolisiert das Sal (siehe Bild auf Seite 95). Quecksilber hat eine starke Affinität zum Schwefel, das Hauptvorkommen ist Quecksilbersulfid (Zinnober). Aus der Vermählung der zwei Substanzen wird das Quecksilber in seiner Natur völlig verwandelt, indem es nun eine feste Struktur bekommt und als weiteres Attribut eine intensive Rotfärbung, die an Edelsteine und an Blut erinnert. Nicht nur die Gestalt ändert sich grundlegend, auch die Giftigkeit nimmt mit der Strukturierung deutlich ab. »In dieser Inflammatio verliert der Schwefel seine Flüchtigkeit, das Quecksilber seinen flüssigen Metallcharakter. Sulfur bringt den Mercurius in einen Zustand, in dem er sich nicht mehr durch Glanz und große Schwere charakterisiert, sondern

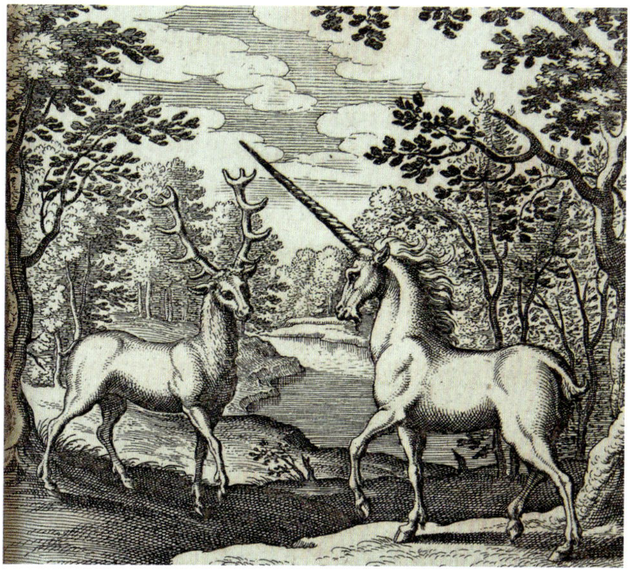

Einhorn (Merkur) und Hirsch (Sulfur) begegnen sich in der Natur (Sal). (*Museum hermeticum,* 1625)

zur reinen Farbe wird. Die Art, wie sich Quecksilber dem Licht verschließt, die Dunkelheit in sich einschließt und der Erdenschwere unterliegt, äußert sich in Verbindung mit dem flüchtigen, brennenden Schwefel in ihrer intensivsten Art – einem dichten, schweren leidenschaftlichen Rot, dessen Komplementärfarbe, ein intensives Blaugrün, der des Quecksilberlichtes entspricht.« (P. Ochsner, S. 288)

»Drachenblut« ist ein alter Name für Zinnober, und als solches diente es symbolisch in der Höhlenmalerei zur Beschwörung der Lebenskraft. Seit dem Altertum wird es auch als Pigment in der Wand-, Tafel- und Buchmalerei eingesetzt.

Aufgrund der sehr stabilen Verbindung von Schwefel und Quecksilber zeigen sich bei Zinnober Anteile beider Arzneimittelbilder – mit einer besonderen Beziehung zum Entzündungsprozess. Man verwendet es in der Homöopathie in der Regel ab D6 bis D30 und höher, es ist in zahlreichen Mercurius-Präparaten enthalten.

Die hauptsächliche Anwendung von Zinnober erfolgt bei entzündlichen Erkrankungen der Atemwege und der HNO-Organe, besonders wenn diese eitrig sind, zum Beispiel Sinusitis, Otitis oder Tonsillitis, aber auch bei Haut- und Schleimhautentzündungen mit Eiterbildung wie Akne oder Furunkulose. Durch den sulfurischen Charakter hat »das Drachenblut« ebenfalls eine besondere Beziehung zum Darm (Sternzeichen Jungfrau).

In der Homöopathie wird meistens das ähnlich wirkende Labor-Produkt Cinnabaris verwendet: »Cinnabaris heilt grünschleimige Durchfälle und Dysenterie.« (Kent, S. 334) Es eignet sich auch als Begleitmittel zur Behandlung einer Dysbiose zum Beispiel nach einer Antibiotikatherapie.

Der merkurielle Charakter von Cinnabaris zeigt eine Affinität zur nervösen Erschöpfung, mit Abgespanntheit, Schlafstörungen und ständiger Unruhe. »Der Cinnabaris-Patient ist empfindlich gegen Aufenthalt im Freien, es tritt dort Verschlimmerung seiner Leiden ein. In der warmen Stube aber ist er frostig. Der Patient ist empfindlich gegen Hitze und Kälte, er braucht eine mittlere Temperatur, sonst erkältet er sich, schwitzt und friert dabei immer mehr.« (Kent, S. 334) – Mit anderen Worten: Zinnober oder Cinnabaris bringen das innere Barometer wieder ins Gleichgewicht.

Einsatzgebiete von Zinnober und Cinnabaris sind daher zum Beispiel auch das Burn-out-Syndrom, das Pfeiffersche Drüsenfieber, allgemein nachlassende Denkkraft und Konzentrationsstörungen, auch ADHS, supraorbitale Migräne und ständige Schweißausbrüche mit Neigung zu Rezidiven der HNO-Symptomatik.

Quecksilberpräparate mit Bezug zu den HNO- und Atmungsorganen

Präparat/Firma	Zusammensetzung	Indikation/ Anwendungsempfehlungen
Agropyron Globuli/Inject (Globuli und Ampullen von Wala)	Agropyron repens D3, Kalium carbonicum aus Buchenasche D9, Taraxacum off. D4, Zinnober D6	Erkältungskrankheiten; Entzündungen im Kopfbereich, Stirnhöhlenkatarrh, eitrige Mandelentzündung, grippaler Infekt
Anginovin HM (Tropfen, Pflüger)	Aconitum D4, Ailanthus altissima D1, Apis D2, Eupatorium perfoliatum D1, Gelsemium D4, Mercurius sublimatus corrosivus D6, Kalium chloratum D4, Tartarus stibiatus D8, Lachesis D8	Fieberhafte akute Entzündungen und Infektionen, auch mit Beteiligung der HNO-Organe; Tonsillitis, Laryngitis, Otitis; grippaler Infekt
Apis/Belladonna cum Mercurio (Globuli und Ampullen von Wala)	Apis D4, Belladonna D3, Mercurius solubilis D14	Tonsillitis, eitrige Haut- und Schleimhautentzündungen
Arum Similiaplex (Tropfen, Pascoe)	Arum triphyllum D4, Ammonium bromatum D3, Hydrastis D4, Mercurius sublimatus corrosivus D8, Belladonna D4	Atemwegsentzündungen mit Heiserkeit
Barium comp. (Trituration, Weleda)	Barium citricum D3, Berberis D3, Conchae D10, Zinnober D6	Hypertrophie der Mandeln; lymphatische Konstitution mit Infektneigung im HNO-Bereich; Neigung zu Polypen
Bryonia Similiaplex (Tropfen, Pascoe)	Bryonia Ø, Echinacea D1, Aconitum D3, Arnica D3, Belladonna D4, China D3, Ipecacuanha D4, Mercurius sublimatus corrosivus D8, Nux vomica D4, Rhus tox. D4, Veratrum album D3, Secale D4	Entzündliche Erkrankungen der oberen Atemwege; Husten, auch seröse Ergüsse
Contrainfect Hevert (Tabletten, Hevert)	Apis D4, Atropinum sulf. D4, Cinnabaris D6, Echinacea D2, Hepar sulfuris D6, Kalium bichromicum D6, Kalium chloratum D4, Lachesis D10, Silicea D3, Spongia D6	Erkältungskrankheiten: Husten – Schnupfen – Heiserkeit
Dolotonsil Hevert (Tabletten, Hevert)	Ammonium bromatum D3, Belladonna D4, Calcium jodatum D4, Echinacea D2, Mentholum D2, Mercurius cyanatus D12	Halsschmerzen als Vorbote eines fieberhaften Infekts
Echinacea/Mercurius comp. Zäpfchen (Wala); in etwas veränderter Dosierung auch unter dem gleichen Namen mit Zusatz »für Kinder«	Apis D3, Argentum met. D18, Belladonna D2, Echinacea Ø, Mercurius solubilis D13	Fieberhafte Erkrankungen, auch mit Eiterbildung; Abszess; Tonsillitis
Euphorbium comp. N, (Nasentropfen, Tropfen und Ampullen von Heel)	Euphorbium D4, Pulsatilla D2, Luffa D2, Hydrargyrum bijodatum D8, Hepar sulfuris D10, Argentum nitricum D10	Schnupfen, Sinusitis

Kalium Chloratum II Similiaplex (Tabletten, Pascoe)	Kalium chloratum D3, Cinnabaris D4, Silicea D12, Stannum jodatum D4, Calcium fluoratum D4, Antimonium sulfuratum aurantiacum D3	(Eitrige) Entzündungen der oberen Luftwege; Halsentzündungen; Tonsillitis
Mato Hevert Erkältungstropfen (Tropfen, Hevert)	Aconitum D4, Ammonium bromatum D4, Belladonna D4, Bryonia D4, China D6, Echinacea D2, Mercurius cyanatus D8, Rhus tox. D4	Schnupfen, fieberhafte Erkältungen, auch mit Eiterbildung, Zerschlagenheitsgefühl und Husten
Metasinusit S (Tropfen, meta Fackler)	Cinnabaris D6, Hydrastis D4, Kalium bichromicum D6, Verbascum D4	Akute und chronische Entzündungen der Nasennebenhöhlen
Pulmo/Mercurius (Ampullen, Wala)	Mercurius vivus D14, Pulmo bovis D5	Bronchitis, Bronchopneumonien, Emphysem (Injektion im Brustraum)
Pyrit/Zinnober (Tabletten, Weleda)	Pyrit D2, Zinnober D20	Entzündungen der oberen Atemwege, absteigende Bronchitis, Laryngitis
Pyrogenium Hanosan (Tropfen und Ampullen von Hanosan) Angabe bezieht sich auf Tropfen; Ampullen haben andere Potenzen	Bryonia D2, Crotalus horridus D8, Echinacea Ø, Kalium chloricum D2, Lachesis D8, Mercurius cyanatus D6, Pyrogenium Nosode D8, Rhus tox. D2	Fieberhafte Infekte mit Eiterprozessen
Sinfrontal (Tabletten, Klein)	Cinnabaris D4, Ferrum phos. D3, Mercurius solubilis D6	Entzündungen der Nebenhöhlen
Sinusitis Hevert Sl (Tabletten, Hevert)	Apis D4, Baptisia D4, Cinnabaris D3, Echinacea D2, Hepar sulfuris D3, Kalium bichromicum D8, Lachesis D8, Luffa D4, Mercurius bijodatus D9, Silicea D2, Spongia D6	Entzündungen, auch eitrige, im Bereich von Hals, Nase, Ohren; Nebenhöhlenentzündung mit abschwellender Wirkung
Tonsillopas (Tropfen und Tabletten von Pascoe)	Baptisia D1, Mercurius cyanatus D8, Ammonium bromatum D4, Kalium bichromicum D4, Kalium chloratum D2, Apisinum D6	Halsentzündungen
Tonsiotren H (Tabletten, DHU)	Atropinum sulfuricum D5, Hepar sulfuris D3, Kalium bichromicum D4, Silicea D2, Mercurius bijodatus D8	Rachenentzündung: Halsschmerzen, Schluckbeschwerden, Schwellungen der Mandeln und Rötungen

Geistträger Atem

»Merkur regiert die Atemluft, das Chaos (Gas), das zwischen Himmel und Erde ist. Die Gestirne strahlen ihre Kräfte in dieses Chaos, und es wird zur Nahrung aller Geschöpfe.« – Dieser merkwürdige Spruch des Paracelsus zeigt die eigentliche Qualität des Merkuriellen: das Allesverbindende, der Raum, die Schwingung und Resonanz und eine geistige Kraft, die alles Lebendige erfüllt. Die Chinesen nennen diese Kraft »Qi«, bei den Griechen hieß sie »Pneuma« und Wilhelm Reich nannte sie »Orgon«. Sauerstoff ist ein Geistträger, mit ihm atmen wir kosmische Energie ein. Der Atemprozess setzt sich ins Innere des Körpers fort, über das Blut mit seiner Bindung an Eisen, bis zur Zelle und zur inneren Atmung, in der sich die gewonnene Essenz aus dem Nahrungsstoffwechsel (Nahrungs-Chi) mit dem Himmels-Chi in einem komplexen alchemistischen Prozess verbindet, um die Lebensessenz zu bilden. Hierbei bildet sich CO_2, das wir über den venösen Kreislauf transportieren und wieder ausatmen. Dieser zutiefst merkurielle Umwandlungsprozess findet in Gegenwart von Mars (Arterien, von Ares-Mars) und Venus (Venen) statt, Symbol hierfür ist auch das Yin-Yang-Symbol und die Welle als Wandlung.

Alle Geistesschulen lehren, auf den Atem zu achten. – Mit dem Einatmen strömt Lebensgeist in uns ein, mit dem Ausatmen verströmen wir uns in die Welt hinein. – Atmen heißt Schwingen zwischen Leben und Sterben. Die Konzentration liegt hierbei auf der Nasenspitze und auf dem Hara, zwei Querfinger unterhalb des Nabels, auch »Meer der Energie« genannt.

Ein gesunder Merkurprozess lässt uns im Atemrhythmus schwingen, und auch andere rhythmische Funktionen wie die Darmperistaltik, der Herzrhythmus oder der Schlaf-Wach-Rhythmus können ihre regulierende Funktion ausüben.

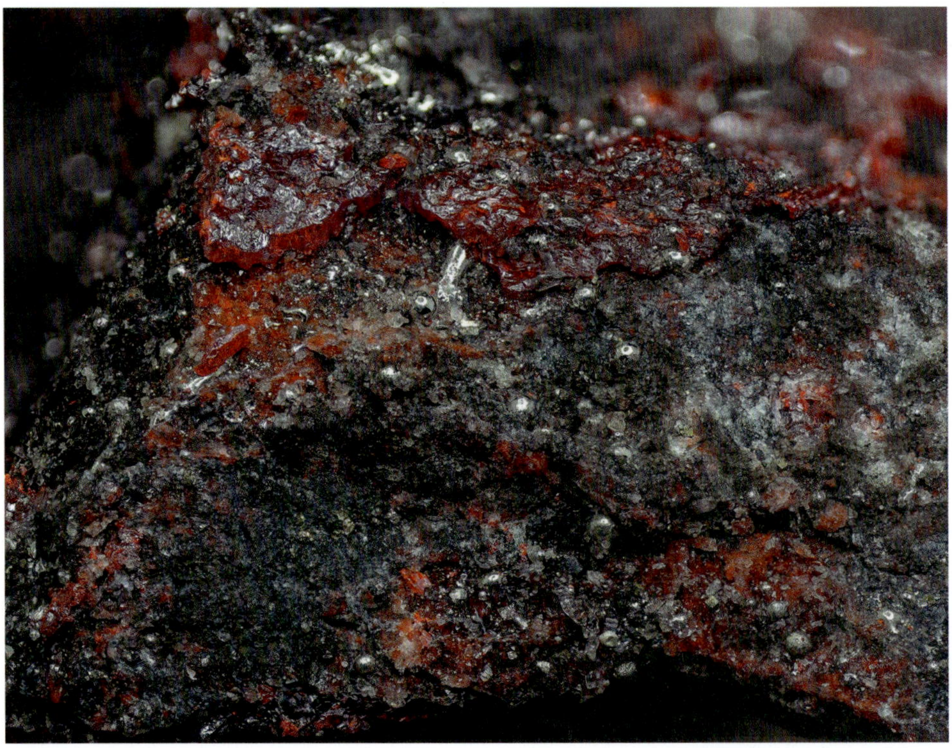

Zinnober mit Quecksilberperlen an der Oberfläche. (Foto: Markus Noller)

Merkurielle Störungen führen beispielsweise zu Atem- und Sprachstörungen[62], vor allem zu Hals-Nasen-Ohren-Erkrankungen und zu Störungen im lymphatischen System, speziell der Tonsillen. Als Außenposten des Körpers finden hier zahlreiche Abwehrprozesse statt, von denen viele in Richtung Eiterbildung gehen, wenn es gilt, Eindringlinge abzuwehren. Sinusitis, Tracheitis, Tonsillitis, Otitis und auch Bronchitis sind typische Indikationen für eine Therapie mit Mercurius – daher auch sein Spitzname »Herr des Eiters«.

Eigentlich kann man alle Quecksilberpräparate nehmen, doch gibt es durchaus feine Unterschiede (siehe Seite 88). – Am meisten werden bei Eiterprozessen neben Cinnabaris, Mercurius solubilis Hahnemanni oder Mercurius corrosivus sublimatus und ab und an auch Mercurius bijodatus eingesetzt, meistens ab D6 oder D8. Der Handel liefert hierfür zahlreiche Präparate, die immer relativ ähnlich zusammengesetzt sind, sodass man tatsächlich die Qual der Wahl hat. Da alle Quecksilberpräparate Reaktionsmittel sind, sollte man sie unbedingt mit weiteren Mitteln mit einem merkuriellen Charakter zur Drainage kombinieren; Kombinationspräparate machen also durchaus Sinn. Hierzu gehören abwehrsteigernde Mittel wie Echinacea, Labiaten mit ihren Gerbstoffen wie Gundermann oder Braunelle, aber auch Pflanzen mit Schleimstoffen und Saponinen wie die Königskerze mit ihrer balsamischen Wirkung auf die Atemwege. – Diese ist Bestandteil des Zinnober-Präparats Metasinusit S von meta Fackler. Typisch sind auch weitere Eitermittel zur Kombination wie Hepar sulfuris oder Silicea und Sulfur, meistens ab D6.

Da Merkur als Attribut die Schlangen hat, dürfte es nicht verwundern, wenn auch Schlangengifte gerne in Rezepten verwendet werden; wegen der antiseptischen Wirkung ist dies vor allem Lachesis. Ein bewährtes Präparat mit einer solchen Zusammensetzung sind Sinusitis Hevert SL Tabletten.

HNO-Erkrankungen sind häufig fieberhaft, um den Eiterprozess besser überwinden zu können. Mercurius ist ein Fiebermittel und passt hier sehr gut zu Silber – ein entsprechendes Präparat wären die Fieberzäpfchen Echinacea/Mercurius comp. von Wala, die es auch speziell für Kinder gibt.

Der Patient, für den sich Mercurius eignet, ist ein wandelndes Barometer. Er verträgt weder Hitze noch Kälte. Wenn er schwitzt (und das tut er viel), deckt er sich ab, was aber ebenfalls als unangenehm empfunden wird (vgl. Kent, S. 536): So ist er voller Unruhe, nie in seiner Mitte und kann sich nicht erholen. Er liebt deshalb gemäßigtes Klima und wird bei Wetterwechsel gerne krank. »Der Mercurius-Patient riecht schlecht. Man spricht vom Quecksilbergeruch. Besonders der Atem ist übelriechend, was man schon merkt, wenn man die Stube betritt. Der Geruch durchdringt den ganzen Raum. Der Schweiß hat einen starken, süßlichen, durchdringenden Geruch. Dieser üble Geruch findet sich überall, im Urin, im Stuhl, im Schweiß.« (Kent, S. 537)

Therapie an den Grenzflächen

Quecksilber wurde in alter Zeit als Allheilmittel gegen Syphilis angewendet, vor allem äußerlich als Salbe, daher der Name Quacksalber.

Viele Hautkrankheiten, die dem Bild der Syphilis ähnlich sind, sprechen auf Mercurius als Heilmittel an. Kent und auch Stübler/Krug beschreiben das »Ekzema mercuriale« mit stark juckenden Pustelausschlägen, kleinsten Bläschen, mit trübem, milchigem Sekret, besonders am Kopf mit Haarausfall, und im Gesicht, stinkend

62 Stottern, Geschwätzigkeit, aber auch Wortkargheit bis zur Sprachlosigkeit – je nach merkurieller Ausprägung

mit gelber Kruste, mit starker eitriger Absonderung, schmerzhaften, tiefen, blutigen Schrunden und Rissen in der Haut der Finger, feucht und nässend.

Beispiele für solche Hautleiden wären Eiterungen, Geschwüre, Hautallergien, Urtikaria, Interdigitalekzeme, Berufsekzeme von Bäckern oder Friseuren, aber auch Dekubitus. – Nicht ohne Grund enthält Traumeel (Heel) Quecksilber. Als Salbe und innerlich als Tabletten oder Tropfen hat sich das Mittel in der Intensivpflege bei Abszessen, Fisteln und Dekubitus bewährt, abgesehen von der Wirkung in der Sportmedizin bei Entzündungen im Gelenks- und Sehnenbereich oder in der Operationsvorbereitung, Begleitung und Nachsorge.

Quecksilber wirkt an den Grenzflächen von Haut und Schleimhaut. Im Darmbereich bei ruhrartigen, blutig-schleimigen und scharfen Stühlen auch mit Tenesmen und oft begleitet mit dem Gefühl, nicht fertig geworden zu sein, oder zum Beispiel bei Colitis, aber auch bei Magen-Darm-Entzündungen und Unverträglichkeiten von Nahrungsmitteln. Im Bereich der Harnorgane gehen die Anwendungsgebiete über eine Blasenentzündung bis hin zur nephrotischen Albuminurie. Der Harndrang ist dabei stechend und schneidend – hier wird Quecksilber zum Ergänzungsmittel von Cantharis.

Quecksilber wird als Gift auch durch den Schweiß, über den Stuhl und den Harn ausgeschieden, der sich hierbei verändert. Angezeigt ist die Anwendung von potenziertem Quecksilber, wenn auch der Schweiß übelriechend ist, genauso wie der Stuhl und der Urin. Der Schweiß bei Mercurius ist ölig, klebrig, nachts verstärkt und bringt bei Störungen des Allgemeinbefindens und den örtlichen Entzündungsschmerzen keine Erleichterung (vgl. Stübler, Krug, S. 831). Wer mehrmals in der Nacht das Hemd wechseln oder auch noch die Bettdecke neu beziehen muss, ist häufig ein Mercurius-Patient.

Typische Anzeigen für Mercurius sind zudem Entzündungsprozesse im lymphatischen Bereich, häufig mit Brennen und Stechen. Somit ist Mercurius das Mittel Nr. 1 bei Tonsillitis. Bewährte Präparate sind hier beispielsweise Tonsiotren von DHU, Tonsillopas von Pascoe oder Apis/Belladonna cum Mercurio von Wala. Bei Lymphknotenentzündungen, Lymphatismus und besonders bei Verhärtungen der Lymphknoten wirkt Mercurius im Sinne einer Lymphdrainage ableitend und erweichend. Auch bei Infektionen mit Lymphbeteiligung wie Epstein Barr ist Mercurius ein probates Mittel. Es ist beispielsweise Bestandteil von Lymphaden von Hevert und Humoval von Steierl.

> *»Mercurius hat die Macht, den ganzen Körper zu erneuern; in ihm sind nämlich das seltsamste Laxativum und Alterativum[63], die nicht ergründet werden können.«*
>
> PARACELSUS, BD. III: 95

63 Laxans – ausleitendes und abführendes Mittel; Alterans – Umstimmungsmittel im Sinne der Säftelehre und der Nerventätigkeit im Vegetativum

Quecksilberpräparate mit Bezug zur Lymphe, zum Immunsystem und zum Stoffwechsel

Präparat/Firma	Zusammensetzung	Indikation/ Anwendungsempfehlungen
Chiroplexan H (Ampullen, Pflüger)	Achillea millefolium D4, Aconitum D4, Arnica D6, Bellis perennis D4, Calendula off. D4, Echinacea angustifolia D3, Echinacea purpurea D4, Hamamelis D4, Hypericum D4, Mercurius solubilis D10	Entzündliche Prozesse, auch mit Nervenschmerzen; zur Injektion in die schmerzhaften Bereiche
Colocynthis Similiaplex (Tabletten, Pascoe)	Colocynthis D3, Magnesium phos. D3, Leptandra D3, Potentilla anserina D3, Thuja D4, Carduus marianus Ø, Mercurius dulcis D8	Darminfektion mit Krämpfen und Durchfall; Gallenblasenentzündung
Glandula suprarenalis sinistra/ Mercurius (Ampullen, Wala)	Glandula suprarenalis sinistra D7, Mercurius vivus D14	Stoffwechselschwäche, Ernährungs- und Aufbaustörungen; Anorexie; chronische Magen-Darm-Leiden
Hepar sulfuris Similiaplex (Tabletten, Pascoe)	Hepar sulfuris D4, D8, Myristica sebifera Ø, Silicea D12, Sulfur jodatum D3, Belladonna D4, Mercurius solubilis D8, Calcium sulfuricum D4	Eiterprozesse von Haut und Schleimhaut; Furunkulose, Abszesse, eitrige Geschwüre, Nagelbetteiterungen
Hirudo comp. (Ampullen und Globuli von Wala)	Aesculus hippocastanum D3, Hamamelis D3, Hirudo medicinalis D7, Mercurius vivus D14, Paeonia off. D3, Pulsatilla D3	Störungen im venösen System; Hämorrhoiden; Krampfadern, Varikosis, Thrombophlebitis
Humoval (Tropfen, Steierl)	Cistus canadensis D6, Acidum silicicum D8, Mercurius solubilis D8	Zur Aktivierung des Lymphsystems; zur Ausleitung über die Lymphe bei chronisch rezidivierenden Infekten; zur Anregung des Lymphflusses
Ledum Similiaplex (Tropfen, Pascoe)	Ledum D2, Rhus tox D4, Colchicum D4, Bryonia D6, Clematis D4, Urtica D2, Alsine (= Stellaria) media D2, Mercurius solubilis D9	Hyperurikämie; Rheuma; gichtisch-rheumatische Diathese
Lycopodium comp. (Globuli und Ampullen von Wala)	Berberis D2, Lycopodium D4, Mercurius dulcis D9, Natrium sulf. D9, Carduus marianus D3	Gallenblasenerkrankungen; Obstipation; Adjuvans in der Tumortherapie; Stoffwechselschwäche im Leber-Galle-Bereich
Lymphaden Hevert Inject (Ampullen, Hevert)	Arsenicum album D6, Clematis D3, Lachesis D8, Mercurius cyanatus D8, Phytolacca D6, Rhus tox. D4, Scrophularia nodosa D3, Sulfur D6, Thuja D2	Schwäche des lymphatischen Systems, Abwehrschwäche, erschöpfende Infektionskrankheiten, Epstein Barr Infektionen; zur Ableitung über die Lymphe bei silent Inflamations, Anregung der Lymphzirkulation

Lymphadem Hevert Complex (Tabletten, Hevert)	Arsenicum album D6, Clematis D2, Conium D4, Lachesis D6, Mercurius bijodatus D8, Phytolacca D4, Rhus tox. D4, Scrophularia nodosa D3, Sulfur D6	Schwäche des lymphatischen Systems, Abwehrschwäche, erschöpfende Infektionskrankheiten, Epstein Barr Infektionen; zur Ableitung über die Lymphe bei silent Inflamations, Anregung der Lymphzirkulation
Lymphdiaral DS (Salbe, Pascoe)	Conium D2, Colchicum D4, Mercurius bijodatus D5, Stibium sulfuratum nigrum D2, Calendula Ø	Resolvens, erweichend bei Lymphknotenverhärtung und -vergrößerung; auch bei Struma nodosa und Mastopathie
Lymphdiaral sensitive Salbe N (Pascoe)	Conium D2, Mercurius bijodatus D5, Stibium sulfuratum nigrum D1, Calendula Ø	Resolvens, erweichend bei Lymphknotenverhärtung und -vergrößerung; auch bei Struma nodosa und Mastopathie
Nasturtium Mercurio cultum Rh D3 (Tropfen, Weleda)	Vegetabilisiertes Quecksilber mit Brunnenkresse	Entzündliche Prozesse im Schleimhautbereich; Darmdysbiose
Pascorenal-Injectopas (Ampullen, Pascoe)	Apis Ø, Belladonna D2, Cantharis D4, Mercurius sublimatus corrosivus D6	Zystitis, auch mit Fieber; Injektion im Blasenbereich
Pflügerplex Uva ursi 358 (Tabletten, Pflüger)	Aconitum D4, Arctostaphylos uva-ursi D2, Colocynthis D4, Mercurius sublimatus corrosivus D8, Cantharis D4, Dulcamara D3, Thuja D3	Verkühlung mit Blaseninfekt; Zystitis, Urethritis
Phönix Arsenicum spag. (Tropfen, Phönix Laboratorium)	Acidum arsenicosum spag. D4, Arnica D2, Bolus alba spag. Ø, Camphora D3, Cuprum sulfuricum D4, Hydrargyrum bichloratum spag. D6, Kalium nitricum D3, Stibium sulf. nigrum D8, Tartarus depuratus spag. Ø	Zur allgemeinen Entgiftung und Entlastung des Stoffwechsels, speziell bei brennenden Symptomen
Scrophularia Similiaplex (Tropfen, Pascoe)	Scrophularia nodosa Ø, Thuja Ø, Thuja D6, Phytolacca D4, Stibium sulf. nigrum D12, Arsenicum album D12, Mercurius bijodatus D14	Lymphknotenentzündung, auch in Begleitung von Tonsillitis; brennende Schmerzen im Lymphbereich
Thuja comp. N (Trituration, Weleda)	Argentum met. D3, Mercurius vivus D6, Thuja D6	Harnwegsinfekte, auch rezidivierende
Thymus/Mercurius (Ampullen und Globuli von Wala)	Glandula thymi bovis D7, Mercurius vivus D14	Abwehrschwäche; Status nach Infektionen mit Schwäche (z. B. Epstein Barr); Injektion im Brustbeinbereich
Traumeel (Tropfen, Tabletten, Ampullen und Salbe von Heel) – Salbe und Ampullen enthalten tiefere Potenzen. Die Angabe bezieht sich auf Tabletten und Tropfen.	Achillea millefolium D3, Belladonna D4, Aconitum D3, Chamomilla D3, Symphytum D8, Mercurius sol. D8, Hepar sulfuris D8, Calendula D2, Hamamelis D2, Bellis perennis D2, Echinacea D2, Hypericum D2, Arnica D2	Entzündliche Gewebeprozesse, auch mit Eiter; OP-Vorbereitung und Begleitung; Sportmedizin: Status nach körperlichem Trauma; Entzündungen im Bänder- und Sehnenbereich

Quecksilber als Gift

Paracelsus hatte durch seinen Vater, der als Arzt für die Fugger tätig war, schon als junger Mann viele Kenntnisse im Bergbau gewinnen können. Denn neben seiner ärztlichen Tätigkeit war der Vater auch in der Scheidekunst (Chemie) bewandert. Später widmete Paracelsus eine Reihe seiner Schriften dem Thema Bergbau, Scheidekunst und den Problemen von Bergarbeitern – er gilt damit für viele sogar als Begründer der Arbeits- und Umweltmedizin. Sein Buch über die Bergsucht ist dabei besonders wichtig. Hier beschreibt er Vergiftungserscheinungen verschiedener Metalle wie Quecksilber, Arsen und Blei, und überlegt, wie eine Vergiftung funktioniert und welche Gegenmaßnahmen man ergreifen kann. Er schrieb beispielsweise: »Die Leute in der Wäscherei, in Silber-, Gold-, Salz-, Alaun-, Schwefelbergwerken oder in der Vitriolsiederei, in Blei-, Kupfer-, Zwitter-, Eisen- oder Quecksilberbergwerken, die solches Erz bauen, verfallen in die Lungensucht, in Schwindsucht des Leibes, in Magengeschwüre; alle diese heißen bergsüchtig. Wisset ferner, dass von diesen Krankheiten nichts bei den alten Skribenten gefunden wird. Daher sind sie bis jetzt unbeschrieben geblieben und auch die Heilung wurde ausgelassen.« (Paracelsus, Bd. II: 375) An anderer Stelle schrieb er: »Ich habe erwähnt, dass es drei Vorgänge gibt (welche zur Exaltation/Krankheit führen): Der eine bewirkt den jähen Tod in allen seinen Formen, es ist die Destillation des Quecksilbers. Der zweite bewirkt Podagra, Chiagra und Gelenkerkrankungen, es ist die Präzipitation des Quecksilbers. Der dritte bewirkt Wahnsinn und Tobsucht, es ist die Sublimation des Quecksilbers.« (Paracelsus, Bd. I: 117). »Destilliert« entspräche der direkten Aufnahme und Verstoffwechselung, also die akute Vergiftung, die zum Tode führen kann. Wenn Stoffe im Körper abgelagert werden und als Depotgifte wirken – er führt das Beispiel der gichtisch-rheumatischen Diathese an – verwendet er den Begriff »Präzipitation«. Der dritte Zustand betrifft die Wirkung als »sublimes«, fein verteiltes Gift, kaum messbar, aber nachhaltig wirkend, zum Beispiel als Umweltgift – hier sieht er betont die Wirkung auf das Nervensystem.

Die tückische Giftigkeit von Quecksilber ist unter dem Begriff Merkurialismus also schon lange bekannt gewesen, nicht erst seit der Amalgamdiskussion unserer Tage. Der Leser mag es kaum glauben, aber manche Zahnärzte verwenden immer noch Zahnamalgam, trotz aller Warnungen. Der Stoff ist eben billig, haltbar und leicht zu verarbeiten. Auch in anderen Arzneimitteln, Impfstoffen und Pestiziden, in der Elektrochemie oder als Amalgam zur Metallgewinnung, nutzt man Quecksilber.

Der Metallcharakter von Quecksilber zeigt einen starken Bezug zum Nervensystem mit starkem Zittern, unkontrollier-

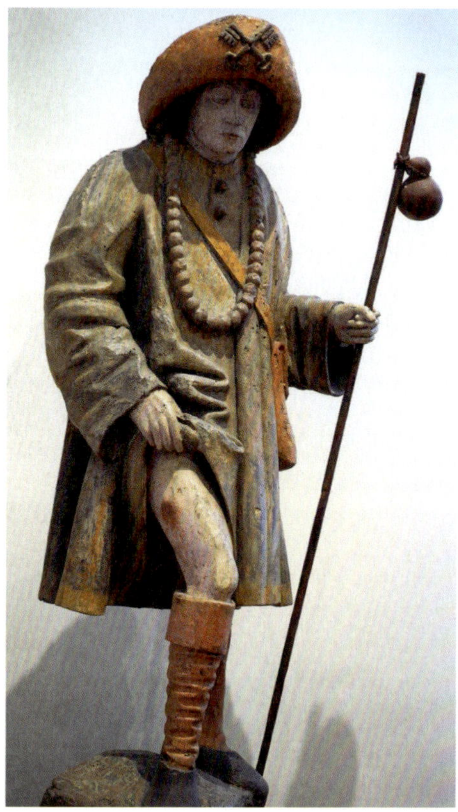

Rochus ist der Schutzpatron bei Pest und Syphilis und der Schutzheilige der Ärzte und Hospize. (Holzskulptur, 16. Jahrhundert)

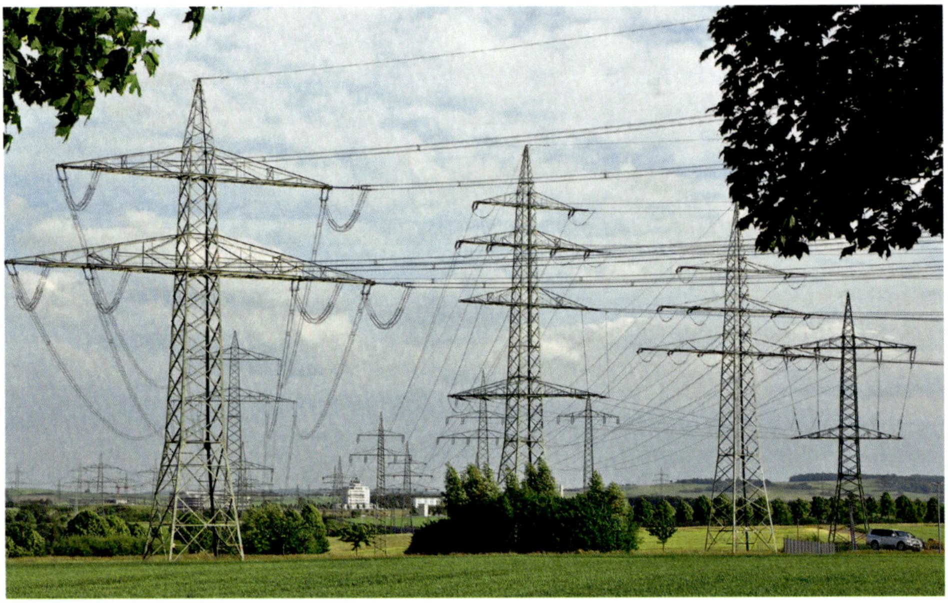

Elektromagnetische Felder und die Hochfrequenztechnik sind der Merkur unserer Zeit.

ten Schweißausbrüchen, einer schleichenden Zerstörung der lebenswichtigen Organfunktionen und einem Zerfall der Persönlichkeit – ähnlich, wie man dies von der Syphilis her kennt. Daher wurde schon bald daran gedacht, es auch als Mittel bei der Syphilis auszuprobieren, da es sich als Geschwürsalbe schon seit der Antike allgemeiner Beliebtheit erfreute. Erst mit der Ära der Antibiotika endete diese Karriere. In der Homöopathie spricht man vom »lucsinischen Miasma«, für das man potenziertes Quecksilber als Heilmittel verwendet. Das Arzneimittelbild baut deutlich auf den Vergiftungssymptomen auf, die der Lues in den unterschiedlichen Stadien entsprechen.[64]

Quecksilber wird in komplexer Verbindung und schwerlöslich im reticulo-endothelialen Geweben abgelagert (vgl. Stübler, Krug, S. 820); das Retikuloendotheliale System (RES) besteht aus den Zellen des retikulären Bindegewebes, die zu Phagozytose und Speicherung von Stoffen fähig sind. Sie sind ein wesentlicher Teil des Immunsystems und der körpereigenen Entgiftung, die durch die Aufnahme von Quecksilber blockiert werden. Die leichte Oxidierbarkeit und Löslichkeit des Quecksilbers im Organismus führt zur Bildung metallorganischer Verbindungen. Gebunden an lipophiele Gruppen, überwindet das Metall relativ einfach die speziell gestalteten Membranen zu Geweben, zum Gehirn oder zum Fötus. In der Natur reichern vor allem Meerestiere, Pilze und Bakterien Quecksilber als Thiol- und Methylverbindungen an. Über die Nahrungskette gelangt es in den Darm des Menschen, und es erfolgt eine Resorption und Speicherung im Fettgewebe. Allein aus diesem Grunde kann es bei Fastenkuren oder anderen Gründen, bei denen ein Abbau von Fettgewebe stattfindet, durchaus zur Freisetzung von Giftdepots kommen. Deswegen sollte man Kuren nicht radikal durchführen, sondern mit ausleitenden Methoden beglei-

64 Die luesinische Diathese bezieht sich auf die Miasmenlehre Hahnemanns, nach der es drei Grundursachen von Krankheiten gibt, in Anhängigkeit von kulturgeschichtlichen und entwicklungsgeschichtlichen Phänomenen über Generationen: Psora – Krätze, Sykose – Gonorrhoe, Lues – Syphilis.

ten (siehe unten). Auch das Herausbohren von Amalgamplomben führt in der Regel zu einer extremen Belastung mit Quecksilber in feinster Verteilung, deswegen darf dies ebenfalls nicht ohne therapeutische Begleitung erfolgen.

Heutzutage gibt es noch ein weiteres Problem, das das Thema Quecksilber verschärft. Zu nennen sind hier zum Beispiel elektromagnetische Felder, die biochemische Abläufe ebenfalls verändern und behindern. Die Erforschung einer möglichen Wechselwirkung von Metallen im Körper und deren verstärkte Wirkung auf das Immunsystem in Verbindung mit Elektrosmog wird praktisch nicht vorgenommen – wobei jeder Praktiker hier eindeutige Hinweise findet. Merkur ist eben nicht nur der Gott der Heilkunst, sondern auch der Kaufleute, und wenn es ums Geschäft geht, hat die Gesundheit keine Lobby.

Die Ausleitung von Schwermetallen

So wie Quecksilber praktisch in jede Ritze und jede Pore eindringen kann, sollte es doch eigentlich auch den Körper wieder verlassen können. Leider ist dies nicht so einfach, wie man denken könnte, schließlich ist es im Körper abgelagert und an körpereigene Stoffe gebunden.

Normalerweise erfolgt die Ausscheidung von Quecksilber über den Stuhlgang und Urin, aber auch der Atem und vor allem der Schweiß sind Austrittspforten. Um diese zu nutzen, muss man das Quecksilber aus seinen Depots erst lösen (sublimieren) – dies wusste bereits Paracelsus, als er schrieb: »Der tote Mercurius muss lebendig[65] gemacht werden.« (Paracelsus, Bd. II: 433) Doch dies allein genügt nicht, denn seiner Natur folgend, würde es umgehend wieder vom Organismus angereichert werden, außer man beachtet folgenden Rat des Paracelsus: »Wenn der Mercurius gelöst wird, muss er koaguliert und gefestigt werden, wie durch die Alchemie.« (Bd. II: 502) Der magische Dreiklang lautet daher: Lösen (diaphoretisch machen) – Binden (koagulieren) – Ausscheiden (eliminieren). Dann fehlt noch der schwierige und letzte Schritt, dafür zu sorgen, dass keine erneute Vergiftung eintritt, was angesichts unserer belasteten Umwelt nicht so einfach ist.

Diese ohnehin schwierigen Aufgaben werden durch Tausende von Umweltchemikalien konterkariert. Viele von ihnen haben eine vergleichbare Wirkung, denken wir an Glyphosat, Dioxine, Blei, Antimon usw., dann auch noch die toxische Wirkung von atomarer Strahlung, die seit Ende des Zweiten Weltkrieges Mensch und Umwelt belasten. Es ist immer wieder ein Wunder, dass es uns eigentlich noch gibt – der Grund ist der innere Alchemist, von dem in diesem Buch immer wieder die Rede ist. Diesen zu unterstützen und die Ausscheidung zu fördern, ist eine Herkulesaufgabe geworden.

Im Prinzip gibt es keinen Menschen mehr, der nicht in irgendeiner Form Umweltgifte in sich trägt. Im wahrsten Sinne des Wortes nehmen wir diese Gifte bereits mit der Muttermilch auf. Man kann höchstens die Mengen reduzieren, die Rahmenbedingungen etwas ändern und auf seinen Lebensstil achten, was auch dringend anzuraten ist, aber entkommen kann man den Giften nicht. Also ist die Entgiftung die Basis der Behandlung geworden. Schon Pfarrer Kneipp soll auf die Frage nach den drei wichtigsten Therapieverfahren geantwortet haben: 1. Entgiften, 2. Entgiften und 3. Entgiften – und er hat recht!

Aus den Schriften alter Meister wie Paracelsus und Autoren, die sich auf ihn berufen, wie Bernhard Aschner oder Heinrich Honegger, kann man sich viele Anregungen holen. In ihrem Beitrag in dem

65 Er spricht auch von diaphoretisch = ins Schwitzen, zur Verdunstung bringen.

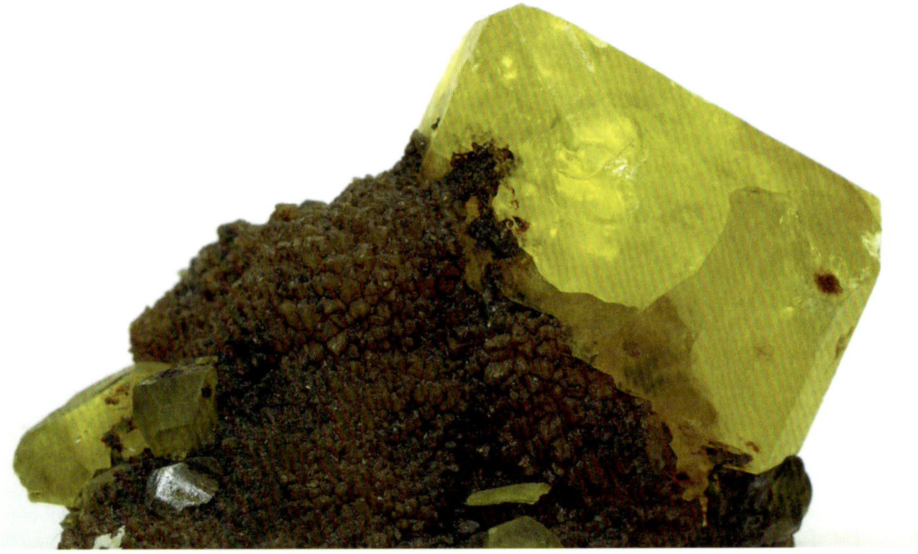

Schwefel ist eines der wichtigsten Ausleitungsmittel, besonders bei einer Belastung durch Quecksilber und andere Schwermetalle.

Gemeinschaftswerk Paracelsusmedizin hat die Apothekerin Patricia Ochsner diese Ideen brillant zusammengefasst.

Die wichtigste Substanz zur Ausleitung von Quecksilberdepots ist der Schwefel, der dem Metall ja eine feste Form gibt. Schwefel mobilisiert gespeichertes Quecksilber und fördert die Ausscheidung; auch Schwefelbäder bewirken dies (vgl. Stübler/Krug, S. 820). Hierfür werden heute neben homöopathischem Sulfur (D6 bis D12) vor allem Schwefelpräparate DMPS/DMSA als Chelatbildner oral oder als Infusion verwendet. (Bei dieser Therapie muss unbedingt der Zinkspiegel aufgefüllt werden, zum Beispiel mit Zinkorot 25.) Schwefel wirkt auf der humoralen Ebene ausleitend. Die Therapie wird ergänzt durch sulfurische Pflanzen, die Senfölglykoside enthalten und die man traditionell zur Entgiftung von Umweltgiften verwendet – wie Bärlauch, Zwiebeln und Knoblauch (vergleiche Blei und Antimon) – und mit Arsen, das gut zu Sulfur passt und die Entgiftungsfunktionen auf zellulärer Ebene anregt. Nach dem Motto: Gift gegen Gift.

Um die gelösten Toxine auch auszuscheiden, benötigt die Niere anregende Pflanzen wie Goldrute, Löwenzahn und Birke, die in keinem Entgiftungskonzept fehlen dürfen, und natürlich viel gutes Wasser zur Nierenanregung – damit ist aber kein Leitungswasser gemeint, das chemisch behandelt wurde, sondern energetisch hochwertiges Wasser (zum Beispiel Hornberger Lebensquell, Lauretana).

In der Volksmedizin verwendet man zum Lösen und Ausscheiden von Metallen gerne Gerbstoffdrogen wie Gundermann, Odermennig und Walnussblätter und vor allem Doldenblütler, vor allem Korianderkraut, aber auch Liebstöckel und Algenpräparate (Spirulina, Chlorella) – siehe Praxistipp rechts.

Wichtig ist die Ergänzung mit dem Jupitermetall Zinn und eine Lebertherapie auf der Basis von Mariendistel, Schöllkraut und Bitterstoffen. »Bitter macht das Herz froh«, heißt es im Volksmund, dies gilt gleichermaßen für den inneren Alchemisten. Jupiter und Merkur sind auf der Planetenebene Gegenspieler, die sich im Gleichgewicht halten.

Der Gewebeentgiftung dient das Zinnpräparat Metasilicea S, am besten in Kombination mit Metamarianum B12N als Ama-

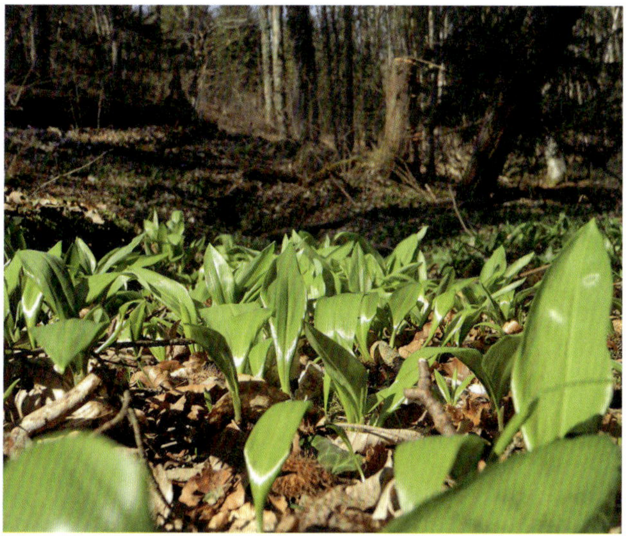

Sulfurische Wirkstoffe, zum Beispiel Senföle in Pflanzen wie Brunnenkresse, Bärlauch (Bild) oder Zwiebel, ergänzen die Therapie mit Schwefel.

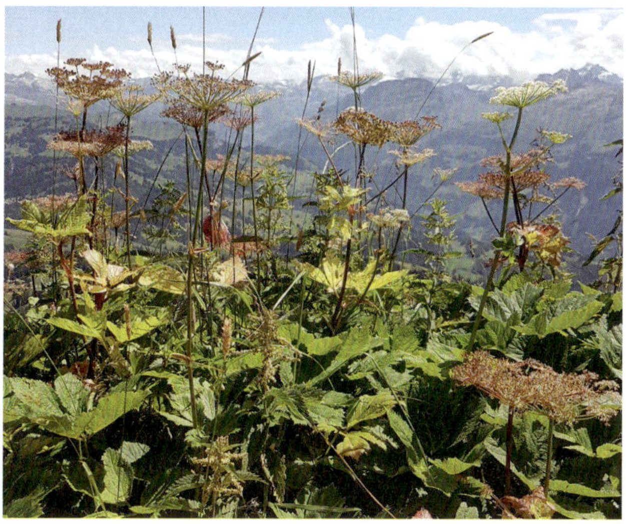

Doldenblütler, wie hier die Meisterwurz, zählen durch ihren Aufbau zu den merkuriellen Pflanzen; Paracelsus verwendete sie zur Ausleitung von Giftstoffen und zur Anregung des Immunsystems.

rum. Zu den anregenden Mitteln auf die innere Alchemie gehören auch aromatische Bitterstoffdrogen, darunter Doldenblütler wie Engelwurz und Meisterwurz, beide sind Klassiker in Lebenselixieren.

Praxistipp: Die Ausleitung von Umweltgiften

Das Therapiekonzept soll die Ausleitung von Umweltgiften über Leber und Nieren anregen und deren Organfunktionen stärken. Es folgt dem Gedanken: Lösen – Binden – Ausleiten. Die Anwendung erfolgt kurmäßig über etwa sieben Wochen und länger, möglichst im Frühjahr; eventuell mit einer Wiederholung im Herbst.

Trio von Nestmann zur Ausleitung:

- Bärlau (Bärlauchextrakt) Kapseln von Nestman, 3-mal täglich 1 Kapsel
- Nepro-rella Tabletten (Nestmann), 3-mal täglich 2 Tabletten zerkauen und einspeicheln
- Cilantris Essenz (Nestmann), 3-mal täglich 10 Tropfen (zusammen mit unten genannter Mischung einnehmen

Zur Anregung der Leberfunktion und zur allgemeinen Ausleitung:

- Metamarianum B12 N (Tropfen von meta Fackler), nach dem Mittagessen und am späteren Abend 15 bis 20 Tropfen in etwas Wasser einspeicheln

Ergänzend oder alternativ ist eine Mischung zur Erhöhung der Reaktionsbereitschaft, um Umweltgifte auszuleiten, aus:

- Arsenicum album D12
- Cichorium intybus Ø (Ceres)
- Plumbum metallicum D12
- Angelica archangelica Ø (Ceres)
- Sulfur D6

Jeweils 20 Milliliter über die Apotheke mischen lassen (siehe Seite 292). Etwa 3-mal täglich 15 bis 20 Tropfen. Alternativ kann man auch an Derivatio von Pflüger denken.

Generell sollte man folgende Teemischung zur Anregung der Nieren anwenden:

- Goldrute (4 Teile), Birkenblätter (2 Teile), Klettenwurzel (1 Teil), Hauhechelwurzel (1 Teil), Odermennig (2 Teile); als Infus zubereiten und mehrere Tassen täglich trinken

Vom Zappelphilipp zu ADHS

Der Zeitgeist ist vom Merkur geprägt. Der merkurielle Unruhegeist hat sich der Menschheit bemächtigt. Informationsaustausch, Kommunikation, Handel und Reisen haben eine noch nie gekannte Intensität angenommen. Spontanität, Erfindungsreichtum, Flexibilität und die Bereitschaft, 24 Stunden am Tag am Informationsfluss teilzuhaben, machen den modernen Menschen aus. Alles muss schnell gehen, Multitasking, Selbstoptimierung, Fast Food auf allen Ebenen. Auf der Strecke bleiben Achtsamkeit, innere und äußere Ruhe, Gelassenheit und Zeit für die Muse.

Die ganze Welt ist in einem rasanten Bewegungsimpuls gefangen, ganz wie das Metall Quecksilber. Informationen sind nicht mehr niedergeschrieben, fixiert, sondern virtuell, sozusagen merkuriell und gasförmig, im Raum. Das Salprinzip im Bereich der Wissensvermittlung existiert praktisch nicht mehr, die Cloud ersetzt das Buch. Spiegelbildlich lässt die allgemeine Konzentration nach – die Fähigkeit zur Resilienz, seinen Geist zu fokussieren und in eine geistige Mitte zu bringen, wird für viele immer mehr zum Problem. Alles steht im wahrsten Sinne des Wortes unter Strom und ist dabei sich zu überhitzen, bis die Batterien leer sind.

Wenn der Merkur flügellahm wird, haben wir im Seelisch-Geistigen den Burnout, im Technischen den Blackout. Oder, wie nunmehr 2020 geschehen, bleibt alles erstarrt stehen, weil ein ominöses Virus die Menschen in Schrecken versetzt. Typisch für die Reaktionsmuster bei dieser Pandemie ist die mediale Verbreitung und die Entscheidungslage aufgrund von Algorithmen und nicht mehr aufgrund von Erfahrung. Geprägt ist diese Zeit von einer astrologischen Konjunktion von Pluto und Saturn im Steinbock und einer Mondfinsternis am 10.01.2020, die zeitgleich mit dem Beginn der Pandemie stattfand. Doch diese Pandemie hat vor allem den Geist infiziert, der sich verhält, als befänden wir uns in der Mitte des 14. Jahrhunderts zu Zeiten der großen Pest. Ähnliche Konstellationen findet man oft in der Mundan-Astrologie, zum Beispiel zu Beginn von großen Kriegen und Seuchenzügen. Merkur gesellte sich dabei als Brandbeschleuniger hinzu. Saturn steht für jegliche Art von Struktur, Pluto für die Umwälzung gleich einem Vulkanausbruch, der sich lange ankündigt, dann aber für alle unberechenbar geschieht. Pluto steht auch für das Stirb-und-Werde. In alter Zeit wandte man sich dabei an den Pestengel Raphael, den man auch dem Mars zuordnet. Er schenkt uns das Eisen, aber auch das Quecksilber, um daraus ein Pharmakon zu machen. Eisen und Quecksilber in der richtigen Weise verarbeitet, sind bewährte Arzneien in Zeiten der »Pestilenz«. Darunter verstand man früher jede Form von Seu-

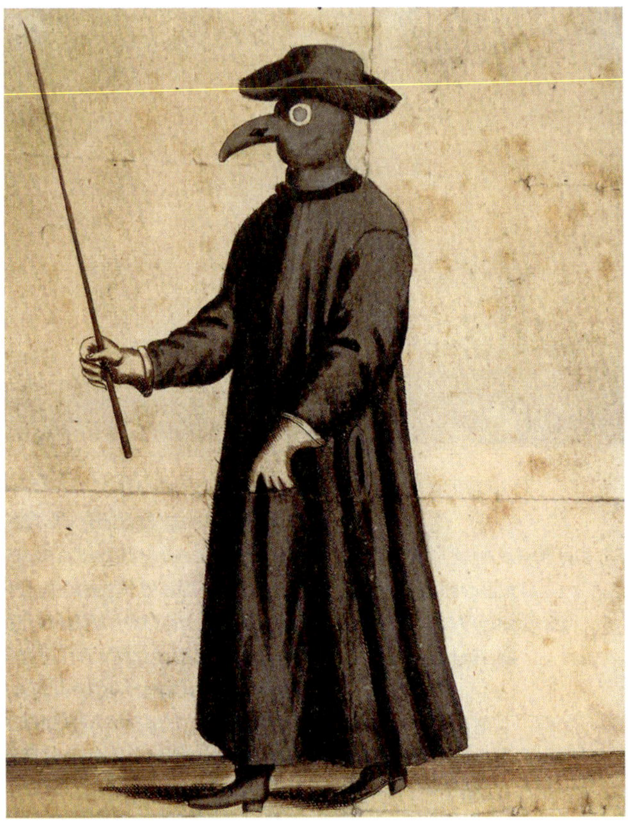

Im Quecksilber sah Paracelsus eine wirkungsvolle Arznei gegen die Pestilenz. Darunter verstand man zu seiner Zeit alle seuchenartigen Krankheiten. (Pestarzt in Schutzkleidung, um 1725)

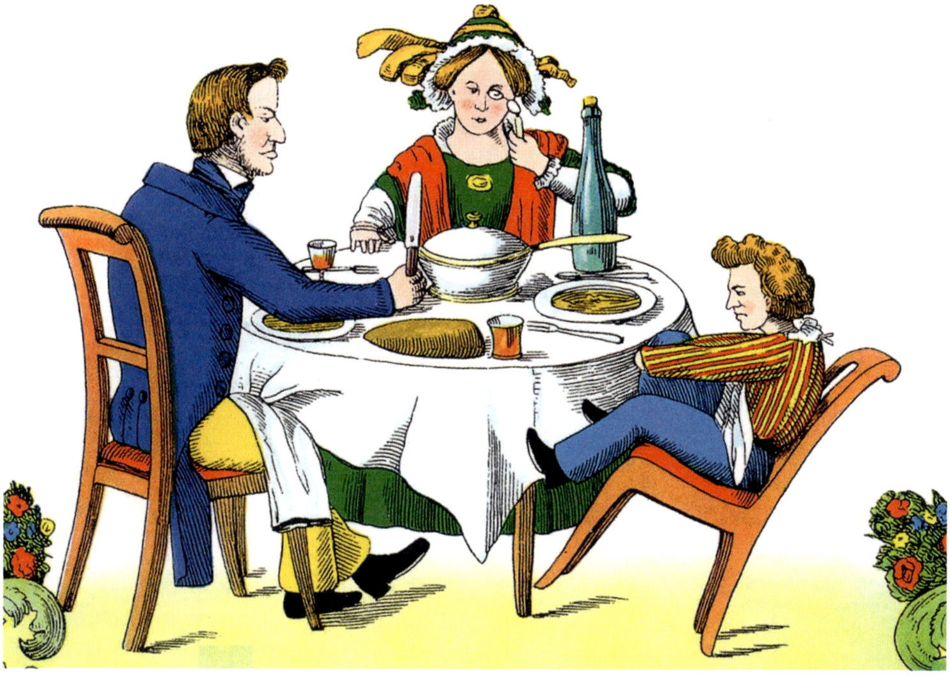

Der Zappelphilipp ist ein Sinnbild für einen übersteigerten Merkurprozess. Im Kindesalter ist dies jedoch physiologisch, wird da aber durch das Schulsystem unterdrückt, worunter viele Kinder leiden, besonders solche mit einer ausgeprägten feurigen oder luftigen Natur. (Aus dem Kinderbuch *Struwwelpeter* des Frankfurter Arztes und Psychiaters Heinrich Hoffmann, 1844)

chenzug (zum Beispiel die Kombination von Meteoreisen von Wala und Lymphaden Complex von Hervert).

Der Merkurprozess ermöglicht die Auflösung festgefahrener Strukturen und Vorstellungen. Zusammen mit anderen Kräften kann dies je nach deren Qualität behutsam oder eben radikal erfolgen. Er macht das Denken beweglich und wandlungsfähig. Die Kehrseite der Medaille ist eine seelische Starre auf der einen Seite oder das Chaos auf der anderen. Der Verlust an Rhythmus hat immer eine lebensbedrohliche Komponente. Wer nicht im Rhythmus schwingt, verliert den Fokus der Selbstregulation. Ein Leben in steter Arrhythmie oder auch in einem Zwangskorsett einer Stechuhr muss irgendwann zum Zusammenbruch führen.

Schauen wir uns nun wieder das Vergiftungs- und Arzneimittelbild von Mercurius an. Kennzeichnend ist die schleichende Zunahme von Regulationsstörungen, bis hin zu deren spontanem Zusammenbruch. Mercurius-Patienten gleichen einem menschlichen Barometer, sie sind unruhig, penetrant in ihrer Art (auch ihre Ausdünstungen sind übelriechend), sie sind ruhelos, unruhig, zitternd, immer in Bewegung, wechselhaft wie ein Apriltag. Der Menschentyp reagiert zunehmend labil auf Anforderungen. Es fängt an mit leichtem Schwindel und einer nachlassenden Merkfähigkeit, was sich stetig steigert. Zunehmend stellt sich eine Gereiztheit ein, Kopfdruck, Schlafstörungen, und die Fähigkeit zur Regeneration lässt zügig nach. Er ist gereizt wegen Kleinigkeiten, hat nervöse Ticks, Stimmungsschwankungen, bei denen er sich nicht wiedererkennt. Rückzug und Menschenangst, paranoide Anwandlungen; ein Leben in ständiger Bedrohung vor Unglück und Krankheit. – Hier gleicht Mercurius in vielen Symptomen dem Bild von Arsen, die beide auch gut zusammenpassen. Es kommt zu Störungen in Gestik und Sprache. Die Schrift entgleist, die Persönlichkeit zerrüt-

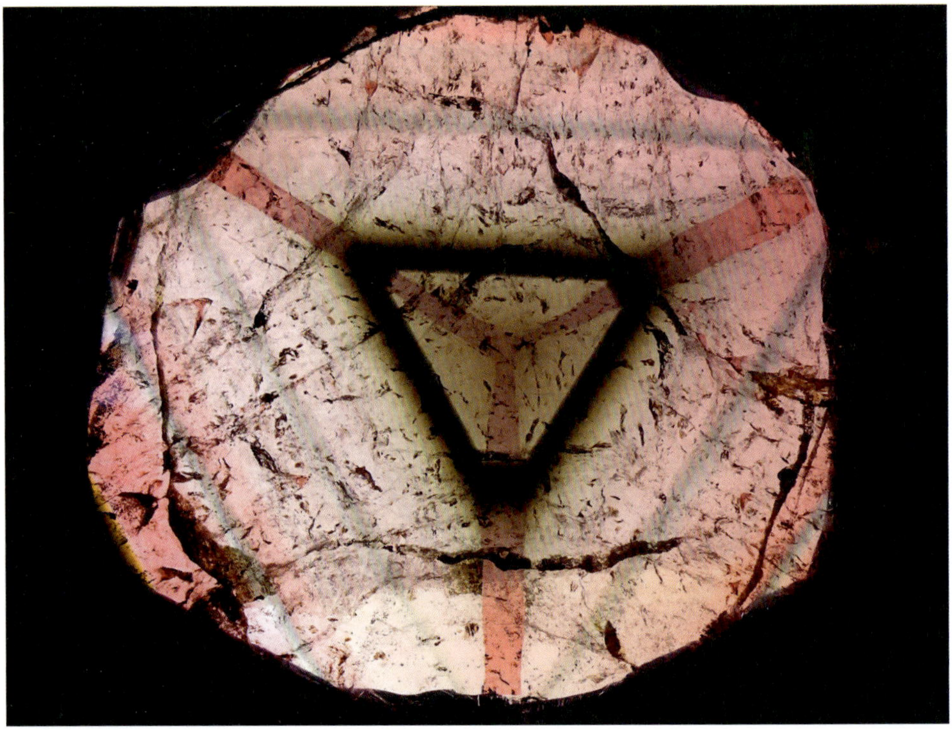

Rubellit (roter Turmalin) zeigt in seinem Farbenspiel das Merkurielle und in der inneren Struktur auch den Saturn – der Edelstein hat sich bei Lernstörungen und Gedächtnisproblemen bewährt.

tet langsam aber sicher, ähnlich wie im Spätstadium der Lues.

Degenerative Nervenleiden gehören deswegen zu den Indikationen von Mercurius, zum Beispiel MS und Parkinson, aber auch »einfache« Defizite, wie nachlassende Konzentrationsfähigkeit und mentale Erschöpfung. Hier ergänzt Mercurius vor allem Gold. Zusammen mit Blei und Antimon kann man es auch bei Demenz versuchen.

Wen aber der Unruhegeist befallen hat, den nannte man früher Zappelphilipp, heute bekommt man die Modediagnose ADHS. Es ist ein Trauerspiel, wie Kinder dabei medikamentös vergewaltigt werden, zuerst mit (quecksilberhaltigen) Impfstoffen, dann gehäuft mit Antibiotika, was das darmassoziierte Immunsystem ruiniert, und gleichzeitig werden sie einer Kanonade an Umweltgiften und Strahlung ausgesetzt – und dann wundert man sich, dass sie ihren natürlichen Bewegungsimpuls nicht mehr im Griff haben.

Mercurius sollte man auf jeden Fall bei Neurasthenie erwägen, seien es Stimmungsschwankungen, Konzentrationsstörungen oder Schlafstörungen, auch Sprachstörungen (Stottern) und Legasthenie sind mögliche Indikationen. Hierfür eignet sich zum Beispiel das vegetabilisierte Metall von Weleda Bryophyllum Mercurio cultum, eine Sonderzubereitung aus Keimzumpe und Quecksilber zur Behandlung von Unruhezuständen; hier ist eine mögliche Kombination das Quecksilberpräparat Phönix Cyclamen spag. Tropfen von Phönix Laboratorium.

Bei Neurasthenie und Stimmungsschwankungen ergänzt das Zink eine Therapie mit Mercurius am besten, entweder als Zincum metallicum oder auch als Zincum valerianicum, einer Verbindung des Metalls mit der Valeriansäure aus dem Baldrian. Zink ordnen wir heute dem Uranus zu, der höheren Oktave des Merkur – er steht für Impulsivität, Spontanität und Chaos. Paracelsus fand dagegen venusische Qualitäten im Zink. Auf jeden Fall wirkt Zink entspannend auf das Nervenkostüm; übrigens auch in stofflicher Form, zum Beispiel als Zinkorot 25. Ebenso kann Mercurius bei einem spontanen Zusammenbruch, dem Burn-out, ein mögliches Mittel zur Regulation sein.

Ein weiteres wichtiges Ergänzungsmittel ist auch hier der Schwefel, dessen Arzneimittelbild für die Psyche eine verblüffende Ähnlichkeit zu Quecksilber zeigt. Das Bild des Philosophen in Lumpen oder des armen Poeten nach Spitzweg wird oft bemüht, um Sulfur zu beschreiben. Auch Sulfur ist gekennzeichnet von Verängstigung, Unruhe, Unrast, übelriechenden Ausscheidungen, Zerstreutheit, Vergesslichkeit, Stimmungslabilität. Sulfur gleitet zunehmend in ein inneres und äußeres Chaos ab. Sulfur reinigt aber auch auf seelisch-geistiger Ebene und klärt den Verstand in Lebenskrisen. Passend zum Schwefel kann man an Pflanzen mit Senfölen denken – die Firma Weleda liefert mit Nasturtium Mercurio cultum ein vegetabilisiertes Metall aus Brunnenkresse und Quecksilber zur Behandlung manischer Störungen.

In der Praxis haben sich bei Störungen der Geistesfunktionen auch Edelsteine bewährt – im Falle von Konzentrationsstörungen ist dies der Turmalin mit seinen ausgeprägten saturnalen Strukturkräften, dessen Farbenspiel aber merkuriell ist. Die Apotheke an der Weleda liefert den roten Turmalin, Rubellit, in einer besonderen Herstellung mit dem Teich-Schachtelhalm und dem Winter-Schachtelhalm, dessen Kieselsäure das Nervensystem stabilisiert (Equisetum limosum/Rubellit und Equisetum hyemale/Rubellit).

Abschließend soll deshalb auch der Bergkristall erwähnt werden. Er steht für Stabilität und Klarheit. Das Prinzip der Kieselsäure aus Licht und Struktur hilft uns bei der Aufrichtung und Abgrenzung. Es stärkt die Nerven in Krisenzeiten (Quarz ab D12 bis D200); er ist auch Bestandteil der Neurodoron Tabletten von Weleda zur Behandlung einer nervlichen Überlastung.

Praxistipp: Erste Hilfe für den Zappelphilipp

Das Therapiekonzept stabilisiert das Nervensystem in Umbruchphasen, also zum Beispiel bei Einschulung und Pubertät.

- Equisetum limosum/Rubellit D6 Globuli (Apotheke an der Weleda), 2- bis 3-mal täglich 10 Globuli auf der Zunge zergehen lassen – bei Konzentrationsschwäche
- Neurodoron Tabletten von Weleda, morgens und mittags 2 Tabletten auf der Zunge zergehen lassen – bei Lernschwierigkeiten und Kopfschmerzen von Schulkindern (siehe auch das Kapitel Gold, Seite 139)
- Bryophyllum Mercurio cultum Rh D3, mehrmals täglich 5 Tropfen – bei inneren Zwängen

Alternativ eignet sich zur Entspannung folgende Mischung:

- Betonica off. Ø
- Cuprum phosphoricum D12
- Myosotis arvense D4
- Scutellaria galericulata D4
- Zincum valerianicum D6

Jeweils 20 Milliliter über die Apotheke mischen lassen. Dosis: 1- bis 3-mal 5 bis 10 Tropfen je nach Alter in Wasser oder Saft (zur Rezeptherstellung siehe Seite 292).

Abends und nachts bei Unruhe zusätzlich:

- Avena comp. Globuli Wala, abends und nachts 10 Globuli
- Mercurius solubilis Hahnemanni C30 in seltenen Gaben bei extremen Nervensymptomen, zum Beispiel bei Status nach Infektionen und/oder Impfungen

---

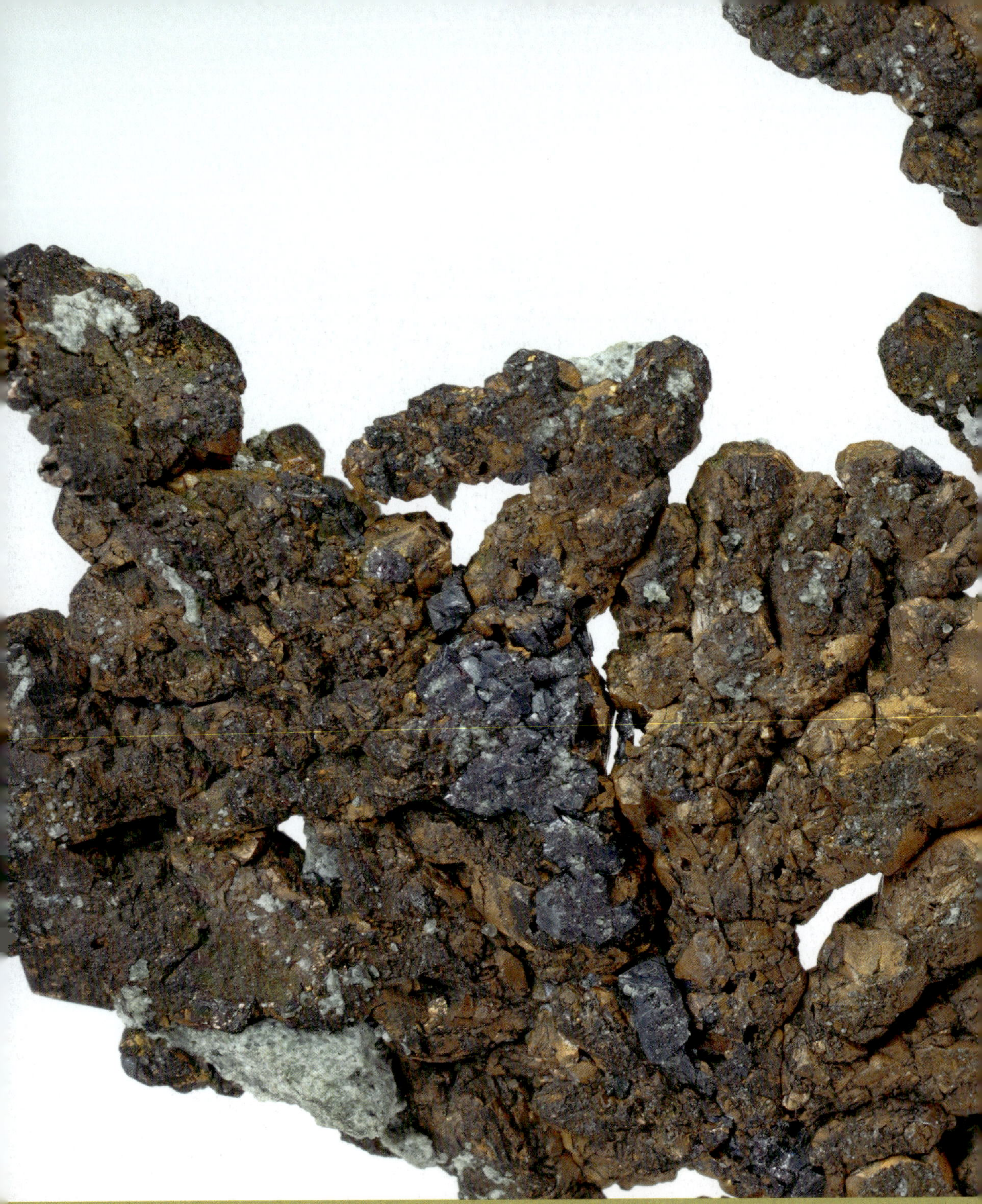

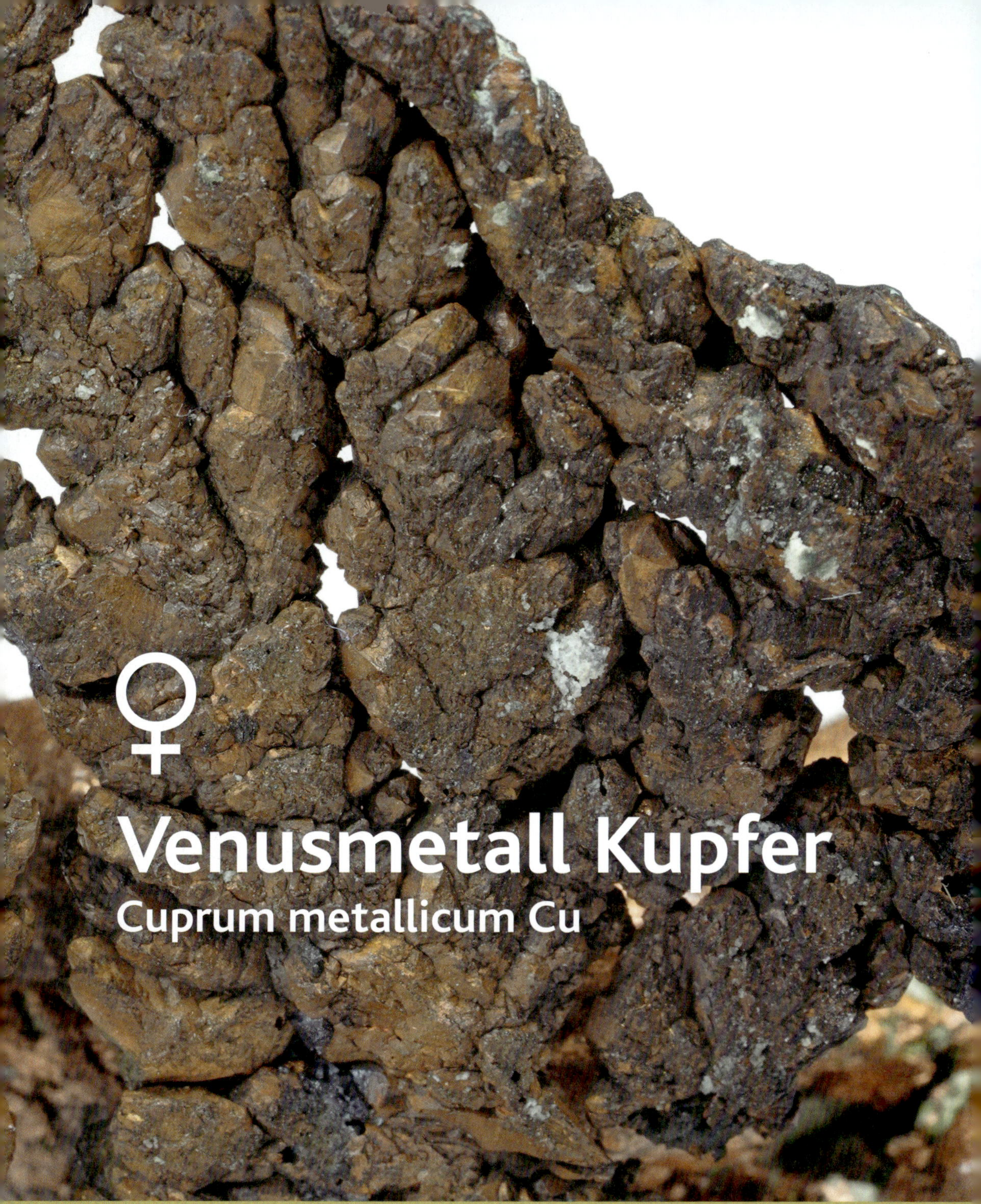

♀

Venusmetall Kupfer

Cuprum metallicum Cu

Ausgleich, Harmonie
und Lebensfreude

»Der Charakter der Venus macht, dass man den Leuten lieb und angenehm ist und dass man der geziemenden Bitte eines solchen nicht viel versagt.«

PARACELSUS, BD. IV: 341

Das Metall der Liebesgöttin

Kupfer ist dem Menschen seit Jahrtausenden vertraut – es prägte als Kupfer- und Bronzezeit ganze Kulturepochen. Bis heute ist es unter den Metallen ein wichtiger und wertvoller Rohstoff. Der lateinische Name Cuprum leitet sich von *aes cyprium* ab, der alten Bezeichnung für Zypern. In der Antike erlebte die Insel eine enorme Blütezeit, nicht zuletzt aufgrund ihrer schier unerschöpflichen Kupfervorkommen. Zypern gilt als die Geburtsstätte der Liebesgöttin Aphrodite bzw. Venus. Daran erinnern zahlreiche Tempelstätten auf der Insel, die der Schönsten unter den Unsterblichen geweiht waren. Es heißt, als Aphrodite das Ufer Zyperns betrat, erblühte die Erde, wohin sie ihre Schritte auch setzte – so ist die Blumengöttin Flora mit Venus identisch.

Schön wie die Venus sind auch die zahlreichen Kupferverbindungen, die in allen erdenklichen Farben wie eine Pfauenfeder schillern und die alle der Liebesgöttin unterstellt sind – der warme Farbton von Kupfer ist unvergleichlich. Kupfer ist leicht zu verarbeiten, und bereits in der Antike stellte man Kupferlegierungen mit anderen Metallen her (Bronze, Messing). Als Waffe und Werkstoff war Kupfer zwar nicht so tauglich wie später das Eisen, dennoch war die Entdeckung und die Verwendung von Kupfer mit einem noch nie gekannten kulturellen Umbruch und der Entwicklung der Hochkulturen verbunden. Der Mensch war nicht länger nur mit den Geistern der Natur im Bunde, er verstand sich jetzt als Mittler zwischen Kosmos und Erde. Es entwickelten sich die Mysterienkulte, aus denen letztendlich auch die hermetischen Betrachtungen und Bezüge der Metalle zu den Planeten stammen. Kupfer diente entsprechend zur Verschönerung von Tempelstätten und von Ritualgegenständen, um den Bezug zum Göttlichen darzustellen.

Bis heute ist Kupfer auch als Material für das Dach sehr beliebt, da die grünliche Oxydationsschicht für eine gute Haltbarkeit

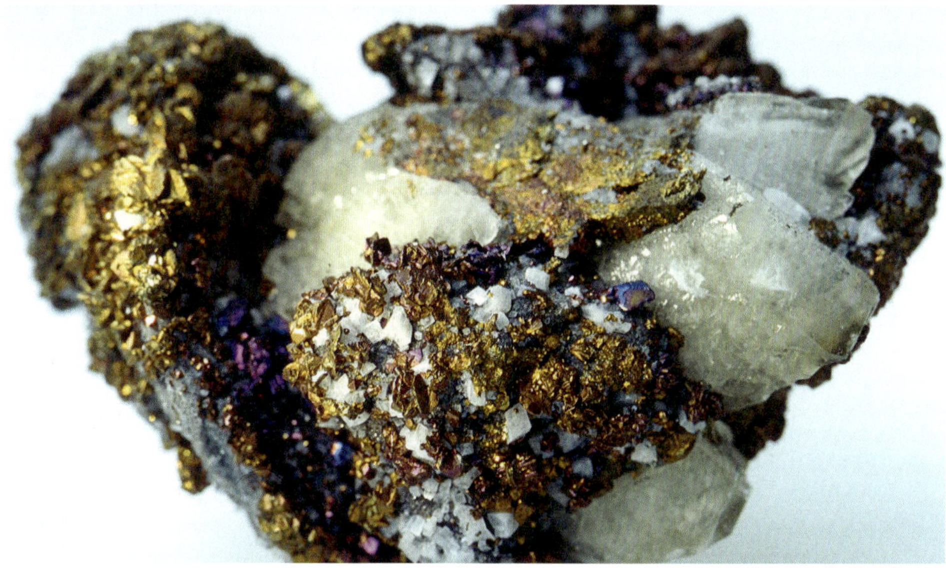

Chalkopyrit auf Quarz, eine Verbindung aus Kupfer, Schwefel und Eisen, findet man häufig auf Zypern, wo das Erz bereits in der Antike abgebaut wurde. Das Farbenspiel zeigt die venusische Qualität.

sorgt. Außerdem vermitteln kupfergedeckte Häuser eine angenehme, warme Ausstrahlung, und man fühlt sich in ihnen oft ausgesprochen wohl und auch geistig inspiriert. Wenn man so will, ist ein Kupferdach das ideale Material, um einen Tempel zu den höheren Sphären hin zu öffnen. Das Geheimnis ist das »venusische Energiefeld«, das sich im Inneren solcher Gebäude entwickelt. Vielleicht liegt dies auch an der hervorragenden elektrischen und thermischen Leitfähigkeit von Kupfer.

Das Venusmetall ist ein essenzielles Spurenelement und in der Pflanzen- und Tierwelt für vielerlei organische Prozesse unentbehrlich, beispielsweise bei Pflanzen für den Chlorophyllstoffwechsel, im Menschen für die Immunabwehr, Blutbildung, Schilddrüsenfunktion, Hormonsynthese, für katalytische Prozesse, die Nervenfunktion, und allgemein zum Tonusausgleich.

Bereits in geringen Konzentrationen hat es eine erhebliche immunologische und bakterizide Wirkung. Als magisches Werkzeug und auch als Arzneimittel hat Kupfer sicher nicht zuletzt deswegen eine lange Tradition. Früher sollten kupferne Pestkreuze das Haus vor Seuchen schützen, heute überlegt man, Türgriffe in Kliniken wegen seiner hemmenden Wirkung auf Keime mit Kupfer zu überziehen. Dieser Effekt des Kupfers erklärt auch, warum Wasserrohre oft kupferhaltig sind.

Durch die energetische Beziehung zur Venus war Kupfer als innerliches Heilmittel immer schon sehr beliebt. Kupfervitriol (Kupfersulfat) diente als desinfizierendes Wundmittel und als Aphrodisiakum (»zur Stärkung der zeugenden Glieder«, vgl. Schröder, S. 521). Hierzu muss man es aber lauter machen, also von Unreinheiten durch alchemistische Kunstgriffe befreien und veredeln: »Wann man es aber künstlich und philosophisch bereitet/so verdienet es in der Arzney nicht ein geringes Lob/so dass Helmont nicht unrecht schreibt/Dass nichts so sieghafft in die Lebensfeuchtigkeit würcke/als das primum Ens Veneris.« (Schröder, S. 521) Paracelsus nutzte Kupfer als Entgiftungsmittel und lebensverlängernde Arznei – die spagirische Firma Phönix Laboratorium verwendet deshalb Cuprum sulfuricum D4 als Basisbestandteil vieler Rezepturen.

Eine besondere Beziehung hat das Kupfer zum Venusorgan Niere. Es stärkt deren ausscheidende Funktion, wirkt aber auch energetisierend auf die Blut- und Kreislauffunktionen von Niere und Nebenniere. Die Niere ist der Speicherort der Lebensenergie, entsprechend sollte man Kupfer bei allen Erschöpfungskrankheiten verwenden – zudem zeigen sich hier Bezüge zur Psychotherapie mit Kupfer (wenn einem etwas an die Nieren gegangen ist) – Kupfer wirkt in jeder Hinsicht entspannend.

Bei hormonellen Leiden, vor allem der Schilddrüse, wirkt Kupfer anregend, beruhigend oder ausgleichend und entkrampfend, je nachdem welche spezielle Verbindung, bzw. Zubereitung man verwendet.

Eine Venus ohne Schmuck ist wie eine Suppe ohne Salz – es wundert von daher nicht, dass viele Kupferverbindungen gleichzeitig Schmucksteine sind. Vor allem grüne Steine sind der Venus zugeordnet. »In Grün will ich mich kleiden«, so spricht die Hexe, die mit der venusischen Vegetationskraft im Bunde ist. Auch die Viriditas, die Grünkraft im Sinne Hildegards von Bingen, ist mit der Venus gleichzusetzen. Wir verwenden grüne Steine der Venus vor allem bei psychischen Problemen, wie Dioptas (Kupfersilikat) oder Türkis (Kupferaluminiumphosphat) – diese Edelsteine mit Kupfer sind therapeutisch weitgehend unbekannt und nur von wenigen Firmen lieferbar (Remedia, Weleda). Zudem waren Spiegel früher aus poliertem Kupfer, bis man hierfür Silber entdeckte. Antike Venusfiguren werden traditionell mit einem Kupferspiegel dargestellt.

Die Hauptwirkung praktisch aller Kupferverbindungen ist die harmonisierende und integrative Wirkung – nicht ohne Grund nennt man Kupfer auch »Krampfmetall«. Nicht zuletzt hilft es bei Krampfadern – überhaupt steht das venöse System in Bezug zur Venus und damit zum Kupfer, wie der gemeinsame Wortbezug nahelegt. Bei seelischen Verkrampfungen und psychosomatischen Leiden oder Beziehungsthemen ist Kupfer eine der wichtigsten Arzneien.

Die mythologische Beziehung zwischen Mars und Venus nutzen wir therapeutisch, um ein Überschießen der Marskräfte mit Zorn, Entzündungen und Krämpfen durch eine venusorientierte Therapie mit Kupfer auszugleichen – umgekehrt regen wir eine zu große Bequemlichkeit, Trägheit und Erschlaffung mit Eisen an. Den positiven Bezug zum Jupiter und damit zum Zinn nutzen wir für regenerierende Rezepte und zur Aufhellung der Stimmung – nicht ohne Grund nennt man die Venus das kleine und Jupiter das große Glück.

Zusammen mit Silber und Gold ist Kupfer ein Kardinalmittel in der Traumatherapie, unter anderem auch bei Angstträumen, die mit Tod in Beziehung stehen. Es fördert das soziale Miteinander, stiftet Frieden und ermöglicht ein Verständnis für die eigenen Bedürfnisse, aber auch für die des Gegenübers.

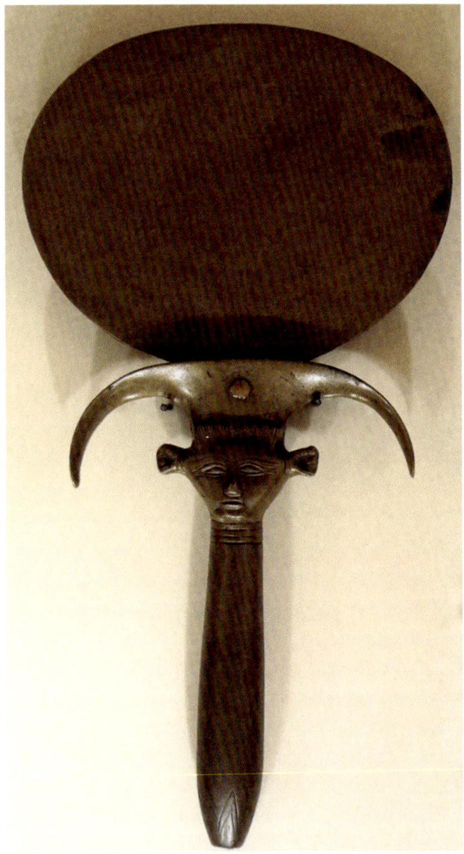

Die Venus ist auch die Göttin der Schönheit – oft wird sie mit einem Spiegel dargestellt. (Bronzespiegel, Ägypten, ca. 1300 v. Chr.)

Kupfer und Kupferverbindungen in der Therapie

Cuprum metallicum – metallisches Kupfer

- **Tiefere Potenzen (D4 bis D12), als kolloidales Kupfer; Metallspiegel, Cuprum metallicum praeparatum, von Weleda; auch als Salbe oder Öl:** Zur Reflexzonentherapie bei Verspannungen mit Besserung durch Wärme; bei HWS-Syndrom; zur Organeinreibung im Lungenbereich und Nierenbereich; bei Krampfleiden; Dysmenorrhoe; Hustenattacken gegen Morgen. Allgemein bei Nierenaffektionen.
- **Mittlere Potenzen (D12); Metallspiegel, Cuprum metallicum praeparatum, von Weleda:** Bei seelischen Verkrampfungen und psychosomatischen krampfartigen Zuständen; Schlafstörungen durch Erregung; wird auch von anthroposophischen Ärzten bei Psychosen angewendet.
- **Höhere Potenzen (D20 bis D30 und höher); Metallspiegel, Cuprum metallicum praeparatum, von Weleda:** Seltener angewendet bei seelischen Störungen, Albträumen, Beziehungsthemen, wenn mittlere Potenzen nicht mehr wirken.

Chalkosin (Kupfersulfid)/Cuprum sulfuricum (Kupfersulfat)

- **Tiefere bis mittlere Potenzen (D6 bis D12):** Bei Erregungszuständen, neurologischen Anfallsleiden; Thyreotoxikose, Basedow; in tiefen Potenzen bei Parasiten (Oxyuren), Krampfadern und Lymphstau.

Cuprit – natürliches Kupferoxid/Cuprum oxydatum rubrum (Labor-Produkt)

Von der Apotheke an der Weleda als Trituration in D4, D10, D20. Bei Hyperthyreose, Arrhythmiem, Herzsensationen (D6), Hashimoto Thyreoiditis (D20); zur wärmenden Organeinreibung (Cpur. oxyd. rubrum als Kupfersalbe rot von Wala).

Cuprum aceticum – Kupferazetat (Labor-Produkt)

Kupfercarbonat (Malachit) in Essigsäure ergibt eine blaue Lösung.

- **Tiefere Potenzen (D4 bis D12):** Bei spastischen Lungenleiden, Bronchitis, Asthma, Keuchhusten; auch bei Unruhe und Schlafstörungen; bei Hypertonie (D12). Zur Leberregeneration mit Zinn bei Zirrhose (D6), Wadenkrämpfen (D6).

Dioptas – Kupfersilikat

Als Augentropfen D8 (von Weleda) bei Überanstrengung der Augen (*dioptere* = hindurchsehen, vgl. auch Dioptrie); bei seelischen Verkrampfungen (D12 bis C30); lieferbar durch die Apotheke an der Weleda (D12 Dilution und D6 Trituration) und von Remedia in C-Potenzen. Auch zur Traumatherapie (D12, C30).

Olivenit – natürliches Kupferarsenat/Cuprum arsenicosum – basisches Kupferarsenit (Labor-Produkt)

- **Tiefere bis mittlere und höhere Potenzen (D6 bis D30):** Bei Hyperthyreosen (D12), Darminfektionen mit Durchfall (D6; Reisediarrhoe); bei hartnäckigen Schlafstörungen (D30), Status bei und nach Nierenentzündungen (D6 bis D12), Menstruationskoliken (D6), Erschöpfungssyndrom (D6), Burn-out, Übelkeit bei Chemotherapie (vgl. Sommer, S. 107).

Malachit/Kupfercarbonat

- **Tiefere bis mittlere Potenzen (D6 bis D12):** Bei Krampfleiden in den Verdauungsorganen; Blähkoliken, Ulcus duodeni und Gastritis; Pankreatitis, Reflux; bei psychosomatischen Leiden – Stressmagen.

Türkis – Kupfer-Aluminium-Phosphat

- Potenziert von Remedia (C6 bis C12). Bei indigenen Völkern als Schutzstein in hohem Ansehen. Anwendung bei Angststörungen mit Erregung; bei Schlafstörungen.

Kalte Füße und die Kundalinischlange

Von allen Planetenmetallen hat Kupfer die größte ausgleichende und wärmende Wirkung. Als Salbe (Cuprum met. praep. 0,1 % von Weleda) oder als Injektionspräparat (Cuprum met. praep. D10 Ampullen von Weleda) wirkt es im Sinne einer Reflexzonentherapie und Homöosiniatrie ausgleichend auf die Organ- und Energiefunktionen. Wichtige Zonen hierfür sind an der Schulterhöhe, in der TCM ist dies der Punkt 3E15[66], sowie der untere Rücken im Nierenbereich.

Myogelosen, Nackenkopfschmerzen, seelische Verkrampfungen oder Sorgen, die auf den Schultern lasten, sind entsprechende Indikationen – hier kann man auch an eine Einreibung mit Arnica comp./Cuprum Öl von Weleda denken. Den siebten Halswirbel im Übergang zur Brustwirbelsäule bezeichnet man auch als Hormonbuckel, wenn er besonders verbacken ist. Hier bewirkt eine Einreibung mit Kupfer wahre Wunder bei hormonellen Umstellungen in der zweiten Lebenshälfte.

Eine Besonderheit zeigt sich an der Fußsohle. Hier entspringt der Nierenmeridian in der Mitte unterhalb des Fußballens. Im Ayurveda ist dies das Fußchakra, Buddhafiguren haben hier ein achtspeichiges Rad. Es steht symbolisch für die Anbindung an die Erde und für die Wurzeln der Lebenskraft. Der Meridian verläuft auf der Innenseite des Oberschenkels bis zu den Genitalien und der Blase und weiter über die Lunge, bis er links und rechts im Bereich der oberen Rippen neben dem Brustbein endet – von dort springt der Energieverlauf zu den Innenbereichen der Augenbrauen. Da ist der Beginn des Blasenmeridians, der zunächst über die Stirn und dann am Kopf zum Nacken, weiter über den ganzen Rücken verläuft und ab der Lendenwirbelsäule dem Ischiasverlauf folgt, um dann auf der Kleinzehseite zu enden. Das Meridianpaar Niere/Blase gehört zum Element Wasser in der TCM und hat den mit Abstand größten Energieumlauf.

Der Fuß ist nicht nur wie eine Wurzel im Energiefeld der Erde, er korrespondiert auch über den Nierenmeridian mit der Kundalinischlange, die im Beckenbereich ihren Ursprung hat – sie steht für die sexuell betonte Lebenskraft.

Nach den Vorstellungen der TCM speichert die Niere die Lebensenergie, die aus dem Himmels-Chi (Atmung) und dem Nahrungs-Chi (Verdauung) gewonnen wurde. Heute würde man biochemisch von der Atmungskette und dem Zitronensäurezyklus sprechen, die einen Zusammenhang zur Niere als Stressorgan aufweisen.

Die anthroposophische Medizin verwendet hier den Begriff »Nierenstrahlung«. Ist die Nierenstrahlung zu stark ausgeprägt, entstehen Krämpfe, eine erhöhte Sensibili-

66 Dreifacher Erwärmer – ein Meridian mit besonderem Bezug zum Hormonsystem.

Venusprozesse im Menschen und ihre Analogie zu Kupfer

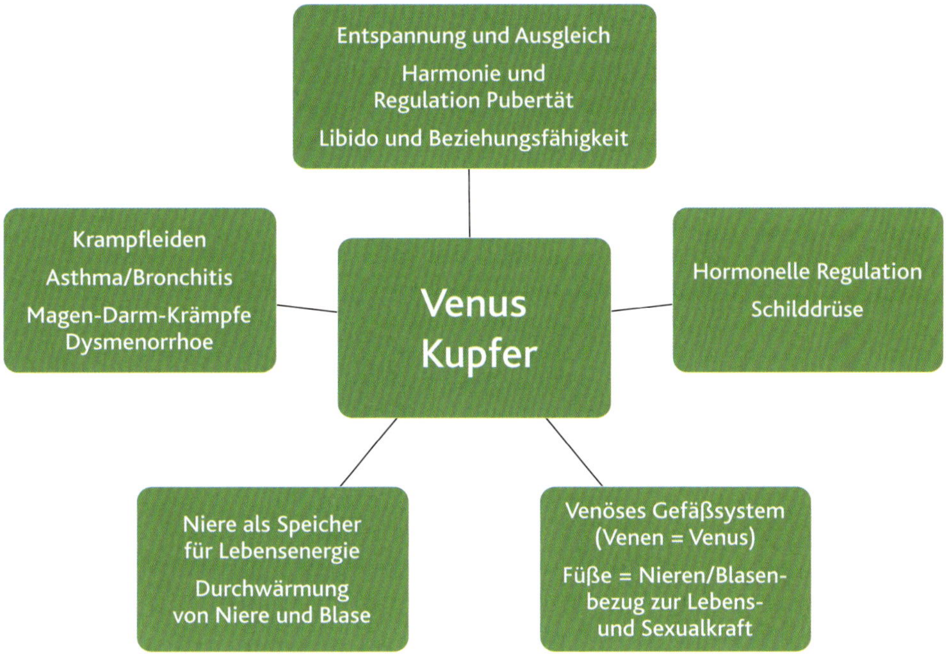
Entspannung und Ausgleich
Harmonie und Regulation Pubertät
Libido und Beziehungsfähigkeit
Krampfleiden
Asthma/Bronchitis
Magen-Darm-Krämpfe Dysmenorrhoe
Venus Kupfer
Hormonelle Regulation
Schilddrüse
Niere als Speicher für Lebensenergie
Durchwärmung von Niere und Blase
Venöses Gefäßsystem (Venen = Venus)
Füße = Nieren/Blasenbezug zur Lebens- und Sexualkraft

Zonen der Venus für eine Kupfertherapie

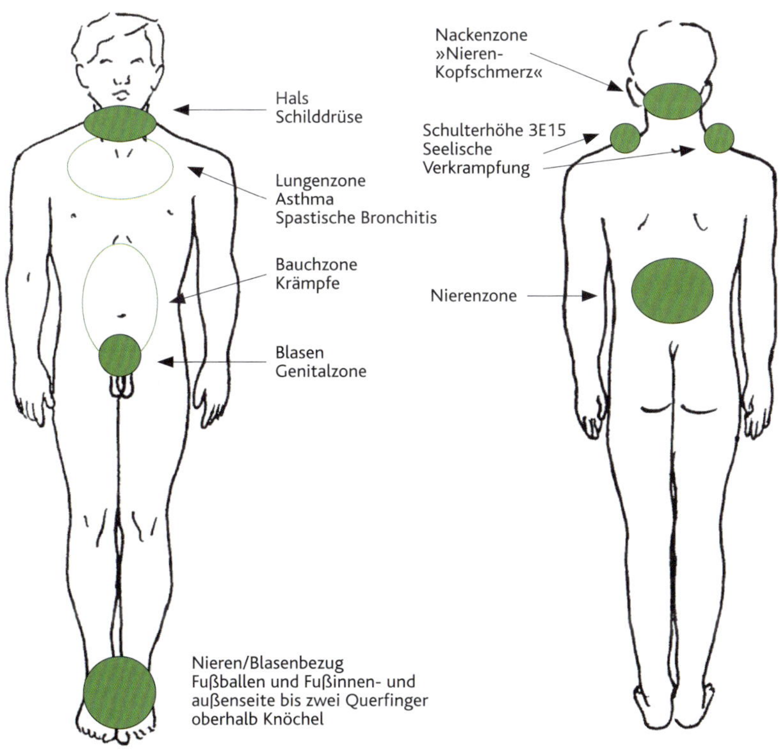

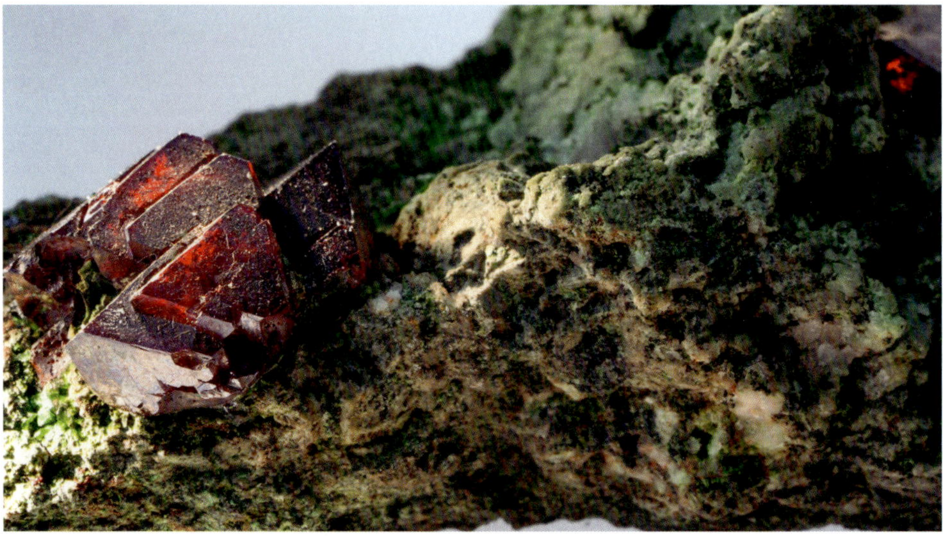

Cuprit (Kupferoxid) zeigt mit der intensiven roten Farbe eine wärmende und anregende Signatur, die fast schon an eine Eigenschaft des Mars erinnert.

tät oder Schmerzsyndrome, während eine schwache Nierenstrahlung das Bild einer chronischen Erschöpfung bietet. Therapeutisch greift man hier auf die »okkulte« Beziehung von Kupfer/Venus und Eisen/Mars zurück – eine zu starke Strahlung wird mit Kupfer entspannt, eine schwache mit Eisen angeregt.

Chronisch kalte Füße deuten auf eine grundlegende Störung im Energiefluss hin. Die Füße stehen in direktem Wechselspiel zu Blase und Genitalien und weiter zur Lunge, von dort zur Stirn, zum Kopf, zum Nacken, zum Rücken, Becken und weiter zum Ischiasverlauf. Symptome in diesen Bereichen haben daher meistens einen Bezug zu Niere/Blase. Kalte Füße zeigen eine Verbindung zu einer Blasenempfindlichkeit – diese wiederum zur Stirnhöhle und zu den Ohren. Entzündungen in diesen Bereichen sind häufig also ursächlich im unteren Menschen zu suchen, wenn dort eine übermäßige Kälte die Lebenskraft schwächt. Atemstörungen wie Asthma korrespondieren ebenfalls mit der Nierenenergie. Eine Ischialgie hat gerne einen Bezug zu Niere/Blase, genauso wie sexuelle Störungen oder ein Hexenschuss usw.

Abgesehen von einer nierenbetonten Therapie, zum Beispiel mit Renest (Nestmann), sollte man hier immer an Einreibungen mit Kupfer denken, am besten mit der Kupfersalbe rot von Wala – die Salbe besteht aus Cuprum oxydatum rubrum, einem roten Kupferoxid. Diese kann man bei neuralgischen Schmerzen mit Öleinreibungen kombinieren, beispielsweise dem Aconit Schmerzöl von Wala und/oder mit öligen Zubereitungen aus Johanniskraut. Auch eine Kombination von einer Einreibung und einer Moxatherapie im Bereich der unteren Wirbelsäule stimuliert die Lebens- und Liebesenergie. Eine sanfte Aroma-Massage hat vielleicht den größten Venusfaktor unter allen Therapieformen.

Da die Kupfer-Salbe sehr fettig ist, macht man die Therapie beim »Kaltfüßler« am besten abends. Zu Beginn gibt es ein wärmendes Fußbad mit Lavendelbademilch (Weleda), danach reibt man die Fußsohle mit Kupfersalbe rot von Wala ein, und streicht die Salbe dabei von den Zehen über die Fußsohle nach hinten über die inneren Knöchel nach oben aus – auf der Außenseite erfolgen die Streichungen dagegen vom Knöchel zum kleinen Zeh. Auch den Nierenbereich und die Pulsstelle am Handgelenk kann man miteinbeziehen.

»Der da weiß, wie es um die Venus bestellt ist, was in ihr ist, der versteht der Frauen Anliegen und kennt ihre Krankheit und Gesundheit.«

PARACELSUS, BD. I: 449

Kupfer als Metall der Entkrampfung

Die Venus liebt die Entspannung – statt Fast Food schätzt sie ein Candle-light-Dinner mit allen Finessen. Eine venusische Therapie ist entsprechend entschleunigend, entspannend und entkrampfend und zudem wohlriechend. Beispiele dafür sind eine Aromamassage oder ein duftendes Bad.

Als Venusmetall bietet Kupfer eine vergleichbare Wirkung. Unter Therapeuten nennt man Kupfer das »Krampfmetall«, und dies bezieht sich keineswegs nur auf Krämpfe im Muskelbereich, sondern eigentlich auf alles, was wir als »Verkrampfung« empfinden. Im Arzneimittelbild finden wir entsprechende Angaben: »Die arzneiliche Wirkung ist bevorzugt auf das Nervensystem gerichtet, wo Kupfer Krampfzustände sowohl im Zentralnervensystem wie an den willkürlichen und unwillkürlichen Muskeln hervorruft und in arzneilichen Gaben zu heilen vermag.« (Mezger 2015, S. 580) »Cuprum ist ein spezielles Medikament für Konvulsionen. Die Neigung zu Krämpfen geht durch alle Cuprum-Leiden. Das Mittel heilt spastische Zustände, Kontrakturen und Konvulsionen aller Grade. (...) Cuprum hilft bei Zuckungen und Zittern.« (Kent, S. 361)

Kupfer ist als Spasmolytikum ein Kardinalmittel bei Muskelkrämpfen, Kolikschmerzen, krampfartigen Herzschmerzen, Menstruationskoliken, gastriformen Krämpfen, Colitis, venösen Leiden mit Krampfadern (auch äußerlich) sowie bei Migräne, Morbus Menière oder Epilepsie (Cuprum metallicum oder Cuprum sulfuricum). Es ist das Hauptmittel bei Nierenleiden, vor allem mit gleichzeitiger Spasmophilie. Es wird bei Darminfektionen mit Tenesmen und Erbrechen

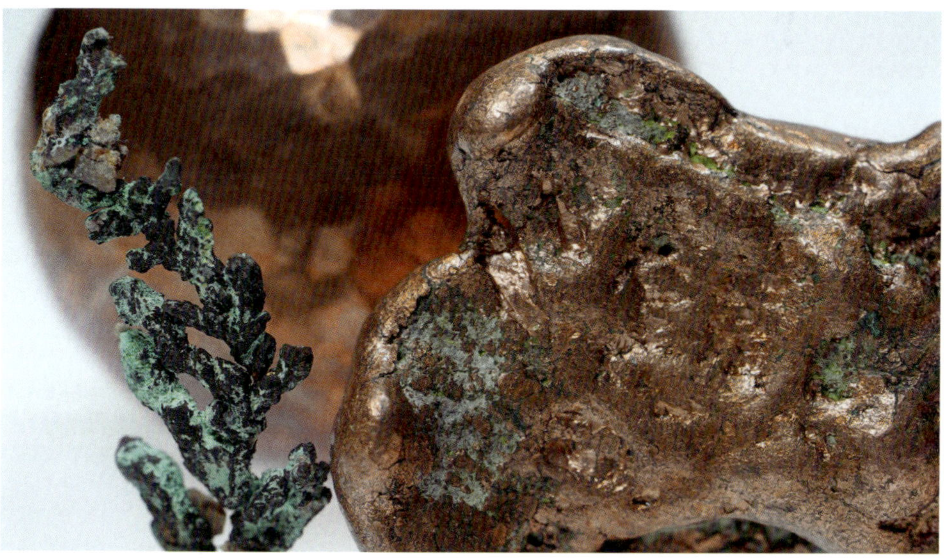

Kupfer als Nugget, in kristalliner Ausprägung, und als gehämmerte Kugel, die man in der Heileurythmie nutzt.

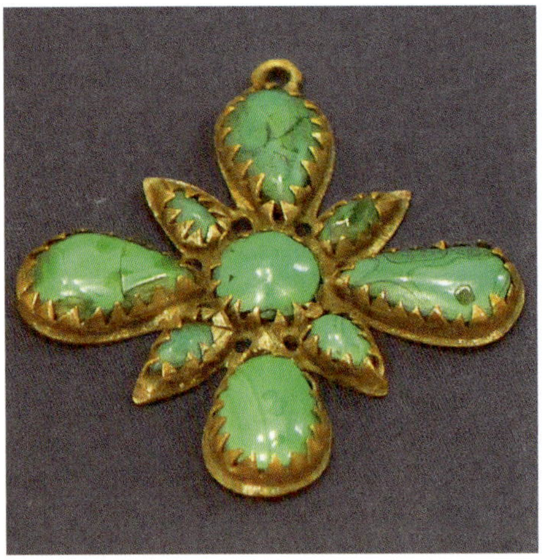

Malachit, ein Kupfercarbonat, wird in der Volksmedizin zur Geburtserleichterung als Wehenstein verwendet – hier ein Wehenkreuz, das die Gebärende tragen soll. (Pharmaziehistorisches Museum, Basel)

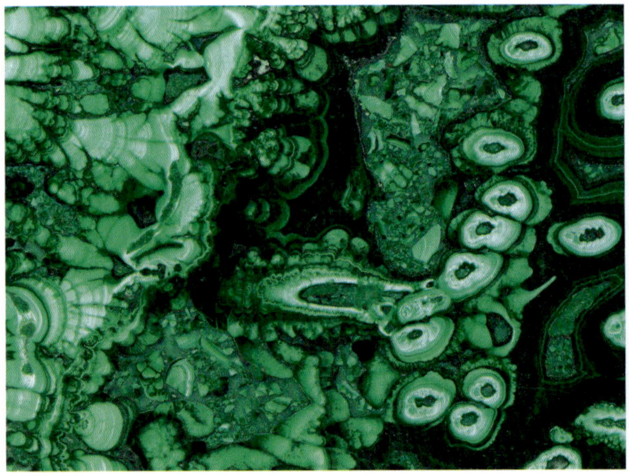

Malachit zeigt die intensive grüne Farbe der Venus; die Strukturen erinnern an Darmzotten; Malachit wird zum Beispiel bei Darm- und Unterleibskrämpfen eingesetzt.

eingesetzt, auch bei Reisediarrhoe (Olivenit und Cuprum arsenicosum), besonders mit Erschöpfung. Es ist zudem ein bewährtes Asthmamittel (Cuprum aceticum) und hustenreizlindernd bei spastischer Bronchitis, Keuchhusten und Pseudokrupp. Auch bei einem meningealen Reizsyndrom ist Kupfer ein wichtiges Mittel, hier vor allem in Verbindung mit Zink in potenzierter Form.

Bei Krampfadern bewährt sich das Kupferpräparat Venadoron (Weleda) zur Einreibung – es enthält neben Kupfersulfat schmerzstillende und durchblutungsfördernde Kräuter wie Hamamelis und Schlehe. Innerlich empfiehlt sich das Kupfer-Präparat Vestabil spag. Peka (Tropfen, Pekana) zur Venenstärkung.

Bei Unterleibskrämpfen und Dysmenorrhoe oder bei Magen-Darm-Krämpfen sollte man an das Kupferpräparat Spascupreel (Heel) denken. Als Rektal-Zäpfchen wirkt es bei akuten Schmerzen besonders schnell, sonst kann man subkutane Injektionen an den schmerzhaften Bereichen vornehmen und/oder mehrmals täglich Tabletten verabreichen. Auch bei Hexenschuss haben sich Injektionen im LWS-Bereich im Wechsel mit Procain oder Lidocain bewährt (Hewedolor-Procain 2 % oder Heweneural 1 % von Hevert).

Eine Besonderheit unter den Kupferverbindungen ist der Malachit (Kupfercarbonat) mit seiner dunkelgrünen Farbe. Traditionell gilt er als Schutzstein der Gebärenden – Amulette aus Malachit dienen als »Wehenstein« für eine leichte Geburt. Hebammen können hier beispielsweise auch Malachit D6 verwenden (Trituration von der Apotheke an der Weleda). Bei Eklampsie gelten Olivenit D6 (Weleda) oder Cuprum arsenicosum D6 (DHU) als wichtige Mittel.

Paracelsus ordnet grundsätzlich grüne Steine der Venus zu. Neben dem Malachit ist dies besonders der Smaragd, von dem er sagt, dass er eine mit Kupfer vergleichbare Wirkung hat (vgl. Paracelsus, Bd. III: 834). Über die Wirkung schreibt er: »Der Smaragd stärkt die Frauen bei ihren Schmerzen und ist bei diesen Krankheiten das höchste Arkanum, wenn er wie der Kristall durch Destillation bereitet wurde.« (Paracelsus, Bd. III: 200). Er empfiehlt des Weiteren ein Rezept mit Smaragd, Melisse und Eberraute bei Dysmenorrhoe (vgl. Bd. III: 201). Smaragd in Potenzen liefern Remedia und die Apotheke an der Weleda, die sehr zu empfehlen sind, auch um die eigene Ausstrahlung insgesamt venusischer erscheinen zu lassen.

Zur Therapie krampfartiger Schmerzen im Oberbauchbereich, bei Kolikschmerzen, gastriformer Symptomatik, Stressmagen, Reflux, Sodbrennen und bei Magen-Darm-Geschwüren ist Kupfer immer anzuwenden. Auch hier empfehlen sich Präparate zur Injektion an den schmerzhaften Bereichen wie Obtari Injectopas SL (Pascoe) oder Zäpfchen, zum Beispiel Spascupreel (Heel).

Weleda liefert hierfür zwei Präparate mit Malachit: Anagallis/Malachit comp. für eher akute Symptome und Chamomilla/Malachit comp. für chronische Beschwerden. Letzteres Mittel gibt es auch als Ampullen zur subkutanen Injektion an den Reflexzonen der Venus im Bauchbereich. Ferner gilt Olivenit D6 (als Trituration von Weleda) als bewährtes Mittel bei krampfartigen Darminfektionen mit Durchfall oder bei Parasiten im Darm.

Das umfangreichste Sortiment an Präparaten für Krämpfe findet man jedoch in Bezug zur Lunge. Kupfer ist in zahlreichen Präparaten zur Behandlung akuter Lungenleiden enthalten, vor allem bei krampfartigem Husten, Keuchhusten, Asthma und Pseudokrupp. Im Arzneimittelbild findet man zum Beispiel Krampfhusten mit Schmerzen bis zur Todesangst, nachts und im Liegen mit Verschlimmerung. »Husten, bis man den Atem verliert (...) Patient ist nicht imstande, einen tiefen Atemzug zu tun.« (Kent, S. 361)

Bei den Kupferarzneien ist hier vor allem Cuprum aceticum (Kupferacetat) Hauptbestandteil der Rezepte. Es wird mit Weinessig aus Malachit gewonnen und hat als Lösung eine wunderbar blaue Farbe, ähnlich dem ätherischen Öl der Kamille.

Die beste Kombination mit Kupfer bilden bei Lungenleiden alkaloidhaltige Pflanzen, da diese besonders in der Lage sind, auf das Hustenzentrum im Stammhirn reizlindernd zu wirken. Entsprechende Arzneien wären zum Beispiel: Metatussolvent (meta Fackler) und Monapax (Klosterfrau) – beide mit Kupfer und Bilsenkraut; Pulmo-Hevert Bronchialkomplex (Hevert) und Pulmosan (Steierl) – beide mit Kupfer und Tollkirsche; sowie Yerba santa Similiaplex (Pascoe) – mit Kupfer, Stechapfel und Ephedra.

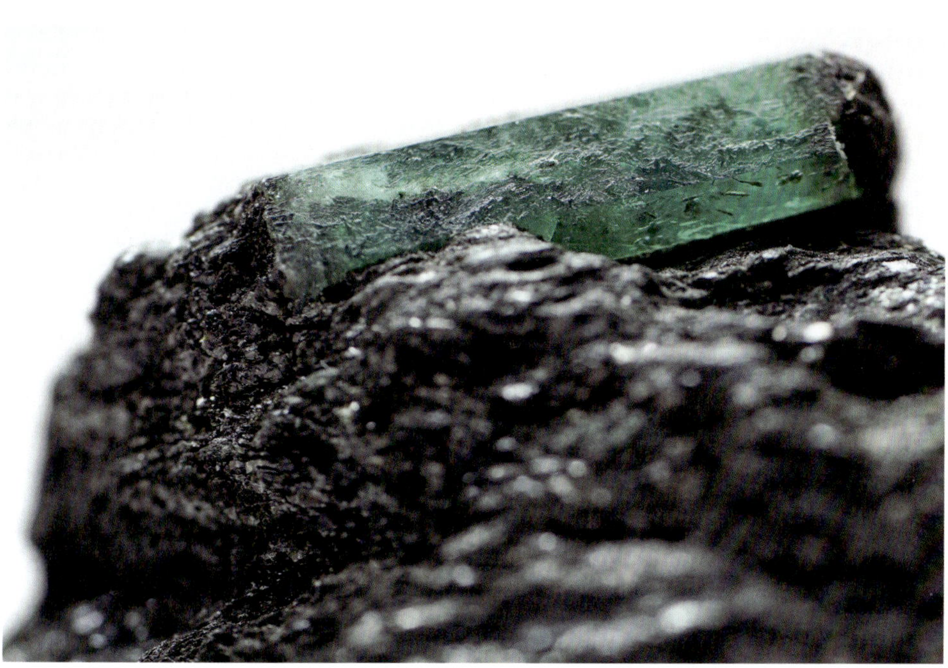

Smaragd enthält zwar kein Kupfer, zählt aber zu den Venussteinen; Paracelsus erwähnt ihn als Mittel für jegliche Schmerzen der Frauen.

Kupferpräparate mit Bezug zu Krampfleiden, zum Darm, zu den Venen und zur Muskulatur

Präparat/Firma	Zusammensetzung	Indikation/ Anwendungsempfehlungen
Anagallis/Malachit comp.	Anagallis arvensis D3, Chamomilla Flos D3, Malachit D6, Kalium aceticum comp. – spezielle Zubereitung aus Antimonit, Safran, Roter Koralle und Wein	Gastritis, nervöser Magen; Stein im Magen – seelische Prozesse, die auf den Magen schlagen
Arnica comp./Cuprum (Öl, Weleda)	Cupr. met. praep., öliger Auszug von Arnica flos, Betulae folium, Calendula, äth. Lavendel- und Rosmarinöl	Zur Einreibung bei Myalgien und Myogelosen, venösen Stauungen, für die Pflege bei Bettlägerigkeit
Chamomilla Cupro culta Radix (Tropfen und Ampullen von Weleda)	Tropfen als D2 oder Rh D3; Ampullen als D2	Spasmen im Verdauungsbereich; auch bei Zahnungsschwierigkeiten mit Kolikneigung
Chamomilla/Malachit comp. (Tropfen und Ampullen von Weleda)	Chamomilla Radix D3, Malachit D6, Tabacum D10, Kalium aceticum comp. – spezielle Zubereitung aus Antimonit, Safran, Roter Koralle und Wein	Chronische Entzündungen der Verdauungsorgane; Ulcus duodeni
Clauparest spag. Peka N (Tropfen, Pekana)	Arnica spag. D4, Plumbum acet. D6, Cuprum acet. D4, Aranea diadema D9, Ruta graveolens spag. D4, Melilotus spag. D4, Mandragora spag. D4, Tabacum D6	Vasospastische Zustände, Gefäßkrämpfe, Claudicatio intermittens
Cuparcen HM (Ampullen, Pflüger)	Carbo veg. D12, Centaurium D2, Cuprum met. D10, Peumus boldo D6, Quassia amara D3, Taraxacum D2	Gallenkrämpfe, Kolikschmerzen, Tenesmen; Injektion in die Reflexzonen des Bauches und in die Leberregion
Cuprum 145 H Pflügerplex (Tropfen, Pflüger)	Cuprum met. D10, Gelsemium D6, Gnaphalium polyc D6, Secale D4, Veratrum album D6	Muskelkrämpfe; auch Migräne mit Übelkeit
Cuprum Injectopas (Ampullen, Pascoe)	Aesculus D2, Cuprum acet. D6, Tabacum D8, Acid. formicicum D4, Secale D4, Potentilla anserina Ø	Angiospastische und vasospastische Zustände, Gefäßkrämpfe; Migräne
Cuprum/Nicotiana (Salbe, Wala)	Cupr. oxyd. rubrum = Cuprit 0,04 g, Nicotiana tabacum D1	Zur Bauchmassage bei Krampfleiden der Bauchorgane; zur Muskeleinreibung bei Muskelkrämpfen und Durchblutungsstörungen
Difoss spag. Peka N (Globuli, Pekana)	Chamomilla D8, Calcium carb. D10, Calcium fluoratum D10, Cuprum acet. D6, Magnesium carb. D10, Boldo spag. D6	Zahnungskrämpfe
Gratiola Pflügerplex 315 H (Tabletten, Pflüger)	Cuprum acet. D3, Stramonium D6, Gratiola off. D3, Hyoscyamus D4, Magn. phos. D3, Veratrum D4	Magen-Darm-Krämpfe, Übelkeit, Erbrechen, Spasmen der Speiseröhre, Roemheld Syndrom

Kolipas (Tropfen, Pascoe)	Cuprum arsenicosum D8, Chamomilla D2, Magnesium phos. D10	Übelkeit, Erbrechen, Darmkrämpfe
Obtari Injectopas SL (Ampullen, Pascoe)	Atropinum sulf. D6, Chelidonium D12, Colocynthis D4, Cuprum D10, Magnesium phos. D8, Nux vomica D4, Podophyllum D6, Apomorphinum hydrochl. D6	Kolikschmerzen in den Verdauungsorganen; Übelkeit, Neigung zum Erbrechen; Tenesmen
Spascupreel (Ampullen, Zäpfchen und Tabletten von Heel)	Aconitum D6, Agaricus D4, Ammonium brom. D4, Atropinum sulf. D6, Colocynthis D4, Cuprum sulf. D6, Gelsemium D6, Magnesium phos. D6, Chamomilla D3, Passiflora D2, Veratrum alb. D6	Spasmen von Darm und Muskulatur; auch bei Dysmenorrhoe und Fieberkrämpfen (akut als Zäpfchen)
Vestabil spag. Peka (Tropfen, Pekana)	Melilotus spag. D12, Collinsonia canad. D3, Aesculus Ø, Cuprum acet. D4, Lachesis D6, Clematis recta D12, Tabacum D6, Sulfur D7	Krampfadern, Varikosis, Gefäßkrämpfe; Thromboseneigung, Thrombophlebitis

Kupferpräparate mit Bezug zur Lunge

Präparat/Firma	Zusammensetzung	Indikation/ Anwendungsempfehlungen
Allergie Injectopas (Ampullen, Pascoe)	Acid. formicicum D6, Arsenicum album D8, Cuprum D6	Zur Umstimmungstherapie bei allergischer Diathese (Asthma, Heuschnupfen); auch zur Eigenbluttherapie
Arum triphyllum 147 H Pflügerplex (Tropfen, Pflüger)	Arum triph. D4, Bryonia D4, Carbo veg. D8, Causticum D15, Cuprum met. D10, Sambucus D3	Trockener Krampfhusten, auch mit Heiserkeit und zähem Schleim
Asthma Injectopas (Ampullen, Pascoe)	Cuprum acet. D6, Drosera D1, Hyoscyamus D2, Eriodictyon cal. D2	Asthma bronchiale
Atusa spag. Peka (Saft, Pekana)	Aralia racemosa D12, Cuprum acet. D4, Bryonia D6, Hyoscyamus spag. D4, Rumex crispus D2, Phosphorus D6	Kitzelhusten, Krampfhusten, schwieriges Abhusten
Broncho Injectopas (Ampullen, Pascoe)	Antimonium ars. D8, Drosera D1, Antimonium sulf. aurant. D10, Cuprum D10, Eupatorium perf. D2, Ipecacuanha D2, Lobelia inflata D2, Silicea D10, Eriodictyon calif. D2	Zur Reflexzonentherapie im Lungenbereich bei spastischer Bronchitis und schwerlöslichem Schleim; auch chronische Verlaufsformen
Cupro-Stibium (Trituration D6, Apotheke an der Weleda	Legierung aus Kupfer und Stibium	Asthma, Krampfhusten
Cuprum aceticum comp. (Ampullen, Wala)	Cupr. acet. D5, Nicotiana tabac. D9, Renes bovis D5	Krampfleiden verschiedener Genese: Asthmatoide Bronchitis, Gefäßkrämpfe, Darmkrämpfe

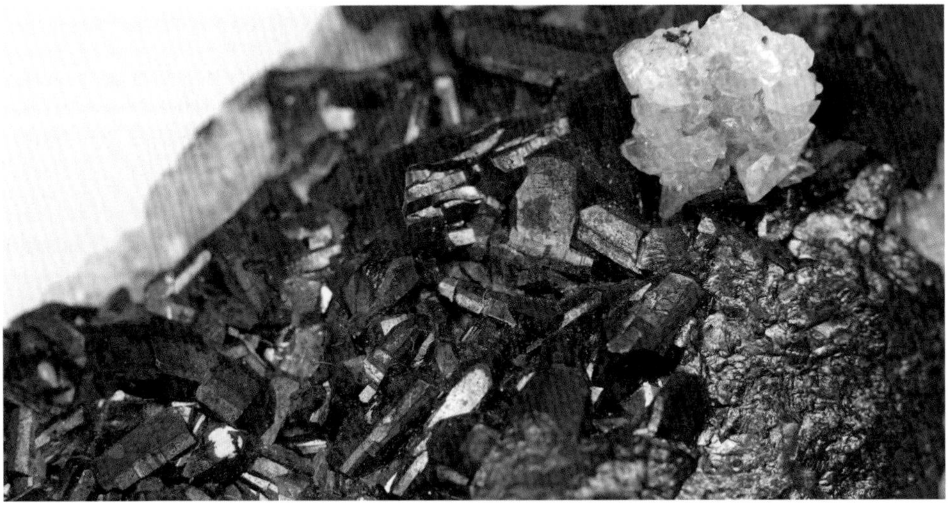

Kupfersulfid – Chalkosin – ist eines der Kardinalmittel bei Schilddrüsenleiden.

Drosera Similiaplex (Tropfen, Pascoe)	Drosera D2, Hedera helix D2, Ipecacuanha D4, Cuprum D8, Plantago major D2	Krampfhusten, Asthma
Metatussolvent (Tropfen, meta Fackler)	Coccus cacti D4, Cuprum aceticum D6, Drosera D4, Hyoscyamus D6	Spastische Bronchitis, Krampfhusten, Husten durch seelische Erregung, asthmatoide Bronchitis, Pseudokrupp
Monapax (Saft und Tropfen, Klosterfrau)	Drosera Ø, Hedera helix Ø, China Ø, Coccus cacti Ø, Cuprum sulf. D4, Ipecacuanha D4, Hyoscyamus D4	Spastische Bronchitis, Asthma, Pseudokrupp; Husten bis zum Erbrechen
Pertudoron 2 (Tropfen, Weleda)	Cuprum acet. D3	Spastische Bronchitis, Keuchhusten – im Wechsel mit Pertudoron 1 anzuwenden
Pertussis 320 H Pflügerplex (Tabletten, Pflüger)	Carbo veg. D4, Ipecacuanha D4, Cuprum met. D4, Coccus cacti D1, Drosera D3, Hyoscyamus D4, Narcissus pseud. D3, Spongilla lacustris D3	Krampfhusten, Keuchhusten, Pseudokrupp; trockener, unaufhörlicher Husten (dann bis zu 7-mal täglich anwenden)
Pulmo Hevert Bronchialkomplex (Tropfen, Hevert)	Ammi visnaga Ø, Belladonna D4, Corallium rubrum D8, Cuprum met. D8, Grindelia robusta D4, Lobelia inflata D3, Sticta D4	Bronchitis, auch spastische Verlaufsformen
Pulmosan (Tropfen, Steierl)	Belladonna D4, Ipecacuanha D4, Cuprum aceticum D4, Drosera D4	Fieberhafter Infekt mit spastischem Husten
Yerba santa Similiaplex (Tropfen, Pascoe)	Cactus D3, Aralia racemosa D3, Lobelia D4, Stramonium D4, Cuprum acet. D12, Ephedra vulgaris D4	Allergischer Husten, Krampfhusten, Keuchhusten, Pseudokrupp, Atembeklemmungen, Kitzel-Reizhusten

Kupfer als Schilddrüsenmittel

Zusammen mit Hermes, dem Götterboten, von dem sich das Wort Hormon ableitet, wird der Venus die endokrine Achse zugeordnet. Die sieben hormonellen Hauptdrüsen liegen alle auf der Mittelachse des Menschen: Keimdrüsen, Nebennieren, Pankreas, Thymus, Schilddrüse, Hypophyse, Epiphyse. Sie entsprechen der kosmischen Leiter von Mond (Keimdrüsen) bis Saturn (Epiphyse). In der ayurvedischen Medizin sind dies die sieben Chakren, die durch die Kundalinischlange verbunden sind.

Von den Planetenmetallen ist Kupfer am besten geeignet, die hormonelle Achse auszubalancieren. Dies ist auch der Grund, warum sich Johannes Glückselig, Begründer des Phönix Laboratoriums, Kupfer als Basiszutat seiner Komplexmittel überlegt hatte.

Grundsätzlich kann man zur Hormonregulation Kupfer in eine Therapie einbauen (zum Beispiel als spagirische Essenz von Aurora Pharma oder als Cuprum met. praep. D12 Trituration von Weleda). Auch eine Einreibung der Energiezonen – mit Bezug zu den Chakren – mit Kupfer kann man integrieren (Cuprum met. praep. 0,4 % als Öl oder als Salbe von Weleda).

Einen besonderen Bezug hat Kupfer zur Schilddrüse, die man traditionell dem Venuszeichen Stier unterstellt. »Störungen der Thyreoideafunktion gehen mit entsprechenden Änderungen des Serumkupfers einher. Bei Hyperthyreose ist der Serumkupferspiegel erhöht, bei Unterfunktion erniedrigt.« (Selawry, S. 217) Der TSH-Spiegel ist bei Überfunktion erniedrigt und bei Unterfunktion erhöht, wobei sich dies nicht immer im Symptomenbild widerspiegelt. Nicht jeder Mensch mit Unterfunktion ist träge und neigt zu Übergewicht, und nicht jeder mit Überfunktion ist schlank. Solche widersprüchlichen Fälle deuten auf eine eventuelle Hashimoto Thyreoiditis.

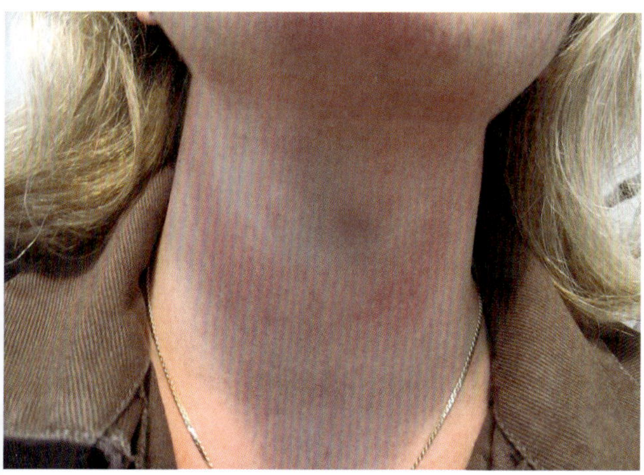

Eine Überfunktion der Schilddrüse, aber auch Entzündungen wie Hashimoto zeigen sich oft als gerötete Zonen am Hals.

Durch den Bezug des Serumkupfers zur Schilddrüse ist es naheliegend, dass Kupfer auch als Heilmittel von großer Bedeutung ist. Die Firma Wala liefert mit dem Präparat Thyreoidea comp. eine bewährte Kupferarznei für eine Überfunktion der Schilddrüse. Es besteht aus Kupfersulfid (Chalkosin D5) – hier verbinden sich die entkrampfenden Wirkungen des Kupfers mit den reinigenden und entzündungswidrigen des Schwefels. Ferner ist die Tollkirsche enthalten (Belladonna D14), die im Arzneimittelbild mit der Trias Hitze, Rötung und Erregung das Bild der Überfunktion zeigt. Die Austernschale (Conchae D6) reguliert den bei Hyperthyreose gestörten Calziumstoffwechsel, und durch das Organpräparat aus der Schilddrüse (Glandula thyreoidea bovis D7) wird die Wirkung der Komposition auf das Organ gelenkt. Das Präparat liefert Wala als Globuli und als Ampullen, zur gezielten Injektion in die Reflexzonenpunkte im Halsbereich und im Nacken.

Ergänzend kann man an eine Therapie mit Cuprit und Cuprum oxydatum rubrum denken, das wir zuvor als Bestandteil der Kupfersalbe rot kennengelernt haben. Das feuerrote Kupferoxid Cuprit verwenden wir jedoch potenziert als Verreibung in D10 (Apotheke an der Weleda). Pflanzliche Begleiter einer solchen Therapie sind unter anderem Melisse, Wolfstrapp, Eisenkraut, Herzgespann und Hopfen mit einer milden sedierenden Wirkung, entweder als alkoholische Auszüge oder als Teemischung.

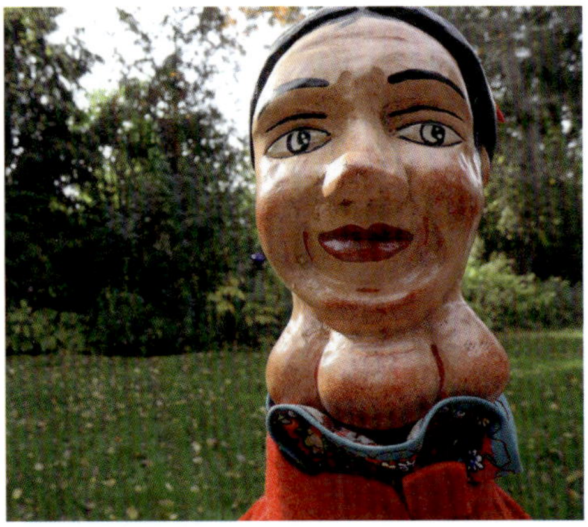

Handpuppe aus dem Landkreis Bergamo. Dort gab es früher viele Fälle von Kropfbildung, also mussten die Puppen ebenfalls einen Kropf haben.

Umgekehrt haben wir bei einer Unterfunktion gerne auch einen Eisenmangel – vor allem der Ferritinwert ist häufig zu niedrig. Die Betroffenen klagen über Müdigkeit, Lebensunlust und Gewichtszunahme – Frauen auch gerne über prämenstruelle Beschwerden als Folge einer Gelbkörperschwäche. Somit kann auch ein unerfüllter Kinderwunsch damit verbunden sein.

Aus der Mythologie wissen wir um die Beziehung der Venus zu Mars, und entsprechend behelfen wir uns in solchen Fällen mit einer Eisentherapie. Wir verwenden hier innerlich Thyreoidea/Ferrum Globuli und das Ampullenpräparat von Wala zur gezielten Injektion in die Venuszonen im Hals- und Nackenbereich. Diese Anwendung wirkt im Sinne einer Therapie mit Thyroxin, was bei leichten Unterfunktionen dieses durchaus ersetzen kann und in schweren Fällen ergänzend wirkt.

Eisen in tiefpotenzierter Form ist zudem ein regelrechtes Aphrodisiakum für Frauen (Eisen als Homöopathikum). Da die Schilddrüsenunterfunktion ein Hindernis bei einem Kinderwunsch ist, wird diese Eisentherapie auch in solchen Fällen angewendet.

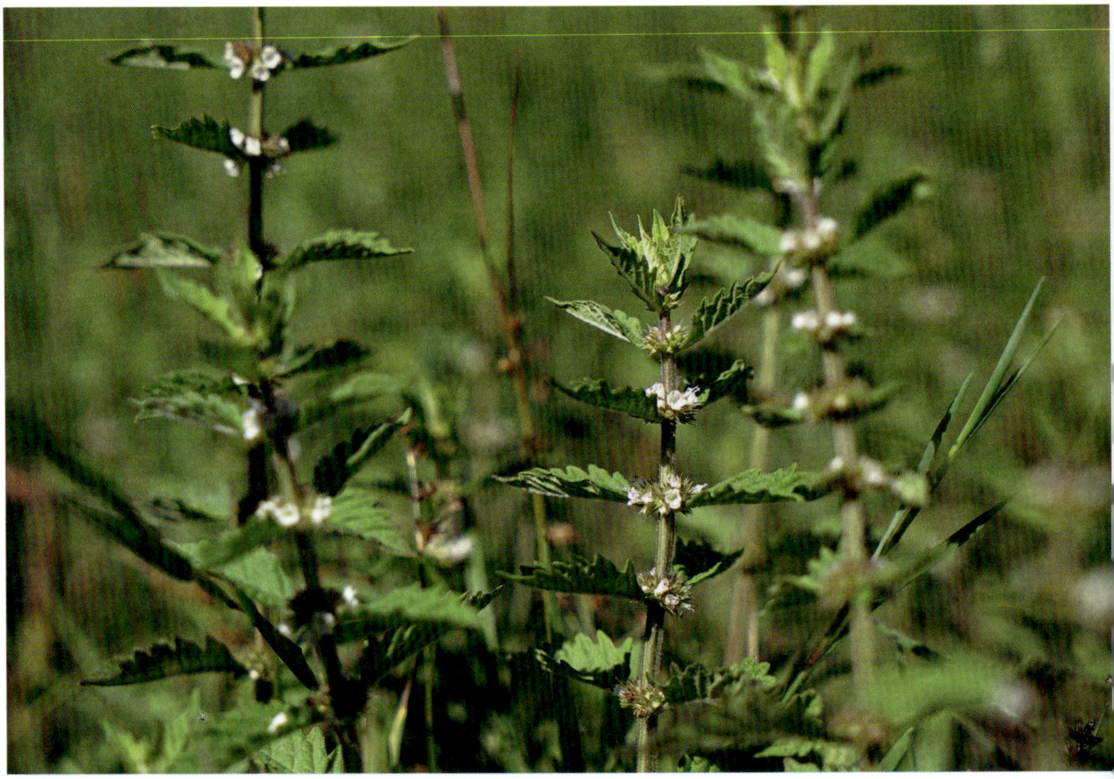

Wolfstrapp unterstützt die Wirkung von Kupfer bei Schilddrüsenüberfunktion. Sein rhythmischer Aufbau zeigt die Venus, Standort und Blütenprinzip zeigt den Mond.

Praxistipp: Rhythmisierende Therapie mit Kupfer und Eisen

(nach M. Madejsky, 2014)

»In der Polarität von Kupfer und Eisen steht das Kupfer mit der Nachtseite (…), das Eisen mit der Tagseite in Zusammenhang.«
Girke, *Innere Medizin*

Vor allem in den Frühstadien von Schilddrüsenerkrankungen wie etwa bei Struma nodosa sowie bei leichten Verlaufsformen der AIT (Autoimmunthyreoiditis) lässt sich die Schilddrüsenfunktion meist noch gut durch rhythmische Eisen- und Kupfergaben regulieren.

Dabei verordnet man das Marsmetall Eisen eher morgens oder in der ersten Tageshälfte und das Venusmetall Kupfer abends oder in der zweiten Tageshälfte wie folgt:

- Thyreoidea/Ferrum Globuli (Wala), morgens und mittags je 8 bis 10 Globuli
- Thyreoidea comp., Globuli (Wala), nachmittags und abends je 8 bis 10 Globuli

Hinweis: Die rhythmische Einnahme von Eisen und Kupfer kann auch bei Hashimoto versucht werden. Insbesondere empfiehlt sich diese Vorgehensweise bei schwankenden TSH-Werten oder bei Mischformen von Unter- und Überfunktion.

Zusätzlich Tee aus Melisse, Wolfstrapp, Eisenkraut, Herzgespann und Hopfen zu gleichen Teilen mischen und 1 Esslöffel davon als Aufguss zubereiten; täglich 3 Tassen davon trinken.

»Was unter Venus ist, heilt die Nieren.«

PARACELSUS, BD. III: 403

Wenn einem etwas an die Nieren geht

Die Venus und mit ihr das Kupfer stehen für Harmonie, Ökologie, Ökonomie und Selbstregulation, und damit auch für das Prinzip der Salutogenese. Sie stehen auch in Resonanz mit Niere und Blase.

In der modernen Heilkunde sieht man die Nierenfunktion zur Hauptsache in der Harnbildung, der Ausscheidung harnpflichtiger Substanzen, in der Regulierung von Wasser- und Elektrolythaushalt sowie der Steuerung des Säure-Basen-Gleichgewichts und in der Produktion renaler Hormone. Diese lebenswichtigen Funktionen sind aber nur die nach außen gerichtete Nierenfunktion. Die zweite, nach innen gerichtete Wirkung ist eine seelisch geistige. Die Niere ist auch ein Regulationsorgan seelischer Empfindungen. Nicht ohne Grund spricht man von erschütternden Ereignissen, die an die Nieren gehen. Nierenleiden sind häufig in Resonanz mit unterdrückten Ängsten. Auch Schockfolgen, Schreck und Beziehungskrisen manifestieren sich gerne in Krankheiten von Niere und Blase. Das Nieren/Nebennierensystem wird daher auch gerne als »Angstorgan« bezeichnet.

Kupfer wird hier zu einem der wichtigsten Arzneimittel unter den Planetenmetallen. Das Arzneimittelbild spiegelt dies wider: »Cuprum heilt viele psychische Symptome (…) Das Gesicht ist dabei voller Angst und Furcht.« (Kent, S. 364) Bei Cuprum-Patienten stehen die Nerven immer unter Hochspannung. Der Patient möchte fliegen; er spürt einen Zwang, etwas Schreckliches zu tun; er ist impulsiv, ruhelos, wirft sich hin und her und hat ein fortwährendes Unbehagen mit Zittern und Müdigkeit. Große Muskelschwäche. Große Erschlaffung des Körpers zwischen den Konvulsionen. Zucken, Rucken und Auffahren im Schlafe. Zähneknirschen mit Hirnaffektionen (vgl. Kent, S. 364). Edward Munch hat mit seinem Bild *Der Schrei* das Cuprumbild vielleicht am besten skizziert.

Praxistipp zur Nierenstärkung

Was tun bei Empfindlichkeit und entzündlichen Prozessen im Nieren-Blasenbereich? Hier ein Komplettprogramm:

- Metasolitharis Tropfen von meta Fackl, 3-mal täglich 10 Tropfen, um den Funktionskreis Niere/Venus anzusprechen, zusammen mit
- Kupfersalbe rot (Wala) zur wärmenden Einreibung des Nierenbereichs und der Fußsohle

Alternativ oder ergänzend vor allem bei chronischen Prozessen:

- Renest (Elixier von Nestmann), 3-mal täglich ½ bis 1 Teelöffel zur Anregung der Nierentätigkeit
- Ergänzend: Olivenit D6 (Trituration von Weleda), 2- bis 3-mal täglich eine erbsengroße Menge einspeicheln zur Energetisierung der Niere
- Equisetum cum sulfure tostum D4 (Trituration von Weleda), 2- bis 3-mal täglich eine erbsengroße Menge einspeicheln zur Behandlung von Entzündungstendenzen in der Niere. Auch zur Injektion Ampullen D6 im Nierensektor auf dem Rücken und im Unterbauch oberhalb der Blase.

Um die seelischen Prozesse anzusprechen, verwendet man am besten die spagirische Essenz von Aurora Pharma oder höhere Potenzen des Metallspiegels von Weleda (D12 bis D30).

Eine gute Kombination mit Kupfer ist das »Nervenmetall« Zink, das Paracelsus ebenfalls der Venus unterstellt, zum Beispiel als Zincum metallicum (D6 bis D12) oder als Zincum valerianicum, einem Destillat aus Baldrianwurzel und Zinkoxid mit einer nervenberuhigenden Wirkung. Weleda liefert ein Mischpräparat als Cuprum aceticum D5/Zincum valerianicum D5 und Pflüger eines als Zincum metallicum 144 N Pflügerplex. In der Praxis hat sich auch die Kombination von potenziertem Kupfer mit dem Zinkpräparat Calmvalera von Hevert bewährt, beispielsweise bei Unruhe, Angstzuständen und Schlafstörungen.

Melisse, Lavendel, Passionsblume, Baldrian und andere pflanzliche Nervina ergänzen die Therapie. Besonders die Melisse zeigt mit ihrem Wohlgeruch, ihren Formsignaturen vom Blatt und ihrem rhythmischen Aufbau einen starken Bezug zur Venus – die Firma Weleda nutzt diese Beziehung zur Herstellung des vegetabilisierten Metalls Melissa Cupro culta (siehe auch

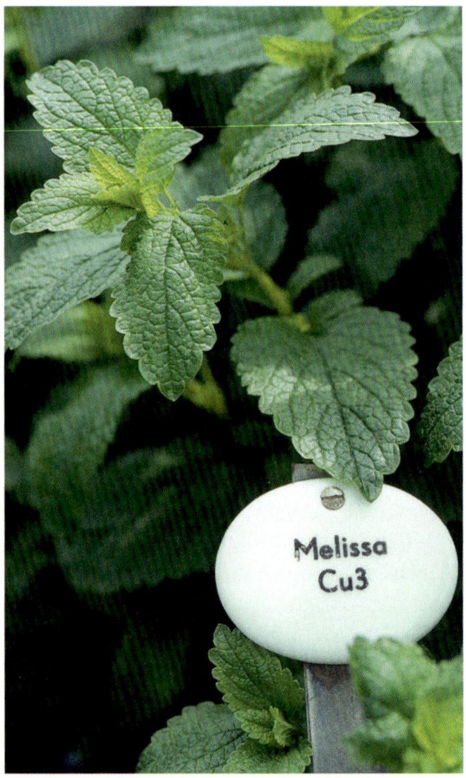

Die Melisse, ein Seelenbalsam bei Stress, wird bei Weleda mit Kupfer gedüngt, um die besondere Beziehung von Metall und Pflanze zu intensivieren; die Angabe CU 3 steht für Kupfer und dass die Pflanze nun im dritten Jahr des Prozesses ist und damit geerntet werden kann.

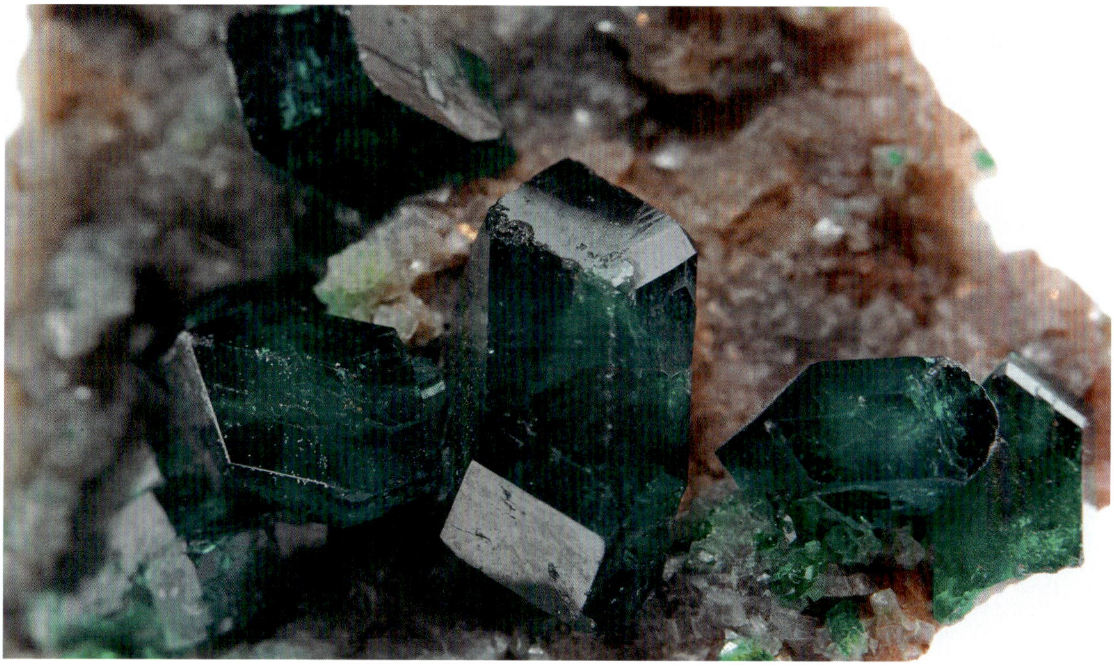

Dioptas, ein Kupfersilikat, hat einen besonderen Bezug zum Gemüt und zu den Augen.

Seite 42), an das man immer bei seelischen Anspannungen denken sollte (siehe auch Praxistipp Seite 133).

Typisch für das erregte Gemüt sind in vielen Fällen nervöse Blasenleiden. Auch wenn die Analogie von Venus zur Niere und zum Kupfer in der hermetischen Medizin allgemein bekannt ist, muss man überraschend feststellen, dass es nur wenige Nierenpräparate mit Kupfer gibt. Die Firma Wala liefert noch Renes/Cuprum als Globuli und Ampullen. Es ist sinnvoll, beides zu kombinieren und zusätzlich noch Injektionen an den Nierenpunkten vorzunehmen.

Bei Kindern ist Bettnässen ein häufiges Problem, wenn sie seelische Konflikte nicht bewältigen können. Hier haben sich Trieno spag. Tropfen von Pekana, ein silber- und zinkhaltiges Präparat bei nervösen Blasenleiden, zusammen mit P-sta spag. Tropfen von Pekana zur Behandlung von Erwartungsängsten auf der Basis von Kava-Kava bewährt.

Unter den Kupfervarianten ist vor allem der Dioptas bei psychischen Venusthemen interessant. Das Kupfersilikat mit seiner herrlich grünen Farbe liefert in potenzierter Form als D12 die Apotheke an der Weleda und in weiteren Potenzen noch die Firma Remedia.

Dioptas hat als Silikat einen besonderen Bezug zum Nervensystem. In der anthroposophischen Medizin wird es zusammen mit Antimon in der Traumatherapie und zur Behandlung von Psychosen eingesetzt (vgl. Treichler, Seite 175f.). Dieser Idee folgend entstanden die Eigenrezepte mit Dioptas zur Bewältigung von Lebenskrisen (siehe Seite 133).

Kupferpräparate mit Bezug zur Niere und zum Hormonsystem

Präparat/Firma	Zusammensetzung	Indikation/ Anwendungsempfehlungen
Kupfersalbe rot (Salbe, Wala)	Cupr. oxyd. rubrum	Zur Durchwärmung der Nierenorgane; zur Organerwärmung; auch zur Fußtherapie zur Anregung über den Nierenmeridian; auch bei Menstruationsstörungen, Muskelatonie
Renes/Borago comp. (Ampullen und Globuli, von Wala)	Borago off. D5, Cuprum acet. D5, Ductus thoracicus D5, Funiculus umbilicalis D5, Mesenchym D5, Renes D5, Textus connectivus D5	Störungen der Nierenfunktion mit Tendenz zu Wassereinlagerungen; Lymphödem
Renes/Cuprum (Ampullen, Wala)	Cuprum met. D7, Renes D5	Begleittherapie bei entzündlichen Prozessen im Nierensystem; Anregung der Nierenfunktion, auch bei innerer Unruhe und bei Asthma
Thyreoidea comp. (Ampullen und Globuli von Wala)	Belladonna D14, Chalkosin D5, Gl. thyreoidea D7	Morbus Basedow; Überfunktion der Schilddrüse; seelische Erregung mit Röte und Hitze im Kopfbereich
Thyreoidea/Thymus comp. (Ampullen und Globuli von Wala)	Arsenicum album D5, Cuprum sulf. D5, Glandula thymi D4, Glandula thyreoidea D31, Hypophysis D21, Lycopus virginicus D2, Melissa off. D3, Vespa crabro D5	Hashimoto Thyreoiditis, Überfunktion der Schilddrüse mit seelischer Erregung und Unruhe, auch im Wechsel mit Erschöpfung

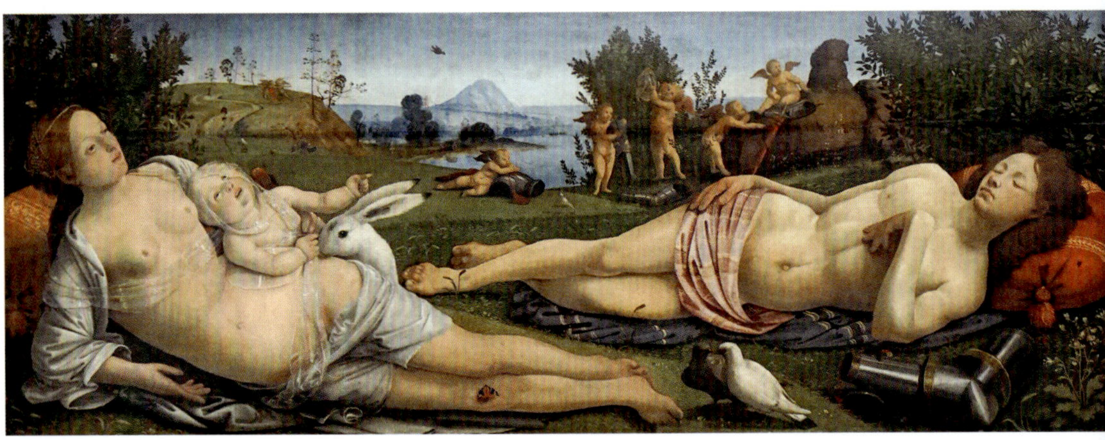

Das Prinzip von Yin und Yang wird in der abendländischen Tradition in Mythen erzählt, so wie die Liebe von Mars und Venus. (*Venus, Mars und Amor* von Piero di Cosimo, um 1505)

»Chill-out« – Praxistipp zur Bewältigung von stressigen Lebensphasen

Auch in diesem Fall wurde ein rhythmischer Therapieansatz gewählt. Beide Therapieteile enthalten Kupfer und Zink, jedoch jeweils in einer etwas anderen Zubereitung.

Die Tagesrezeptur verbindet die Kräfte von Sonne und Mars mit denen der Venus, um die Willenskräfte zu stärken und um beschwingt in den Tag zu gehen. Die Mischung mit Ambra und Crocus kann man auch als Seelenbalsam bezeichnen, wenn einem Ereignisse seelisch sehr zusetzen.

Die Abendtherapie vermittelt die entspannenden Kräfte von Venus und Mond. Diese Mischung dient vor allem zur Behandlung von Schlafstörungen.

Als rhythmische Therapie sollten beide Rezepturen (Morgen und Abend) angewendet werden.

Morgenstund hat Gold im Mund

- Neurodoron Tabletten (Weleda), morgens und mittags 2 Tabletten auf der Zunge zergehen lassen
- Rhodiologes (Loges), morgens 2 Tabletten

Ergänzend oder alternativ eignen sich die »Seelenbalsam Globuli«, eine Mischung aus:

- Ambra D12, 5 Teile
- Crocus sativus D4, 10 Teile
- Dioptas D12, 5 Teile
- Hypericum perforatum D2, 2 Teile
- Ignatia D12, 5 Teile
- Zincum metallicum praeparatum D12, 5 Teile

3- bis 5-mal täglich 10 Globuli; zu beziehen über die Apotheke an der Weleda (www.apotheke-weleda.de)

Den Tag ausklingen lassen

- Metakavernit Tropfen von metaFackler, abends und eventuell auch nachts 10 Tropfen

Ergänzend oder alternativ eignen sich die »Chillout Globuli«, eine Mischung aus:

- Zincum valerianicum D6, 2 Teile
- Dioptas D12, 2 Teile
- Melissa Cupro culta D2, 5 Teile
- Sulfur D12, 1 Teil

Abends 1- bis 2-mal 10 Globuli und bei Bedarf auch nachts; zu beziehen über die Apotheke an der Weleda (www.apotheke-weleda.de)

Zeitgeist Stress

Dauerstress ist laut WHO heute eine der größten Gefahren für die Gesundheit. Man kennt den Begriff Stress auch aus der Industrie. Dort beschreibt er den Druck, den man mechanisch auf ein Metall ausüben kann, ohne dass es seine Funktionskraft einbüßt. Im biologischen System umschreibt er den Anpassungsdruck auf Reize. Dabei unterscheidet man zwischen positivem, motivierendem »Eustress« und negativ geprägtem »Disstress«, wobei deren Übergänge fließend sind.

Dauerstress wirkt zunächst anregend, bis die Batterien leer sind. Es kommt zur Anregung der Nebennieren und zur vermehrten Ausschüttung von Adrenalin und Noradrenalin. Aufgerissene Pupillen, Herzklopfen, hektische Atmung, Schlafstörungen und Schweißausbrüche sind noch die geringsten Folgen und bieten das Bild einer Mischung aus Angst und Aggression. Durch die erhöhte Aktivität der Hypophyse wird vermehrt ACTH[67] gebildet, was die Nebennieren aktiviert und die Cortisol-Ausschüt-

67 Adrenocorticotropes Hormon (ACTH) ist ein von der Hypophyse abgegebenes Hormon, das unter anderem die Corticoid-Abgabe durch die Nebennieren steuert.

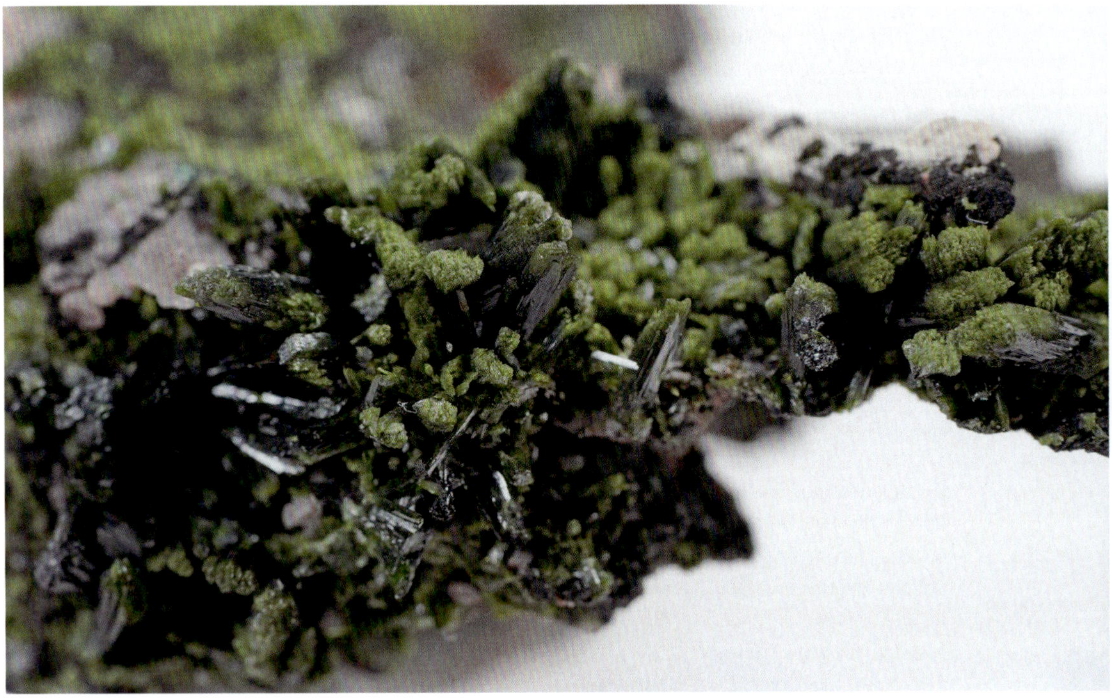

Olivenit, ein Kupferarsenat, hilft bei Erschöpfungssyndrom und Stresskrankheiten.

tung erhöht; Vasopressin reduziert dabei die Nierentätigkeit, denn ein Harndrang ist weder auf der Flucht noch im Kampf hilfreich. Hierdurch werden die Energiereserven angezapft, der Körper reduziert sich gleichzeitig auf das Überlebenswichtige mit der Folge eines geschwächten Immunsystems – Stress öffnet der Krankheit nun Tür und Tor. Schließlich kommt es noch zum Anstieg von Cholesterin und der Reduzierung aller Verdauungsleistungen, um für den Kampf gewappnet zu sein. Ein hoher Cholesterinspiegel braucht entsprechend keine nebenwirkungsreichen Arzneien, sondern einfach nur weniger Stress. Letztendlich ist es ein Leben im Daueralarm, der irgendwann zum Zusammenbruch führt – dem Burn-out.

Eine venusisch ausgerichtete Therapie mit Kupfer wirkt hier entspannend, vertieft den Schlaf, hellt die Stimmung auf, schenkt Hoffnung, fördert das Soziale und schenkt Lebenskraft. Auch hier verwenden wir wieder Kupfer in tieferen bis mittleren Potenzen wie zuvor beschrieben. Unter den Kupferzubereitungen ist Olivenit zu empfehlen, da es einerseits entspannt (Kupfer), andererseits aber auch die Batterien auffüllt (Arsenanteil) und so der Erschöpfung entgegenwirkt. Es ist auch ein Wundermittel bei hartnäckiger Schlaflosigkeit (Olivenit D6 Verreibung von Weleda oder Cuprum arsenicosum D12 und höher von DHU).

Natürlich muss man die Batterien auch noch mit anderen Mitteln aufladen, was bei einer chronischen Erschöpfung der Lebenskraft behutsam geschehen sollte, am besten mit pflanzlichen Adaptogenen, die man dann auch tagsüber mit einer Eisentherapie verbinden kann (zum Beispiel mit Meteoreisen Globuli von Wala). Der Begriff Adaptogen[68] wurde von dem russischen Pharmakologen Nikolai Lazarev 1947 eingeführt – als Beschreibung für Pflanzen mit stressmindernder Wirkung, die auch die Immunabwehr

68 Von lat. adaptere = anpassen

steigern. Adaptogene unterstützen die salutogenetischen Impulse einer Kupfertherapie am besten.

Ginseng hat hier die vielleicht längste Tradition. Seine anregende Wirkung spürt man erst nach einiger Zeit, daher ist ein kurmäßiger Gebrauch unumgänglich. Er kräftigt das Immunsystem auf sanfte Weise und macht auch gelassener und tatkräftiger (zum Beispiel Ginseng Präparate der Firma Florafarm). Als saturnale Arznei ist es eher eine Arznei für ältere Menschen.

Aus der russischen Medizin stammt die Entdeckung der immunmodulierenden Wirkung der Taigawurzel (Eleutherokokkus senticosus), die botanisch mit Ginseng verwandt ist und auch eine ähnliche Wirkung zeigt, aber mit ihren Stacheln marshafter ist. Sie ist unter Sportlern sehr beliebt, aber auch für erschöpfte, ängstliche und intellektuelle Menschen zu empfehlen, deren Konzentration erlahmt (zum Beispiel Eleucurarina von Harras Pharma).

In aller Munde ist heute die Rosenwurz (Rhodiola rosea), die mit ihrem herrlichen Aroma, das an Rosen erinnert, wohl am meisten Venuskraft in sich hat. Sie kommt auch im Alpenraum vor, doch ihr eigentlicher Lebensraum ist der hohe Norden. Die Wurzel wird in der Volksmedizin Russlands, Tibets und Chinas schon lange eingesetzt, beispielsweise bei Erschöpfung, Depressionen, Ängsten, Kinderwunsch, Impotenz, Kanzerose und zur Immunsteigerung (z.B. Rhodiologes Tabletten von Loges).

Natürlich darf auch hier die Melisse nicht fehlen. Mit ihrem venusischen Duft und ihrer harmonischen Pflanzengestalt ist sie ganz besonders der Venus unterstellt und deshalb Hauptbestandteil von Lebenselixieren (beispielsweise beim Regensburger Karmelitergeist, beim Balsamischen Melissengeist von Weleda.

Weitere Ergänzungen für Kupfer findet man unter den Rosengewächsen, die ebenfalls von der Venus gezeichnet sind – darun-

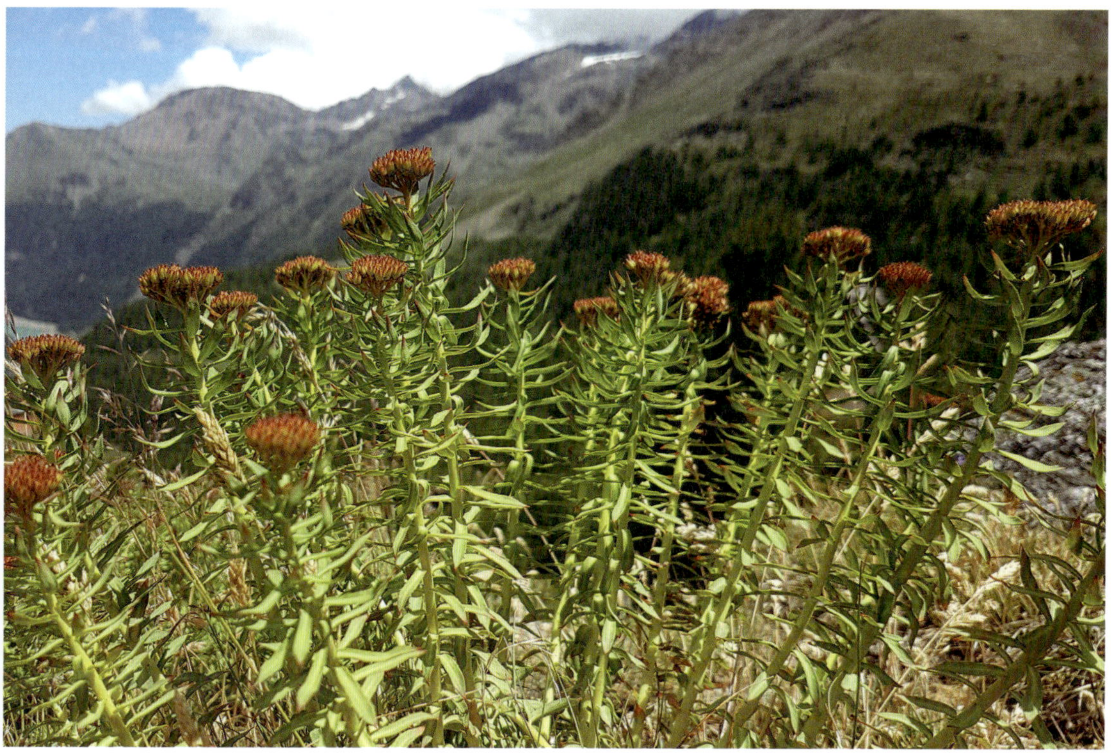

Als Adaptogen hat sich die Rosenwurz bewährt. Sie wirkt ausgleichend und unterstützt aber auch die energetisierende Wirkung von Kupfer auf die Nebenniere.

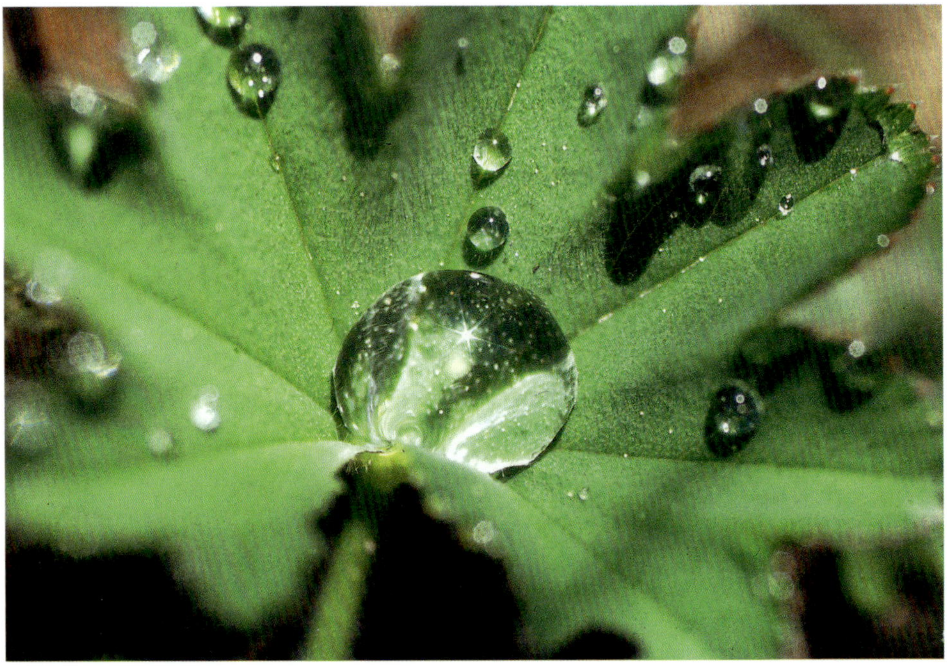

In seiner Formgebung als Muschel zeigt der Frauenmantel, ein Rosengewächs, die Vollendung der Venus. In der Therapie ergänzt er Kupfer, um das Weibliche im Menschen zu stärken und um zu entspannen.

ter die Rose selbst, die immer schon als Kräftigungsmittel verwendet wurde, oder der Weißdorn mit seiner wohltuenden Herzwirkung.

Neben solchen Goldarzneien zur Stressbewältigung, die man eher tagsüber nimmt, sollte man am Abend dann die Ergänzung mit Silber und Zink wählen; beide sind Bestandteil von Somcupin spag. Tropfen von Pekana zur Behandlung von Erregungszuständen und Schlafstörungen.

Die drei Metalle Kupfer, Gold und Silber bilden nicht ohne Grund im Periodensystem eine Gruppe, auch in der Therapie sind sie verlässliche Partner.

Kupferpräparate mit Bezug zu den Hormonen, zum Herz, zu den Nerven und zur Psyche

Präparat/Firma	Zusammensetzung	Indikation/ Anwendungsempfehlungen
Aspas spag. Peka (Tropfen, Pekana)	Cuprum acet. D4, Hyoscyamus spag. D4, Potentilla anserina spag. Ø, Secale spag. D4, Ignatia spag. D4, Ammi visnaga spag. Ø, Belladonna spag. D4, Tabacum D6	Vegetative Dystonie mit Krampfneigung, spasmophile Disposition, auch mit seelischer Labilität; Herz-Kreislaufsensationen mit Krämpfen
Cuprum aceticum/Zincum valerianicum (Tropfen, Weleda)	Cuprum acet. D3, Zincum valerianicum D3	Unruhe, Einschlafstörungen, Restless Legs
Gelsemium Similiaplex (Tropfen, Pascoe)	Gelsemium D3, Lachesis D15, Zincum met. D8, Curare D6, Nux vomica D6, Cocculus D6, Acid. phos. D3, Cuprum D10, Plumbum acet. D6, Pulsatilla D30	Ängstlich nervöse Störungen, Stimmungsschwankungen, erhöhte Schmerzempfindlichkeit, Neuralgien, alles mit Erschöpfung und seelischer Labilität
Lobelia Similiaplex (Tropfen, Pascoe)	Lobelia inflata D4, Strychninum nitricum D6, Cuprum acet. D4, Cicuta virosa D4, Acid. hydrocyanicum D6, Hyoscyamus D4	Anfallsleiden (Asthma, Krampfleiden, Epilepsie, Migräne)
Melissa Cupro culta (Tropfen und Ampullen von Weleda)	Tropfen als D2 oder Rh D3; Ampullen als Rh D2	Psychasthenie, seelische Verkrampfung; auch Spasmen der Verdauungsorgane, gerne mit seelischem Hintergrund
Pectapas CPL. Injectopas (Ampullen, Pascoe)	Crataegus D2, Cactus D6, Spigelia D4, Cuprum D6	Stenokardien, Herzkrämpfe, nervöse Herzstörungen
Zincum metallicum 144 N Pflügerplex (Tabletten, Pflüger)	Causticum D20, Cuprum met. D8, Zincum met. D10	Neurologische Krämpfe, Epileptiforme Symptome, Nervensensationen

Praxistipp: Venus-Globuli

Dieses Rezept soll jungen Frauen ein Bewusstsein für die innere Schönheit vermitteln und die Selbstsicherheit fördern.

- Alchemilla vulgaris D1
- Damiana D2
- Dioptas D12
- Pulsatilla D6
- Smaragd D8

Zu gleichen Teilen Globuli 20 g; zu beziehen über die Apotheke an der Weleda (siehe Seite 293).
2- bis 3-mal täglich 10–15 Globuli auf der Zunge zergehen lassen

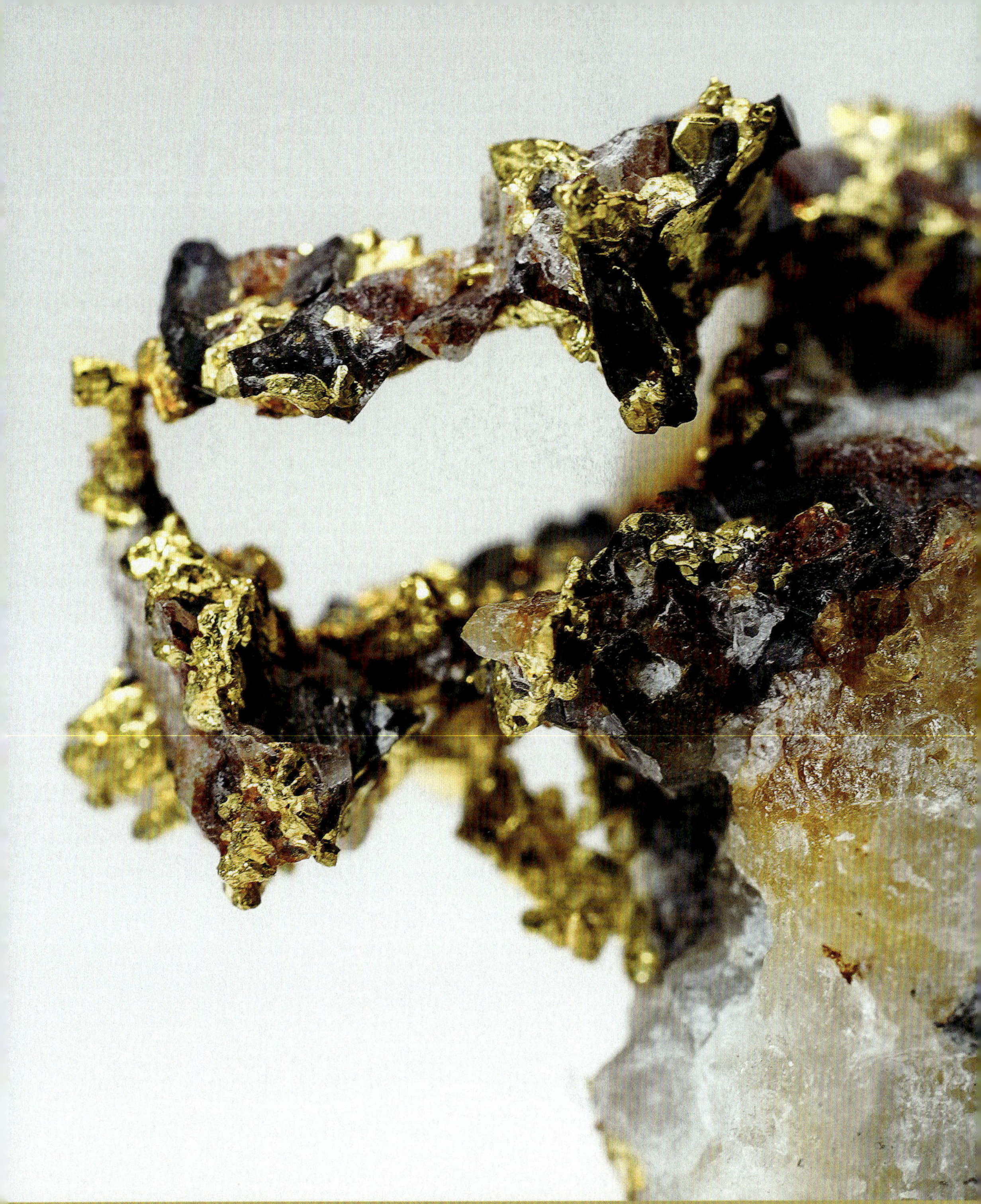

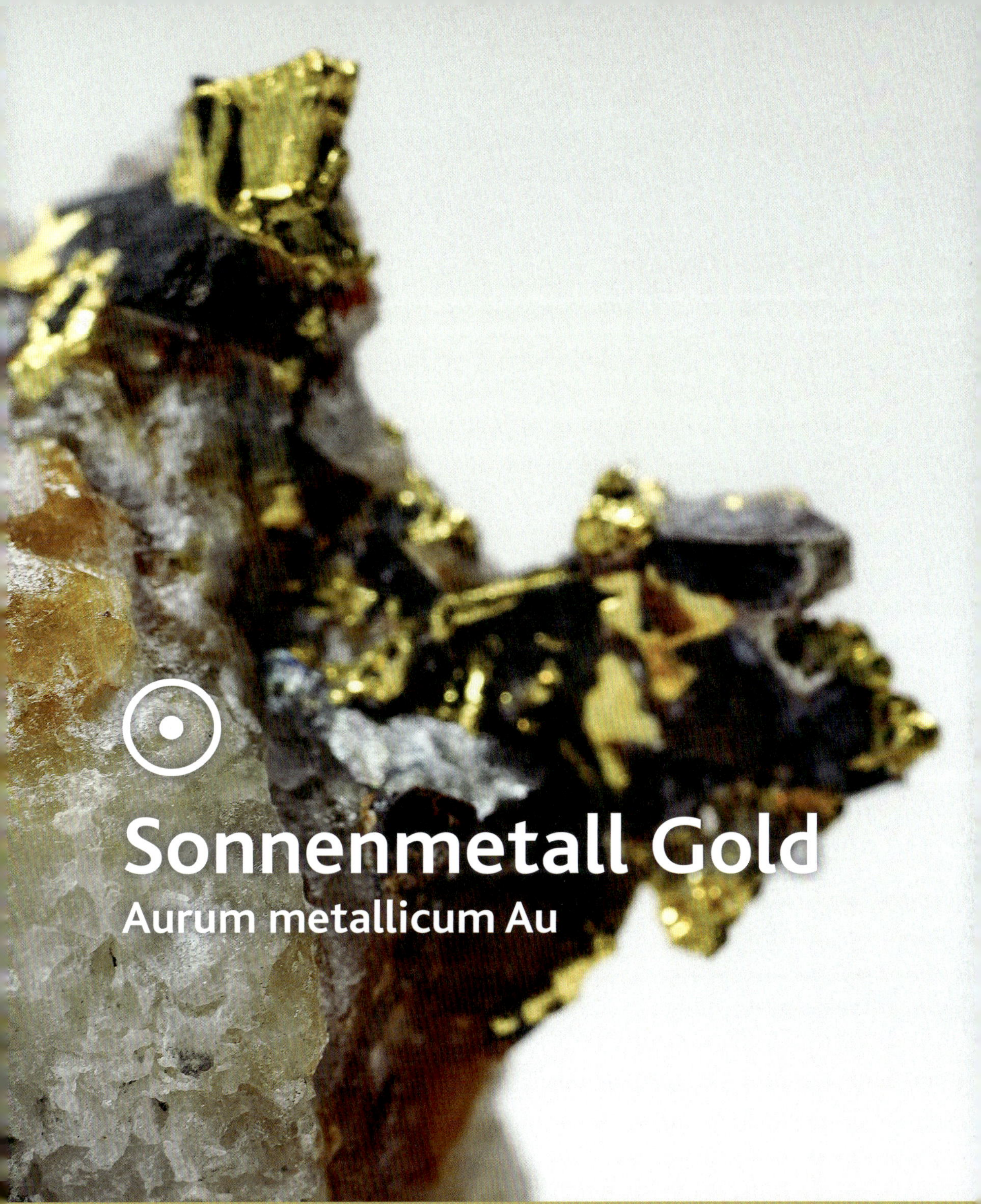

Sonnenmetall Gold

Aurum metallicum Au

König der Metalle

»Von allen Elixieren ist das höchste und mächtigste das Gold. (...) Wenn eine so große Kraft im Golde ist, dass es den Körper erhält und frei von jeder Krankheit bewahrt und ihn nicht verderben lässt ... Es verbessert und stellt alles her, was nicht gesund ist.«

PARACELSUS, BD. III: 148

Das Geschenk der Götter

Gold ist ein Attribut der Götter und ihr Geschenk an uns sterbliche Menschen – einerseits als Erinnerung an unsere ursprünglich lichtvolle und kosmische Natur, andererseits als wundersame Arznei und Lebenselixier für Körper, Seele und Geist.

Gold heißt auf Lateinisch Aurum metallicum (aur = Licht), was »Metall des Lichts« bedeutet. Aur ist in der Hermetik das göttliche Kind, das aus der Vereinigung von Ain (Unendlichkeit – männlich, Yang) und Soph (Leere – weiblich, Yin) entstanden ist. Ain und Soph bilden zusammen die Prima Materia, die Schwarze Urmaterie, die Finsternis am Anfang der Schöpfung. Aus der Vermählung dieser beiden Prinzipien entsteht das Licht als Urfunke des Lebens, das wir alle in uns tragen: Fiat lux – es werde Licht. Hermetische Bilder zeigen diese Urpolarität auch als Sonne und Mond/König und Königin, die durch die Erde (Kind/Schöpfung) miteinander verbunden sind. Die Symbole Dreieck (Seele), Quadrat (Körper) und Kreis (Geist) symbolisieren die Trinität (siehe Bild rechts).

In der Alchemie spricht man bei Gold auch vom »rex metallorum«, dem König der Metalle; es kommt praktisch nur gediegen vor, trotzt der Zeit mit ewigem Glanz, und es duldet keine Mischung mit unedlen Stoffen. Gold gehört zu den seltensten Stoffen der Erde, obwohl es nahezu überall in Spuren vorkommt. Seine weite Verbreitung in Gesteinen, Meerwasser, Atmosphäre und im Organischen macht es aus hermetischer Sicht zum stofflichen Träger (Matrix) göttlicher Bewusstseinskräfte.

In der hermetischen Heilkunde verkörpert das Gold das vollkommene Metall. Es vereint alle drei alchemistischen Grundprinzipien auf ausgewogene Weise in sich: Sal, das Feste, zeigt sich in der Schwere, in der Dichte und in der Beständigkeit. Merkur, das bewegliche oder veränderliche Prinzip, zeigt sich in der Geschmeidigkeit des Goldes. Gold lässt sich zum allerdünns-

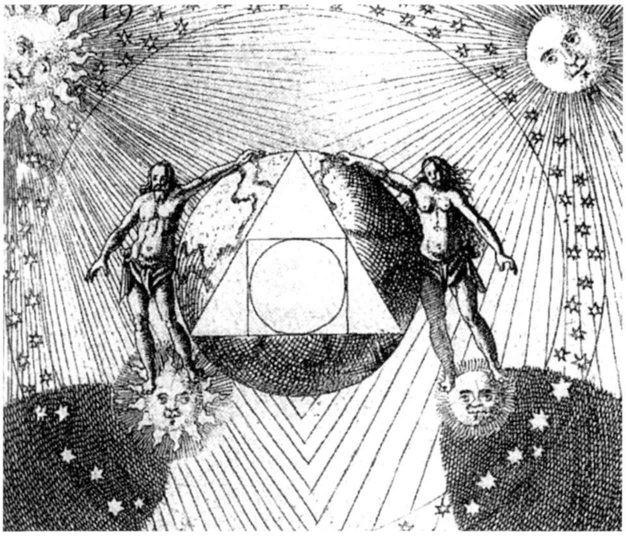

Sein Vater ist die Sonne, seine Mutter ist der Mond – so beginnen die Lehrsätze des Hermes Trismegistos. Sonne und Mond halten die Erde als ihr Kind – die Symbole stehen für Seele (Dreieck), Körper (Quadrat) und Geist (Kreis). (Aus: *Chymisches Lustgärtlein,* 1624)

ten Blattgold und fast bis zur Durchsichtigkeit verarbeiten; Sonnenlicht schimmert dann bläulich hindurch. Es soll sogar möglich sein, aus einem Gramm Gold einen Faden von mehreren Kilometern Länge herzustellen! Sulphur, das brennende Prinzip, zeigt sich im goldenen Glanz und in der Lichtnatur des Goldes.

Für den Menschen hat Gold zwei Gesichter – es ist Segen und Fluch zugleich. Die Gier nach Gold hat unendliches Leid über die Menschen gebracht, sogar die Goldgewinnung geschieht mit einer enormen Belastung der Umwelt. Das Geschenk der Götter fristet heute in den Tresoren der Macht ein armseliges Dasein, an solchem Gold klebt Blut, und der Goldkurs ist gleichzeitig ein Barometer kollektiver Angst. Doch dies ist nur eine Seite der Medaille.

Gold ist auch ein mythisches Metall, man denke nur an die Unsterblichkeit der Götter durch goldene Äpfel, an Jason und das Goldene Vlies oder an das Gold der Rheintöchter.

Wegen seines goldgelben Glanzes und seiner ungewöhnlichen Eigenschaften unterstellt man das Gold der Sonne. Mit der Sonne sind zahlreiche Gottheiten assoziiert, die als Lebensspender, Heilgötter und Vermittler von Bewusstsein verehrt wurden, wie beispielsweise Baldur, Helios, Apollon und sein Sohn Asklepios, Osiris, Ahura mazda oder Mithras; und nicht ohne Grund waren die Opfergaben der drei Magier aus dem Morgenland an Jesus Gold, Weihrauch und Myrrhe.

Der Mensch als Spiegelbild des Göttlichen verbindet als Vermittler die kosmischen Qualitäten mit den irdischen. Um seiner spirituellen Aufgabe gerecht zu werden, muss er in seinem Herzen die goldene Mitte finden – weder zu sehr dem Irdischen noch zu sehr dem Kosmischen zugewandt.

Für den Alchemisten ist das Gold eine große Sehnsucht. Aber als Symbol für den Stein der Weisen, den Lapis philosophorum, geht es dem wahren Alchemisten dabei weniger um Ruhm und Ehre. Wenn er von der Transmutation von Blei in Gold spricht, wobei oft das Quecksilber eine Rolle spielt, dann sollte man das symbolisch verstehen.[69] Blei verkörpert die grobe Substanz, das Glanzlose, die saturnale Gebundenheit des Geistes an die Materie. Durch Arbeit am Selbst, die der Arbeit im Labor entspricht, verwandelt der Alchemist das dunkle Blei in das Licht des Goldes – es ist der Weg des Herzens. Das Herz ist Sitz der Seele und unser Sonnenorgan – durch Arbeit am Selbst soll der Mensch in einem goldenen Licht glänzen, dazu braucht es keine äußeren Reichtümer, ganz im Gegenteil sind diese oft eher hinderlich, weil sie das Ego blenden.

Als Heilmittel ist Gold von unschätzbarem Wert. Da Gold in substanzieller Form bereits in geringen Dosen giftig ist,

69 Hierzu Paracelsus: »Nimm nicht Anstoß daran, dass du weder Gold noch Silber durch sie zu erlangen vermagst, sondern betrachte sie von dem Gesichtspunkte, dass da die Arcana offenbar werden und der Betrug der Apotheker aufgedeckt wird, wie bei ihnen der gemeine Mann begaunert und betrogen wird.« (Bd. I: 394)

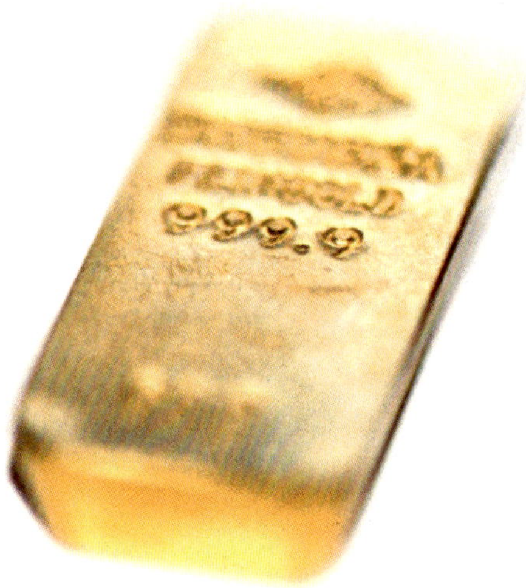

Goldbarren mit 999,9 Prozent Reinheit. Das Gold ist aber so seiner Spiritualität beraubt.

gilt diese Aussage allerdings nur für sublimierte Zubereitungen im Sinne der Alchemie und Homöopathie. Licht und Wärme der Sonne prägen auch die Heilwirkung. Bereits im Altertum kannte man Geheimrezepte mit Gold als Lebenselixier zur Anregung aller lebenswichtigen Organfunktionen und für ein langes und erfülltes Leben. Goldarzneien schenken Lebensfreude.

Je nach Zubereitung und Dosierung wirkt Gold als Vermittler von Lebenswärme, aber auch als Mittel zur Stärkung des Ich-Bewusstseins und zur vertieften Erkenntnis der mentalen Fähigkeiten. In der Homöopathie gilt Gold in höheren Potenzen als eines der besten Mittel bei Depressionen, Lebensüberdruss mit Todessehnsucht und Suizidneigung. Bei verzagten, orientierungslosen Persönlichkeiten mit Selbstzweifel sind eher tiefere Potenzen geeignet, um wieder die goldene Mitte zu finden.

Gold ist auch ein Spurenelement, besonders »goldhaltig« sind Leber, Gehirn und Milz. Gold fördert unter anderem die Anreicherung der Blutzellen mit Sauerstoff und koordiniert die Leistungen von Nervensystem und Abwehr. Schon immer galt Gold als wirkungsvolles Mittel bei Autoimmunleiden, besonders bei rheumatischen Erkrankungen oder Kollagenosen.

Vor allem aber ist Gold eine Arznei mit einem Bezug zum Zeitgeist. Parallel zur Entmystifizierung der Natur und der Industrialisierung, die den Menschen zunehmend zu einem Ding degradierte, manifestierten sich Herzerkrankungen in noch nie gekanntem Ausmaß, die heute mehr als 50 Prozent der Todesfälle ausmachen. Dies ist auch Ausdruck der mangelnden spirituellen Geborgenheit des modernen Menschen und ein Zeichen dafür, wie schwer sich der Mensch mit der Entwicklung eines Ich-Bewusstseins tut. Die eigentliche Hauptwirkung von Gold zielt nun genau auf diesen Zeitgeist ab, vor allem aber auf das Sonnenorgan des Menschen, das Herz. In Therapiekonzepten bei Herzleiden darf Gold deshalb nicht fehlen.

»Wir können auch verstehen, dass die Quinta Essentia Auri wegen ihrer spezifischen Wirkung und wegen der Kraft, die sie dem Herzen verleiht, imstande ist, gegen alle Gestirne zu wirken.«

PARACELSUS, BD. II: 72

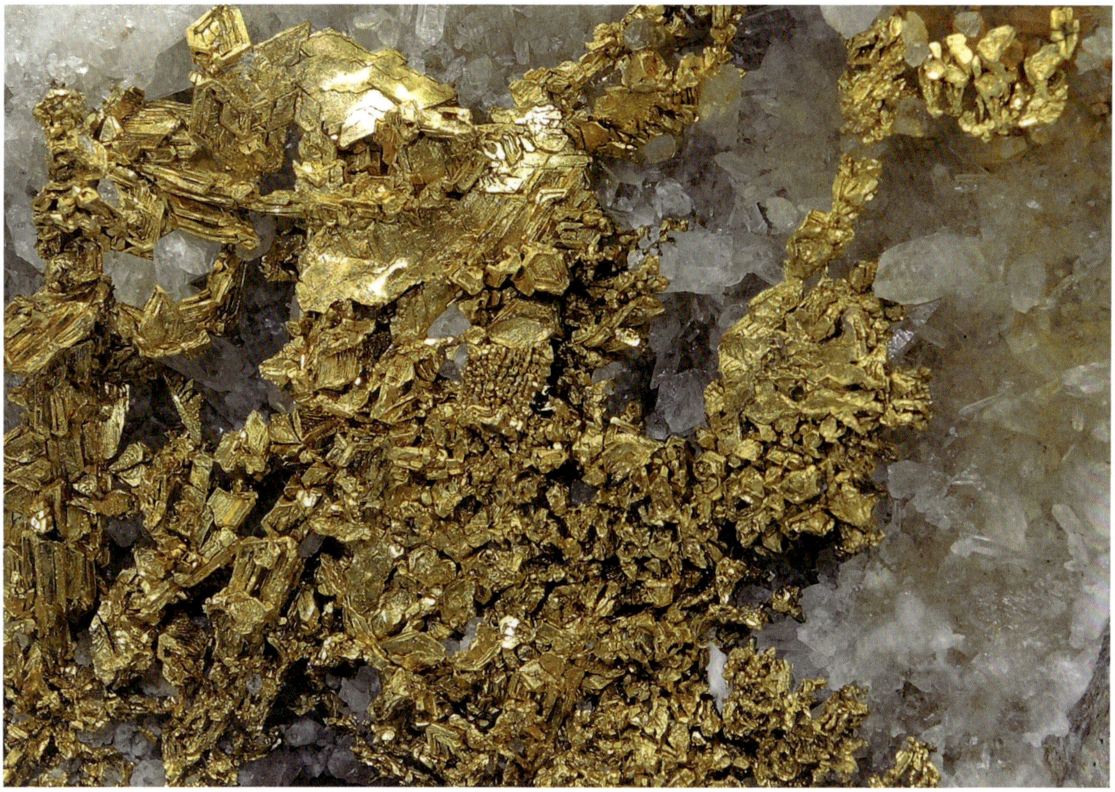

Gediegenes Gold auf Quarz in besonders schöner kristalliner Struktur.

Gold und Goldverbindungen in der Therapie

Aurum metallicum – metallisches Gold

Ausgangssubstanz von homöopathischem Gold ist Goldpulver oder Blattgold. Zur Herstellung des Goldpulvers wird Aurum chloratum in gereinigtem Wasser gelöst und mit Eisen(II)-sulfat-Lösung gefällt. Das entstandene Goldpulver wird mit gereinigtem Wasser gewaschen und getrocknet und zur weiteren Verarbeitung in einer Reibschale verrieben.

- **Tiefpotenzen (D4/D6), als kolloidales Gold; Metallspiegel, Aurum metallicum praeparatum, von Weleda; auch als Salbe:** Bei Anämie; Hypotonie, Herzschwäche, Herzentzündungen; Abwehrschwäche, Infektanfälligkeit; juveniler Akne, entzündlichen Hautleiden wie Neurodermitis; bei Autoimmunprozessen; gichtisch-rheumatischer Diathese, resolvierender Wirkung; bei Fehlgeburtsneigung; seelischer Erschöpfung, Ängstlichkeit, geistiger Orientierungslosigkeit, Ich-Schwäche (passt gut zu Eisen). Salbentherapie zur Organeinreibung am Herzen.
  Wichtig! Tiefpotenzen können eine bestehende Depression oder Suizidneigung verstärken. Nicht bei Hypertonie anwenden!
  Verabreichung täglich, besonders morgens und tagsüber.

- **Mittlere Potenzen D10/D12, Metallspiegel, Aurum metallicum praeparatum, von Weleda:** Bei Herzrhythmusstörungen, labiler Körpertemperatur, Blutdruckschwankungen, Herzkrämpfen, psychosomatischen Herzleiden, bei Angstzuständen mit Herzbeteiligung; bei Selbstwertproblemen.
  Zum Abschluss einer Therapie, um Ergebnisse zu festigen.
  Verabreichung tagsüber, vornehmlich morgens.
- **Höhere Potenzen D20/D30 und höher; Metallspiegel, Aurum metallicum praeparatum, von Weleda:** Bei Hypertonie; Sklerose; Apoplex (Schlaganfall); Gicht, Rheuma; zu schnellen Alterungsprozessen; chronisch trockenen Hauterkrankungen wie Psoriasis; bei seelischer Verhärtung, Lebensüberdruss, Suizidneigung.
  Verabreichung morgens. Bei seltenen Gaben ist der Sonntag zu bevorzugen.

Aurum chloratum – Goldchlorid (Labor-Produkt)

Das ist Gold, gelöst in Königswasser (Mischung aus Salzsäure und Salpertersäure). Paracelsus hierzu (Bd. II: 90): »Aurum potabile wird hergestellt, wenn man Gold mit anderen Mitteln und Flüssigkeiten vermengt und dadurch trinkbar macht.«
Goldchlorid zeichnet sich durch gute Löslichkeit in Wasser sowie in Alkohol aus und ist deswegen auch das meistgebrauchte Goldsalz.
Die Anwendungsgebiete entsprechen weitgehend denen von metallischem Gold. »Wird gerne bei Krankheiten der weiblichen Genitalien gewählt.« (Mezger, S. 276)

Aurum colloidale – kolloidales Gold (Labor-Produkt)

Zur Herstellung siehe Seite 39. Im HAB ist kolloidales Gold als Auri solutio colloidalis aufgeführt, eine tiefrote flüssige Substanz mit Affinität zum Blutprozess. Paracelsus dazu (Bd. II: 90): »Quinta essentia Auri entsteht, wenn man dem Golde die rote Farbe extrahiert und von dem Stoff scheidet; denn seine Kraft ist nur in der Farbe.«
Zur Stabilisierung der Herzfunktionen; um die solaren Prozesse auf das Blut zu lenken. Um den Spiritus vitalis (Lebensgeist) zu energetisieren, Anwendung in tiefen bis höheren Potenzen, D6 bis D30 und höher, je nach Indikation.

Aurum jodatum – Goldjodid (Labor-Produkt)

- **In Tiefpotenzen:** Bei Arteriosklerose und Haut- und Drüsenaffektionen; resolvierende Wirkung.

Mercurius auratus – Goldamalgam

- Siehe Quecksilber, Seite 85.

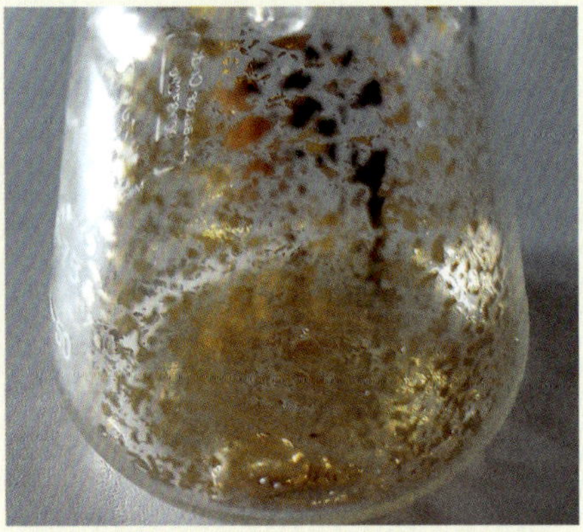

Goldamalgam.

Sonnenprozesse im Menschen und ihre Analogie zu Gold

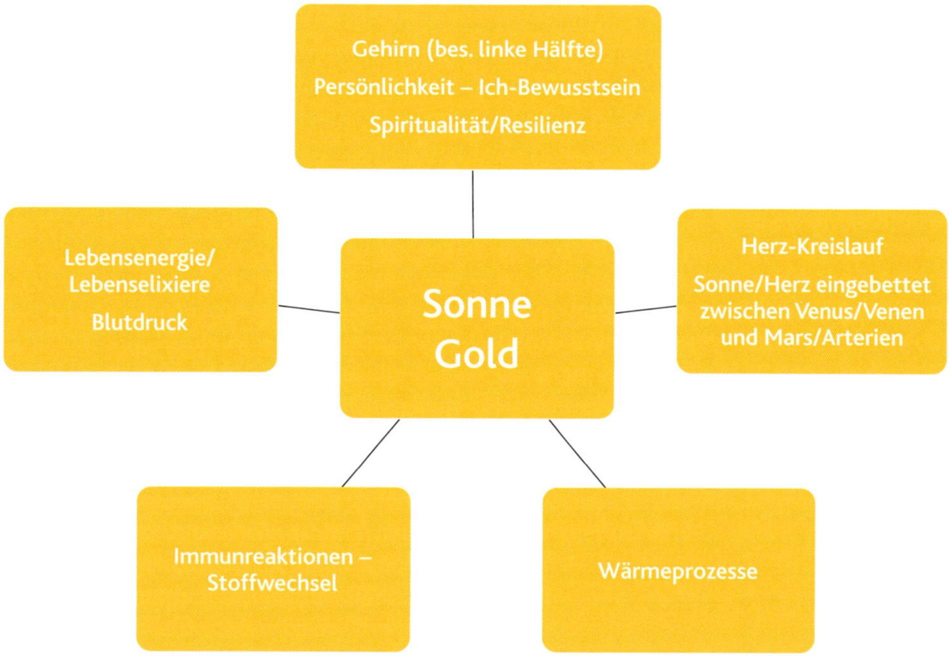

Zonen der Sonne für eine Goldtherapie

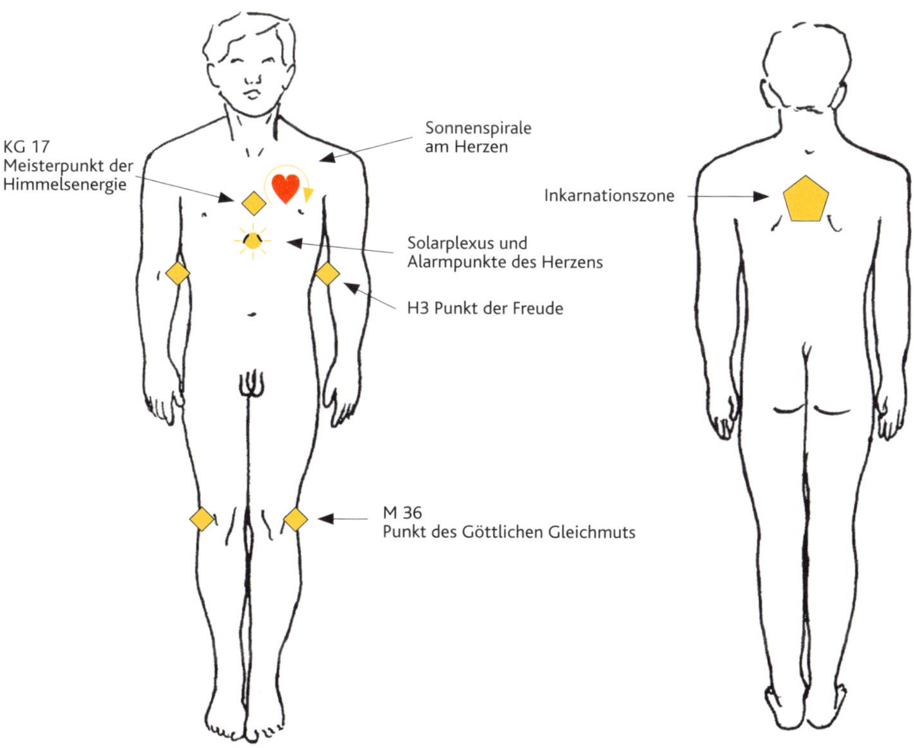

»Äußerlich ist das Gold ein schöner, gelber, glanzvoller, schwerer gediegener Körper, ein erfrorenes Feuer, das zum Leben erweckt,[70] die Natur stärkt.[71]«

PARACELSUS, BD. III: 334

Gold als Lebenselixier und Immunstimulans

Die Qualitäten der Sonne und damit auch die Wirkungen von Gold bedeuten Wärme und Abwehr. Das Sonnensymbol (⊙), ein Kreis mit einem Punkt in der Mitte, zeigt dies ebenfalls. Symbolisch steht es für Zentrierung, aber auch für den Bezug zur Peripherie, für Ausstrahlung und eben auch für das Prinzip der Abwehr.

Gold ist ein Spezifikum für Autoimmunerkrankungen. Seit Jahren werden stoffliche Goldverbindungen wie Natriumaurothiomalat oder Auranofin bei rheumatoiden Gelenksentzündungen eingesetzt. Nachteil der materiellen Goldgaben ist die große Unverträglichkeit. Auranofin ist bekannt für seine Nebenwirkungen im Magen-Darm-Trakt, und Injektionskuren damit führen in etwa 30 Prozent zu einer Goldintoxikation, die den Therapieabbruch erfordert. Die Symptome umfassen Blutbildveränderungen (Leukopenie, Thrombopenie), Haut-/Schleimhautreaktionen (Ausschläge, Entzündungen), Leberschäden (cholestatische Hepatitis bis Lebernekrose) und Nierenschäden (Hämaturie, Proteinurie).

Ähnlich, aber nebenwirkungsfrei, wirken dagegen feinstoffliche Goldgaben als Homöopathikum. Vor allem die Tiefpotenzen haben eine entzündungshemmende Wirkung. Homöopathisches Gold wie auch alchemistisch-spagirische Zubereitungen beeinflussen im Grunde genommen alle chronisch-entzündlichen Prozesse und sollten daher auch bei anderen Autoimmunprozessen, wie etwa bei Colitis ulcerosa, zum Einsatz kommen. Bei einer Drüsenbeteiligung, wie es bei der Hashimoto-Thyreoiditis der Fall ist, wählt man eher Tiefpotenzen von Aurum jodatum, oder, sofern Schilddrüsenknoten oder -zysten vorhanden sind, Aurum sulfuratum.

Gold findet sich deshalb immer wieder in Rezepturen zur Ausleitung von Umweltgiften, besonders wenn diese in Richtung Herz wirken oder für Autoimmunerkrankungen verantwortlich sind. Ein bewährtes Goldmittel zur Ausleitung und damit ein Basismittel zur Entgiftung ist Derivatio von Pflüger.

Auch bei degenerativen Nervenleiden wird Gold gerne verwendet (eher in D10 bis D20), zum Beispiel bei Folgen von Entzündungen im Nervensystem; Wala liefert hier Präparate auf der Basis von Gold zusammen mit Weihrauch und Myrrhe (siehe auch Seite 163).

Weitere Indikationen sind Geschwulstleiden, besonders der Gebärmutter – bei Myomen gilt Gold sogar als Kardinalmittel; ein Handelspräparat hierfür wäre beispielsweise Berberis/Sepia comp. Globuli und Ampullen von Wala.

Letztendlich sind solche Leiden ein Ergebnis mangelnder Abwehrprozesse oder auch nicht ausgeheilter Infektionen, besonders wenn es sich um ansteckende Krankheiten handelt und wenn deren Symptome durch Maßnahmen unterdrückt wurden.

---

70 Damit meint er »alchemistisch bearbeitet«.

71 Unter »Stärkung der Natur« versteht Paracelsus die Summe aller Faktoren, die Gesundheit bewirken, vor allem aber die Konstitution = Natur des Menschen.

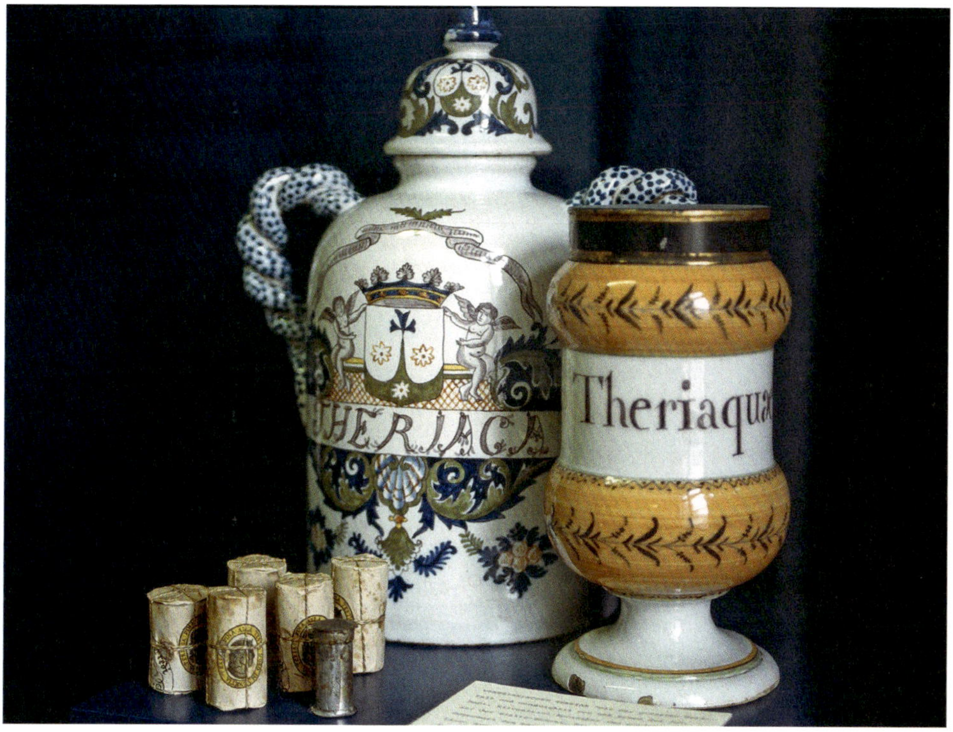

Alte Apothekergefäße mit Theriak. (Pharmaziehistorisches Museum, Basel)

Der so gewonnene Zustand ist ein Pyrrhussieg, denn es kommt häufig durch eine solche Unterdrückung zu einer gesteigerten Anfälligkeit, zur Chronifizierung und zu Rezidiven, und irgendwann ist vielleicht ein multimorbider Zustand erreicht.

Paracelsus führte Gold als Schutzmittel bei Prodromi der Pestilenz auf (vgl. Bd. I: 749), worunter er alle ansteckenden Krankheiten verstand. Er schrieb: »Wisset von der Heilung (der Pestilenz), dass der Spiritus des Goldes und der Edelsteine die Arznei ist, die alle Pesten, ohne Rücksicht auf den Ort heilt. Das wichtigste Ding ist das Gold und dann kommen die Edelsteine. Die Edelsteine sind Confortativa und Defensiva, damit kein Zufall auftrete. (...) es gibt kein besseres Inkarnativum als Gold. Es gibt kein besseres Defensivum bei den Wunden von den Zufällen, sie seien wie sie wollen, als die Edelsteine.« (Bd. I: 803)

Er bevorzugte also eine Kombination von Gold und Edelsteinen zum Lindern (Confortativa), zur Abwehr (Defensivum) und zur Stärkung der Lebenskraft (Inkarnativum); als Edelstein bevorzugte er den Bergkristall; – und tatsächlich findet man gediegenes Gold oft auf Quarz, und es ist eine alte Therapeutenweisheit zu verschreiben, was sich von Natur aus zueinander fügt.

Gold ist vor allem ein Lebenselixier – die komplexen Rezepturen, die man in der Medizingeschichte findet, bestehen immer aus einer Vielzahl von Pflanzen und einigen Mineralien, neben Gold vor allem aus Eisen; ein berühmtes Beispiel ist der Theriak, ein opiumhaltiges Elixier.

Solche Mischungen haben die Eigenschaft, auf eine vielfältige Weise die Lebensfunktionen im Körper zu stimulieren – heutzutage allerdings ohne Opium. Die Rezepturen wirken ausgleichend auf Herz, Atmung, Verdauung und auf vegetative Funktionen. Immer sind es Kombinationen aus wärmenden und bitter-aromatisch schmeckenden Gewürzpflanzen wie Anis, Engelwurz, Galgant, Meisterwurz, Muskatnuss oder Zimt. Auch viele ätherische Öldro-

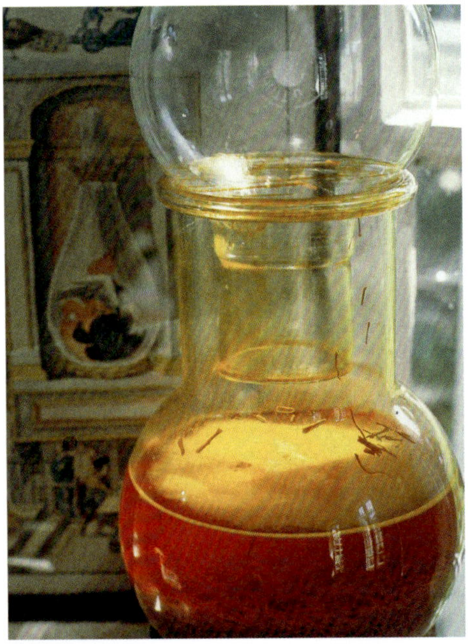

Safran ist das Gold unter den Gewürzen; es ist Bestandteil des Lebenselixiers nach Paracelsus. (Foto: Soluna)

gen sind enthalten, die man eher als Nervina kennt, wie Rosmarin, Lavendel und vor allem Melisse.

Eine alchemistische Rezeptur auf der Basis von Gold und Schwarzer Nieswurz, zusammen mit Safran und anderen Pflanzen, empfahl Paracelsus für ein langes und erfülltes Leben. Ich, der Autor dieses Buches, habe das Rezept des langen Lebens nach Paracelsus unter dem Namen »Spiritus vitalis« neu aufgesetzt, und es erfreut sich inzwischen allgemeiner Beliebtheit. Dieses Rezept habe ich bereits in meinem Buch *Traditionelle Heilpflanzenkunde und Phytotherapie* veröffentlicht, allerdings in einer anderen Version, weil zum damaligen Zeitpunkt nicht alles wie gewünscht lieferbar war. Dies hat sich nun erfreulicherweise geändert, und so gibt es in diesem Buch eine aktualisierte Version (siehe Kasten).

Praxistipp: Spiritus vitalis – ein goldhaltiges Lebenselixier nach Paracelsus

Das Rezept besteht aus kolloidalem Gold in der zurzeit tiefsten lieferbaren Potenz. Es soll mit seiner tiefroten Farbe das Blut energetisch ansprechen und Sonnenkraft anreichern. Des Weiteren sind enthalten:

Calcium – zur Anregung des Knochen- und Gewebestoffwechsels

Safran – das mit seiner orangeroten Farbe als bestes Mittel gegen Trauer und Einsamkeit gilt und die gute Laune befördert

Schwarze Nieswurz – ein Kardinalmittel für Altersleiden, degenerative Zustände und Melancholie

Schöllkraut – Alchemisten nannten Schöllkraut früher Goldwurz; mit seiner gelben Farbe passt es farblich zur Sonne, sein bitterer Geschmack verweist auf eine Leberwirkung

Heublumen – deren Cumarinduftnote die Stimmung anregt und hormonell anregend wirkt

Melisse – als Nervenbalsam und zur Anregung aller vegetativen Funktionen

Die Pflanzen sind alle auf spagirischem Wege angereichert (Ionis Spagyrik, Österreich) – das ganze Rezept besteht also aus Substanzen, die alle auf ihre Weise veredelt wurden.

- Aurum colloidale D6 10 ml
- Calcium aceticum D6 10 ml
- Crocus sativus spag. Ionis 10 ml
- Helleborus niger spag. Ionis 10 ml
- Chelidonium majus spag. Ionis 20 ml
- Poaceae div. spag. Ionis 20 ml
- Melissa officinalis spag. Ionis 20 ml

1- bis 3-mal täglich 10 Tropfen vor dem Essen in etwas Wein geben.
Das Rezept muss über eine Apotheke gemischt werden (siehe Seite 292).[72]

72 Das Präparat bekommt man zum Beispiel in der Fraunhofer Apotheke in München.

Präparate mit Gold zur Entgiftung und bei Stoffwechselerkrankungen

Präparat	Zusammensetzung	Indikation/ Anwendungsempfehlungen
Berberis/Sepia comp. (Globuli und Ampullen von Wala)	Glob.: Aurum met. D9, Berberis Ø, Placenta bovis D7, Sepia D6, Urtica urens D2 (Ampullen sind anders dosiert)	Myom, Blutungsanomalien, Hypermenorrhoe, klimakterische Beschwerden
Cartilago comp. (Ampullen, Globuli, Salbe und Zäpfchen von Wala)	Allium cepa D14, Aurum met. D9, Betula pendula D4, Cartilago articularis bovis D7, Formica rufa D16, Stannum met. D7 (Zäpfchen sind etwas anders dosiert)	Chronisch-entzündliche Gelenkerkrankungen, Arthritis, Arthrose
Derivatio (Ampullen und Tabletten von Pflüger)	Anagallis arvensis D4, Argentum met. D30, Arnica D15, Aurum met. D15, Bryonia D4, Carbo vegetabilis D30, Chelidonium majus D6, Colocynthis D5, Cytisus scoparius D6, Digitalis D5, Natrium chloratum D2, Cactus grandiflorus D4, Carduus marianus D3, Sarsaparilla D6, Stannum met. D8, Strophanthus D6, Taraxacum off. D5, Veronica virginicum D4, Viscum album D4	Zur Ausleitung von Umwelt- und Stoffwechseltoxinen, besonders bei Herzbelastung; bei gichtisch-rheumatischer Diathese
Spongia/Aurum/Pulsatilla comp. (Globuli und Ampullen von Wala)	Aurum met. D9, Spongia D9, Pulsatilla D4, Saccharum candidum D9, Sepia D6, Testa ovorum D9	Klimakterische Beschwerden mit Herzbeteiligung und Schilddrüsenfehlfunktionen
Viscum CPL. – Injectopas (Ampullen, Pascoe)	Acidum lacticum D27, Aurum jodatum D9, Colchicum D27, Mercurius solubilis Hahnemanni D17, Viscum album D4	Hypertonie bei gichtisch-rheumatischer Diathese zur Umstimmungstherapie

Die Sonne im Menschen

Unser Herz hat niemals Pause: An einem Tag klopft es rund 100000 Mal. Ohne Unterbrechung zieht sich das Herz beim gesunden Erwachsenen etwa 70-mal in der Minute zusammen (Systole) und öffnet sich wieder (Diastole). In 60 Sekunden entspricht das fünf bis sieben Liter Blut, das von der Aorta in den Körperkreislauf gepumpt wird. Das Herz besteht aus einem rechten und linken Vorhof sowie einer rechten und linken Herzkammer; dies entspricht dem Prinzip der Vierzahl der Elemente. Im Aufbau ist das Herz spiralförmig angelegt – es verwirbelt daher das Blut beim Herauspumpen. Die Blutgefäße transportieren das Blut in alle Bereiche des Organismus, über das Blut ist alles mit allem in einem Flüssigkeitsstrom verbunden. – Erinnern wir uns hierzu wieder an das Sonnensymbol, dieses Mal aber nicht zweidimensional als Kreis, sondern dreidimensional als Kugel. Die Arterien (abgeleitet von Ares/Mars) leiten Sauerstoff und nährstoffreiches Blut vom Herzen weg. Sauerstoff und lebenswichtige Nährstoffe wandern bis in die letzten Zellen des Körpers. In feinen Netzwerken, den Arteriolen und Kapillaren, findet der Stoffaustausch an das Gewebe statt. Kohlendioxid und Abbauprodukte des Stoffwechsels werden von dem venösen Blutkreislauf aufgenommen. Die Venen (abgeleitet von Venus) führen sauerstoffarmes Blut wieder in den Lungenkreislauf, wo Kohlendioxid abgegeben wird und das Blut frischen Sauerstoff tankt. Sonne/Herz ist also eingebettet zwischen Mars/Arterien und Venus/Venen. Das Herz selbst wird durch die Herzkranzgefäße (Koronargefäße) mit Sauerstoff und Nährstoffen versorgt und arbeitet weitgehend autonom.

Bei Paracelsus war das Herz noch Sitz der Seele. Einige Jahre, nachdem der englische Arzt William Harvey 1616 den Blutkreislauf entdeckte, meinte René Descartes jedoch, dass das Herz der Mechanik einer Uhr oder eines Springbrunnens gleichen würde. So wurde aus dem Seelenorgan ein seelenloses Ding, an dem vor allem Chirurgen ihre Freude haben. 1929, knapp dreihundert Jahre später, legte man den ersten Herzkatheter, 1958 setzte man den ersten Herzschrittmacher ein und 1967 folgte die erste Herztransplantation.

Die Ägypter waren noch davon überzeugt, dass im Herzen des Menschen sein Gewissen wohnt – es wurde deshalb gesondert in Grabkammern aufbewahrt. Selbst noch mit den Herzen der bayerischen Könige verfuhr man so und brachte sie in silbernen Gefäßen nach Altötting, wo sie gegenüber der Schwarzen Madonna ruhen. Beim Totengericht wurde der Verstorbene im ägyptischen Glauben zur Seelenwaage geführt. Dort wurde sein Herz gegen das Symbol der Wahrheit gewogen, den Federn der Göttin der Wahrheit. Der Seelengeleiter Thot vermerkt das Ergebnis. Ist die Waage nicht im Gleichgewicht, wird das Herz von einem furchterregenden Mischwesen gefressen.

Noch Hildegard von Bingen sprach vom Herzen als Heimat der Seele (»domus animae«). Sie glaubte, dass vom Herzen

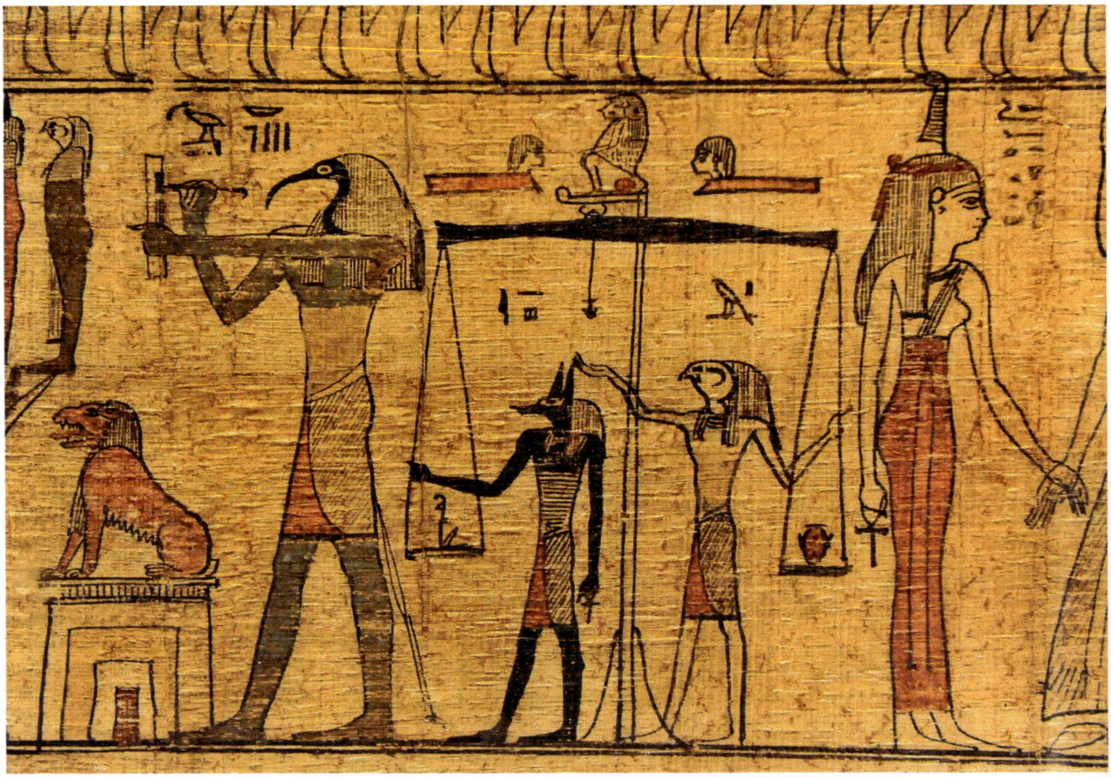

Die Seelenwaage. Hier wird das Herz des Verstorbenen mit den Federn der Göttin der Wahrheit gewogen. (Ägyptisches Totenbuch)

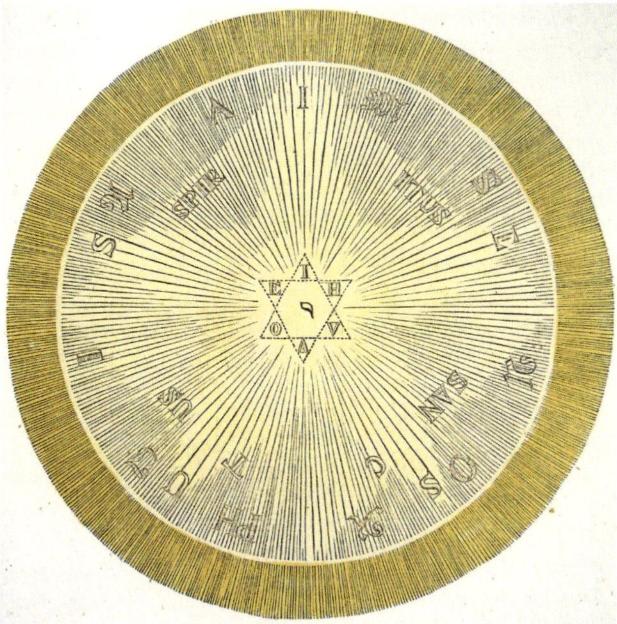

Das göttliche Licht als Hexagramm und Ursprung des Lebens und des Menschen. Hier als Pentagramm dargestellt, umgeben von einer goldenen Aureole. (*Einfältig ABC Büchlein*, Rosenkreuzerschrift, 1766)

unsere Gedanken ausgehen, die im Gehirn auf seltsame Weise umgeformt werden. Ähnliches vermutete Paracelsus, der vom Gehirn als Spiegel des Herzens sprach.

Der Volksmund kennt noch die Verbundenheit des Herzens mit unseren Seelenzuständen. Wir kennen beherzte, herzliche und herzlose Menschen. Im Gespräch schütten wir unser Herz aus. Besonderes liegt uns am Herzen. Erinnerungen bewahren wir im Herzen auf. Sorgen fallen wie ein Stein vom Herzen. Kummer bricht einem das Herz, und schon so mancher hat sein Herz verloren. Besonders deutlich ist die menschliche Gestik: Wenn wir zu jemandem über uns sprechen und dabei auf uns deuten, dann berühren wir unsere Brust auf Herzhöhe. Der Mensch identifiziert sein Selbst also mit seinem Herzen, deshalb bezeichnet man das Herz in der hermetischen Heilkunde auch als »Ich-Organ«.

Diese Vorstellung vermag die moderne Medizin vielleicht nicht mehr zu beeindrucken, doch etwas sollte einen vielleicht nachdenklich stimmen: Heute stirbt in den Industrieländern jeder Zweite an Herz-Kreislauf-Krankheiten; dies ist aber erst seit einigen Generationen der Fall und unter »Naturvölkern« ziemlich selten. Man könnte meinen, dass, je mehr man dem Herzen die Seele raubt, es umso häufiger erkrankt. In einer entzauberten und technokratisierten Welt, in der das Herz ein austauschbares, seelenloses Ding ist, kann es eigentlich nur mit Krankheit reagieren; schließlich ist das Herz auch heute noch ein Seismograf unserer seelischen Befindlichkeit.

Im Rhythmus schwingen

Als goldene Mitte des Menschen wird durch das Herz das Gleichgewicht zwischen dem oberen und dem unteren Menschen möglich. Es hat seine Gründe, warum gerade Lunge und Herz als rhythmische Organe im mittleren Menschen liegen. So wie die Sonne die Mitte zwischen den untersonnigen und den obersonnigen Planeten bildet, so vermittelt das Herz auf physiologischer Ebene; aber nicht ohne Grund liegt auch die Lunge in der Mitte.

Einatmen und Ausatmen der Lunge gleichen Diastole und Systole des Herzens. Um das Wesen des Rhythmischen zu begreifen, muss man sich nur die Abwesenheit vorstellen. Auf der einen Seite wäre dies der Takt, die immer gleichbleibende, sich wiederholende Bewegung, auf der anderen Seite das chaotische Zufallsprinzip, die Arrhythmie. Der Takt zeigt ein Überwiegen von Kälte, das Arrhythmische dagegen ein Überwiegen von Wärme. Das Wesen des Rhythmischen ist jedoch die Neigung zum Ausgleich, der fließende Wechsel zwischen Wärme und Kälte, Ausdehnung und Zusammenziehung, je nach physiologischer Notwendigkeit. Der Rhythmus ist die vollendete Harmonie oder wie Rudolf Steiner es formulierte: »Rhythmus trägt Leben.«

Krankheitsprozesse sind immer disharmonisch, sie sind entweder ein dauerhaftes Überwiegen von Zusammenziehung und Kälte (Erde–Wasser) oder von Auflösung und Wärme (Luft–Feuer). Typische Beispiele für das Überwiegen von Kälte sind Sklerose, Hypotonie und Neurasthenie; dagegen haben Hypertonie, Hysterie und Entzündung einen hitzigen Charakter.

Denkt man länger darüber nach, stellt man überrascht fest, dass das Rhythmische selbst eigentlich nicht erkranken kann, es kann höchstens seiner kompensierenden Funktion nicht mehr gerecht werden. Dies ist allerdings immer ein lebensbedrohlicher Zustand.

Das Rhythmische Prinzip hat aber nicht nur eine physiologische Bedeutung, sondern auch eine geistige. Zahlreiche Göttermythen und Heldensagen, die mit der Sonnenkraft in Beziehung stehen, zeugen davon.

In der germanischen Mythologie der Weltenentstehung gab es am Anfang Kälte und Dunkelheit im Norden, Hitze und Helligkeit im Süden. Feuer und Eis bilden die ursprüngliche Polarität des Lebens. Heiße Winde schmolzen das Eis, und die fallenden Tropfen wurden lebendig durch die Kraft, die das Feuer sandte. Das Leben wurde also nur durch die harmonische Mischung der Gegensätze möglich. So entstand der Riese Ymir, der zugleich männlich (warm) und weiblich (kalt) war.

Bei dem römischen Dichter Ovid lesen wir, wie Phaeton, der Sohn des Sonnengottes Helios, einst seinem Vater den Sonnenwagen raubte, der von vier (!) Pferden gezogen wurde. Die Pferde symbolisieren die Elemente und Himmelsrichtungen, der Wagen dagegen die Quintessenz, das fünfte Element.

Jung und unbe»sonne«n wie er war, beherrschte Phaeton die wilde Natur der Himmelsrosse nicht. Einmal fuhr er zu hoch am Himmel, und das Leben auf der Erde erfror, das andere Mal fuhr er zu tief und verbrannte die ganze Natur. Zeus war darüber so erbost, dass er den Jüngling kurzerhand tötete.

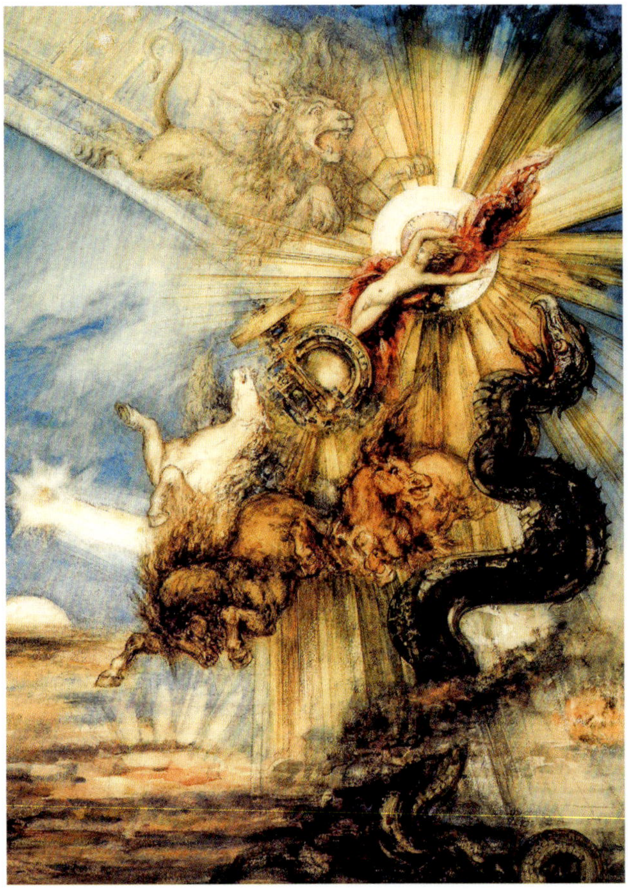

Phaeton, der Sohn des Helios, wie er verzweifelt versucht, den Wagen seines Vaters zu beherrschen. Im Hintergrund sieht man das Sternzeichen Löwe, das man der Sonne zuordnet. (Gustave Moreau, 1878)

Ein anderer Mythos erzählt von der Flucht des Ikaros aus dem Labyrinth, in dem man den menschenfressenden Minotaurus gefangen hielt. Da ein normales Entrinnen unmöglich war, bastelte der einfallsreiche Vater Daidalos für sich und seinen Sohn Flügel aus Federn und Wachs. Besorgt schärfte er seinem Sohn ein, weder zu hoch, noch zu tief zu fliegen, da sonst entweder die Sonne das Wachs schmelzen oder das Wasser die Flügel zu schwer machen würde. Doch als Ikaros seine Be»geist«erung nicht mehr zügeln konnte und zu hoch flog, da schmolz das Wachs, sodass er ins Meer stürzte und starb.

Die drei ausgewählten Geschichten offenbaren das Geheimnis des rhythmi-

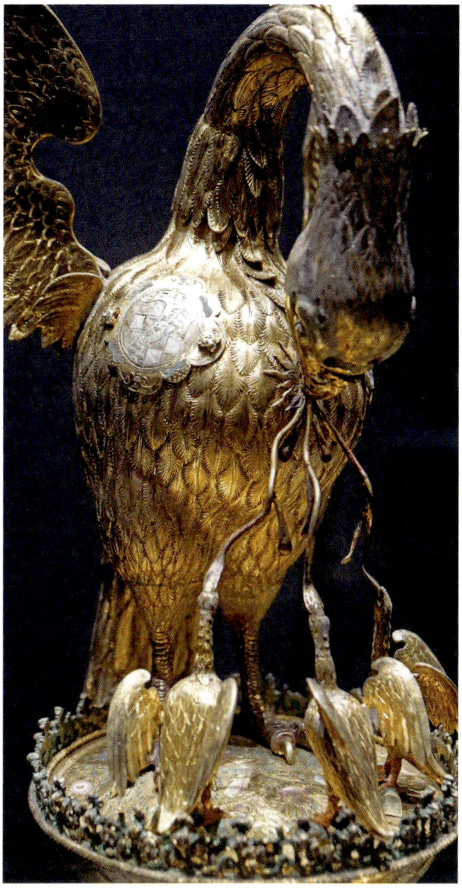

Der Pelikan ernährt mit seinem Herzblut seine drei Kinder: Körper – Seele – Geist. (Hans Steidlin, 1583, Silber vergoldet)

schen Prinzips: das richtige Maß oder die richtige Mischung. Dies war eine der Botschaften des griechischen Gottes Apollon, den man wie Helios mit der Sonne assoziierte: »Alles mit Maß, nichts im Unmaß.«

Praxistipp bei Herzangst und Rhythmusstörungen

Das Therapiekonzept ist als Ganzes gedacht und berücksichtigt die seelischen Komponenten einer Herzsymptomatik, es spricht das Herz aber auch organisch an. Wichtig ist dabei der rhythmische Aufbau der Therapie und auch die Kombination einer Außen- und Innentherapie.

Zur Organeinreibung

Aurum/Lavandula comp. Salbe von Weleda; spiralförmig über dem Herzen einreiben und zur Kleinfingerseite hin ausstreichen und auf dem Solarplexus auftragen

Zur Organstärkung

Crataegus comp. Tropfen von Weleda; 3-mal täglich 20 Tropfen zur Regulation der rhythmischen Funktionen am Herzen

Rhythmische Therapie

- Aurum metallicum praeparatum D30 von Weleda; morgens 5 Tropfen (alternativ ginge auch Crataegus comp. Tropfen von Weleda)
- Argentum metallicum praeparatum D30 von Weleda; abends 5 Tropfen (alternativ ginge auch Metakavernit Tropfen von meta Fackler)

Psychotherapie am Herzen

Strophanthus comp. Ampullen und Globuli von Wala; bei Herzstress alle 3 Tage intrakutane Injektion am Solarplexus; an den injektionsfreien Tagen 3-mal täglich 10 Globuli

Herzkrankheiten in der Praxis

Eine Reduzierung einer Herztherapie allein auf das Organische und Funktionelle kann einfach nicht genug sein. Herzerkrankungen sind immer auch ein Spiegelbild unserer seelischen Befindlichkeit. Unsere Lebensweise spielt ebenfalls maßgeblich in der Ausbildung von Herzleiden eine Rolle. Bewegungsarmut, Nikotin- und Alkoholabusus, falsche Ernährung und Stress sind hier die Hauptkiller. Bei 50 Prozent Anteil an der Todesstatistik ist es unumgänglich, das bisherige Konzept der »typischen« Herztherapie grundlegend in Frage zu stellen und auf neue Füße zu stellen. Hier braucht es dringend eine Zusammenarbeit von Naturheilkunde und Leitlinienmedizin.

Herzglykoside, Beta-Blocker oder Antihypertonika sind sicher in Extremfällen unumgänglich und ein Segen für viele Betroffene. Jedoch kann man in leichteren Fällen meistens darauf verzichten und durch Naturheilkunde ersetzen, und dadurch eventuell schwerere Verläufe verzögern oder sogar verhindern. Sind allopathische Maßnahmen nötig, kann eine naturheilkundliche Ergänzung Nebenwirkungen lindern und sogar die Wirkung der Allopathika intensivieren, sodass man eventuell keine Hochdosis braucht. Man darf schließlich nicht vergessen, dass diese Mittel oft ein Leben lang eingenommen werden sollen und die Nebenwirkungen deshalb irgendwann zum Problem werden. Allerdings sollte man bei einer bestehenden Medikation umsichtig bei Änderungen vorgehen – und das immer in Rücksprache mit dem behandelnden Kardiologen.

Als Kardinalmittel für Herzerkrankungen sollte Gold grundsätzlich in ein Therapiekonzept integriert werden, allerdings nur in feinstofflicher Form: Paracelsus schrieb (Bd. II: 89): »Es soll ein geistiges Arzneimittel sein, da nur ein Geist, der fein ist, durch den ganzen Körper dringen kann. (...) Deshalb, weil sie [Gold und andere geistige Mittel] den Körpersaft und Lebensgeist zum Wachsen bringen und ihn vermehren, sodass dieser die Krankheit vertreibt.« Es geht in der Goldtherapie des Herzens nicht um einen Ersatz allopathischer Arzneien, dies macht man wesentlich geschickter mit ergänzenden Phytotherapeutika. Es geht vielmehr um das geistige Prinzip der Sonne, das sich durch das Gold dem ganzen Körper mitteilt, um überall im Organismus ein Gleichmaß an Wärme, Licht und Seelenkraft zu übermitteln.

In der Paracelsusmedizin gilt Gold als eines der stärksten Mittel zur Anregung der Lebenskraft. Besonders wichtig ist ein solches »Confortativum«, wenn sich partiell die Lebenskraft aus Körperregionen zurückgezogen hat, zum Beispiel als Folge eines Schlaganfalls. Wie Paracelsus schreibt, erfordert dies starke Confortativa, damit der Lebensgeist sich vom Herzen aus in alle Bereiche entfalten kann. »Wir wundern uns nicht, dass Aurum potabile dies kann, denn es ist eine wunderbare Wirkung in dem Golde. Denn es kann kein höherer Grad gefordert werden, um die Natur zu stärken, durch welche dann alle Krankheit geheilt werden soll, vor allem die schwersten.« (Bd. II: 88)

Aurum colloidale oder mittlere Potenzen von Gold als Homöopathikum sind in solchen Fällen die Mittel der Wahl. Im Sinne des Paracelsus wäre Aurum colloidale jedoch das geeignete Mittel (ab D8) – es hat die blutrote Farbe des Lebens und ergänzt so andere Herzmittel mit roter Farbe wie

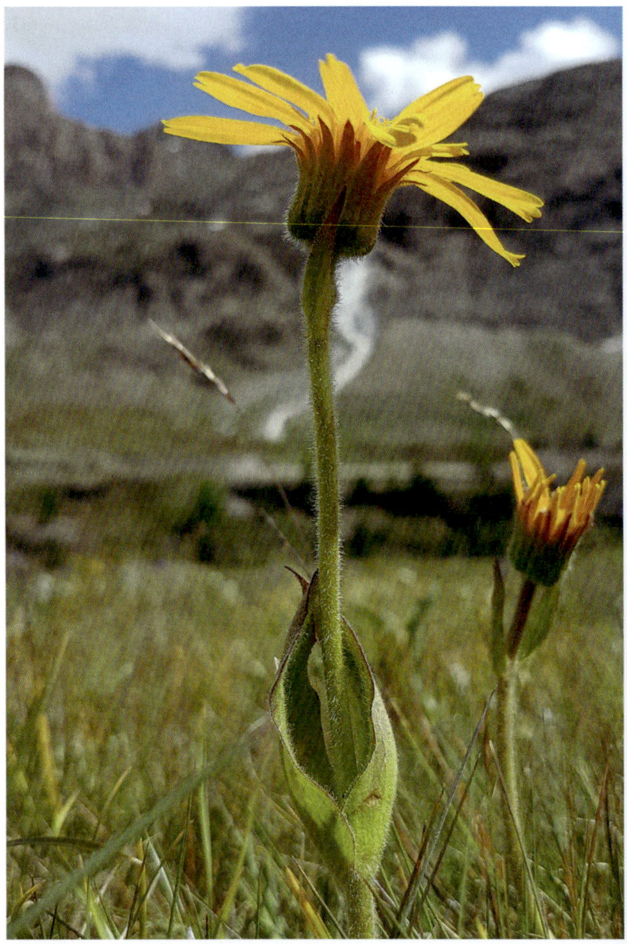

Die Arnika ist der Sonnenkönig unter den solaren Pflanzen.

Johanniskraut, Safran oder Weißdornfrüchte, die allesamt auch eine psychotherapeutisch ausgleichende Wirkung haben.

Auch Arnika kommt als Traumamittel in Frage; hier beispielswiese Arnica/Aurum I oder II von Wala; auch zur Injektion im Bereich des Solarplexus, der Alarmzone des Herzens in der Chinesischen Medizin und im Nacken. Dort injiziert man grundsätzlich, wenn es einen Bezug zum Kopf geben soll.

Weitere Ergänzungsmittel sind Schlangengifte, vor allem das Gift der Kobra (Naja tripudians). Hier nutzt man dessen cardiotoxische Wirkung, die sich durch die Potenzierung umkehrt.

Bei einer Hypertoniekrise in Verbindung mit Apoplex (Schlaganfall) ist auch Belladonna wichtig (am besten in D12 bis C30).

Zusammengefasst bedeutet dies im Falle eines Schlaganfalls (Apoplex): Aurum metallicum, Belladonna, Arnica, Naja tripudians jeweils in C30; je schneller die Mittel verabreicht werden, desto besser; allerdings ersetzt diese Medikation auf keinen Fall eine ärztliche Notfallintervention.

Gold ist generell ein wichtiges Mittel mit Bezug zum Kreislaufgeschehen: »Das Gefäßsystem, und zwar in seinem arteriellen Teil, ist ein besonderer Angriffspunkt des Goldes.« (Mezger, S. 270) Aurum in tiefen Potenzen hat eine kreislaufanregende Wirkung, in höheren Potenzen wirkt es eher bei Bluthochdruck und Apoplexgefahr. Insofern ist Gold auch bei nervösen Herzbeschwerden wie Herzangst, Arrhythmien, Herzklopfen durch Erschöpfung, Herzkrämpfen bis hin zu Stenokardien und Angina pectoris angezeigt (vgl. Mezger, S. 271).

Ganz auf das Rhythmische im Herzen zielt die Rezeptur von Cardiodoron der Firma Weleda ab, die noch von Rudolf Steiner selbst entworfen wurde. Cardiodoron besteht aus den Blüten der Eselsdistel, die machtvoll, majestätisch und wehrhaft in ihrer Gestalt wie ein Kandelaber ihre Blüten trägt. Zur Sommersonnenwende hin öffnet sich dann meistens zuerst die Herzblüte mit ihrem spiralig zentrierten Aufbau. Ihr zur Seite steht die Schlüsselblume mit ihrem goldenen Schein, die man getrost als Schlüssel zur Herzensmitte bezeichnen kann. Polar entgegengesetzt ist noch das Bilsenkraut enthalten. Das giftige Nachtschattengewächs soll Herakles bei seinen Abenteuern aus der Unterwelt mitgebracht haben; es versinnbildlicht die dämonischen Gefahren, denen der Mensch ausgesetzt ist. Weleda liefert verschiedene Präparate, einmal rezeptpflichtige und rezeptfreie Varianten, und dann auch eine Kombination mit Gold, Weißdorn, Königin der Nacht und dem Herzen als Organmittel (potenziertem Rinderherz): Crataegus comp. Tropfen von Weleda, mit dem der Autor bei psychosomatischen Herzleiden die allerbesten Erfahrungen gemacht hat.

Bei Rhythmusstörungen und Herzerregung sollte man auch an eine Kombination von Gold mit Besenginster denken. Dessen goldgelbe Blüten, die an Schmetterlinge erinnern (daher der Name der Pflanzenfamilie), verzaubern im Frühjahr die Waldränder. Besenginster hat einen Bezug zum Luftigen, und sein Wirkstoff Spartein wirkt im Sinne eines Betablockers ausgleichend auf den Herzrhythmus. Ein Präparat in diesem Sinne ist Aurumheel N Tropfen von Heel.

Ein bewährtes Funktionsmittel zur Herzstärkung war das Goldpräparat Solunat Nr. 5 (früher Cordiak) von Soluna (inzwischen außer Handel). Die Zusammensetzung war auf eine Verbindung des Seelischen mit dem Herzen ausgerichtet, deshalb waren die Labiaten Melisse, Herzgespann und Rosmarin enthalten, das pflanzliche Gold für die Seele Johanniskraut und als Rosengewächse die Rose, der Wiesenknopf und Weißdorn, als Blüte, Blatt und Frucht. Weißdorn ist das pflanzliche Kardinalmittel des Herzens. In der irischen Volkstradition gilt er als der Sitz guter Feen, die einem Herzenswünsche erfüllen, weshalb man ihn mit Bändern schmückt. Er entlastet den Herzstoffwechsel und verbessert die koronare Durchblutung. Man kann ihn ohne jede Nebenwirkung hochdosiert über lange Zeit einnehmen – Weißdorn ist also ein wirkliches Adaptogen mit Herzwirkung. Ein weiteres Weißdornpräparat mit einer tiefgehenden Wirkung ist Phönix Aurum spag. Tropfen. Auf solche Mittel bei einer Herzkrankheit zu verzichten, ist geradezu eine Verletzung der therapeutischen Sorgfaltspflicht.

Die Rosengewächse haben generell einen besonderen Bezug zum Herzen. Sie sind ganz vom Wesen der Venus durchdrungen und Ausdruck der vollendeten Harmonie. Deshalb auch der Bezug zum spirituellen Erwachen, wie es die Rosenkreuzer verkörpern. Die Rose bildet die Mitte der Achsen des Kreuzes, die für das Materielle stehen. Die Rose erhält so auch einen Bezug zum Christusbewusstsein. Eigentlich ist sie ja eine Wildpflanze, die aber durch Veredelung durch die Hand des Menschen ihre wahre Bestimmung findet – so soll auch der geistige Weg zur Herzensgüte aussehen. Im Handel gibt es von Weleda eine Salbe mit Gold, Rose und Lavendel zur Einreibung am Herzen, die man am besten spiralförmig über dem Herzen aufträgt und dann zur Kleinfingerseite hin ausstreicht (Aurum Lavandula comp. Creme).

Gleiches wie für die Rose gilt für den Wein. Auch er wird nur durch Veredelung zu einer Kostbarkeit. Er gilt als Lebenselixier, und entsprechend sollte man seine Herzarzneien am besten in etwas Wein einnehmen, vor allem ältere Menschen. In diesem Sinne ist die spagirische Aufbereitung von Gold in einem speziell hergestellten Weinbrand durch Aurora Pharma besonders hervorzuheben (siehe Seite 52).

In der Altersheilkunde verbessert Gold, zusammen mit herzglykosidhaltigen Pflanzen, die Herzfunktionen. Einsatzgebiete sind Herzinsuffizienz, Herzschwäche und auch Sklerose. Herzglykoside kräftigen den Herzmuskel und sorgen dafür, dass das Herz die notwendige Ruhe und Kraft bekommt, das Blut in die Peripherie herauszutreiben. Mit dem Alter lässt diese Kraft nach, und oft sind auch Infektionen und andere Krankheiten so herzschädigend, dass diese Funktion erlahmt. Es zeigen sich dabei oft Anomalien im Herzschlag und im Blutdruckgeschehen. Hinzu kommen häufig sklerotische Veränderungen.

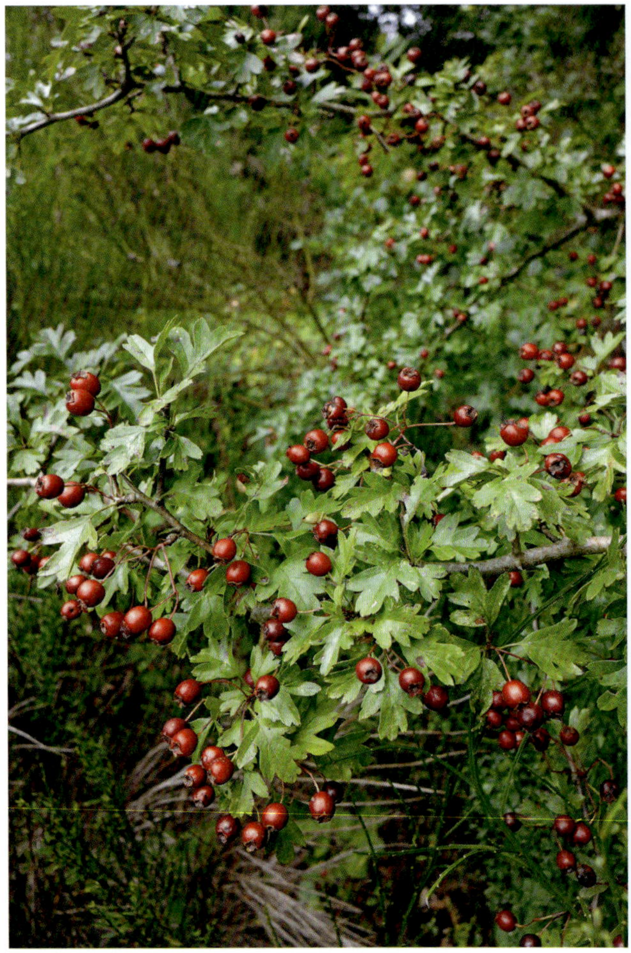

Der Weißdorn ist die Kardinalpflanze bei praktisch allen Herzleiden; man verwendet Blüte, Blatt und Frucht, die in ihrer Farbe an kolloidales Gold erinnert.

Hier bewähren sich Kombinationen von Gold mit Blei – das Saturnmetall steht für Altersleiden und für Verhärtungen und Ablagerungen und ist das Kardinalmittel bei Sklerose (siehe Seite 246). Aurum/Belladonna comp. von Wala wäre ein Beispiel für ein Sonne-Saturn-Präparat mit Bezug zu Hypertonie und Sklerose.

Bei Bluthochdruck kann man Weißdorn ebenfalls verwenden, während bei Niederblutdruck eher die Schlehe in Betracht kommt, die dunkle Schwester des Weißdorn, zusammen mit Eisen (siehe dort, Seite 193). Typische Kombinationen mit Gold bei Hypertonie sind Rauwolfia und Mistel. Die Schlangenwurzel Rauwolfia kommt aus der ayurvedischen Tradition und wird dort seit Urzeiten erfolgreich bei psychischen Leiden und Herzkrankheiten eingesetzt.[73] In der westlichen Medizintradition kann man sie leider nur potenziert verwenden, doch ist auch hier immer noch eine gute Wirkung zu erwarten. Die Mistel kennt man heute eher als Pflanze mit Bezug zum Karzinomgeschehen, dafür muss sie aber speziell verarbeitet werden. Als Phytotherapeutikum ist sie ein Klassiker bei Hypertonie; auch sie wird seit der Antike bei psychischen Leiden angewendet. Man sieht also deutlich, wie sehr Psyche und Blutdruck sich gegenseitig beeinflussen. – Hier nun einfach den Blutdruck durch Allopathika zu drosseln, ändert ja noch nichts am Menschen selbst.

Ein bewährtes Goldpräparat mit Rauwolfia und Mistel ist Rauwolfia comp. von Heel; das Präparat wird entweder intravenös verabreicht oder intrakutan im Bereich des Solarplexus. Eine sinnvolle Therapie erfordert zudem weitere Maßnahmen und eine Entlastung der Stoffwechselorgane, besonders von Leber und Niere (siehe Seite 157), was auch bei einer Herzinsuffizienz nötig ist.

Goldmittel zur Behandlung einer Herzinsuffizienz mit Herzglykosiden gibt es viele, darunter meistens solche mit Strophanthus, einem der besten Mittel bei Herzschwäche und auch bei Herzstress – ein bewährtes Präparat ist zum Beispiel Cangust spag. Tropfen von Pekana. Gerne wird auch Maiglöckchen beigemischt, dessen Herzglykoside wesentlich schwächer sind, dafür hat es mit seinem bezaubernden Duft und seinem Aufbau, der an Noten erinnert, einen besonderen Bezug zum Seelischen; ein Beispiel für ein Präparat mit beiden Pflanzen wäre Auroliquid N Tropfen von Hanosan. Zusammen mit Amaratropfen zur Anregung der inneren Alchemie und Elixieren mit Gold, ist so eine Therapie ein Garant für ein langes und erfülltes Leben.

Praxistipp bei Bluthochdruck

Das Therapiekonzept ist als Ganzes anzuwenden. Es bezieht sich in erster Linie auf eine essenzielle Hypertonie und wirkt auf organischer und seelischer Ebene. Natürlich muss man gleichzeitig auf die Lebensführung achten und Änderungen in Erwägung ziehen.

Reflexzonentherapie
Rauwolfia comp. Ampullen von Heel; zur Injektion am Solarplexus

Goldtherapie am Herzen
Arnica/Aurum II Globuli von Wala; 3-mal täglich 5 Globuli

Gefäßbezug mit Rauwolfia und Mistel und Nierenbezug zur Ableitung
Rauwolfia Viscomp Tropfen von Schuck; 3-mal täglich 20 bis 30 Tropfen, am besten zu den Zeiten von Blutdruckspitzen

Stoffwechselbezug zur Leber zur Ableitung (Bezug zum Element Feuer und zur Cholerik)
Metaheptachol N Tropfen von meta Fackler; 3-mal täglich 10 bis 20 Tropfen zu den Mahlzeiten

---

73 Bis vor einigen Jahren war Rauwolfia noch rezeptfrei erhältlich und ersetzte in der Tat die meisten Antihypertonika der Schulmedizin wohl so erfolgreich, dass man die lästige Konkurrenz kurzerhand unter Rezeptpflicht stellte. Auch wenn dies eine Unterstellung sein mag, bei dem Gebaren des Gesetzgebers gegenüber Naturstoffen liegt der Verdacht einfach nahe, im Interesse der Pharmalobby zu entscheiden; man denke nur an die Diskussionen zu Kava Kava, Färberkrapp, Schöllkraut oder pyrrolizidinhaltigen Pflanzen. Würde man solche Maßstäbe auch nur im Ansatz auf Allopathika übertragen, dann müsste man sie alle verbieten und zwar umgehend!

Herzpräparate mit Gold

Präparat	Zusammensetzung	Indikation/ Anwendungsempfehlungen
Arnica/Aurum I und II (Globuli und Ampullen von Wala)	I: Arnica D5, Aurum met. D9 II: Arnica D19, Aurum met. D29	Beide Mittel wirken auf das Herz. I: mehr bei Herzinsuffizienz und Erschöpfungssymptomen am Herzen; II: mehr bei Hypertonie, Stenokardien und Status nach Apoplex
Aurum/Belladonna comp. (Tropfen, Apotheke an der Weleda)	Aurum met. praep. D10, Belladonna D10, Hyoscyamus D10	Erregungszustände mit Herzbeteiligung und Bluthochdruck; Apoplex
Aurum/Belladonna comp. (Globuli und Ampullen von Wala)	Belladonna D9, Aurum met. D9, Plumbum mellitum D11	Hypertonie, Sklerose, Cerebralsklerose
Auroliquid N (Tropfen, Hanosan)	Aurum chloratum D2, Avena sativa Ø, Belladonna Ø, Cactus grandiflorus Ø, Camphora D1, Convallaria majalis Ø, Crataegus Ø, Kalmia latifolia Ø, Levisticum off. Ø, Melissa off. Ø, Primula veris Ø, Rosmarinus off. Ø, Strophanthus Ø, Valeriana off. Ø, Veronica beccabunga Ø	Herzschwäche und Kreislaufstörungen; Umstimmungstherapie bei entzündlichen Herzerkrankungen
Aurum Heel N (Tropfen, Heel)	Aurum chloratum D6, Valeriana off. D1, Cystisus scoparius D1, Convallaria majalis D2, Arnica D1, Crataegus Ø	Herzsensationen bei seelischen Belastungen; Unruhe, Herzrhythmusstörungen, nervöse Erschöpfung
Aurum/Lavandula comp. (Creme, Weleda)	Aurum met. praep. D4, Lavandulae aeth., Rosae damascena et centifolia aeth.	Zur Reflexzonentherapie am Herzen bei psychosomatischen und organischen Herzleiden
Aurum/Prunus (Globuli und Ampullen von Wala)	Aurum met. D9, Prunus spinosa e floribus et summitates D5	Erschöpfung und Hypotonie
Aurum/Strophanthus (Globuli und Ampullen von Wala)	Aurum met. D9, Strophanthus D5	Altersherz, leichte Herzinsuffizienz, insbesondere auch bei Bradykardie
Aurum Valeriana (Globuli und Ampullen von Wala)	Aurum met. D5, Camphora D3, Crataegus D2, Cactus grandiflorus D2, Strophanthus D3, Valeriana off. D2; Ampullen anders dosiert	Funktionelle Herzbeschwerden, Stenokardien, Herzunruhe, vegetative Dystonie mit Schwindel, Herzgefühlen, Übelkeit und Kreislaufsensationen
Cactus Similiaplex (Tropfen, Pascoe)	Cactus grandiflorus D2, Belladonna D4, Arnica D4, Aurum jodatum D8, Valeriana off. Ø, Crataegus Ø, Aconitum D3	Herzklopfen, Tachykardie mit Missempfindungen am Herzen; Kreislauflabilität bei seelischen Anspannungen
Cangust spag. Peka N (Tropfen, Pekana)	Carbo veg. D8, Strophanthus D4, Tabacum D6, Prunus laurocerasus D3, Arnica spag. D4, Aurum chloratum D6, Aesculus D2, Lachesis D6	Kreislauflabilität, Herzschwäche, Altersherz; wirkt auf das gesamte Gefäßsystem stabilisierend

Cardiodoron/Aurum comp. (Tropfen, Weleda)	Arnica D10, Aurum met. praep. D10, Onopordon acanthium, Hyoscyamus niger, Primula veris, Fomica D10	Hypotonie, Vertigo, Orthostase, auch mit Missempfindungen am Herzen
Cor/Aurum I/II (Ampullen, Wala)	I: Aurum met. D9, Cor bovis D5 II: Aurum met. D9, Cor bovis D19	I: Alterzherz, Herzinsuffizienz II: Herzinsuffizienz, Myokarditis
Crataegus comp. (Tropfen, Weleda)	Aurum met. praep. D15, Cactus grandiflorus D4, Onopordon acanthium, Hyoscyamus niger, Primula veris, Cor bovis D6, Crataegus D3	Blutdruckschwankungen, Infektionserkrankungen mit Herzbeteiligung, Herzstärkung, nervöse Herzleiden
Ginkgo Biloba comp. (Tropfen, Hevert)	Ginkgo D3, Aurum coll. D8	Sklerotisch bedingte Gefäßleiden; Hypertonie
Goldtropfen (Tropfen, DHU)	Crataegus Ø, Aurum chloratum D4, Convallaria majalis D1, Ignatia D4, Arnica Ø	Kreislauftonikum, auch Herzschwäche bei Stress
Phönix Aurum spag. (Tropfen, Phönix Laboratorium)	Arnica D2, Aurum chloratum D5, Bolus alba spag. Ø, Crataegus Ø, Cuprum sulfuricum D4, Digitalis D4, Hydrargyrum bichloratum spag. D6, Stibium sulfuratum nigrum D8	Herzschwäche, leichte Formen der Herzinsuffizienz, Altersherz
Rauwolfia comp. (Ampullen, Heel)	Rauwolfia serpentina D3, Aurum jodatum D10, Kalmia latifolia D4, Melilotus off. D8, Sulfur D10, Belladonna D6, Arnica D4, Conium D3, Viscum album D3, Lycopodium D6, Cynana scolymus D8, Ren suis D10, Hepar suis D10	Zur Reflexzonentherapie bei sklerotischen Prozessen, auch als Resolvens – zur Eigentbluttherapie, intravenös oder intrakutan im Nackenbereich und am oberen Rücken
Roths Rotacaad (Tropfen, Infirmarius)	Arnica Ø, Aurum jodatum D10, Camphora D3, Chamomilla recutita Ø, Convallaria majalis D2, Crataegus Ø, Equisetum arvense Ø, Phosphorus D5, Viscum album Ø	Kreislauf- und Blutdruckstörungen, Herzschwäche
Sarothamnus comp. (Globuli und Ampullen von Wala)	Aurum met. D14, Camphora D3, Cytisus scoparius D2, Cactus grandiflora D3	Herzrhythmusstörungen, Tachykardie
Strophanthus comp. (Globuli und Ampullen von Wala)	Aurum met. D9, Stibium met. D7, Strophanthus D2 Globuli/D4 Ampullen	Herzschwäche, Rhythmusstörungen, Status nach Infektionen und seelischen Belastungen mit Herzsymptomen

»Erkenne dich selbst – Alles mit Maß, nichts im Unmaß.«

ANTIKE INSCHRIFT ÜBER DER ORAKELSTÄTTE DES APOLLON IN DELPHI

Die goldene Mitte – zwischen Depression und Größenwahn

Kaum ein anderes Mittel entspricht mehr dem Zeitgeist als Gold. Typisch für unsere Zeit ist ein übersteigerter Individualismus mit dem Hang zum Narzissmus, die Neigung zur Selbstoptimierung und egomanischen Rücksichtslosigkeit, der Drang, immer mehr in immer kürzerer Zeit zu leisten und dies bis zur totalen Erschöpfung, aber auch eine geradezu apokalyptische Angst vor Terror, Unwetter, Klimakatastrophen und neuerdings vor Corona. Wir haben den Zustand der völligen Maßlosigkeit erreicht und verletzen damit eines der wesentlichen Gebote des Sonnengottes Apollon: Alles mit Maß, nichts im Unmaß. Die ständige Angst vor dem Unbekannten, das Leben nach der Stechuhr, die ständige Überflutung mit Reizen oder die Einsamkeit in einer entmystifizierten Welt muss das seelische Gleichgewicht irgendwann zerstören und damit Herzerkrankungen erzeugen.

Hier ermöglicht das Sonnenmetall ein Stück Orientierung hin zur eigenen Mitte. Gold macht einem bewusst, was wirklich wesentlich ist im Leben und worin das rechte Maß besteht. Dies bedeutet auch, dass das Herz endlich wieder zu seiner verdienten Ruhe finden kann. Nur so können die wichtigen Entscheidungen des Lebens gelassen getroffen werden. Und nur auf diese Weise ist es möglich, mit Rücksicht auf andere eigenverantwortlich zu handeln.

Das Arzneimittelbild der Homöopathie zeigt einen Menschen, gefangen in tiefer Depression, dem Hang zur Zerstörung von sich und anderen, bis hin zum Größenwahn,

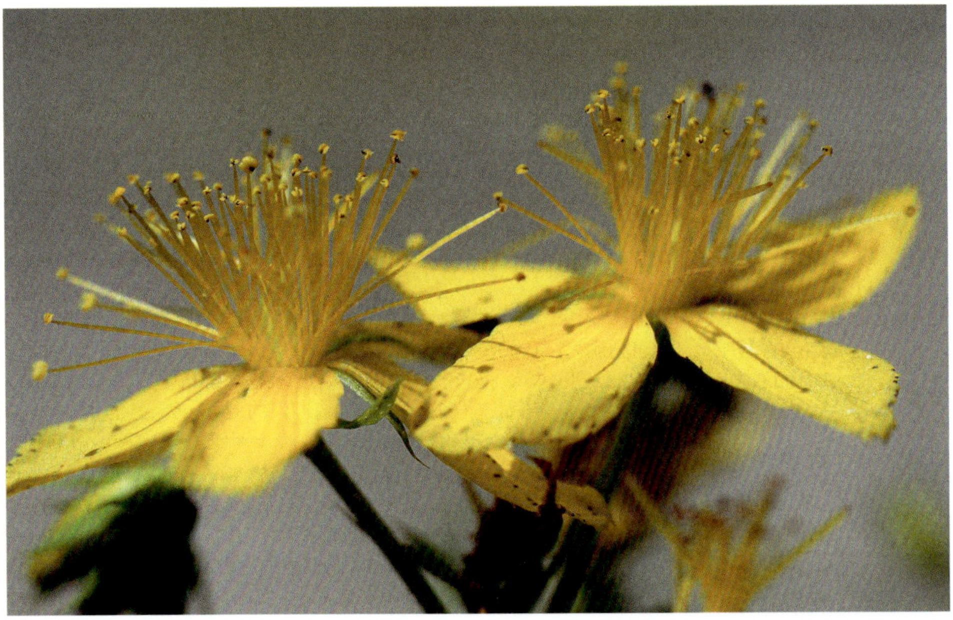

Johanniskraut ist das pflanzliche Gold und eine ideale Ergänzung bei Melancholie und Lebensüberdruss.

wie ihn Machtmenschen in Politik und Wirtschaft widerspiegeln. Aber wie immer ist dies nur eine Seite der Medaille, denn auch für Ich-schwache Menschen ist Gold ein Heilmittel – wobei es wesentlich ist, in welcher Dosierung man Gold verabreicht.

Besonders Gold in tieferen Potenzen eignet sich als Heilmittel für den rastlos Suchenden, den wir auf diese Weise mehr in seine Mitte führen. Mit Gold lässt sich der Alltag meistern, und es stärkt das Selbstwertgefühl, wenn man sich dem Schicksal gegenüber hilflos ausgeliefert fühlt. Auch bei Mobbing und einem Überforderungsgefühl hilft es einem, sich besser durchzusetzen. Folgen von Stress gehören zu den Indikationen, oder Spannungskopfschmerz, Unruhezustände, Versagensängste, aber auch eine bleibende Schwäche nach Erkrankungen. Hierfür eignet sich besonders das Präparat Neurodoron von Weleda. Es enthält neben Gold noch Kaliumphosphat und eine Spezialzubereitung aus Quarz, Eisen, Honig und Wein. Bewährt hat sich die Kombination mit Adaptogenen wie Rosenwurz oder Taigawurzel. Auch Johanniskraut wäre eine gute Ergänzung, zum Beispiel als DS Hypericum concept von Schumacher, oder als Aurum/Apis regina comp. von Wala (weitere Mittel siehe Tabelle Seite 162).

Ganz anders gestaltet sich die Verwendung von Hochpotenzen, die sich besonders für Menschen eignen, die in der Gier nach Materiellem verhaftet sind. Doch das ersehnte Gold ist verflucht. Wie in der Sage vom Rheingold droht jedem Unglück, der damit in Berührung kommt. Eifersüchtig und misstrauisch wie der Drache Fafner hüten die Reichen und Mächtigen dieser Erde ihren Goldschatz in den dunklen Kerkern ihrer Schließfächer. Es ist schon fast eine Ironie, dass der Mensch zuerst alle Hebel in Bewegung setzt, der Erde ihren Goldschatz zu rauben, um ihn anschließend in einem Banktresor zu verstecken.

Einsamkeit ist eines der Lebensthemen des Goldtypen – kein Wunder bei seiner herrischen und egoistischen Natur, man denke nur an Dagobert Duck. Der klassische Goldtyp ist der erfolgsverwöhnte Narzisst unserer Zeit. Irgendwann merkt er jedoch, dass er von Gott und der Welt verlassen wurde und verfällt in eine brütende, depressive Stimmung. Häufig ergeben sich Menschen in dieser Situation der Trunksucht oder einer anderen Suchtform. Dies kann bis zum völligen Zerfall der Persönlichkeit gehen. Andere dagegen nehmen jede Gelegenheit zur Selbstzerstörung wahr, werden Extremsportler oder beenden ihr Leben mit einer anderen Form von Suizid, sofern nicht vorher ein Schlaganfall oder Herzinfarkt ihrem Leben ein jähes Ende setzen.

Die mittleren Potenzen von Gold wirken dagegen allgemein ausgleichend und schenken Hoffnung in trüben Tagen. Gold lässt einen das Licht am Ende des dunklen Tunnels entdecken. Es hilft, auf den Grund der Seele zu schauen und macht die Hintergründe und die Wahrheit unserer Sehnsüchte bewusst. Vor allem aber dämpft das Sonnenmetall die Maßlosigkeit, die für unsere Zeit so typisch ist. Gold macht uns also einerseits spiritueller, anderseits hilft es uns auch, nicht den Boden unter den Füßen zu verlieren. Gold ist somit das vielleicht wichtigste Mittel für den modernen Menschen auf der Suche nach sich selbst.

Präparate für Seele und Geist mit Gold

Präparat	Zusammensetzung	Indikation/ Anwendungsempfehlungen
Aurum/Apis regina comp. (Globuli und Ampullen von Wala)	Acidum phos. D4, Apis regina D5, Aurum chloratum D6, Avena sativa D2, Hypericum D2, Ignatia D4	Sonnendoping für die Seele, in Lebenskrisen, bei seelisch bedingten Organstörungen, Stimmungslabilität, leichten Depressionen, Konzentrations- und Gedächtnisstörungen durch Stress
Aurum D10/Ferrum sidereum D10 (Ampullen, Weleda)	Aurum met. praep. D10, Ferrum sidereum D10	Nervöse Erschöpfung, Angst, Lampenfieber, Ich-Schwäche, Willensschwäche; zur Reflexzonentherapie am Solarplexus
Aurum/Hyoscyamus comp. (Tropfen und Ampullen von Weleda)	Aurum met. praep. D10, Hyoscyamus D5, Stibium met. praep. D6	Seelische Erregungszustände mit Herzbeteiligung; Schlafstörungen
Aurum/Stibium/Hyoscyamus (Globuli und Ampullen von Wala)	Aurum met. D9, Hyoscyamus D4, Stibium met. D7	Funktionelle Herzstörungen, Extrasystolie; seelische Störungen, Folgen von Stress mit Schlafstörungen
DS Hypericum concept (Tabletten, Schumacher)	Vitex agnus-castus D3, Anacardium D5, Lophophora williamsii D6, Aurum met. D6, Cypripedium calceolus var. pubescens D4, Hypericum D2, Ignatia D6, Humulus lupulus D4, Passiflora D4	Seelische Spannungszustände, Folgen von Überlastung und Stress, seelische Erregung mit Schlaflosigkeit und nervösen Organstörungen
Löwe Komplex 4 Hypericum (Tropfen, Infirmarius)	Hypericum D2, Acidum oxalicum D6, Acidum phosphoricum D2, Aurum chloratum D6, Avena sativa Ø, Cocculus D4, Passiflora Ø, Pulsatilla D4	Erschöpfungszustände, Schwindel bei Überlastung und Kreislaufschwäche
Neurodoron (Tabletten, Weleda)	Aurum met. praep. D10, Kalium phos. D6, Ferrum-Quarz D2, besondere Zubereitung aus Ferrum sulfuricum, Mel, Vinum, Quarz	Erschöpfung, Stressfolgen, Angst- und Unruhezustände, Spanungskopfschmerzen; zur Rekonvaleszenz
Tondinel H (Tropfen und Ampullen von Pflüger)	Ambra D3, Aurum met. D8, Avena sativa D3, Humulus lupulus Ø, Passiflora D3, Selenium D8, Valeriana off. Ø, Acidum phosphoricum D4	Erschöpfungszustände; Folgen von Stress mit Kreislauf- und Schlafstörungen; sexuelle Neurasthenie
Tondinel comp. (Ampullen, Pflüger)	Aurum met. D8, Chininum arsenicosum D6, Gelsemium D6, Kalium phos. D8, Lupulinum D4, Ignatia D6, Agnus castus D6	Erschöpfungssyndrom; seelische Labilität; sexuelle Neurasthenie; zur Reflexzonentherapie am Solarplexus und anderen Herzzonen
Valeriana Similiaplex (Tropfen, Pascoe)	Valeriana off. D7, Avena sativa Ø, Humulus lupulus Ø, Melissa off. D2, Cactus grandiflorus D2, China D4, Veratrum album D4, Aurum chloratum D4, Tarantula D4	Folgen von Erregungszuständen; Schlafstörungen; Herzbeklemmungen; nächtliche Panikattacken

Praxistipp: Erste Hilfe bei Burn-out

Das Konzept besteht aus Sonne-Mars Arzneien, es ist als Ganzes anzuwenden. Die Mischung soll die Lebensgeister wecken und den Kreislauf anregen (daher nicht abends nehmen). Es ist auch als Hilfe in Phasen großer Belastungen und Krisenzeiten gedacht sowie zur Behandlung des Fatigue-Syndroms.

Mischung aus:

- Acidum phosphoricum D6
- Arsenicum album D12
- Ferrum sidereum D6
- Hypericum perforatum Ø (Ceres)
- Rosmarinus off. Ø (Ceres)

Je 20 Milliliter von der Apotheke mischen lassen; außer Johanniskraut und Rosmarin liefert Spagyra die restlichen Mittel, 3-mal täglich 15 bis 20 Tropfen (zur Rezepterstellung siehe Seite 292).

- Olibanum comp. Dilution 50 ml (Weleda), 3-mal täglich 15 Tropfen
- Stibium metallicum praeparatum D20 Trituration (Weleda), 1-mal täglich eine kleine Messerspitze Pulver einspeicheln

Bei Schlafstörungen zusätzlich:

- Somcupin Peka spag. Tropfen (Pekana), abends und nachts jeweils 10 Tropfen

Gold – Weihrauch – Myrrhe

Mit dem Eintritt der Sonne in das Sternzeichen Steinbock, das vom Saturn regiert wird, beginnt eine außergewöhnliche Zeit. Zu Mittwinter ist die längste Nacht, im hohen Norden herrscht völlige Finsternis. Für einen Moment steht die Zeit still, und es vollzieht sich das bedeutendste Ereignis im Jahreskreis, die Geburt des Lichts. Die Tage danach werden seit Urzeiten mit kultischen Handlungen begangen. Für die Germanen war es das heilige Julfest, bei den Römern begannen die Saturnalien, und es wurde die unbesiegbare Sonne gefeiert. Es hieß, dass Wotan mit seinem wilden Heer nun durch die Lüfte zieht und dass sich Geister unter die Menschen mischen. Das Brauchtum in diesen Tagen ist bis heute ungebrochen, denken wir nur an die Perchtenläufe, die Losorakel oder das Ausräuchern von Haus und Hof zwischen den Jahren. Besonders im Alpenraum haben sich diese Bräuche gehalten.

Diese magische Zeit endet mit dem 6. Januar, dem Tag der Heiligen Drei Könige. Ursprünglich war dies im frühen Christentum der Tag der Epiphanie, der göttlichen Erscheinung. Noch immer ist dieser Tag voller Symbolik. Die drei Magier kamen aus dem Orient (hiervon leitet sich unser Wort Orientierung ab). Sie folgten den Sternen, und als Huldigung an die Lichtgeburt Jesus brachten sie ihm Gold, Weihrauch und Myrrhe als Geschenk. Dabei handelt es sich aber nicht nur um Symbole der Sonne, sondern auch um kultische Stoffe für besondere rituelle Anlässe und um wertvolle Arzneien.

Weihrauch ist als Opfergabe eine Botschaft an das Übersinnliche. Das wohlriechende Harz entfaltet seinen ganzen Charakter besonders als Räucherstoff. Die Opferung im Feuer ist eine wichtige kultische Handlung, um in die geistige Welt einzutreten. Als Opfergabe symbolisiert Weihrauch den Bezug des Geistes zu den höheren Mächten. Astrologisch ordnet man Baumharze Sonne und Saturn zu, was dem kultischen Anlass auch am besten entspricht. Früher nannte man Weihrauchharz die »Tränen der Sonnengötter«.

Von den weiteren Geschenken wirkt Gold als Attribut der Sonne auf die Mitte des Menschen, also auf der seelischen Herzebene. Es ist auch verbunden mit der spirituellen Macht in der diesseitigen Welt.

Myrrhe spielte in ägyptischen Kulthandlungen ebenfalls eine wesentliche

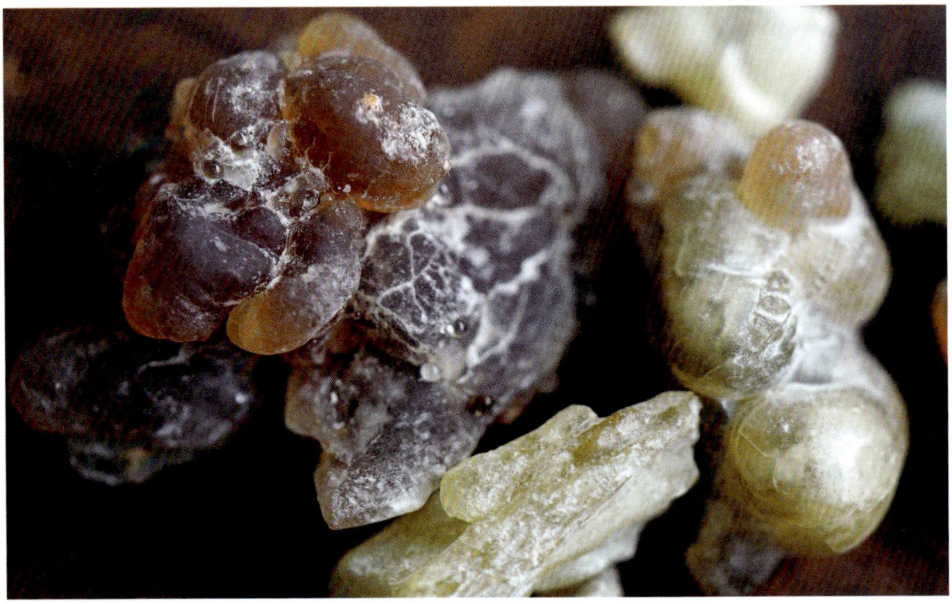

Grüner Weihrauch aus dem Oman. (Aufgenommen bei Maienfels Naturkosmetik)

Rolle, zum Beispiel zum Mumifizieren und als Salböl für Könige. Auch diente es wegen seiner Bitterkeit als körperlich wirkende Arznei gegen diverse Infektionen. Ihr Geruch hingegen galt als Sinnbild des Vergnügens, der Lust am Leben. Als Geschenk an Jesus symbolisiert Myrrhe die Überwindung des Zeitlichen und die Transzendenz des Sinnlichen.

Der Handel liefert mehrere Präparate auf der Basis von Gold, Weihrauch und Myrrhe, die zwar in der Zusammensetzung ähnlich sind, sich aber vor allem in der Herstellung und Dosierung deutlich unterscheiden.

Wala liefert »Aurum comp.« als Globuli, Ampullen und als Salbe. Es handelt sich um ein Mischpräparat. Die Potenzen sind in Salben, Globuli und Ampullen etwas verschieden, jedoch immer im Bereich von Tiefpotenzen, die vor allem auf der Organebene wirken. Globuli sind auf jeden Fall in der Therapie von Kindern zu bevorzugen (hierzu die Globuli in Wasser auflösen). Auch ist die Verwendung der Salbe im Sinne der Reflexzonentherapie eine Alternative zur Injektion. Am besten ist die Anwendung an den Reflexzonen des Herzens, also am Solarplexus, auf Herzhöhe, im Nacken und zwischen den Schulterblättern. Das Trio ist Bestandteil einiger weiterer Präparate mit Wirkung auf das Nervensystem. Für funktionelle Störungen und degenerative Erkrankungen des Zentralnervensystems liefert Wala zwei Spezialpräparate: »Cerebrum comp. A cum Auro comp.« sowie »Cerebrum comp. B cum Auro comp.«, beides als Globuli und Ampullenpräparat. A wirkt vor allem bei Erkrankungen mit Beteiligung der Sehorgane und B bei Beteiligung des Gehörs; B wäre also zum Beispiel zur Behandlung von Folgen von Stress und Tinnitus geeignet. Die Injektion erfolgt am besten im Nackenbereich und an der Schädelbasis im Bereich des Blasen- und Gallenblasenmeridians, etwa ein- bis zweimal die Woche; an den injektionsfreien Tagen verwendet man die Globuli.

Die Firma Weleda liefert mit »Olibanum comp.« ein ganz ähnliches Präparat in flüssiger Form und als Ampullenpräparat. Jedoch wird keine gewöhnliche Trituration von Gold, sondern ein Goldspiegel verwendet (Aurum metallicum praeparatum; zur Herstellung siehe Seite 51). Es handelt sich dabei um eine Vergeistigung im Sinne der

Alchemie (Sublimation und Destillation). Anschließend wird der in seiner chemischen Natur verwandelte Stoff mit Milchzucker und schließlich auch in Alkohol weiterverarbeitet und potenziert. Weihrauch und Myrrhe werden auf dem Wege der alkoholischen Extraktion gewonnen und potenziert zugegeben. Die verwendeten Potenzen sind unterschiedlich – Gold D30, Weihrauch D12, Myrrhe D6 – die hohe Potenz wirkt auf das Geistige und Konstitutionelle, die mittlere Potenz auf das Seelische und Funktionelle und die Tiefpotenz auf der Organebene. Im Sinne der Trinität von Sulfur – Merkur – Sal, der auch die drei Magier selbst entsprechen, wirkt das Mittel stärker ausgleichend und es hilft den geistigen Kräften, besser in das Körperliche einzugreifen. Es ist daher besonders zur Behandlung von seelischen Traumen geeignet. Die Tiefpotenzen in »Aurum comp.« aktivieren die Goldprozesse dagegen etwas stärker in Bezug zum Herzorgan, richten also mehr zur »inneren« Sonne hin aus, während die höheren Potenzen in »Olibanum comp.« eher auf gereifte Menschen passen, die sich vom inneren Licht geistig abgewendet bzw. den Kontakt verloren haben. In der astrologisch orientierten Heilkunde sind beide Mittel geeignet, um Spannungsaspekte zwischen Sonne und Saturn auszugleichen, die ein melancholisch geprägtes Temperament begünstigen.

Die jeweiligen Ampullenpräparate von Wala und Weleda kann man im Sinne der Homöosiniatrie zur Injektion in die Reflexzonen und Meridianpunkte mit Bezug zu Herz und Psyche verwenden – hierzu gehören der Bereich des Solarplexus, der Punkt »göttlicher Gleichmut« Magen 36, der Punkt der Freude Herz 3 auf der Innenseite der Ellenbeuge sowie die Reflexzonen am Rücken zwischen den Schulterblättern. Indikationen sind vor allem stressbedingte Herzerkrankungen und Antriebsarmut in Krisensituationen. Die offizielle Indikationsangabe der Firmen für diese Präparate lautet: »Harmonisierung und Stabilisierung des Wesensgliedergefüges bei chronisch degenerativen und verletzungsbedingten Schädigungen des Zentralnervensystems sowie zur Nachbehandlung entzündlicher Erkrankungen des Gehirns, bei psychischen Erkrankungen, Entwicklungs- und Verhaltensstörungen, funktionellen Herz-Kreislauf-Störungen.«

Die Angabe »Entwicklungs- und Verhaltensstörungen« geht auf den Initiator des Mittels zurück. Der Heilpädagoge Karl König, Begründer der »Camphill-Bewegung für Heilpädagogik«, regte die Herstellung Myrrha comp. in den 50er-Jahren des letzten Jahrhunderts an, vor allem, um traumatische Folgen rund um die Geburt und im frühen Kindesalter zu behandeln.

Am anderen Ende des Lebens hat sich die Kombination der drei Substanzen ebenfalls bewährt. Erfahrungsberichte aus der Palliativmedizin zeigen eine günstige Wirkung auf die seelischen Prozesse während der Sterbebegleitung.

Einzigartig ist das Präparat »Myrrha comp.« von Weleda. Ursprünglich hieß das Mittel »Thalamos«, später »Encephalodor«, und seit 1977 heißt es »Myrrha comp.«. Das Präparat wird in flüssiger Form als D8, D10 und D30 geliefert. Hier werden die drei Bestandteile nicht einfach gemischt, sondern in einem aufwendigen Verfahren miteinander verschmolzen. Unter mildem Wärmeeinfluss verbindet man Blattgold mit Myrrhe. Danach wird Weihrauch auf glühenden Kohlen entzündet, und der Rauch strömt als »Opfergabe« lange Zeit durch das Gold-Myrrhe-Präparat. »Im nächsten Verarbeitungsschritt wird die beräucherte Zwischenstufe in geschmolzenem Zucker eingehüllt. Dadurch wird das feine Aroma des Weihrauchs eingefangen und die Verbindung der drei Substanzen befestigt. Nach dem Erstarren erfolgt ein einstündiges Verreiben, das zu Myrrha comp. D1 führt. Alle Herstellungsschritte mindestens bis zur D3 werden nur in den frühen Morgen- und Abendstunden zwischen dem 25. Dezember und dem 6. Januar ausgeführt!« (Engel 2007, S. 516)

Wenn man diese Zubereitung genauer betrachtet, dann sind alle Schritte nach spirituellen Gesichtspunkten durchdacht.

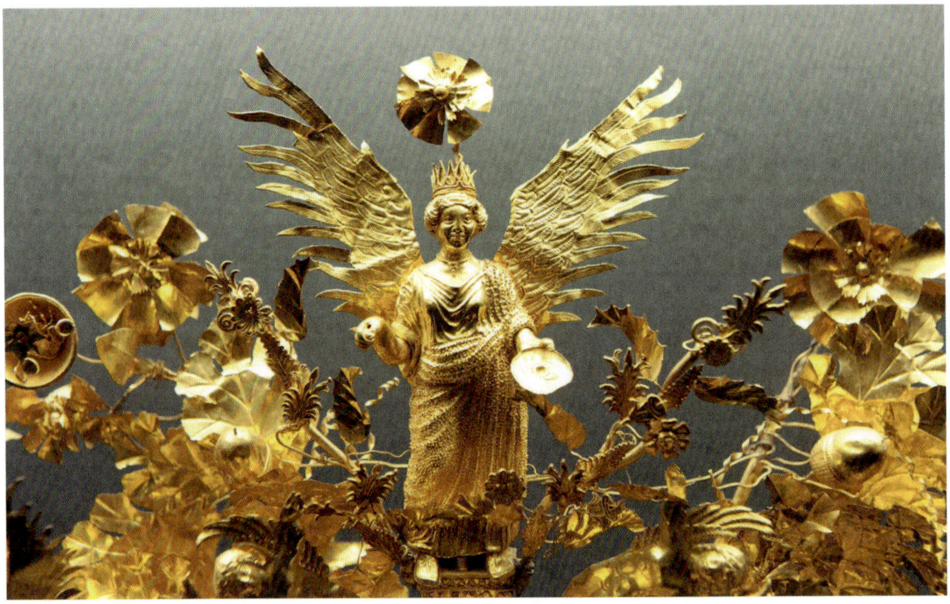

Gold in seiner engelhaften und ursprünglichen Bedeutung als Geschenk der Götter an den Menschen. (Ägyptisch, ca. 100 v. Chr.)

Daher ist auch die Anwendung in besonderen Situationen sinnvoll. Im Sinne der astrologischen Heilkunde sind dies zum Beispiel Transite des Saturns in Spannung zur Sonne und zum Saturn selbst, die häufig extreme Umbrüche in der Biografie des Betroffenen darstellen. Durch die Anwendung kann man die Lebenskrisen besser als Transformation begreifen. Schließlich sind Krisen auch immer eine Gelegenheit, geistig zu reifen. Die tieferen Potenzen wirken auch hier eher auf der organischen Ebene, während für die geistige Auseinandersetzung mit dem Schicksalhaften vor allem die höheren Potenzen in Frage kommen.

Goldpräparate mit Weihrauch und Myrrhe

Präparat	Zusammensetzung	Indikation/ Anwendungsempfehlungen
Aurum comp. (Globuli und Ampullen von Wala)	Aurum met. D7, Myrrha D4, Olibanum D4 (Ampullen je eine Potenzstufe tiefer)	Degenerative oder traumatisch bedingte Schädigungen des Zentralnervensystems; Status nach Entzündungen im Gehirn; bei Entwicklungs- und Verhaltensstörungen; psychosomatische Herzleiden
Aurum comp. (Salbe, Wala)	Aurum met. D3, Myrrha und Olibanum in Substanz	Organeinreibung am Herzen, im Nacken und am Kopf
Cerebrum comp. A cum Auro comp. (Globuli und Ampullen von Wala)	Aurum met. D6, Cerebellum bovis D7, Corpora quadrigemina bovis D7, Hypophysis bovis D7, Iris bovis D7, Medulla oblongata bovis D7, Myrrha D3, Nervus opticus bovis D7, Olibanum D3, Retina et Chorioidea bovis D7, Thalamus bovis D7	Degenerative Veränderungen und Entzündungsfolgen im Zentralnervensystem mit Beteiligung des Sehorgans (passt gut zu Stannum)
Cerebrum comp. B cum Auro comp. (Globuli und Ampullen von Wala)	Aurum met. D6, Cerebellum bovis D7, Corpora quadrigemina bovis D7, Epiphysis bovis D7, Labyrinthus bovis D7, Medulla oblongata bovis D7, Myrrha D3, Nervus statoacusticus bovis D7, Olibanum D3	Degenerative Veränderungen und Entzündungsfolgen im Zentralnervensystem mit Beteiligung des Hör- und Gleichgewichtsorgans; Tinnitus; Vertigo (passt gut zu Plumbum)
Myrrha comp D8, D10, D30 (Tropfen, Weleda)	Hergestellt aus Aurum metallicum, Myrrha und Olibanum in besonderer Zubereitung	Lebenskrisen; Traumabewältigung; in der Palliativmedizin zur Sterbebegleitung; Entwicklungsstörungen (passt gut zu Stibium met.)
Myrrha comp. D8/Belladonna Radix D10 (Tropfen, Weleda)	Myrrha comp. D8 (siehe dort), Belladonna Radix D10	Hypertone Konstitution; Folgen von Apoplex; Status nach meningealen Reizzuständen
Olibanum comp. (Tropfen und Ampullen von Weleda)	Aurum met. praep. D30, Myrrha D6, Olibanum D12	Psychosomatische Leiden, besonders am Herzen; zur Bewältigung von Lebenskrisen; in der Palliativmedizin zur Sterbebegleitung

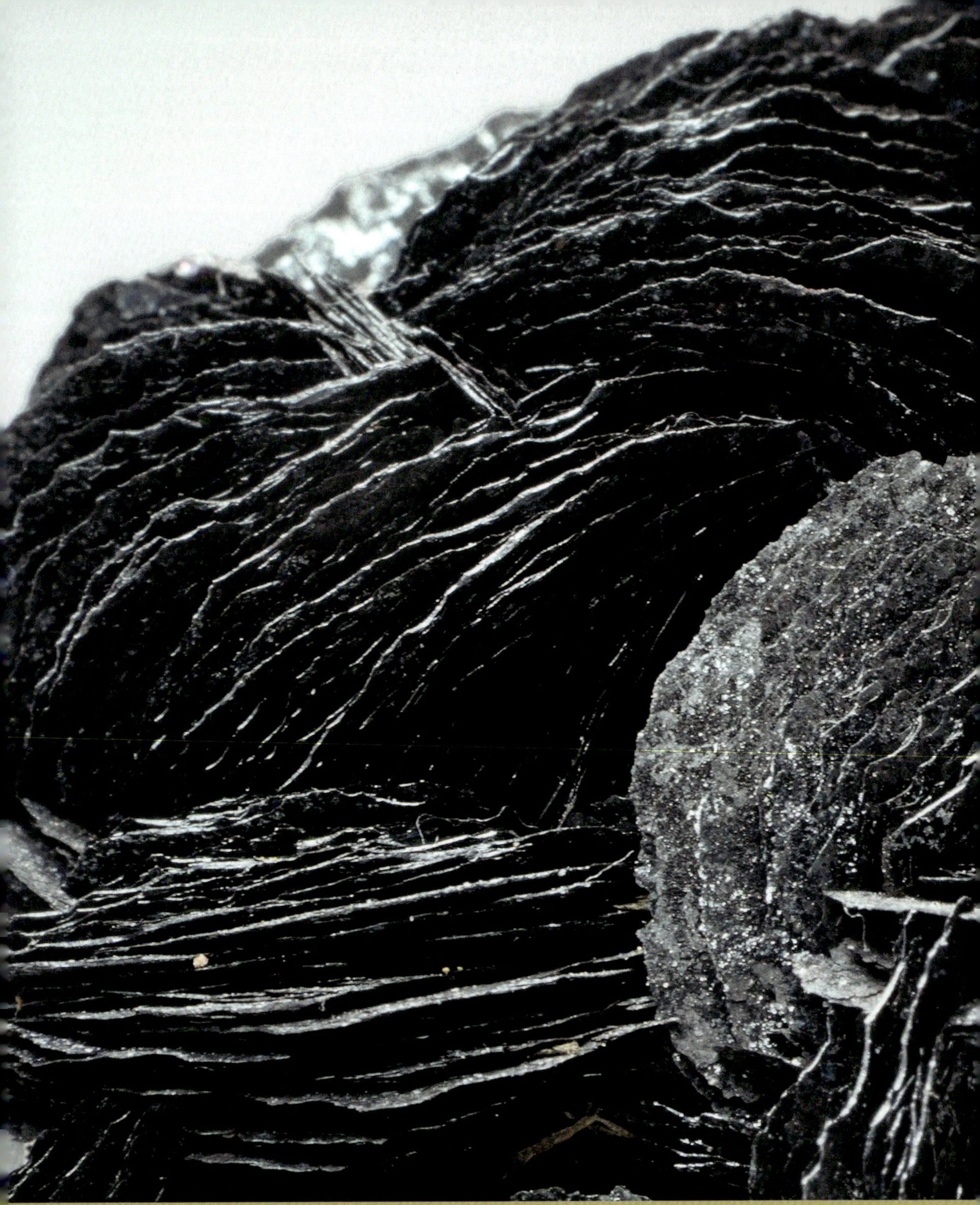

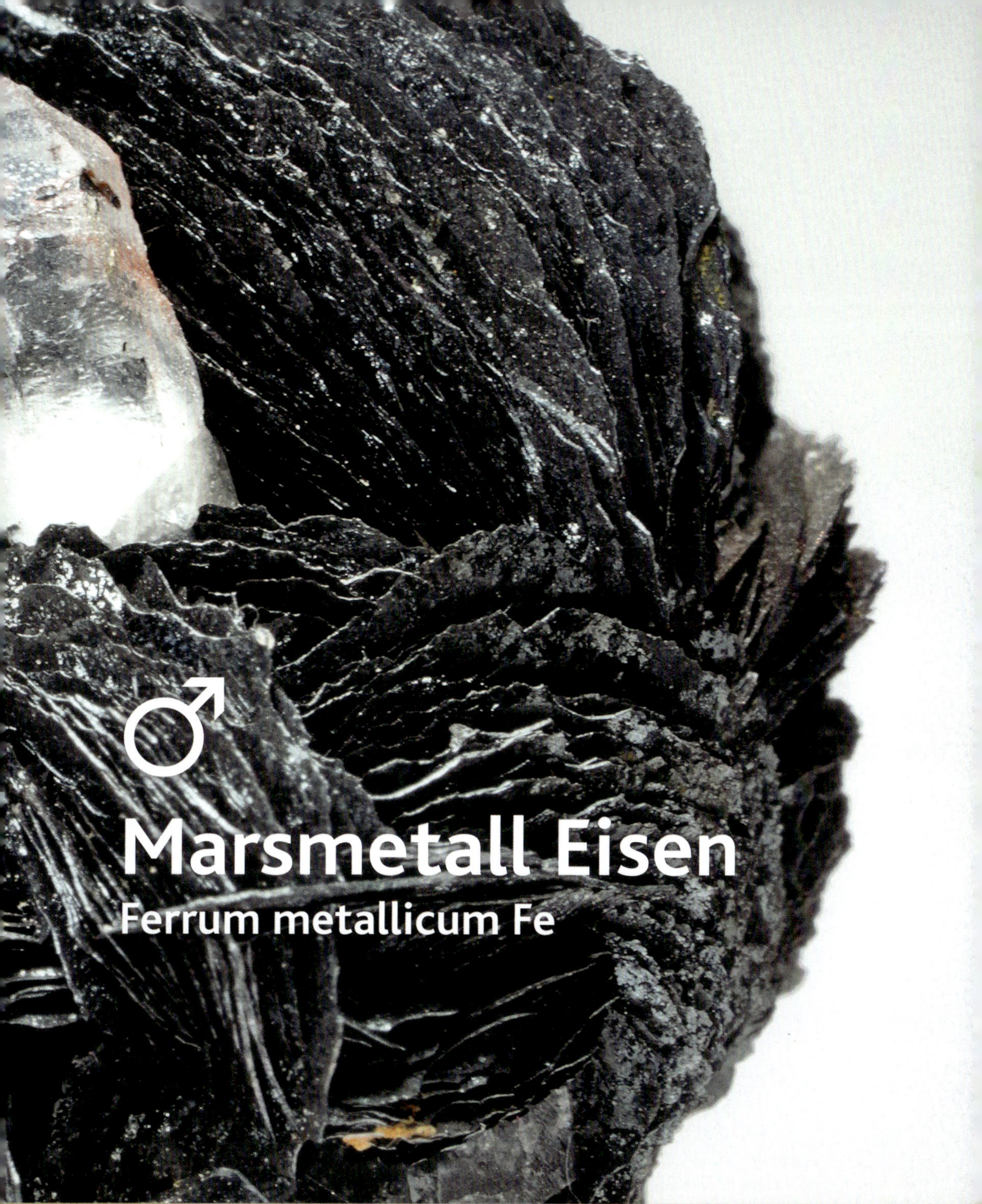

♂ Marsmetall Eisen

Ferrum metallicum Fe

Inkarnationsmetall und Lebenselixier

»Das Eisen gehört zur männlichen Hälfte des Menschen, zur Inkarnation, Eroberung und Beherrschung des Stoffes, zum Kampf und zur Arbeit, die einen Kampf mit der Materie darstellt.«

MELLI UYLDERT, S. 96

In der Schmiede des Vulcanos

Eisen ist für jede Form organischen Lebens nötig. Ohne Eisen wäre die Natur matt, blass und farblos. Als Einziges der Planetenmetalle ist Eisen in größeren Mengen im menschlichen Körper vorhanden. Es trägt wesentlich zur Anbindung des Geistigen an das Körperliche bei. Daher auch seine Bezeichnung »Inkarnationsmetall« und seine Anwendung als Lebenselixier.

Eisen ist die Grundlage sämtlicher Wärme- und Oxidationsprozesse. Es ist unentbehrlich für die Blutbildung, den Sauerstofftransport und für die »innere Atmung der Zelle« zur Bildung von ATP (Adenosintriphosphat), den Treibstoff für unseren Organismus. Es ist zudem Grundlage der Nerven- und Muskeltätigkeit und wirkt als Lichtschutz.

Durch Eisen erfahren wir Wachheit und Lebensintensität und können unsere Willensvorstellungen in die Tat umsetzen. Dies ist dem Sonnen- und Jupiterprinzip ähnlich, die sich daher auch therapeutisch oft ergänzen. Zusammen bilden sie das Trio der drei männlich geprägten feurigen Sternzeichen: Widder (Mars–Eisen), Löwe (Sonne–Gold) und Schütze (Jupiter–Zinn). Im Mythos verkörpert die Sonne König Artus, Mars die Ritter der Tafelrunde und Jupiter den weisen Berater Merlin.

Wenn Mars in das Wirken der anderen zwei eingebettet ist, kann sich das »Ritterliche« entfalten. Auf sich allein gestellt, droht das Raubrittertum und anderes Ungemach, oder er erschöpft sich in unnötigen Kämpfen.

Von den Temperamenten entspricht der Choleriker am ehesten dem Marsprinzip des Widders. Sein Motto: Ungeduldig mit dem Kopf durch die Wand. Im Körperlichen zeigt sich der Mars im Muskeltonus und in der Gallentätigkeit. Aus Himmels- und aus Nahrungsenergie entsteht durch Mars die »ancestrale Energie« – in der Chinesischen Medizin als Chi bezeichnet –, die in der Niere gespeichert wird, dem Organ der Venus und dem Gegenpol zum Mars.

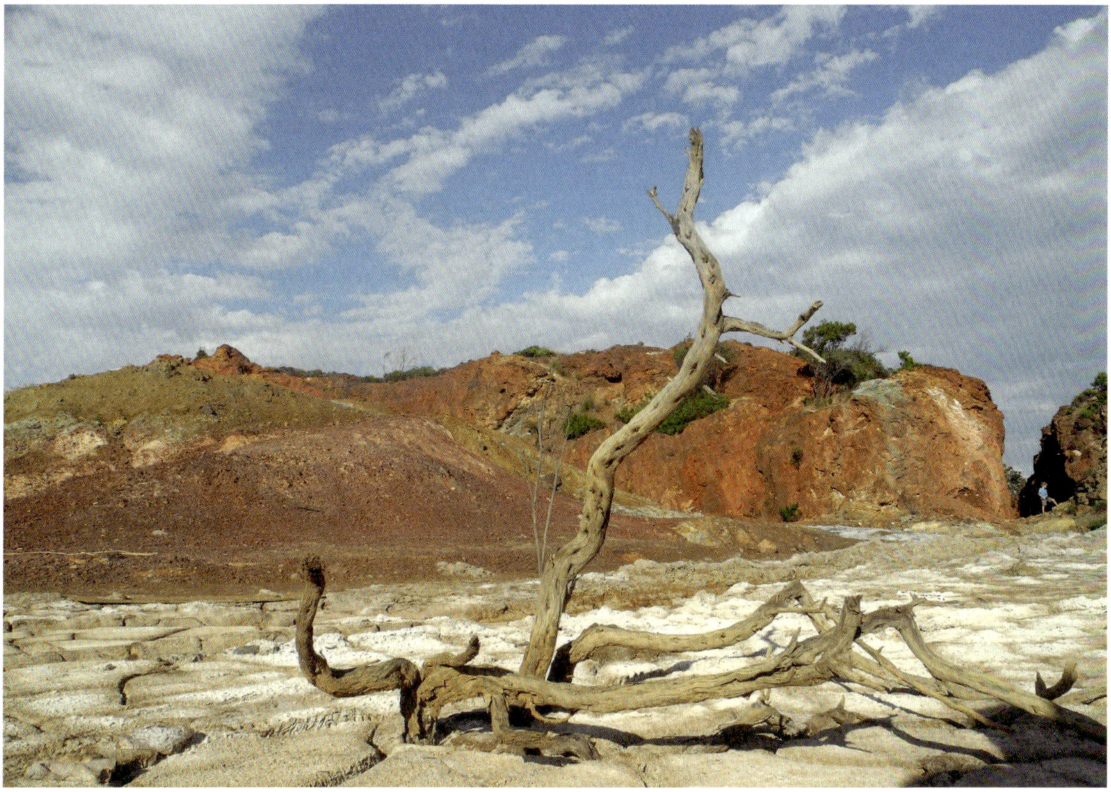

Durch Eisenoxid rot gefärbter Sand in einer Hämatitmine auf Elba.

Mars/Ares ist unter den Göttern für das Grobe zuständig, den Krieg, die radikalste Art, gesellschaftlich etwas zu ändern. Oft brodeln Spannungen unterschwellig, bis sie sich in einem Vulkanausbruch entladen. Deshalb ist das Zeichen Skorpion dem Mars unterstellt, das man am ehesten mit diesen Attributen in Verbindung bringen kann. Skorpion entspricht bei den vier Evangelisten dem Adler des Johannes und damit der Apokalypse (früher nannte man das Zeichen Skorpion den Adler des Zeus). Aus diesem Sternbild als Ausstrahlungszentrum kommen vorzugsweise die Meteoritenfälle (vgl. Pelikan, S. 92). Auch die Götterdämmerung, der Kampf zwischen den Asen und den Wanen in der germanischen Sagenwelt oder der Hammer des Thor und der Heldenmut eines Siegfried versinnbildlichen die Marskraft.

Die Vorherrschaft der Kriegs- und Blitzgötter hat seinen Spiegel in der kulturgeschichtlichen Vorrangstellung des Eisens ab etwa 1000 oder 800 v. Chr. Die Eisenzeit dauerte, je nach Anschauung, bis zum Ende des Römischen Reiches und hält eigentlich bis heute an – nur wurden aus Schwertern Kanonen und Panzer und schließlich die Atombombe (radioaktive Stoffe ordnet man dem Skorpion zu; der Planet Pluto beherrscht dieses Zeichen und wurde erst 1930 entdeckt, synchron zur Entdeckung der Atomspaltung).

Aus Eisen kann man aber nicht nur Waffen herstellen, die Not und Zerstörung bringen. Sie dienen auch der Verteidigung, und weise geführt, nur diesem Zweck. Das macht die Verwendung von Eisen in der Magie als Amulett zum Schutz vor Dämonen verständlich. Außerdem lassen sich aus Eisen nützliche Werkzeuge herstellen, wie der eiserne Pflug, der mit Sicherheit eine der wichtigsten Erfindungen der Kulturgeschichte gewesen ist. Hierzu ist jedoch ein

Perspektivenwechsel nötig. Die Geschichte kennt auch den Heldenmythos und den sublimierten Mars in Form ritterlicher Tugenden und seiner Minne. Die Kräfte des Mars müssen hierfür einer höheren Aufgabe dienen – im Mythos ist dies der weiße Ritter, der selbstlos die Jungfrau aus den Fängen des Drachens befreit.

Mars/Ares braucht hierzu einen Gegenpol: Aphrodite. Der Schmied Hephaistos ist der Ehemann der Aphrodite, deren Beziehung leider nicht immer die glücklichste ist. Jedoch ist der Schmied der Künstler und Magier, der dem einfachen Erz sein Geheimnis entlockt und ihm Gestalt verleiht. Dies ist der Göttin der Liebe scheinbar nicht genug, denn sie hat lieber eine leidenschaftliche Affäre mit Ares/Mars. In ihrer Umarmung kann der Kriegsgott seine Rüstung ablegen, zum inneren Frieden finden und seine Willenskräfte in den Dienst der Allgemeinheit stellen. Die Polarität von Mars und Venus ist auch therapeutisch relevant – ist das eine Prinzip zu intensiv, wird es durch seinen Gegenpol reguliert.

Eisen und Eisenverbindungen in der Therapie

Ferrum metallicum – metallisches Eisen

- **Tiefpotenzen D4 bis D8; auch als Metallspiegel Ferrum metallicum praeparatum, von Weleda:** Regen das »innere« Feuer an. Zur Behandlung von Anämie, Hypotonie, Herzschwäche, Kreislauflabilität und Vertigo, Orthostase, Abwehrschwäche, Infektanfälligkeit, Erschöpfung, sexuelle Apathie, bei schlaffen Lähmungen und schwacher Muskulatur, Gallenschwäche, Status nach Blutverlusten, diabetischer Stoffwechsellage, Pigmentschwäche der Haut, Mykose, Erschöpfungskopfschmerz. Für »Duckmäuser«, denn Tiefpotenzen stärken den Willenspol. Zur Stärkung der Inkarnationskräfte. Verwendung in der Kinderheilkunde, der Suchttherapie, bei Legasthenie, Sprachstörungen wie Stottern. Bei Depression mit seelischer Verbitterung und Apathie. Bei nervöser Erschöpfung.
  Dosierung: Verabreichung mehrmals täglich, nicht abends. Nicht bei Hypertonie verwenden. Vorsicht bei Eisenverwertungsstörungen wie Hämochromatose.
- **Mittlere Potenzen D8 bis D12; auch als Metallspiegel, Ferrum metallicum praeparatum, von Weleda:** Eignen sich gut als Einstieg in eine Eisentherapie. Bei psychosomatischen Leiden, labiler Körpertemperatur; bei Status nach Infektionen mit Beteiligung des Nervensystems, zum Beispiel Epstein-Barr-Virus, Zeckenbiss; bei sexueller Apathie, Blutdruckschwankungen, klimakterischen Störungen, Herzkrämpfen; bei psychosomatischen Herzleiden, Allergien, Asthma, Gallen-Migräne (rechtsseitig im Schläfen- und Augenbereich). Die Potenzen wirken zentrierend, fördern die Entschlusskraft und den Initiativgeist; sie befähigen zum zielgerichteten Einsatz der Willenskräfte, vermitteln Selbstbeherrschung und fördern die Rednergabe.
  Dosierung: Verabreichung morgens und/oder mittags eine Dosis.
- **Höhere Potenzen D15 bis D30 und höher; auch als Metallspiegel, Ferrum metallicum praeparatum, von Weleda:** Kühlen die »innere« Hitze. Bei Hitzewallungen, im Klimakterium, bei Plethora, Hyperämie, Fieber, Entzündungen, übersteigerter Gallenproduktion, Ikterus, Entzündungen der Atmungsorgane (Laryngitis) und des Nervensystems (Neuritis, Trigeminusneuralgie); bei Muskel- und Gelenkrheuma; bei Hautentzündungen, Akne, Allergien; bei Hypertension, Hypertonie, hypertensivem Kopfschmerz.

Hochpotenzen wirken entspannend auf das cholerische (gallige) Temperament und fördern die Besonnenheit. Bei Überreizung der Sinne, Zorn, Manie, sexueller Übererregung, »Kopflosigkeit«, mangelndem Feingefühl, mangelnder Selbstkontrolle und Zügellosigkeit. Bei übersteigertem Ehrgeiz, Geltungsdrang, Rücksichtslosigkeit, Überaktivität (ADS-Syndrom).
Dosierung: Verabreichung morgens; als Einmalgabe etwa alle 2 bis 3 Tage bis einmal pro Woche und seltener; vorzugsweise am Dienstag, dem Tag des Mars.

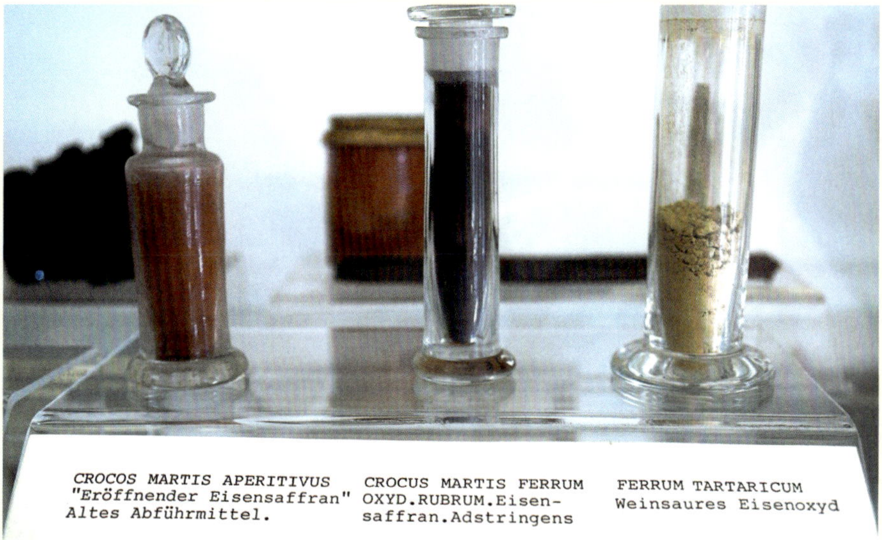
CROCOS MARTIS APERITIVUS
"Eröffnender Eisensaffran"
Altes Abführmittel.
CROCUS MARTIS FERRUM
OXYD.RUBRUM.Eisen-
saffran.Adstringens
FERRUM TARTARICUM
Weinsaures Eisenoxyd

Verschiedene Eisenzubereitungen aus historischer Zeit. (Pharmaziehistorisches Museum, Basel)

Ferrum phosphoricum (Eisen(III)-phosphat) – Labor-Produkt

- **Tiefe bis mittlere Potenzen D4 bis D12 oder als Schüsslersalz Nr. 3:** Bei akuten Entzündungen, frischen Verletzungen, der ersten Phase von Infektionserkrankungen; steigert die Abwehrkräfte und verbessert die Rekonvaleszenz.

Ferrum sesquichloratum (Eisen(III)-chlorid) – Labor-Produkt

- **Tiefere bis mittlere Potenzen D4 bis D12:** Bei Rheuma, speziell der großen Gelenke; Neuralgie (bevorzugt rechts).

Ferrum sidereum (Meteoreisen)

- **In tieferen und mittleren Potenzen (D6 bis D12):** Bei Erschöpfung (auch Fatigue-Syndrom); als Adjuvans in der Krebstherapie; zur Abwehrsteigerung und Begleitbehandlung rund um Impfungen; bei fieberhaften Erkältungen - auch zur Prophylaxe; bei gestörter Rekonvaleszenz; bei Virusleiden, zum Beispiel Epstein-Barr; bei Kopfschmerzen, auch bei Infektionen. Bei Inkarnationsschwäche.
- **In höheren Potenzen (D20, D30):** Bei Willensschwäche und Angstzuständen; zur Anregung der Ich-Kraft in der Pubertät - hier auch an Pallasit denken (Olivinhaltiger Eisenmeteorit - Trituration D6 und D12 liefert die Apotheke an der Weleda).

Ferrum ustum (Eisenoxid – Eisenhammerschlag)[74] – Labor-Produkt

- **Tiefere bis mittlere Potenzen D4 bis D12:** Bei Anämie, zur Anregung der Eisenprozesse im Blut.

Hämatit und Magnetit (Eisenoxid)

- **Tiefere bis mittlere Potenzen D6 bis D12:** Bei Erschöpfung, Eisenmangel, Status nach Blutverlust, schwacher Rekonvaleszenz, Hypotonie, Orthostase, zur Steigerung der Abwehrkräfte, bei Willensschwäche.

Nontronit (Eisensilikat)

- **Tiefe bis mittlere Potenzen D6 bis D12:** Bei Nervenschwäche, Anämie, Hypotonie

Pyrit (Eisensulfid)

- **Tiefere bis mittlere Potenzen D6 bis D12:** Bei Entzündungen der HNO-Organe, bei Tracheitis, Laryngitis, Bronchitis, Sinusitis; Status nach Infektionen mit Lungenbeteiligung.

Siderit (Eisenspat – Eisencarbonat)

- **Tiefe bis mittlere Potenzen D4 bis D12:** Zur Anregung der Eisenprozesse im Stoffwechsel; bei Anämie; in Wachstumsphasen zur Anregung.

Skorodit (Eisenarsenat)

- **Tiefere bis mittlere Potenzen D6 bis D12:** Bei Apathie und Willensschwäche, Angst, Erschöpfung, auch mit Depression, Hypotonie, Fatigue-Syndrom; als Adjuvans in der Krebstherapie
- **Höhere Potenzen** (**D20, D30**): Status nach Virusleiden und Kinderkrankheiten, zum Beispiel bei Neuralgie, Lähmungserscheinungen; bei Nervenleiden mit Erschöpfung, zum Beispiel auch MS.

Vivianit (Eisen[II]-phosphat – natürliches Blaueisenphosphat)

- **Tiefere bis mittlere Potenzen D6 bis D12:** Bei fieberhaften Infektionserkrankungen, besonders mit Lungenbeteiligung; als Begleitmittel bei Lungenentzündung; bei Nervenschwäche, Asthenie, Anfälligkeit für Infektionen; bei Inkarnationsschwäche.
- **Mittlere bis höhere Potenzen D12 bis D30:** Bei Status nach Infektionen, zum Beispiel bei Anfälligkeit der Lunge, asthmatoiden Symptomen; bei Rekonvaleszenzschwäche, Nervenleiden nach Infektionen, Lungenentzündung.

---

74 Eisenhammerschlag: Oxidschicht auf Eisen, die sich durch hohe Temperaturen (Schmiedearbeit) durch Reaktion mit Sauerstoff bildet (Metallkorrosion).

Marsprozesse im Menschen und ihre Analogie zu Eisen

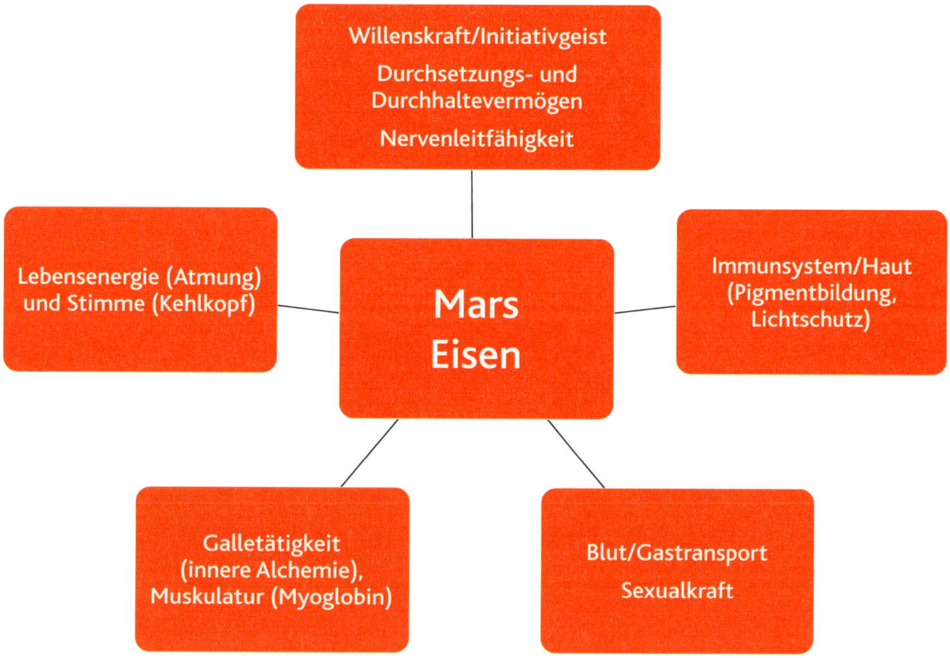

Zonen des Mars für eine Eisentherapie

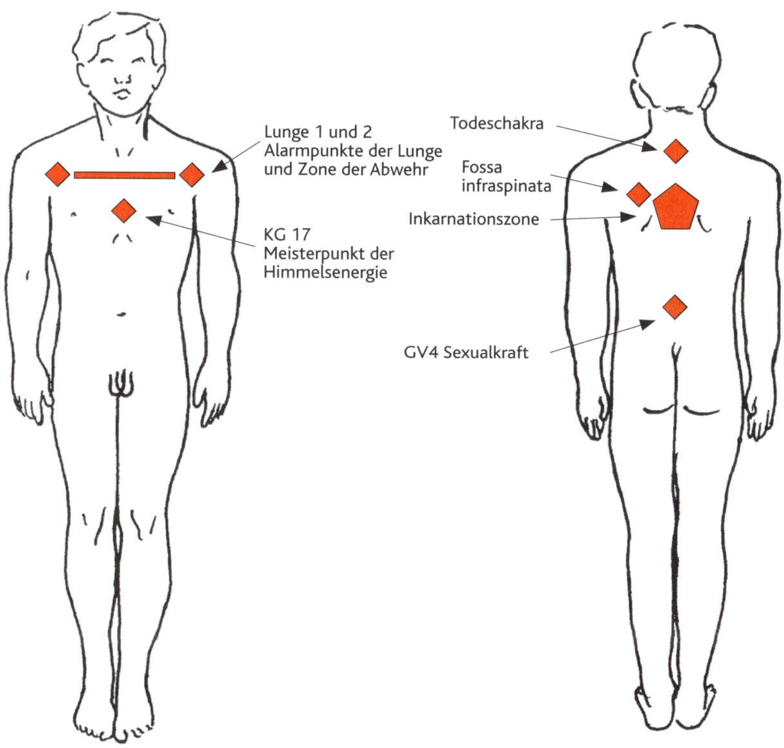

Dämonenbanner und Abwehrzauber – Eisen in der Magie

Die Marsidee von Angriff und Verteidigung zeigt sich auch in der Verwendung von Eisen in der Magie und Volksmedizin. Auf der ganzen Welt wird das Marsmetall als Amulett verwendet, weil es schutzmagische Eigenschaften besitzen soll. Wer Eisen am Körper trägt, der ist hieb- und stichfest. Daher hatten Soldaten noch in den Weltkriegen oft Amulette aus Hämatit bei sich, und als Auszeichnung für Tapferkeit bekamen sie das »Eiserne Kreuz«.

Trägt jemand ein Amulett aus Eisen, kann der böse Blick keinen Schaden anrichten, es lassen sich keine Krankheiten anhexen und man kann nicht beschrien oder berufen werden. Unter »Berufen« versteht man, dass körperlose Bewusstseinsformen (Geister, Götter) von einem Besitz ergreifen, während das Beschreien ein anderes Wort für Verfluchen ist.

Eine besonders magische Kraft soll ein Hufeisen haben, vor allem ein zufällig gefundenes. Es ist ein Symbol der Allmacht Wotans/Odins, der mit seinem achtbeinigen Ross, als Windgott, den Himmel beherrscht. Man soll das Hufeisen mit der offenen Seite nach innen auf die Schwelle von Haustür oder Stall nageln, nur dann ist es eine unüberwindliche Hürde für Alp, Nachtmahr, Gespenst oder Trud (Hexe). Über der Tür angebracht, muss die Öffnung nach oben stehen, und das Glück fällt hinein.

Auch das Trudenmesser zur Hexenabwehr besteht aus Eisen. Schamanen tragen Eisenschmuck als Dämonenbanner. Nagelfetische mit Eisennägeln dienen zum Bannen von Dämonen, die Krankheiten übertragen. Eiserne Nägel wurden auch Toten in die Köpfe geschlagen, wenn diese wegen ihrer Verbrechen geköpft wurden, und man verhindern wollte, dass sie als Widergänger Unfrieden stiften. Eiserne Grabkreuze sollen ebenfalls die Totenruhe wahren, und eiserne Tafeln hängte man auf, wenn an einer Stelle ein mysteriöser Unfall geschah oder wenn sich dort jemand das Leben genommen hatte. Eiserne Türknöpfe und Fensterbeschläge sollen das Eindringen von Unglück verhindern. Als Schutzamulette sind auch eiserne Hufnägel oder das »Eisen

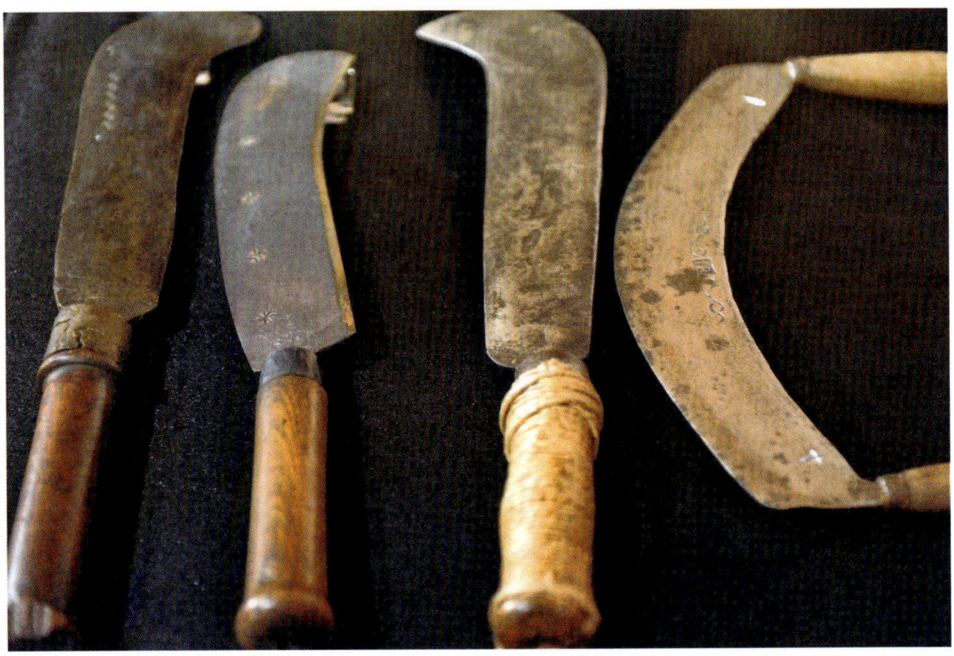

Messer aus Eisen zur Dämonenabwehr, sogenannte »Trudenmesser«.

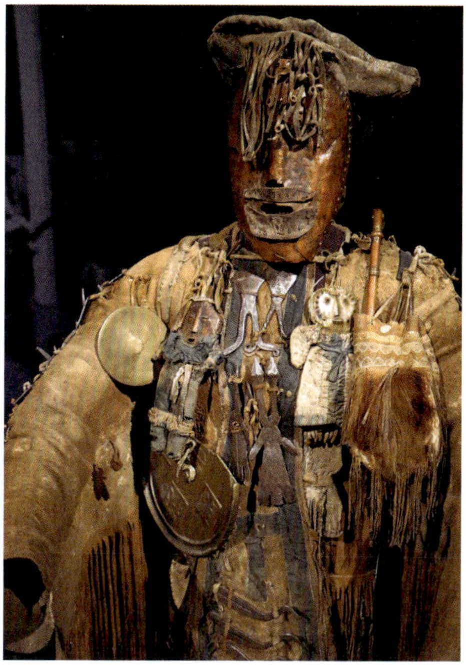

Schamanengewand aus Sibirien mit figurativen Amuletten und Spießen aus Eisen an den Schultern zur Abwehr von Geistern. (Sammlung Universität Göttingen, 1788)

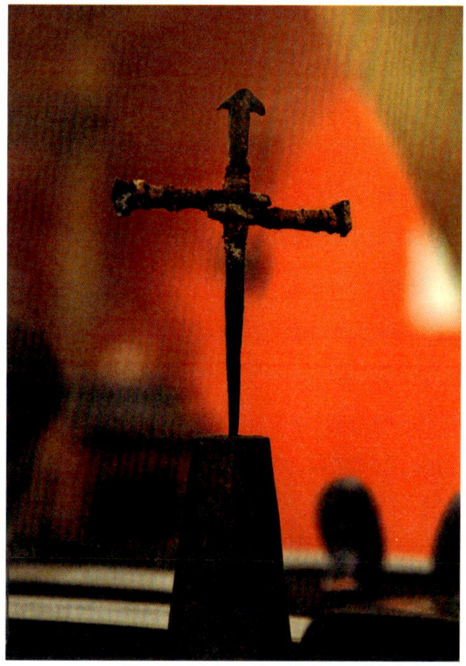

Sargnägel aus Eisen, in Kreuzform gebunden, zur Dämonenabwehr.

vom Totenacker«, also Sargnägel, beliebt, am besten in Kreuzform. Ketten aus solchen Nägeln sollen gegen Epilepsie, Gicht und Fieber helfen, da solche Krankheiten immer als Wirken von Dämonen gelten.

Ähnliches bewirkt Schmuck aus eisenhaltigem Jaspis, Hämatit (Blutstein = Eisenoxid) oder Roter Koralle (Corallium rubrum = eisenhaltiges Calciumcarbonat), vor allem in Eisen gefasst.

Neben Eisen und Koralle sind vor allem »Berufs- und Verschreikräuter« wirksam gegen Zustände von Besessenheit und Verfluchung. Beispiele sind Beifuß, Engelwurz und Johanniskraut, die man im Volksmund auch »Fuga daemonum« (Teufelsflucht) nennt und die gegen Wahnsinn helfen sollen.

Bei Paracelsus lesen wir (Bd. III: 631): »Merket euch (...), dass Phantasmata eine Krankheit ohne Körper und Substanz ist. Nur im Geist wird ein anderer Geist geboren, von welchem der Mensch regiert wird. Wenn nun dieser Geist geboren wird, gibt er dem Menschen andere Gedanken, ein anderes Gebaren ganz wider die angeborene Natur und Sinnlichkeit. Gegen diese Krankheit sind nicht viele Arzneien von Gott bestimmt. Nur Perforata (Johanniskraut) und die Korallen.«

Die Koralle soll aus Blutspritzern entstanden sein, die ins Meer tropften, als der Held Perseus der Medusa ihr Haupt abschlug. Bekanntlich erstarrte jeder zu Stein, der ihr in die Augen sah, entsprechend wirkt die Koralle gegen den bösen Blick. Man verwendete den »roten Baum des Meeres« früher als Schutzamulett für Tote auf ihrer gefahrvollen Reise durch die Unterwelt. Amulette für Kinder bestehen noch heute oft aus Koralle, um sie vor dem »Erschrecken« (= Verzauberung) zu schützen. Wie Paracelsus beschreibt, bedeutet das Erschrecken auch eine erhöhte Infektionsgefahr. Seine Rezepte gegen fieberhafte Kinderkrankheiten und Pestilenz – darunter verstand man in alter Zeit jede Art von ansteckenden Seuchen – bestanden immer auch aus Koralle. Man sollte auf jeden Fall zur Abwehrsteigerung bei fieberhaften Kinderkrankheiten an Corallium rubrum (D2 bis D12) denken, und man kann sie in Lebenselixiere einmischen (siehe Praxistipp).

Was Johanniskraut und Koralle miteinander verbindet und was sie auch mit Hämatit gemeinsam haben, ist die rote Farbe, die an Blut erinnert und die man dem Mars unterstellt.

Johanniskraut kann man am besten in Kräuterbuschen als Amulett verwenden, sowie äußerlich als Öl und innerlich als Tinktur. Korallen hingegen sind als Amulett oder in einer homöopathischen Zubereitung (D2 bis D30) wirksam, besonders gegen Angstzustände (vergleiche auch Silber und Calcium carbonicum, Seite 66/67). Beide Arzneien kann man auch zur Behandlung von Angstzuständen optimal miteinander kombinieren.

Das wirkungsvollste Symbol gegen die dunklen Mächte ist das Pentagramm, das man in der Magie dem Mars unterstellt. Weil Faust es nicht richtig zeichnete, konnte Mephisto als schwarzer Pudel die Schwelle überschreiten. Das Symbol findet man immer wieder in alten Bauernhäusern und sogar an Kirchen. In der Magie ist es jedenfalls üblich, ein Pentagramm zur Geisterbannung zu nutzen. Sehr nachdenklich sollte es einen da machen, dass alte Verteidigungsanlagen meistens in Form eines Fünfecks gebaut sind – und wer kennt nicht das Pentagon in den USA – zumindest Mars dürfte daran seine Freude haben. Nun kann man im gleichen Sinne auch den Pyrit zum Abwehrzauber verwenden – seine Kristallform ist meistens ein Pentagondodekaeder, also ein zwölffaches Fünfeck. Rudolf Steiner verwendete einen solchen Pyrit als Grundstein für das Goetheanum. Pyrit kann man als Amulett tragen oder innerlich in potenzierter Form verwenden (D6 bis D12). Er stärkt vor allem die Abwehr im Lungen- und HNO-Bereich (siehe Seite 183), ergänzt also in vielerlei Hinsicht die Koralle.

Das Geschenk der Himmelsgötter – Meteoreisen

Etwas ganz Besonderes ist das »Himmelseisen«. So nannten die alten Ägypter Eisenmeteorite. Sie galten als Geschenk der Götter und Symbole für die Macht der Gottkönige. Die Verehrung des Himmelseisens geht bis in die Frühzeit zurück. Bereits vor

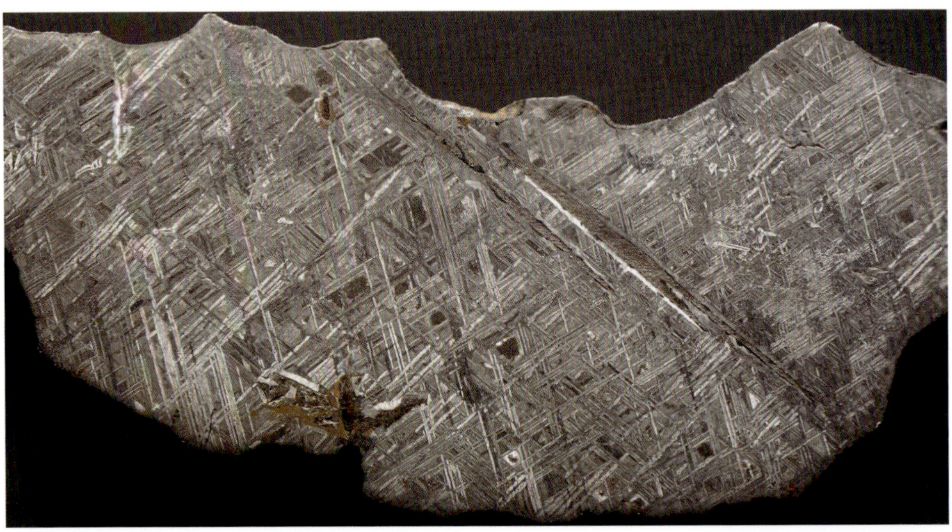

Meteoreisen mit den typischen Widmanstättenschen Strukturen – die Überkreuzungen der Linien werden als schutzmagisch interpretiert.

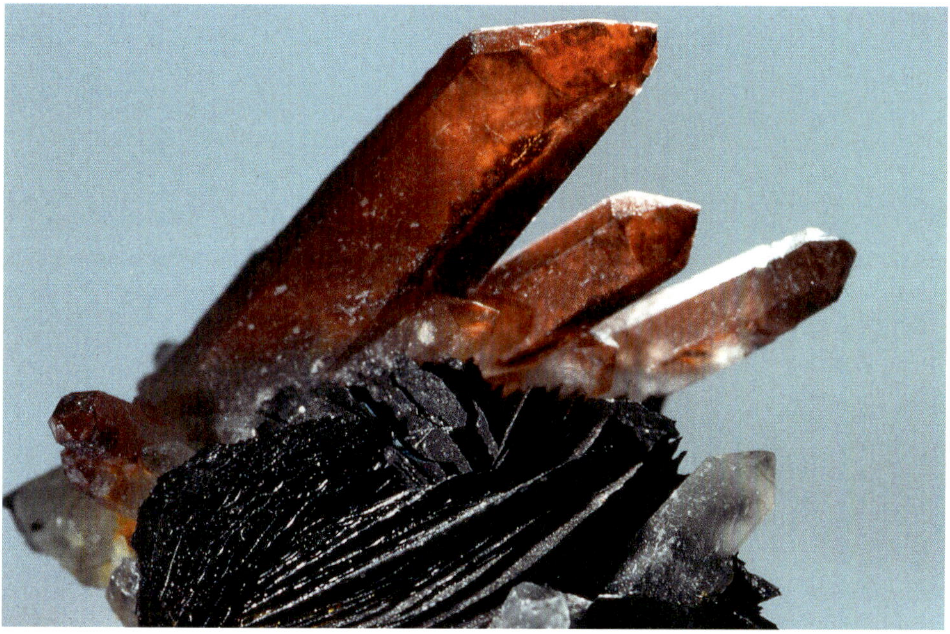

Hämatit und Quarz, der sich im Laufe der Zeit durch Eisenoxid rot gefärbt hat.

der eigentlichen Eisenzeit wurde Meteoreisen zur Herstellung von Kultgegenständen, Waffen und Werkzeugen benutzt. In der Grabkammer des Tutanchamuns (um 1340 v. Chr.) fand man beispielsweise einen Dolch aus Meteoreisen. Bis in unsere Zeit gelten solche Dolchklingen als besonders machtvoll. In Indonesien fertigt man noch heute »Schlangendolche« (Kris) aus Eisen, denen man eine große Zauberkraft nachsagt und die jeder »wahre« Mann bei sich trägt. Mit ihnen ist man unbesiegbar, und die Dämonen fürchten die Klingen wie der Teufel das Weihwasser. Durch den hohen Nickelgehalt solcher Eisenwaffen, der für Eisenmeteorite typisch ist, liegt die Vermutung nahe, dass hierfür Meteoreisen verwendet wurde.

Faszinierend sind auch die Widmanstättenschen Strukturen bzw. Figuren, die beim Anschleifen von Meteoriten sichtbar werden. Gitterförmige Strukturen gelten als schutzmagische Signatur, weil das Dunkle die kreuzförmigen Gitter nicht durchdringen kann.

Es ist naheliegend, einen solchen Stoff auch therapeutisch zu nutzen. In der Homöopathie verwendet man tiefe und mittlere Potenzen zur Anregung der Lebenskraft und zur Behandlung von Immunschwäche. Ein besonderes Präparat liefert Wala mit »Meteoreisen« in Form von Globuli und Ampullen. Die Bezeichnung ist etwas unglücklich gewählt, weil es sich nicht um einen Einzelstoff handelt, sondern um die Kombination von Meteoreisen, Phosphor und Quarz. Eisen spielt zusammen mit Phosphor eine wichtige Rolle im intermediären Stoffwechsel in der Bildung von ATP (Adenosintriphosphat), dem Treibstoff unserer Lebenskraft.

Quarz, der Bergkristall, stärkt als Nervennahrung die Sinnestätigkeiten und richtet einen wieder nach den schweren Stürmen des Lebens auf. Auch er dient in vielen Kulturen als Zauberwaffe gegen Dämonen. Vor allem in der tibetischen Heiltradition werden Geisterdolche oder Dämonenbeile aus Bergkristall gefertigt. Eisen und Quarz mögen sich auch in der Natur. So kommt besonders Hämatit häufig zusammen mit Quarz vor, der dann sogar durch das Eisen rostrot verfärbt wird.

Zusammen sind Eisen, Phosphor und Quarz ein Trio, wie man es sich besser nicht

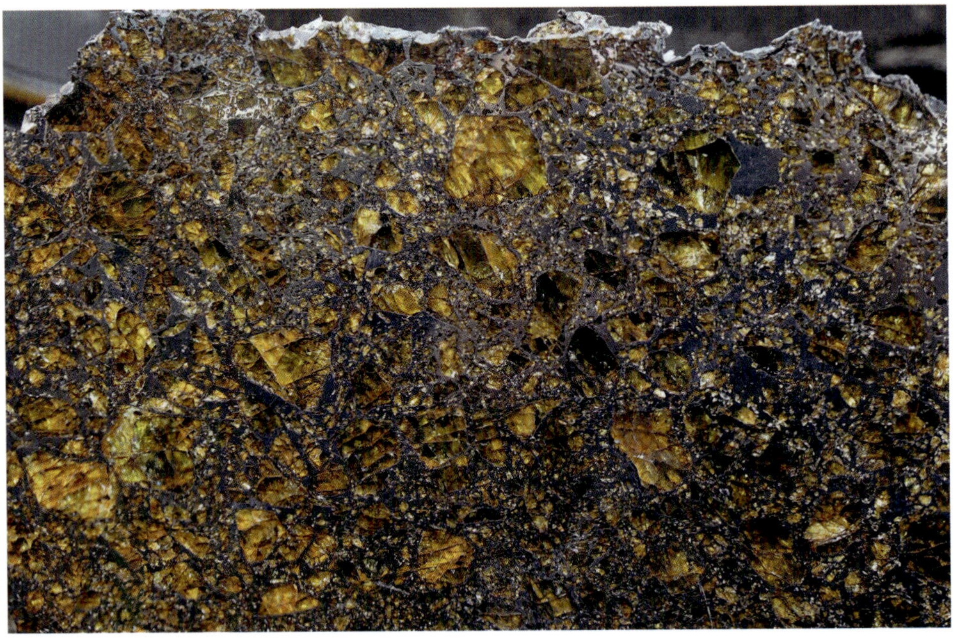

Pallasit ist ein olivinhaltiger Eisenmeteorit zur Behandlung von Angstzuständen.

wünschen könnte. Die Anwendungsgebiete umfassen die Prophylaxe, Begleitbehandlung und Nachsorge praktisch sämtlicher erschöpfender Erkrankungen, besonders aber die bei fieberhaften Infekten. Bei einem Anflug von Erkrankung reichen oft schon ein paar Globuli, und der Kelch geht an einem vorüber. Zur Prophylaxe und zur Verbesserung der Rekonvaleszenz nimmt man am besten einige Zeit mehrmals täglich 10 Globuli (Kinder entsprechend weniger). Meteoreisen von Wala hat sich auch zur Begleitbehandlung rund um Impfungen und auch zur Behandlung vom Impffolgen bewährt.

Die Therapie lässt sich noch steigern, wenn man Meteoreisen als Infusion verabreicht oder intrakutan in die Meisterpunkte der Abwehr injiziert (Lunge 1 und 2, druckschmerzhafte Punkte unterhalb des Schlüsselbeins, Mitte Brustbein KG 17; Inkarnationszone zwischen den Schulterblättern, Fossa infraspinata – die verwundbare Stelle Siegfrieds).

Erschöpfungskrisen sind häufig auch mit migräneartigen Kopfschmerzen verbunden. Für solche Fälle liefert Weleda das Präparat »Ferrum sidereum comp. Ampullen« zur Injektion im Nackenbereich. Eisen hat auch eine angstlösende Wirkung, besonders in der Kombination mit Gold. Hier liefert Weleda mit Aurum D10/Ferrum sidereum D10 ein Ampullenpräparat zur Injektion im Bereich KG 17 und Solarplexus.

Angstlösend wirkt auch Pallasit, ein olivinhaltiger Eisenmeteorit, der sich gut als Amulettschmuck eignet – der Pallasit sollte ungefähr auf der Thymusdrüse liegen. Die Apotheke an der Weleda liefert den ästhetisch sehr reizvollen Meteoriten als Trituration in D6 und D12, und Weleda eine Salbe in D2. Bei Erwartungsängsten und Selbstzweifeln nimmt man ein- bis mehrmals täglich eine erbsengroße Menge Pulver und speichelt diese gründlich ein. Die Salbe trägt man an Reflexzonen Mars auf, die mit Angst assoziiert sind, zum Beispiel an der Wade (der Schwachpunkt des Kriegers ist die Achillesferse und die Wade), an Brustbein und im Nacken rund um den Prominens (Todeschakra), das ist der am weitesten vorstehende Nackenwirbel. An diesem Punkt schlägt das Schicksal zu.

Sine ferro – ohne Eisen

Nicht vergessen darf man aber auch den Fluch des Eisens. Was eine so große Macht über die Dämonenwelt haben kann, schadet vielleicht auch anderen Geistwesen. So gibt es weltweit bei vielen Pflanzensammlern die eiserne Regel, eine Wurzel oder Pflanze »sine ferro«, also ohne Eisen, zu graben oder zu schneiden, damit sie ihre magische Kraft behält; selbst der Kräuterkundige Maurice Mességué richtete sich nach diesem Brauch. Vor allem die Wünschelrute, die traditionell aus Hasel gemacht wird, darf nie mit Eisen in Berührung kommen, sonst kann sie nicht mit Elementarwesen in Resonanz treten.

Bei Leonhardt Thurneysser (1531–1596), einem Schüler des Paracelsus, lesen wir in seiner *Archidoxia:* »Verbeen, Agrimonia und Modelgeer[75], Charfreitags graben hilfft dich sehr, dass dir die frawen werden holdt, doch brauch kein eisen, grabs mit goldt« (nach Bächthold-Stäubli, Bd. 2, S. 863). Und wer erinnert sich nicht an die Stellen in Asterix, wenn der Druide Miraculix mit seiner goldenen Sichel die Misteln schneidet und die Kräuter für den Zaubertrank zubereitet, bevor es in die Schlacht gegen die Römer geht. Mit Eisen geschnitten, wäre der Trank wohl einfach nur eine Suppe, die selbst Obelix zu sich nehmen dürfte.

Eisen wirkt bannend auf die Geisterwelt an sich und insbesondere auf die Elementarwesen, die mit Pflanzen in Beziehung stehen. Würde man Eisen zum Graben von Wurzeln oder zum Schneiden einer Pflanze verwenden, dann würde man die Elementarwesen lähmen. Eine solche Pflanze hätte zwar noch eine Heilkraft, aber keine magische Macht mehr. Da stimmt es einen nachdenklich, wenn beispielsweise Gianfranco, der Gärtner der Firma Soluna, darauf besteht, dass die Pflanzen nur mit der Hand gepflückt und verarbeitet werden, während die meisten anderen Firmen so ziemlich alles mit Werkzeugen aus rostfreiem Stahl erledigen.

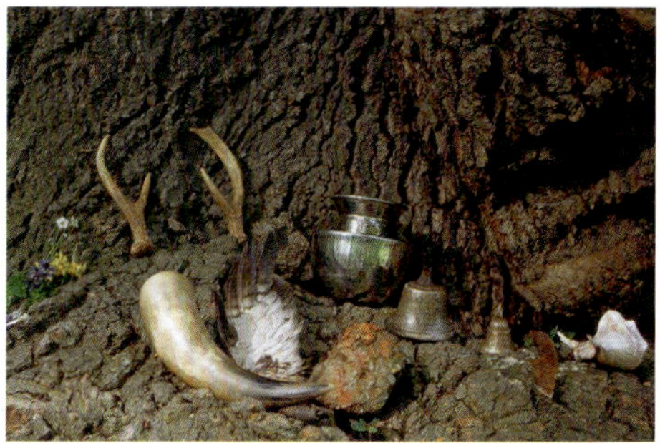

Ritualgegenstände, um die Naturkräfte zu ehren. Das Hirschgeweih steht für den Hirschgott, der die Erdenmutter befruchtet. Es dient zum Graben von Wurzeln, wofür man aus magischen Gründen kein Eisen verwenden soll.

»Hellsichtige Kräuterkundige meiden Eisen aber auch deshalb, weil es Geistesgegenwart bewirkt. Es erschwert also mit anderen Worten das Hinaustreten, das Hinausfliegen, die Trance.« (Wolf-Dieter Storl in: Gottwald/Rätsch, S. 94) Dieser Zustand ist aber wichtig, wenn man die Zauberkraft einer Heilpflanze entdecken oder nutzen will. Wie Paracelsus immer betonte, muss einem das wahre Wissen durch gute Geister offenbart werden, so wie es Hildegard von Bingen geschah. Sonst bleibt es ein ewiges Geheimnis. Und sicher kennt jeder die Stelle in Goethes Faust, wenn es dort heißt: »Geheimnisvoll am lichten Tag, Lässt sich Natur des Schleiers nicht berauben, Und was sie deinem Geist nicht offenbaren mag, Das zwingst du ihr nicht ab mit Hebeln und mit Schrauben.«

Am besten ist es daher, man verwendet zum Graben oder Schneiden von Pflanzen oder Wurzeln Holz, Horn, Krallen oder die bloßen Hände – Feuerstein ginge notfalls auch noch. So haben es kräuterkundige Schamanen vor Urzeiten gemacht, als noch die Große Göttin über die Pflanzenwelt wachte und Wichtel das unterirdische Lichtreich der Erde bewohnten, und so machen sie es vielerorts heute noch.

75 Eisenkraut, Odermennig und kreuzblättriger Enzian

Mit eiserner Rüstung gefeit gegen Krankheit – Eisen in der Immuntherapie

Wenn es um das Thema Abwehr geht, kommt man um Eisen nicht herum. Mars steht für Vitalität, und als Kriegsgott stellt er sich schützend vor die Schwachen und kämpft, wenn es sein muss, bis zur Erschöpfung, um das Leben zu erhalten. Eisen verwendet man daher zur Prophylaxe und zur Behandlung von Infektionen aller Art.

Weleda liefert mit Infludoron ein Globulipräparat zur Behandlung von fieberhaften Erkrankungen und Schnupfen, das sich aufgrund der Zubereitung besonders auch für Kinder eignet.

Bei fieberhaften Infekten haben sich Metavirulent Tropfen von meta Fackler bewährt. Es enthält Ferrum phosphoricum (Eisen(III)-phosphat) sowie Aconitum napellus (Blauer Eisenhut) und Veratrum album (Weißer Germer) – beide Pflanzen ordnet man wegen ihrer extremen Giftigkeit Saturn und Mars zu. Auch hier zeigt sich ein Synergismus, da beide Pflanzen gerne im Gebirge beieinander wachsen. Traditionell verwendet man sie bei fieberhaften Erkrankungen, besonders mit Erschöpfung. Ergänzend finden wir noch das Grippe- und Kopfschmerzmittel Gelsemium und das Schnupfenmittel Luffa operculata in dem Rezept. Erschöpfung ist auch der Grund für die weiteren Zutaten wie Milchsäure (zur Verbesserung der humoralen Stoffwechsellage) und Gelber Enzian, den man einerseits im Gebirge als Nachbar von Eisenhut und Germer findet, der aber andererseits auch als Bittermittel die Entgiftungsfunktion der Leber verbessert, um Immuntoxine auszuscheiden. Man könnte auch sagen, dass die drei Gebirgspflanzen mit ihrer Vitalität das Immunsystem wirksam unterstützen, um dem Erschöpfungszustand Herr zu werden, der einer Erkältung nahezu immer vorausgeht. Auch verhindert die Rezeptur durch die Anregung der Lebenskraft mögliche Rezidive. Das Immunsystem wird zudem auf spezielle Weise durch die Nosode Influenzinum angesprochen – daher eignet sich das Mittel sehr

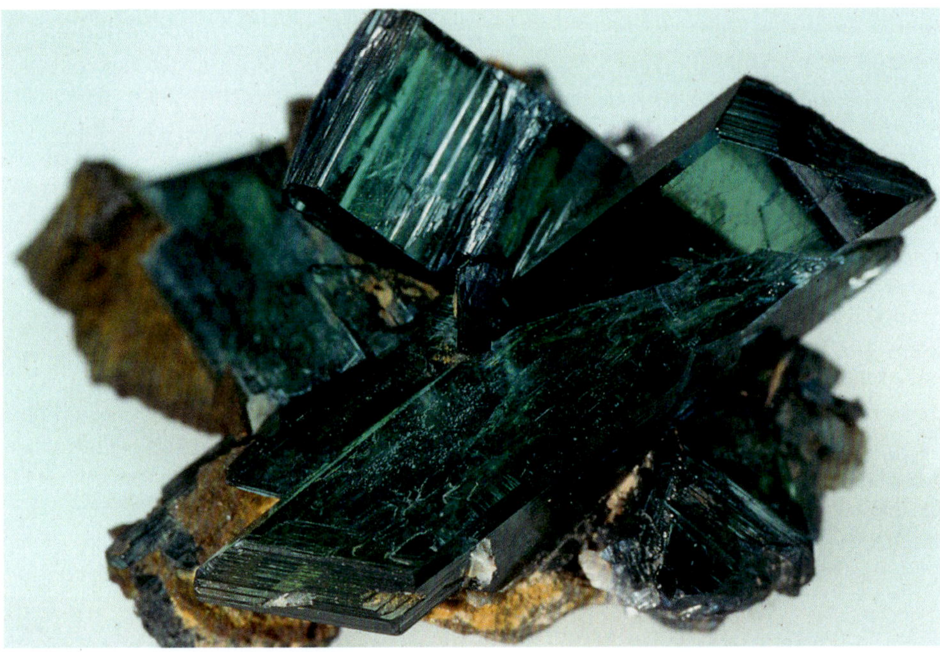

Vivianit, ein natürliches Blaueisenphosphat, wird als Abwehr- und Fiebermittel und bei Lungenentzündung eingesetzt.

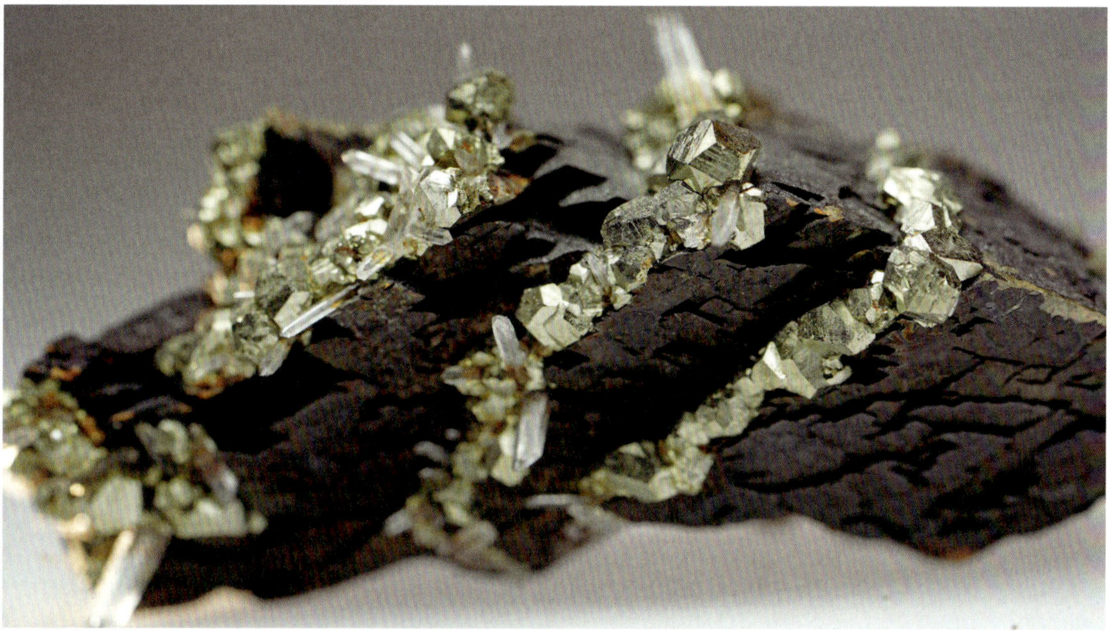

Der goldglänzende Pyrit hilft bei Entzündungen der Atemwege und Bronchien.

gut zur Resistenzsteigerung und zur Prophylaxe. Die anderen Bestandteile dienen dabei zur Drainage der durch die Nosode gelösten Toxine.

Metavirulent als Ampullenpräparat kann man auch zur Prophylaxe anwenden – hierzu eine Ampulle subkutan in den Bauchraum injizieren, am besten am Solarplexus. Außerdem hat es sich zusammen mit Eigenblut zur Resistenzsteigerung bewährt – auch als Infusion bei schwacher Rekonvaleszenz nach fieberhaften Infektionen, zusammen mit Vitamin-C-Hochdosen als Infusion.

Die anfeuernde Wirkung von Meteoreisen (von Wala) auf das Immunsystem, auch in Zusammenhang mit Impfungen, haben wir bereits an anderer Stelle kennengelernt. Es hat sich in der Praxis gezeigt, dass eine Kombination mit Metavirulent besonders effektiv den Mars im Menschen aktiviert; hierzu mehrmals täglich die Globuli (Meteoreisen) einnehmen und das Ampullenpräparat (Metavirulent) in die Punkte LU1/2 und KG 17 spritzen (siehe Zonen des Mars).

Als Schüsslersalz (Nr. 3) setzt man Ferrum phosphoricum bei akuten Entzündungen mit Fieber ein, zum Beispiel bei frischen Verletzungen und in der ersten Phase von Infektionskrankheiten. Es steigert vor allem die Infektabwehr und bewirkt allgemein eine bessere Rekonvaleszenz. Auch rheumatische Beschwerden, speziell der großen Gelenke, sprechen gut auf Eisenverbindungen an.

Von pflanzlicher Seite sollte man als Ergänzung immer an Brennnessel, Schlehe oder Eleutherococcus denken, also an wehrhafte Heilpflanzen im Sinne des Mars.

Eisen stärkt auch die Atmungsorgane, hier besonders die goldfarbene Schwefelverbindung Pyrit. Sulfur verhindert das Festsetzen von Krankheiten, besonders im Bereich von Bronchien und Lunge. Es drängt den Krankheitsreiz von innen nach außen. Deswegen setzt man Sulfur als Einzelmittel auch gerne nach einer überstandenen Infektion ein, um Rezidive zu verhindern.

Bei Entzündungen der Atmungsorgane, also bei Bronchitis, Schnupfen oder Halsentzündungen, ist Pyrit auf jeden Fall das Metall der Wahl. Wala liefert hierzu zwei Globulipräparate mit Pyrit: Bronchi/Plantago und Archangelica comp., die sich besonders in Kombination bewährt haben. Als Ampullenpräparate spritzt man die Mittel in die Lungenzone (Lu1 und 2 und Abwehrzone, siehe Grafik, Seite 175), ansonsten nimmt man mehrmals täglich die Globulis ein.

Eine Störung im Atemprozess kann durchaus auch psychosomatische Züge aufweisen, vor allem in Bezug auf Blockaden durch Angstzustände. »Mir stockt der Atem« wäre ein Sprichwort, das dazu passt. Der Ängstliche zieht dabei auch die Schultern hoch und den Kopf ein, versucht, sich unsichtbar zu machen, und wenn er etwas sagen soll, dann sagt er entweder nur wenig mit leiser Stimme oder er stottert, weil er unter Druck steht. Eisen nimmt solchen Menschen die Angst vor der Kommunikation und stärkt den Selbstausdruck (der Kehlkopf ist dem Mars unterstellt). Bei psychischen Themen sind eher höhere Potenzen wirksam, also zum Beispiel Pyrit D12 und höher, am besten in Zusammenhang mit einer logopädischen Therapie. Hier ist auch die Kombination mit Zink (Zincum valerianicum D12) empfehlenswert, oder mit Präparaten wie P-sta Tropfen von Pekana, die eine entspannende Wirkung haben.

Zur Behandlung von eitrigen Prozessen, also auch bei Angina tonsillaris oder eitriger Bronchitis, verwendet man Pyrit am besten zusätzlich in Kombination mit Quecksilber. Hierzu liefert Weleda das Mittel Pyrit/Zinnober Tabletten. Bei eitriger Angina sollte man an weitere Präparate mit Quecksilber denken, wie Tonsiotren H Tabletten von DHU oder an Apis/Belladonna cum Mercurio Globuli von Wala, die sich aufgrund der alkohollosen Zubereitung alle sehr gut auch für Kinder eignen.

Häufig sind solche Kinder zarte Wesen, die sich nicht richtig zur Wehr setzen können. Besonders vor der Pubertät sind Kinder generell in einem verwundbaren Verpuppungsstadium, bei dem man an Eisen denken sollte. Hier hat sich die »Eisenleiter« bewährt, bei der man verschiedene Eisenpräparate aufeinander folgen lässt, um den Inkarnationsprozess zu festigen (siehe Kasten Seite 199) – wobei man sich als Therapeut hier nicht auf ein stures Schema festlegen sollte, schließlich ist der Mensch keine Maschine, sondern ein entwicklungsoffenes Wesen.

Eisen hat auch eine Wirkung bei starken Schmerzen, besonders wenn gleichzeitig ein Erschöpfungsthema vorliegt, vor allem bei Migräne. Kopfschmerzen kommen gerne infolge einer Überforderung (Schulkopfschmerz) oder als Begleitung einer Infektion. Eisen ist dabei weniger ein akutes Schmerzmittel als vielmehr ein Kräftigungsmittel, damit solche Zustände einen erst gar nicht überwältigen. Mit Eisen wird das Energieniveau gehoben, mit seiner Kraft ist der Mensch eben gut genug gerüstet für die Schlachten des Lebens. Bei Grippekopfschmerz ist Ferrum phosphoricum das Mittel der Wahl, weshalb es auch Bestandteil von Metavirulent ist. Für migräneartigen Kopfschmerz liefert Weleda zudem das Mittel Kephalodoron 5 % oder 0,1 %. Am besten kombiniert man das Mittel mit Bitterstoffen, um die Säfte über die Galle anzuregen und den Kopf zu entlasten, denn wenn man so will, verdaut der Mensch bei Migräne an falscher Stelle – besonders Schöllkraut hat sich bei rechtsseitiger Migräne sehr bewährt, zum Beispiel als Chelidonium Ferro culta D3 Tropfen zusammen mit Amaratropfen, beide auch von Weleda.

Eisenpräparate mit Wirkung auf das Immunsystem und die Gelenke

Präparat	Zusammensetzung	Indikation/ Anwendungsempfehlungen
Archangelica comp. (Globuli und Ampullen von Wala)	Angelica arch. D2, Argent. nitricum D14, Hyos. niger D3, Pyrit D2, Salvia off. Ø	Entzündungen der oberen Atemwege; Reizhusten
Bronchi/Plantago (Globuli und Ampullen von Wala)	Bronchi D16, Bryonia D7, Eupat. can. D7, Larynx D16, Plantago lanc. D5, Pyrit D14, Tunica mucosi nasi D13	Schnupfen; Bronchitis, Entzündungen der oberen Atemwege
Colchicum Similiaplex (Tropfen, Pascoe)	Colchicum D4, Lithium carbonicum D3, Rhus toxicodendron D4, Bryonia D4, Aconitum D4, Belladonna D4, Caulophyllum thalictroides D5, Calcium carbonicum D9, Ferrum phosphoricum D8, Ranunculus bulbosus D2, Rhododendron D3	Harnsaure Diathese; entzündliche Erkrankungen der Gelenke, Rheuma und Gicht
Gelsemium comp. (Globuli und Ampullen von Wala)	Bryonia D2, Gelsemium D2, Gels. D14, Vivianit D7	Grippale Infekte, besonders mit neuralgischen Schmerzen
Infludoron (Globuli, Weleda)	Aconitum nap. D1, Bryonia D1, Eupatorium perfoliatum D1, Eucalyptus Ø, Ferrum phosphoricum D6, Sabadilla Ø	Grippale Infekte, Fieber, auch mit Schnupfen
Ledum HM (Ampullen, Pflüger)	Acidum formicicum D4, Berberis D4, Bryonia D4, Ferrum phosphoricum D8, Filipendula ulmaria D6, Gnaphalium D3, Ledum palustre D3, Rododendron ferrugineum D4, Dulcamara D6, Sulfur D8	Weichteilrheuma und rheumatische Gelenkbeschwerden; Ischiasneuralgie und Wetterempfindlichkeit; Lumbago (Hexenschuss); zur Injektion an den schmerzhaften Stellen
Metaossylen N (Tropfen, meta Fackler)	Bryonia D2, Ferrum sesquichloratum solutum D2	Rheumatische Beschwerden, besonders rechts
Metasymphylen (Tropfen, meta Fackler)	Bryonia D2, Ferrum sesquichloratum D2, Hypericum D3, Mandragora D6, Stannum met. D8, Symphytum off. D6	Chronische Erkrankungen der Gelenke; zur Verbesserung des Gelenkstoffwechsels bei Rheuma oder Arthrose
Metavirulent (Tropfen und Ampullen von meta Fackler)	Acidum L(+)-lacticum D15, Aconitum napellus D4, Ferrum phosphoricum D8, Gelsemium sempervirens D4, Influencinum-Nosode D30, Luffa operculata D12, Veratrum album Dil. D4, Gentiana lutea Ø	Fieberhafte Infekte mit grippeähnlicher Symptomatik wie große Zerschlagenheit und Gliederschmerzen; auch zur Prophylaxe und Nachsorge
Meteoreisen (Globuli und Ampullen von Wala)	Ferrum sidereum D11, Phosphorus D5, Quarz D11	Nervöse Erschöpfung; Infektanfälligkeit; zur Begleitung von Impfungen; Störungen der Rekonvaleszenz
Naranotox comp. (Tropfen, Pflüger)	Acidum silicicum D8, Calendula Ø, Ferrum phosphoricum D10, Lachesis D8	Abwehrschwäche; fieberhafte Infekte

Populus Similiaplex Tropfen, Pascoe	Populus tremuloides D2, Sabal serrulatum D2, Conium D4, Thuja D8, Chimaphila umbellata D2, Ferrum picrinicum solutum D4, Echinacea Ø	Prostatahypertrophie; Zystitis, Blasenschwäche, Inkontinenz, Enuresis nocturna
Pulmo Vivianit comp. (Ampullen, Wala)	Bryonia D5, Pulmo D16, Tart. stib. D7, Vivianit D7	Bronchitis bis Lungenentzündung
Pyrit/Zinnober (Tabletten, Weleda)	Pyrit D2, Zinnober D20	Entzündungen, vor allem eitrige, der oberen Atemwege und der HNO Organe

Praxistipp: Leben auf halber Flamme

Lange Phasen von Stress öffnen Krankheitsdämonen Tür und Tor. Aber auch sonst gibt es Lebensphasen, in denen man nicht gegen Krankheiten gefeit ist; und wenn die Lebensenergie zu schwach ist, wird man diese Krankheiten auch nicht wieder los. Die Schulmedizin greift in solchen Fällen gerne zu Antibiotika, mit zweifelhaftem Erfolg, denn meistens hat die Krankheit nichts mit einer bakteriellen Infektion zu tun, und oft schwächt die Therapie nur die Lebenskräfte, statt sie zu stärken. Es gehört zum Praxisalltag in der Naturheilkunde, die Opfer einer solchen fantasielosen Therapiekunst wieder kurieren zu müssen.

Folgendes Therapiekonzept eignet sich bei Störungen der Rekonvaleszenz und zur Begleitbehandlung und Nachsorge, vor allem von fieberhaften Erkrankungen. Das Therapiekonzept ist als Ganzes gedacht, kann aber auch nur teilweise verwendet werden.

- Engystol Tabletten von Heel – je nach Status von 1- bis 3-mal täglich eine Tablette. Die Verbindung von Schwalbenwurz und Schwefel als Potenzakkord treibt den Krankheitsreiz von innen nach außen. Dr. Reckeweg, der Begründer von Heel, komponierte dieses Mittel zur Nachbehandlung und zur Rückbildung von Lähmungserscheinungen der zu seiner Zeit grassierenden Polio. Sulfur ist auch das Mittel der Wahl bei Status nach Antibiotika. Das Ampullenpräparat kann man zur Infusionstherapie oder für die Eigenbluttherapie nutzen.
- Meteoreisen Globuli von Wala – je nach Status 1- bis 5-mal täglich bis zu 10 Globuli zur Anregung der Vitalität; auch zur Injektion. Injektionspunkte siehe Seite 175.
- Eleucurarina von Harras Pharma (Taigawurzel, Eleutherokokkus) – bis zu 3-mal täglich 20 Tropfen (nicht abends); zur Immunmodulation.
- Nosodentherapie – je nach Erkrankung und Erreger in D30 bis D200 und in seltenen Gaben; zum Beispiel: Nosode Pfeiffersches Drüsenfieber D30 von Spagyra zur Behandlung von Epstein-Barr-Virus-Erkrankungen, alle 3 Tage und seltener 5 Globuli.
- Lymphaden Complex Tabletten und Inject von Hevert – zur Anregung der lymphatischen Abwehr. 3-mal täglich 1 bis 2 Tabletten auf der Zunge zergehen lassen; zur subkutanen Therapie im Bauchraum oder zur Infusionstherapie.

Die Galle – der Mars und die innere Alchemie

Traditionell ordnet man dem Mars die Galle zu. Dies wird verständlich, wenn man ihre Funktionen betrachtet. Paracelsus bezeichnete die Leistung der Verdauungsdrüsen als »innere Alchemie«, man könnte auch vom »Vulcanos im Menschen« sprechen. Damit aus Nahrung die Essenz entsteht, die wir zum Leben benötigen, muss das »Fremde« zunächst zerstört und dann von Schlacken gereinigt werden – dies entspricht den alchemistischen Prozessen Putrefactio (Faulung) und Purificatio (Reinigung). Damit diese Umwandlung möglich wird, braucht es die zerstörende und läuternde Kraft des Feuerelements (Mars–Jupiter), die in den Verdauungsdrüsen besonders ausgeprägt ist. Wärmeprozesse aber unterstehen dem Wirken des Mars; man könnte auch sagen, dass die Galle am intensivsten dem Bild des Kriegers unter den Organen entspricht. Vor allem »die Fette, die Töchter der Wärme, können nur durch ihnen entsprechende Kräfte abgebaut werden, durch die Wärme der Galle« (Bott, Bd. 2, S. 168). Die richtige Temperatur beim Kochen einzuhalten, ist oft nicht so einfach, entsprechend gilt dies auch für die Wirkung von Leber und Galle.

Im Seelischen entspricht der Gallenprozess dem cholerischen Temperament, also dem kriegerischen Mars. Eine Verdauung ist wie die Schmiede des Vulcanos ein heißer Prozess. Im Alter und bei einem latenten Mangel an Marskraft ist die Verdauung oft zu kühl und zu feucht – in alten Büchern spricht man dann von einem verschleimten Magen. Bittermittel sind hier sehr hilfreich. Sie regen die Verdauungstätigkeit und unter anderem auch die Eisenresorption an, weshalb sie in der Therapie der Anämie nicht fehlen dürfen. Die feurigen Signaturen von Pflanzen sind neben der Bitterkeit und Schärfe die gelb-rote Farbe und die Ausbildung von Stacheln und Dornen. Typische Pflanzen mit einem ausgeprägten Marscharakter, die das Eisen im Verdauungsprozess unterstützen, sind Berberitze, Schöllkraut, Mariendistel, Odermennig, Benediktenkraut oder exotische Gewürze wie Gelbwurz oder Ingwer. Beispiele hierfür sind im Kapitel zur Anämie aufgeführt (siehe Seite 190).

Es ist bezeichnend, dass besonders zarte Menschen mit geringer Marskraft oft auch noch Veganer oder Rohköstler sind, was ihren Mangel an Mars eventuell verstärkt. Gerade ein Mangel an Mars braucht aber eher eine deftige, gut gewürzte Küche und gekochte Speisen, und nach dem Essen eventuell noch einen Espresso und einen Digestif zur besseren Verdauung.

Ist der Mars in uns geschwächt, so ist meistens auch die Verdauungsleistung, speziell der Fettstoffwechsel, eingeschränkt. Oft sind solche Menschen gleichzeitig anämisch, fröstelnd, infektanfällig, zurückgezogen, passiv und wenig eigenständig. Ein überschießender Gallenprozess bewirkt dagegen eine cholerische, zerstörerische Charakterstruktur mit Entzündungsneigung, Hypertonie, Apoplexgefahr und Sklerosetendenz (Sklerose entspricht dem Bild einer »abgekühlten und erstarrten Lava«).

Während der zarte Typ dann eine stoffliche Eisentherapie erhält, wird man sich die beim Choleriker überlegen müssen. Hier sind eher höhere Potenzen von Eisen ratsam, aber vor allem eine Therapie der Leber selbst – mit den Mitteln, die man dem Jupiter unterstellt. Die Galle entzündet sich, wenn die Leber nachhaltig überfordert ist. Deshalb sind neben der Lebertherapie vor allem Ernährungsrichtlinien wichtig, dazu gehören der Verzicht auf Fleisch, Alkohol, fette und süße Speisen; empfohlen wird also die karge Kost, was bei den Schlemmern unter den Cholerikern sicher gleich den ersten Wutanfall hervorrufen dürfte.

Ein fehlgesteuerter Leber-Galle-Prozess begünstigt nicht nur eine Verdauungsschwäche, sondern auch die Ausbildung von Autoimmunerkrankungen. Die Leber ist generell für jede Form der Entgiftung und im Speziellen für die Aufarbeitung von Immunkomplexen zuständig. Deshalb gehören leberwirksame Bittermittel in jede Art von Immunrezepten integriert. Über die

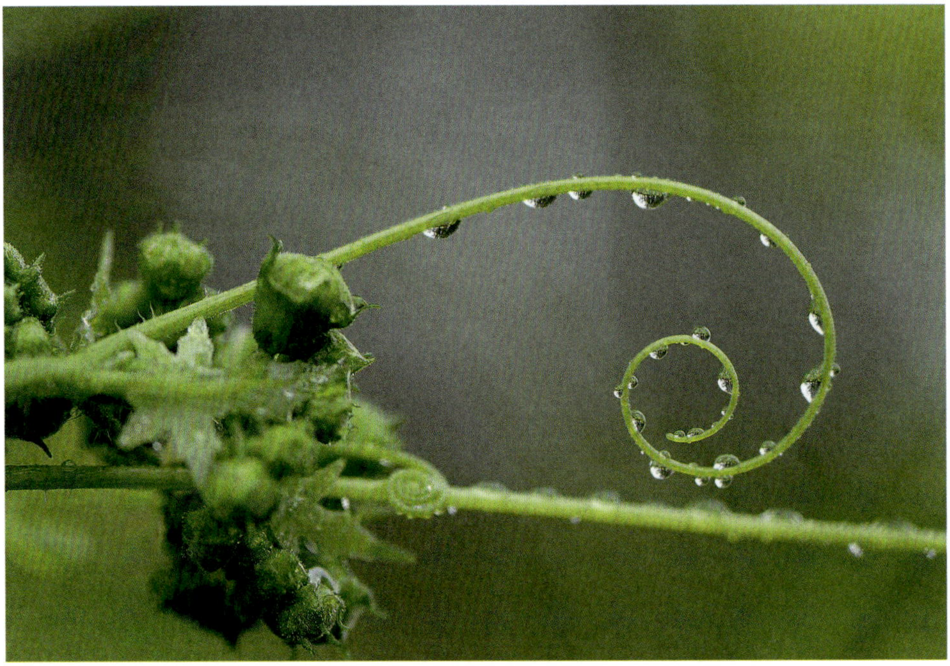

Oberirdische Teile der Zaunrübe, die man astrologisch Mars (Giftigkeit), Merkur (Kletterpflanze) und Jupiter (bittere fleischige Pfahlwurzel) zuordnet.

Gallentätigkeit, zusammen mit der Bauchspeicheldrüse, wird einerseits die Ausscheidung gefördert, andererseits aber auch die Umsetzung der Nahrung in einen Zustand, der die Aufnahme der Lebensessenz begünstigt. Besonders aber Immuntoxine und mit ihnen viele Umweltgifte werden oft nur ungenügend abgebaut und gelangen so in den inneren Stoffwechsel, wo sie als Entzündungsmediatoren für allerlei Unfrieden sorgen. Besonders Gelenkleiden können dann ein Problem werden. Eisen hat sich in der Rheumatherapie sehr bewährt.

Zur Behandlung von Gelenkerkrankungen eignen sich die Eisenpräparate Metasymphylen und Metaossylen N von meta Fackler. Beide Präparate enthalten Ferrum sesquichloratum solutum = Eisen(III)-chlorid-Lösung. Eisenchlorid entfaltet seine Wirkung besonders im Flüssigkeitsorganismus und dient als Entgiftungsmittel von Immunkomplexen. Ein weiterer Bestandteil ist die Zaunrübe, Bryonia dioica, die man als Giftpflanze und wegen ihrer roten Früchte ebenfalls dem Mars, aber auch dem Jupiter zuordnet. Die typischen Indikationen sind Gelenkentzündungen mit Schwellungen und schmerzhafter Bewegungseinschränkung – nicht ohne Grund nennt man sie im Volksmund »Gichtrübe«. Der bittere Geschmack zeigt zudem den Bezug zur Leber, für die Bryonia ebenfalls ein typisches Heilmittel darstellt und die bei der gichtisch-rheumatischen Diathese immer beteiligt ist. Daher sollte man zur Ergänzung zum Beispiel an Lebermittel wie Metaheptachol N denken.

Weitere Bestandteile von Metasymphylen sind, neben Bryonia und Ferrum sesquichloratum solutum, das Metall Zinn (Stannum metallicum), das man dem Jupiter zuordnet, dem gleichzeitig auch die Gelenke unterstellt sind, sowie die Alraune (Mandragora officinarum). Das giftige Nachtschattengewächs hat einen besonderen Bezug zu den Gelenken und wirkt sehr entzündungswidrig. Häufig findet man Zaunrübe und Alraune in südlichen Ländern nebeneinander wachsend, was eine Signatur für eine synergistische Wirkung darstellt.

Eisenpräparate mit Wirkung auf Blut, Kreislauf und Stoffwechsel

Präparat	Zusammensetzung	Indikation/ Anwendungsempfehlungen
Crataegus/Ferrum sidereum/ Saccharum tostum (Ampullen, Weleda)	Crataegus D2, Ferrum sidereum D19, Saccharum tostum D2	Status nach Trauma; Herzangst
Ferrum pomatum D6 (Globuli, Apotheke an der Weleda)	Zubereitung aus Eisenpulver mit Apfel	Anämie
Ferrum silicicum comp. (Globuli und Ampullen von Wala)	Ferrum oxydatum nigrum D6, Nontronit D6, Pimpinella anisum fruc. D4, Urtica dioica D7	Anämie; zur Rekonvaleszenz; Begleitbehandlung in der Schwangerschaft
Ferrum ustum comp. (Trituration, Apotheke an der Weleda)	Anisi fructus 2,5 g, Ferrum ustum D3, Nontronit D3, Urtica dioica D4	Anämie; Begleitbehandlung in der Schwangerschaft; auch bei Status nach starken Blutungen
Floradix Kräuterblut (Dragees, Salus)	Folsäure, Nicotinamid, Cyanocobalamin, Eisen(II)-D-gluconat, Thiaminium-Kation, Niacin-Äquivalent, Ascorbinsäure, Riboflavin, Pyridoxin, Pyridoxin hydrochlorid, Eisen(II)-Ion, Thiamin hydrochlorid und Kräuter u.a. mit Brennnessel	Anämie
Levico comp. (Globuli und Ampullen von Wala)	Hypericum D2, Levico D2, Prunus spinosa cum Ferro – Sonderzubereitung aus Schlehe und Hämatit	Erschöpfungszustände, Hypotonie, Eisenmangel, zur Rekonvaleszenz
Nuxal comp. (Tabletten, Pflüger)	Bismutum nitricum D3, Ferrum met. D3, Carbo vegetabilis D3, Lycopodium D4, Natrium chloratum D3, Stibium sulf. nigr. D4, Nux vomica D4	Fermentschwäche; Schwäche der Verdauungsprozesse mit Blähungen und Neigung zur Obstipation
Phönix Ferrum spag. (Tropfen, Phönix Laboratorium)	Acidum arsenicosum spag. D4, Arnica D2, Aurum chloratum D5, Bolus alba spag. Ø, Chelidonium spag. D7, Cuprum sulfuricum D4, Digitalis purpurea D4, Dryopteris filix mas D4, Ferrum chloratum solutum D3, Hydrargyrum bichloratum spag. D6, Rosmarinus off. Ø, Stibium sulf. nigr. D8, Tartarus depuratus Ø, Valeriana off. Ø, Zincum met. D8	Vitalitätsschwäche, Anämie, zur Anregung der Eisenresorption
Prunuseisen (Globuli und Ampullen von Wala)	Schlehe und Hämatit in besonderer Zubereitung	Erschöpfung, Hypotonie, Anämie, zur Rekonvaleszenz, besonders auch bei Kindern und Schwangeren
Roseneisen (Globuli und Ampullen von Wala)	Rose in besonderer Zubereitung mit Hämatit	Schwäche und Erschöpfung

Selectafer B12 (Tropfen, Dreluso)	Eisensaccharat, Vitamin B12, Folsäure und Pflanzenextrakte u.a. mit Bittermitteln und Schlehenblüten	Anämie
Skorodit Kreislauf (Globuli und Ampullen von Wala)	Camphora D3, Hypophysis D7, Prunus spinosa D5, Skorodit D5, Veratr. alb. D3	Hypotonie, zur Rekonvaleszenz, bei Erschöpfung an Leib und Seele
Thyreoidea/Ferrum (Globuli und Ampullen von Wala)	Ferrum met. D9, Gland. thyr. D7	Hypothyreose; Erschöpfung
Thyreo Komplex (Tropfen, Pflüger)	Acidum hydrofluoricum D15, Ephedra D3, Spongia D3, Ferrum sulfuricum D10, Fucus vesiculosus D2, Thyreoidinum e gland. thyreoid. suis D12	Struma nodosa, Jodmangelstruma, Dysthyreose; auch bei Labilität von Leistung und Stimmung mit Hang zur Lethargie
Thyreo Injectopas (Ampullen, Pascoe)	Lycopus virginicus D2, Ferrum jodatum D10, Avena sativa D1, Humulus lupulus D1	Hyperthyreose
Urtica dioica Ferro culta Dil D2, Rh D3 (Ampullen, Weleda)	Sonderzubereitung aus Brennnessel und Eisen	Hypotonie, Anämie, Erschöpfung

»Mars hilft zur Erlangung von Betriebsamkeit, wie auch Wachsamkeit und Geistesschärfe, die auf einer feurigen Kraft beruht.«

J. KEPLER, ZIT. NACH SELAWRY, S. 272

Blut ist ein besonderer Saft – Eisen bei Anämie

Die Unentbehrlichkeit von Eisen für jede Form organischen Lebens beruht auf seiner Mitwirkung bei der Energiebildung durch den Zellstoffwechsel (Atmungskette). Die Atmung der Nervenzellen braucht Eisen in Form des Atemferments, des Zytochroms. Besonders das sauerstoffgesättigte Blut entspricht dem Marsprinzip – nicht ohne Grund leitet sich das Wort Arterien von Ares ab. Spirituell betrachtet, dringen mit der sauerstoffreichen Atemluft Licht und kosmische Bildekräfte in den Organismus. Die Lebensenergie, auch Chi, Pneuma, Prana oder Orgon genannt, wird als »ancestrale Energie« vor allem in der Niere gespeichert, die man der Venus unterstellt, der Partnerin des Mars. Entsprechend spricht man bei einem Erschöpfungssyndrom von einer Nierenschwäche oder schwachen Nierenstrahlung. Vor allem die Aktivität der Nebenniere unterstützt das Wirken des Mars.

Das Einatmen führt zu einer intensiveren Wachheit, also zu einer Anreicherung mit Marsenergie, die man mit Eisenpräparaten anregen kann; Ferrum sidereum D6 von Weleda, morgens eine erbsengroße Menge, kann den morgendlichen Espresso ersetzen.

In oxidativen Umwandlungsprozessen wird außerdem aus Nahrung und Atemluft die Abwehrenergie gebildet, die wir unbedingt zum Überleben brauchen und die bei einem zu schwachen Mars-Eisenprozess meistens zu gering ist. Ein Anfeuern der Lebensprozesse durch eine Intensivierung der Sauerstoffbilanz mit Hilfe von Eisen ist in solchen Fällen notwendig.

Das Ausatmen ist dagegen als Entgiftungsvorgang und »Entseelung« zu begreifen, an dem das Eisen ebenfalls wesentlich beteiligt ist. Mit dem letzten Atemzug verlässt die Seele den sterbenden Körper, wobei sie auch jetzt noch die Mars-Eisenenergie beschützt. In der Sterbebegleitung hat sich immer wieder gezeigt, dass die Gabe von Arsenicum album D12, das man ebenfalls dem Mars unterstellt, das Ausatmen der Seele erheblich erleichtert. Ähnliches bewirkt Skorodit D10 (Eisenarsenat von der Apotheke an der Weleda) – hierdurch wird die Seele bei der Exkarnation vor dem »Auseinanderfallen« bewahrt und kann damit leichter durch die Tore gehen, die das Bewusstsein nach dem Tode zu durchschreiten hat (Fegefeuer, in der die Seele geläutert wird).

Das Blut, und mit ihm das Eisen, ist Träger der Seele. »Im Eisengehalt der Erythrozyten liegen die Ursprünge der heilenden Wirkung des Blutes« (R. Steiner, zit. nach Selawry, S. 260). Das meiste Eisen finden wir im Blut als Bestandteil der Erythrozyten. Der Eisenfarbstoff Hämoglobin, der für die Rotfärbung des Blutes verantwortlich ist, ermöglicht den Gastransport. Arterielles Blut, dem Mars entsprechend (Ares – Arterien), ist reicher an O2 als venöses Blut, das man traditionell der Venus (Venen) zuordnet. Das Venenblut ist zähflüssiger, dunkler und »kohlenhafter« (mit CO_2 angereichert) und somit auch erdhafter. Über den Kohlenstoffprozess erfolgt auch die Entgiftung des Körpers, an dem Eisen maßgeblich beteiligt ist.

Am bekanntesten ist sicher die Eisentherapie bei Anämie. Bei Eisenverlust durch übermäßige Blutungen, zum Beispiel durch Myome, Darmentzündungen oder auch nach Unfällen mit Blutverlust, nützt eine einfache Substitution allerdings nur bedingt etwas, wenn man nicht zuvor das Leck schließen konnte – abgesehen davon, dass eine Eisentherapie häufig mit Unverträglichkeiten verbunden ist. Wichtig ist die gleichzeitige Gabe von Bittermitteln, die die Eisenresorption verbessern, beispielsweise Metamarianum B12 N Tropfen von meta Fackler (nach dem Essen etwa 15 Tropfen in etwas Wasser). Es enthält dem Mars unterstellte Pflanzen, beispielsweise Berberitze, Mariendistel und Schöllkraut. Nur durch die Aktivierung der Wärmeprozesse in den Verdauungsdrüsen, vor allem der Galle, die man ja gleichfalls dem Mars zuordnet, kann der Körper das angebotene Eisen überhaupt erst verarbeiten. Durch potenziertes Eisen gleicht man dann auf lange Sicht den Eisenhaushalt wesentlich verträglicher und auch wirksamer aus.

Zur Anregung der Blutbildung hat sich Selectafer B12 von Dreluso bewährt, mehrmals täglich 1 Messbecher voll zu den Mahlzeiten. Hier ist Eisen mit Pflanzen kombiniert, die ebenfalls die Eisenverwertung verbessern. Ähnlich wirken Ferrum silicicum comp. Globuli von Wala oder Ferrum ustum comp. Trituration von Weleda; sie sind gute Alternativen, wenn man auf Alkohol verzichten möchte, zum Beispiel während einer Schwangerschaft.

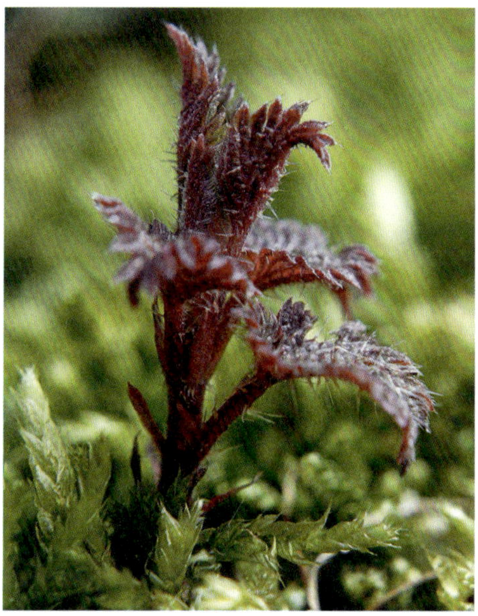

Brennnesseltrieb, der mit seiner Farbe an verrostetes Eisen erinnert.

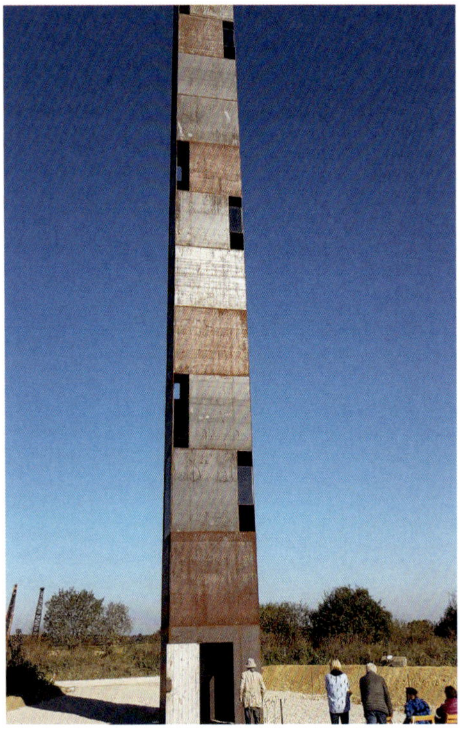

Begehbare Raum- und Klangskulptur mit 32,4 Meter Höhe von dem Künstlerduo Hildegard Rasthofer und Christian Neumaier. (Sichtung 1, 2018)

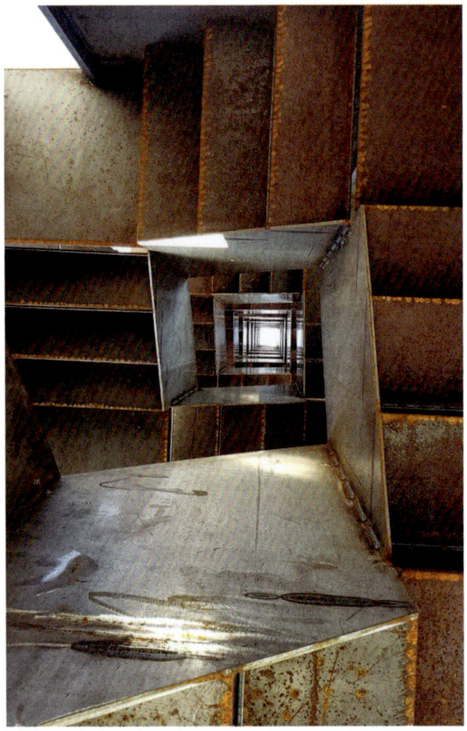

Die Eisenskulptur baut auf der Fibonacci-Reihe auf und folgt dem Goldenen Schnitt; es ist eine lebendige Skulptur, da sich Eisen unter den Witterungseinflüssen stetig verändert.

Aus der Pflanzenwelt sollte man immer auch an die Brennnessel denken – sie ist ja bereits in ihren Signaturen ausgesprochen marsianisch und enthält tatsächlich auch viel Eisen. Diese Wesensverwandtschaft nutzt man bei Weleda, indem man Brennnessel mit potenziertem Eisen düngt; das »vegetabilisierte Metall« Urtica dioica Ferro culta ist auf jeden Fall ein Kardinalmittel der Anämiebehandlung und ein Mittel, um den Marsprozess auf sanfte Weise anzuregen (als Rh-Präparat auch für Kinder geeignet).

Bei übermäßiger Menstruation empfiehlt sich eine Ergänzung von Eisenpräparaten mit Menodoron Tropfen von Weleda; zur Myomtherapie außerdem Berberis/Uterus comp. Globuli von Wala.

Bei Darmentzündungen sollte man neben den oben genannten Eisenpräparaten ebenfalls an Millefolium und Capsella bursa pastoris von Ceres denken, zusammen mit dem Myrrhe-Präparat Myrrhinil Intest von Repha (mehrmals täglich einige Dragees), das besonders entzündungswidrig wirkt, sowie als Bittermittel Metamarianum B12 N Tropfen von meta Fackler. Ferner das Darmmittel Digestodoron zur Regeneration der Darmschleimhaut. Zusätzlich empfiehlt sich ein Tee aus Ringelblume, Sanikel, Ehrenpreis, Odermennig und Blutwurz zur Stabilisierung der Darmfunktionen.

Zum Abschluss noch ein Trick aus Großmutters Hausapotheke: der Eisennagel im Apfel. Durch die Apfelsäure wird das Eisen bioverfügbar – diese Idee führte zu dem Präparat Ferrum pomatum von Weleda, einer Eisenzubereitung mit dem Presssaft saurer Äpfel, zur Behandlung der Anämie. Die Auswahl ist also durchaus groß und eine Kombination verschiedener Mittel keineswegs verkehrt, wobei diese natürlich auch von den Begleitumständen abhängt.

Zu schwach für diese Welt – Eisen als Tonikum

Bedenkt man das bisher Gesagte über den Mars-Eisenprozess, dann ist die Anämie häufig auch ein konstitutionelles Problem, das man mit einer Inkarnationsschwäche vergleichen kann. Der Mars treibt uns morgens zu neuen Taten und verhilft unserem Willen zum Ausdruck – durch ihn prägen wir uns der Welt ein.

Nun gibt es aber Menschen, die scheinbar vom Mars vergessen wurden. Sie kommen morgens nicht aus dem Bett. Sie schlafen viel, sind aber trotzdem immer irgendwie müde. Sie sind ohne Antrieb und Initiative, wissen nicht, was sie wollen, und alles ist ihnen schnell zu viel. Beliebte Verlegenheitsdiagnosen sind in solchen Fällen Vegetative Dystonie, Lassitudo oder Defatigatio, die eigentlich nichts anderes besagen, als dass die Betroffenen an Leib und Seele erschöpft sind, das nötige Tempo nicht aufbringen, oder sich zu schwach fühlen, dem Leben ein anderes Gesicht zu geben.

Zunächst einmal ist in solchen Fällen zu klären, ob nicht doch ein Grundproblem vorhanden ist, was sich nicht auf den ersten Blick zeigt. Möglich wären beispielsweise eine versteckte Depression, eine nicht richtig ausgeheilte Infektion, Zähne als Störherde, eine Belastung mit Umweltgiften oder Arzneimitteln, eine Unterfunktion der Schilddrüse, oder einfach eine besondere Lebensphase, in der die normalen Kräfte nicht ausreichen.

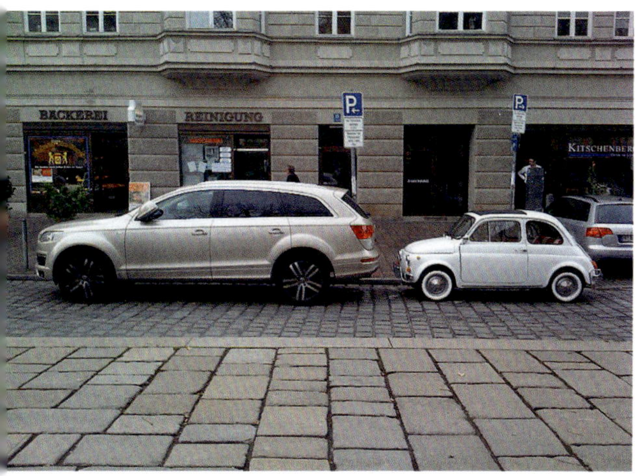

Die Polarität von »eisenbesessen« und »eisenverlassen« in Form von Automodellen, die immer auch einen Symbolcharakter haben.

Ältere Menschen, ganz junge in der Wachstumsphase oder auch Schwangere, leiden im Übrigen oft an einem Mangel an Marskraft. Die einen sind nicht mehr so intensiv inkarniert, die anderen noch nicht in dieser Welt angekommen, und in keiner anderen Phase stellt man sein Leben mehr in den Dienst von jemand anderem als in der Schwangerschaft. Dies sind Lebensphasen, in denen immer ein erhöhter Eisenbedarf vorhanden ist. Die Behandlung entspricht der einer Anämie, wie zuvor beschrieben.

Das bisher Gesagte macht verständlich, warum Eisen auch ein sexuelles Tonikum ist, besonders für Frauen, die häufig einen niedrigen Eisenspiegel haben (Empfehlung: Ferrum met. D6 bis D12).

Auffallend ist die Therapieresistenz einer »Inkarnationsschwäche«, selbst wenn man eine Dauerinfusion mit Eisen machen würde. Dies gilt übrigens auch für die Behandlung des Blutdrucks. Ein zu hoher Blutdruck lässt sich oft überraschend zügig senken, der Blutniederdruck ist dagegen oft nur schwer zu bewegen – es ist fast so, als ob diese Patienten auf den Moment ihres Erwachens noch warten würden und alles eben seine Zeit braucht. Solche Menschen kann man nicht einfach in eine neue Rolle beziehungsweise Lebensphase zwingen, sie müssen sich langsam entwickeln; ihre zurückhaltende Art ist in anderen Lebenssituationen eventuell ja durchaus von Vorteil. Es gibt Sprinter und Dauerläufer, aber eben auch Zuschauer. Nicht jeder wurde als Held geboren. Wir leben jedoch heute in einem Hamsterrad der ständigen Verfügbarkeit und Präsenz. Die Informationsflut und die Geschwindigkeit von Änderungen sind enorm. Wer nicht fit ist, der verliert. Der Zeitgeist heißt Stress. So sind Menschen, die dieses Tempo einfach nicht mitmachen können, für alle anderen auch eine Mahnung, dass Entschleunigung das Gebot der Stunde ist, wenn wir nicht mit Gewalt

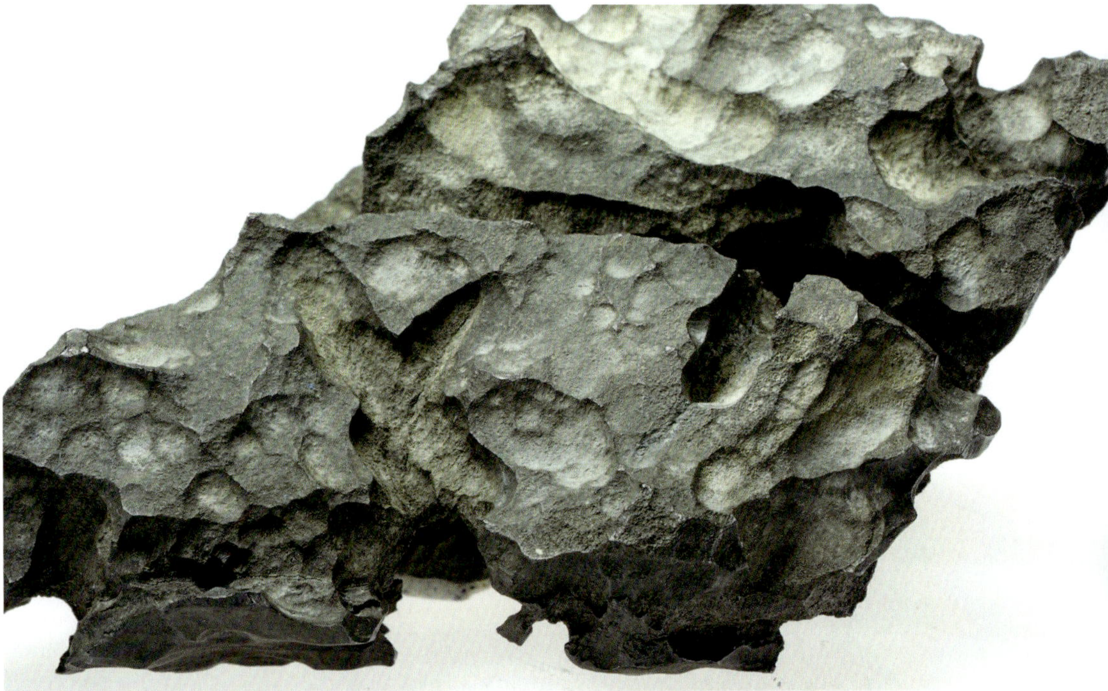

Arsen in homöopathischer Form ist ein Tonikum der Lebenskraft und ein Gegenmittel bei Schäden durch Umweltgifte.

alsbald kollektiv gegen die Wand fahren wollen. Ob also ein Mangel an Marskraft überhaupt behandlungsbedürftig ist, und wenn ja, auf welche Weise, muss in therapeutischen Gesprächen erst einmal geklärt werden; doch dafür fehlt in der Medizinindustrie von heute oft die Zeit.

Eisen ist auf jeden Fall das Mittel der Wahl, um entweder wieder zu Kräften zu kommen oder um seinem Leben eine neue Richtung zu geben. »Eisenkräfte wirken in alledem, was im Menschen Aktivität, was Ausdruck des Willens ist, was ihn gehen, greifen und arbeiten lässt.« (Selawry, S. 269) Am besten kombiniert man Eisen mit Gold, da ja auch das Thema Selbstwert viel mit den eigenen Kräften zu tun hat.

Weleda liefert mit Neurodoron eine solche Kombination zur Nervenstärkung, die sich bei Erschöpfung und bösen Folgen von Stress bewährt hat, zum Beispiel Spannungskopfschmerzen. Das Mittel eignet sich auch für Schüler und Studenten in Prüfungsphasen – es enthält unter anderem das Schüßlersalz für die Nerven, Kalium phosphoricum und Quarz, an den man immer in extremen Lebensphasen denken sollte. Quarz, der Bergkristall, schenkt einem die nötige Nervenkraft und den Durchblick für das Wesentliche, und er richtet einen wieder auf, wenn der Sturm des Lebens einem zugesetzt hat. Je nach Konstitution nimmt man morgens 1 bis 3 Tabletten und lässt sie auf der Zunge zergehen; mittags und nachmittags eventuell noch einmal 1 bis 2 Tabletten. Es versteht sich von selbst, dass man eine solche Eisentherapie nicht abends macht, außer man möchte die Nacht mit dem Tag vertauschen.

Als pflanzliche Ergänzung eignen sich als Adaptogene Ginseng oder die verwandte Taigawurzel, Eleutherococcus: Ginseng Kapseln von Flora Farm (morgens 2 Kapseln) oder Eleucurarina Tropfen von Harras Pharma (parallel zu Neurodoron je 10 bis 20 Tropfen). Die Taigawurzel verwendet man auch in der Krebstherapie zur Metastasenprophylaxe und zur Behandlung des Fatigue-Syndroms. Ginseng eignet sich eher für ältere Patienten, die Taigawurzel dagegen auch für jüngere und sportliche Typen.

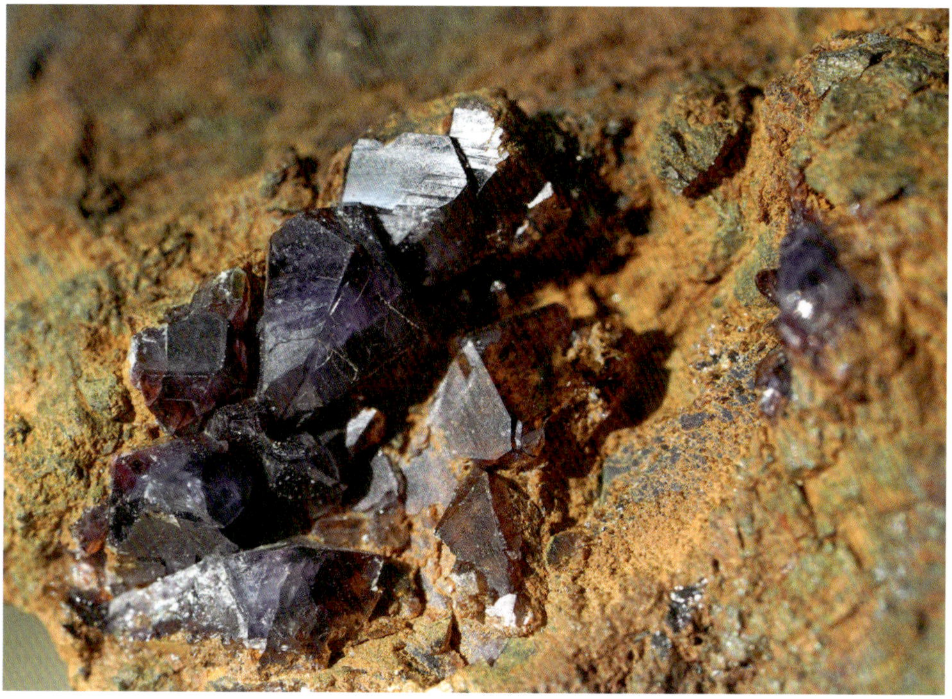

Skorodit, ein Eisenarsenat, hilft bei Hypotonie und Erschöpfung.

Bei großer Erschöpfung mit Nervenzerrüttung und Gefühlen einer Lebenskrise sollte man die genannten Mittel mit Arsenicum album in tieferen bis mittleren Potenzen ergänzen. Nach dem homöopathischen Grundsatz hilft das giftige Mineral auch bei Vergiftungszuständen, besonders durch Umweltgifte wie Holzschutzmittel und Ähnlichem.

Auch Arsenverbindungen schützen die Zellen vor kanzerogenen Substanzen, wirken entgiftend und tonisierend, vor allem, wenn man sich nicht mehr richtig von einer Krankheit erholen kann oder ein Rezidiv dem anderen folgt.

In solchen Fällen eignet sich das Mittel Skorodit Kreislauf (Globuli und Ampullen von Wala); bis zu 3-mal täglich 10 Globuli; intrakutane Injektionen in die Marszonen, vorzugsweise am Dienstag.

Das Mittel besteht aus Eisenarsenat in Verbindung mit Campher und Veratrum album, die beide den Kreislauf anregen, Hypophyse als potenziertes Organmittel vom Rind zur Anregung der Nebenniere sowie aus Schlehe. Das Rosengewächs enthält geringe Mengen an Blausäure mit einer anregenden Wirkung auf den Kreislauf. Auch die Rose selbst oder der Weißdorn eignen sich als Ergänzungsmittel. Sie stärken das Herzchakra und damit auch das Selbstwertgefühl. Nicht ohne Grund schenken wir uns Rosen als Symbol der Zuneigung.

Am besten ergänzt man eine Arsentherapie mit Levico comp. Globuli und Ampullen von Wala. Levico ist eine kupfer-, eisen- und arsenhaltige Quelle, in den Bergen nahe der Stadt Trento in Italien. Auch in diesem Präparat ist Schlehe enthalten, dieses Mal aber in einer besonderen Zubereitung mit Hämatit und Johanniskraut, das man in der Homöopathie auch als das pflanzliche Arsen bezeichnet. Da die Erschöpfung gerne mit Depressionen verbunden ist, ist diese Kombination naheliegend.

Bei Hypotonie braucht es wieder als Ergänzung Bittermittel mit einer Leberwirkung, denn die Müdigkeit ist der Hilfeschrei der Leber, und Bitter macht das Herz froh. Eine Möglichkeit wären die Amaratropfen von Weleda, mehrmals täglich einige Tropfen zu den Mahlzeiten.

Sollte eine Unterfunktion der Schilddrüse mit im Spiel sein, verwendet man zusätzlich das Mittel Thyreoidea/Ferrum Globuli und Ampullen von Wala zur Anregung der Schilddrüsenfunktion (Injektionen im Nackenbereich und am oberen Ende des Brustbeins).

Bei nicht ausgeheilten Infektionen erinnern wir uns an Eisen in der Immuntherapie und damit an Meteoreisen, das immer noch eines der besten Mittel ist, wenn es um das Thema Abwehr geht.

Eisenpräparate mit Wirkung auf das Seelisch-Geistige

Präparat	**Zusammensetzung**	**Indikation/ Anwendungsempfehlungen**
Aurum D10/Ferrum sidereum D10 (Ampullen, Weleda)	Aurum D10, Ferrum sidereum D10	Angstzustände mit Herzbeteiligung
Cerebellum comp. (Globuli und Ampullen von Wala)	Apatit D6, Arnica D5, Cerebellum D5, Conchae D3, Levisticum off. D2, Natrium carbonicum D4, Orchis D7, Skorodit D6	Status nach Commotio cerebri, Schleudertrauma; Bewegungsstörungen
Ferrum praeparatum comp. (Dilution, Apotheke an der Weleda)	Apatit D10, Ferrum met. praep. D8, Ferrum sesquichloratum D3	Fördert Entwicklungsprozesse in der Pubertät; bei Leistungsschwäche; »sich hängenlassen«
Ferrum Quarz (Kapseln, Weleda, auch als Ampullen D12, Verreibung D6 und D12	Ferrum sulfuricum, Mel, Vinum und Quarz in besonderer Zubereitung	Kopfschmerz, Migräne, Status nach Commotio cerebri, Erschöpfung
Ferrum sidereum comp. (Ampullen, Weleda)	Ferrum sidereum D8, Quarz D20, Sulfur D6	Migräne, Erschöpfung
Kephalodoron (Tabletten 5 %, 0,1 %, Weleda)	Ferrum sulfuricum, Mel, Vinum und Quarz in besonderer Zubereitung	Kopfschmerz, Migräne, Status nach Commotio cerebri, Erschöpfung
Neurodoron (Tabletten, Weleda)	Aurum met. praep. D10, Kalium phos. D6, Ferrum und Quarz D2 (Ferr. Sulf., Mel, Vinum und Quarz in besonderer Zubereitung)	Neurasthenie, Erschöpfung, Stresskrankheiten

Praxistipp: Lebenselixier für Kinder

Diese Mischung stärkt die Abwehr- und die Willenskräfte des Kindes, sie wirkt aber auch ausgleichend auf die Stimmung, günstig auf die Darmflora und lindert zudem entzündliche Hauterkrankungen. Bis auf Saturn sind alle Planetenkräfte enthalten.

- Erdbeerblätter (Ausläufer von Walderdbeere, Venus) 10 g
- Fenchel, süß gemahlen (Merkur, Sonne) 5 g
- Gänseblümchen (Venus, Sonne) 20 g
- Lindenblüten (Venus, Merkur) 20 g
- Odermennigkraut (Jupiter, Merkur) 10 g
- Vanille, gemahlen (Mond, Merkur) 5 g
- Zimtrinde, gemahlen (Sonne) 5 g

Alle Kräuter zerkleinern und in einem Mörser miteinander zu Pulver verreiben; dann mit 20 g Corallium rubrum D3 (rote Koralle, Trituration oder Tabletten; Mond-Mars) und 20 g Siderit D6 (Spateisenstein; Trituration von Weleda; Mars) gut vermischen und in einem Braunglas fest verschlossen an einem dunklen, trockenen und kühlen Ort aufbewahren.
1- bis 2-mal täglich 1 Messerspitze bis haselnussgroße Menge Pulver in Fruchtsaft oder Früchtetee auflösen. (Die Menge muss man natürlich dem Alter und dem Allgemeinstatus anpassen.)
Das fertige Rezept liefert die Fraunhofer Apotheke in München (siehe Seite 293).
(Aus Rippe/Madejsky: *Traditionelle Heilpflanzenkunde und Phytotherapie*, S. 351)

Eisen in der Kinderheilkunde

Nachdem wir Eisen als Inkarnationshelfer kennengelernt haben, ist die Vorstellung naheliegend, dass es gerade in der Kinderheilkunde eine große Rolle spielt.

Mit dem ersten Atemzug beginnt das Leben in einer wunderbaren, aber auch gefährlichen Welt. Ohne ein ausgeprägtes Marsprinzip wäre ein Überleben nur schwer möglich. Jeder Schritt in ein selbstbestimmtes Leben ist davon abhängig. In der Stillzeit befindet sich das Kind noch in der Geborgenheit der Mutter, doch irgendwann beginnt die Zufütterung von Fremdnahrung, und es kommt zu den ersten Infektionen – hier ist ein Mensch mit einem starken Mars im Vorteil.

Heute ist es üblich, diese Auseinandersetzung dem Kind durch Impfungen möglichst zu ersparen. Dies ist verständlich, wenn man sonst keine therapeutischen Möglichkeiten kennt; tatsächlich ist die Schulmedizin bei viralen Krankheiten mehr oder weniger ratlos, weil man Alternativen schlichtweg oft ignoriert. Das Problem dabei ist aber auch, dass es deswegen auch keine flankierenden therapeutischen Maßnahmen rund um eine Impfung gibt. Eine Begleittherapie, wie im Kapitel zu Meteoreisen beschrieben (siehe Seite 178), wird nicht angewendet, dabei ließen sich mit ihr viele Folgen lindern oder verhindern. Stattdessen kommt jedes Jahr eine neue Impfung dazu und dies bereits einige Wochen nach der Geburt. Diese Lebensphase ist sehr empfindlich, und gerade deswegen muss man sich hier Impfungen auch sehr gut überlegen. Eine natürliche Geburt und Muttermilch sind außerdem immer noch der beste Schutz für das Neugeborene. Impfungen und Babynahrung sind da eher kontraproduktiv.

Bekanntlich sollten Kinder nur geimpft werden, wenn sie entsprechend fit sind. Eine Impfbegleitung wäre also Pflicht, wird aber von der Schulmedizin nicht gemacht. Da muss man sich über Folgen eben nicht wundern, die keineswegs so selten sind wie gerne behauptet, vor allem nicht bei Mehrfachimpfungen (siehe die Jahresberichte des Statistischen Bundesamtes und des Robert-Koch-Institutes). Eine Impfbegleitung beginnt etwa eine Woche vor dem Impftermin und dauert bis mindestens 3 Wochen danach und länger; je nach Alter nimmt man von Meteoreisen von Wala zwischen 2- bis 3-mal 5–10 Globuli täglich. Auch das Lebenselixier für Kinder (siehe Seite 197) eignet sich zur Unterstützung. Sollte es zu fieberhaften Reaktionen kommen, die aber in milder Form durchaus im Sinne des Erfinders und nicht behandlungsbedürftig sind, eignen sich die Zahnungs- und Fieberzäpfchen von Weleda zur Begleitbehandlung.

Besonders in der Wachstumszeit ist Eisen nötig – bis heute ist Rotbäckchen ein beliebtes und bewährtes Mittel; ähnlich wirkt Floradix mit Eisen für Kinder von Salus. Für Kleinkinder liefert Weleda das Eisenpräparat Apatit/Phosphorus comp. K, das man den Kindern in Saft gemischt geben kann.

Ferrum rosatum/Graphites Tropfen von Weleda ist ein Stärkungsmittel bei Infektionen, rund um Impfungen und bei Schwäche der Rekonvaleszenz – besonders nach Lungenerkrankungen, die die Lebenskraft immer mehr oder weniger schwächen; hierfür eignet sich auch das Lebenselixier für Kinder (siehe Seite 197).

Im zweiten Jahrsiebt, wenn das Kind in der Schule gefordert wird, seine ersten Schritte zu einer eigenständigen Persönlichkeit vollzieht und ein stärkeres Ich-Bewusstsein entwickelt, ist Eisen ebenfalls sehr wichtig. Eisen ermöglicht Sprache und Bewusstheit, denn es »ist Träger von Egoität und Leidenschaftlichkeit« (vgl. Selawry, S. 259).

In der anthroposophisch orientierten Medizin spricht man hier vom Rubikon; als Therapie wird gerne eine Abfolge von Eisenpräparaten verwendet, die Eisenleiter. Es gibt hier unterschiedliche Vorgaben, und auch die Zeiten sollte man individuell beachten, auch wenn das Alter von 9 bis 10 als Vorgabe gilt (siehe Seite 199).

In der Pubertät kommt dann die nächste Herausforderung, sich in der Welt zu behaupten. Gerne sagt man ja, dass »Pubertiere« ein Schild um den Hals tragen:

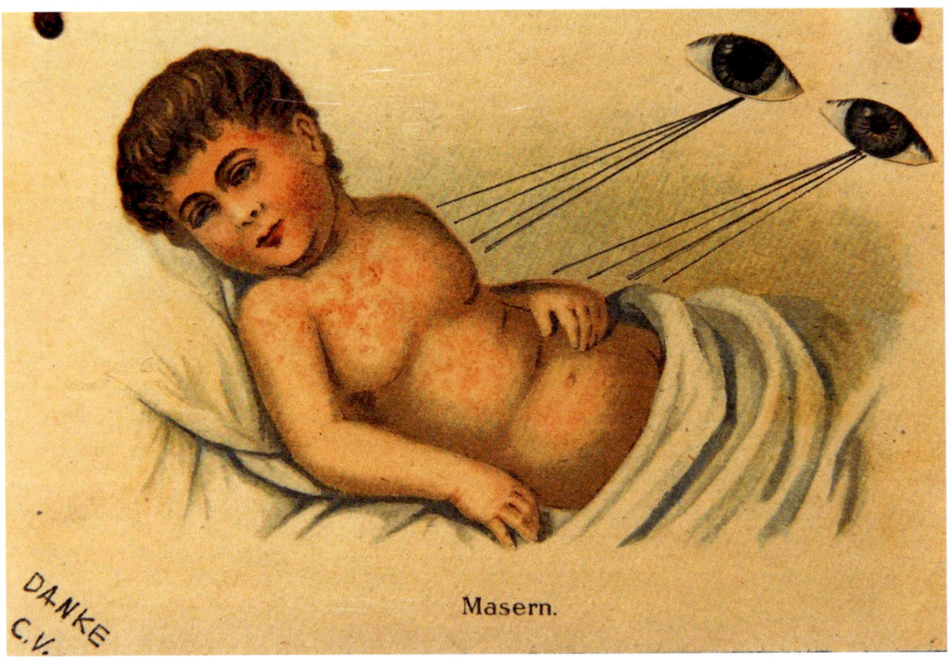

Gegen Impffolgen kann man Eisen als Heilmittel anwenden. (Votivtafel zum Dank für eine Masernheilung, 19. Jahrhundert)

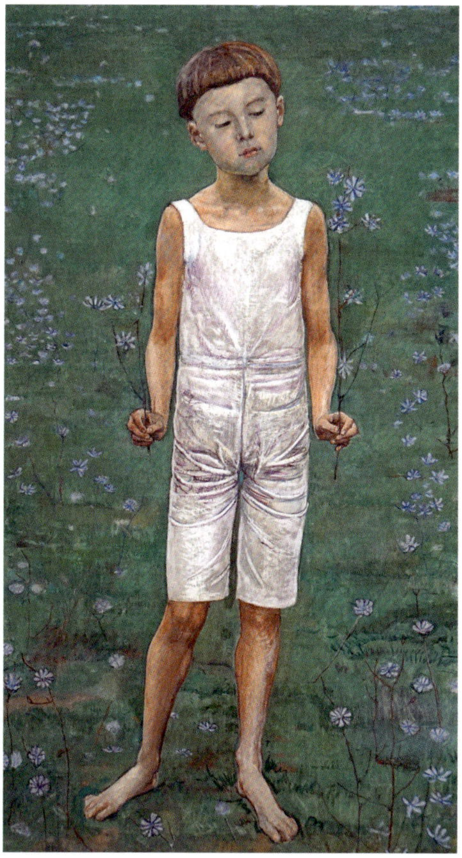

Die Eisenleiter eignet sich besonders für zarte Kinder. (*Die Wahrheit* von Ferdinand Hodler, 1903)

»Wegen hormonellem Umbau geschlossen.« Aber tatsächlich ist dies eine Phase großer Unsicherheit. Zeigen sich in dieser Lebensphase seelische Schwächen, kann man mit dem Präparat Ferrum praeparatum comp. von Weleda gegensteuern. »Erhöht man das Bluteisen, so stellt man die seelisch-geistige Wesenheit des Menschen energisch auf den Boden des Physischen. Aus dem Träumerisch-Phantastischen des Pubertätsalters wird ein energisches Ergreifen der Erdenexistenz.« (Pelikan, S. 115)

Vom Kind zum Jugendlichen: Die Eisenleiter

Rudolf Steiner empfiehlt die Anwendung der »Eisenleiter« zur Verankerung des Seelischen im Stoffwechsel um das 9. Lebensjahr. Besonders für Jungs ist dies wichtig, da sie oft in einer von Frauen dominierten Welt aufwachsen (Mutter, Kindergärtnerin, Lehrerin); dabei wäre dies früher das Alter gewesen, in der man in die Männerwelt als Knappe aufgenommen wird, um die ritterlichen Tugenden kennenzulernen.
Bei der Eisenleiter-Therapie nimmt man verschiedene Eisenpräparate über jeweils eine Woche ein. Dann folgt eine Pause von einer Woche, wenn man die Therapie wiederholen möchte. Die Therapie beginnt mit einem »pflanzlichen Eisenpräparat« und endet beim »Himmelseisen«. Alle Mittel liefert Weleda oder die Apotheke an der Weleda.

- **Urtica dioica Ferro culta Rh D3** – 1. Woche: 3-mal täglich 10 Tropfen; nach einer Woche auf 3-mal täglich 5 Tropfen reduzieren und die ganze Kur über weiternehmen
- **Siderit D4** (Eisencarbonat) – 2. Woche: 3-mal täglich eine Messerspitze Pulver einspeicheln
- **Pyrit D6** (Eisensulfid) – 3. Woche: 3-mal täglich eine Messerspitze Pulver einspeicheln
- **Nontronit D12** (Eisensilikat) – 4. Woche: 2-mal täglich eine Messerspitze Pulver einspeicheln
- **Ferrum metallicum praeparatum D20** (Metallspiegel) – 5. Woche: Morgens eine Messerspitze Pulver einspeicheln
- **Ferrum sidereum D20** (Meteoreisen) – 6. Woche: Morgens eine Tablette im Mund zergehen lassen und einspeicheln

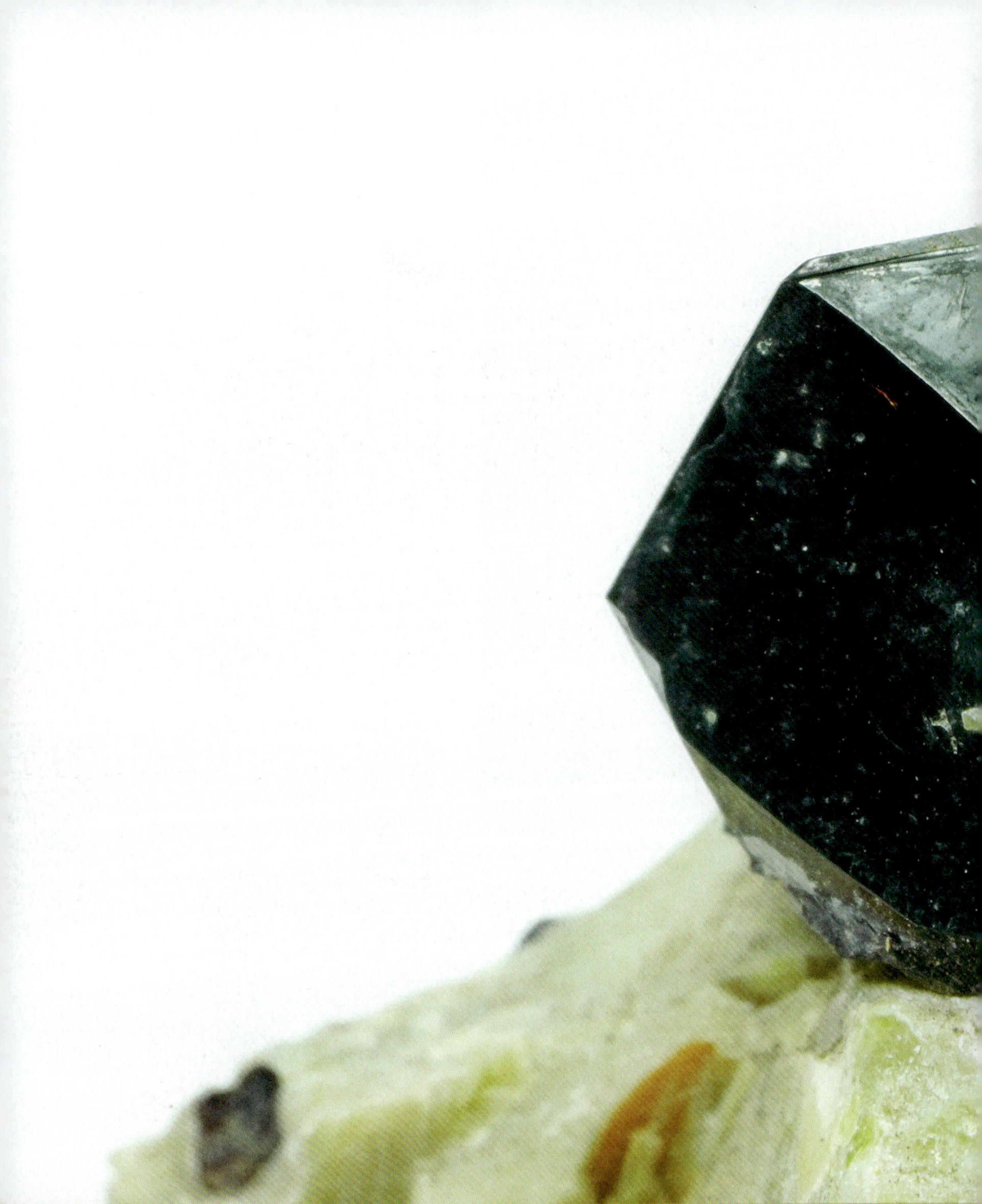

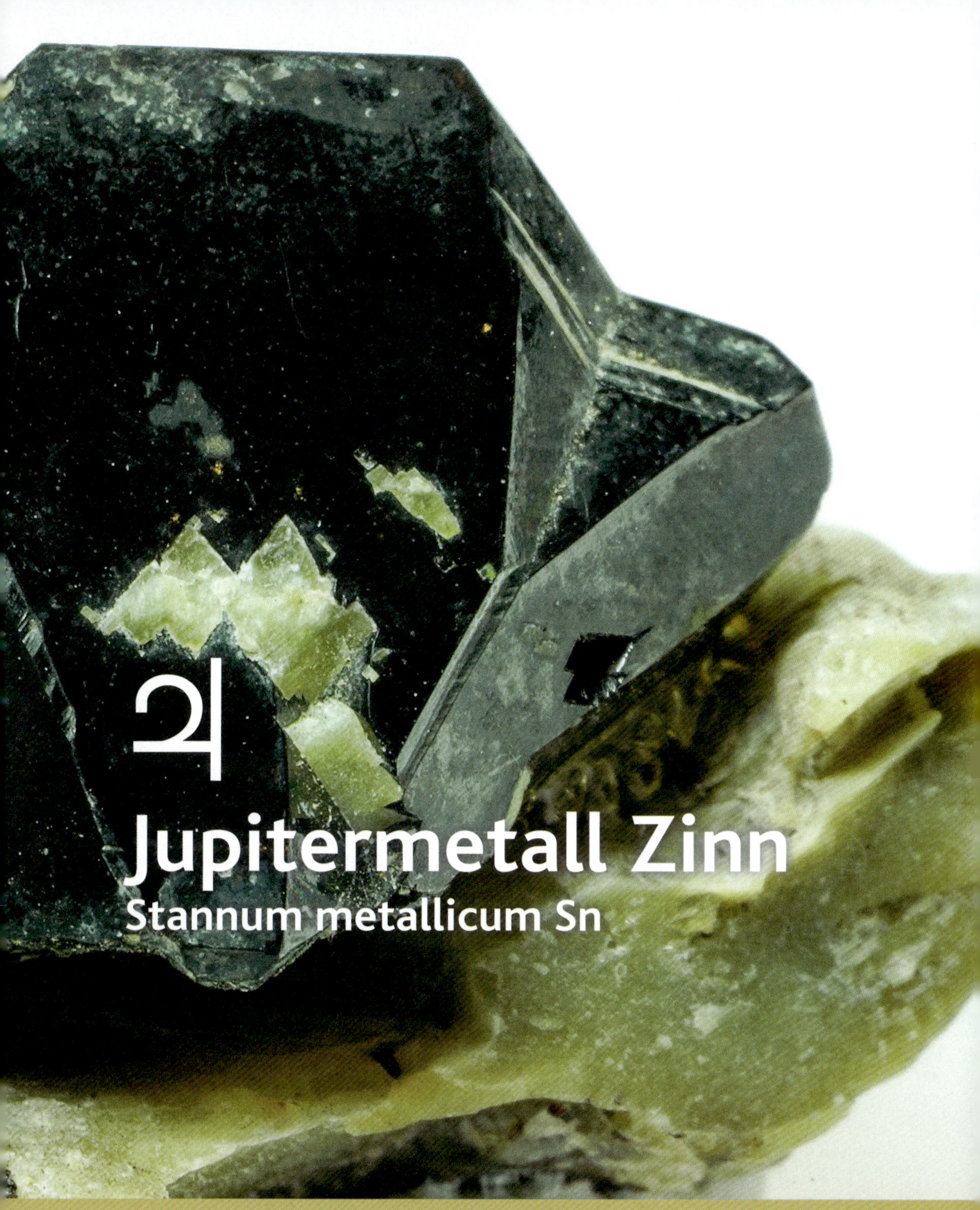

♃

Jupitermetall Zinn

Stannum metallicum Sn

Lebenselixier für
den inneren Alchemisten

»Und der Jupiter gleicht dem Planet der Leber (...). Zinn gleicht der Leber, sein Wesen ist ganz wie sie.«

PARACELSUS, BD. 1: 40

Die Leber – das Organ der Lebenskraft

Die Entdeckung der Metallurgie ist eng mit der Entwicklung der Hochkulturen und dem Zinn verknüpft. Funde von Gegenständen aus Zinn im östlichen Mittelmeergebiet sind knapp sechstausend Jahre alt. Zusammen mit Kupfer diente Zinn vor allem zur Herstellung von Kultgegenständen, aber auch von Gegenständen für den täglichen Gebrauch, sei es als Waffe oder in der Landwirtschaft.

Aus dieser mythischen Zeit stammen auch die alten Götter, die man mit Blitz und Donner assoziiert. Dem Blitzgott Zeus, dem höchsten Regenten im griechischen Olymp, ist das Zinn geweiht. Dies zeigt den hohen Stellenwert dieses Metalls in alter Zeit. In der Antike waren die Hauptvorkommen von Zinn in Cornwall in England. Der große Bedarf an Zinn in der ganzen antiken Welt war die Geburtsstunde der Handelsschifffahrt und wohl auch der Grund, warum die Römer England besetzen wollten.

In der Astrologie bezeichnet man Jupiter als das »große Glück«, in der Antike nannte man ihn auch den Königsstern, den himmlischen Verstand, Träger der Weltenweisheit und Erhalter der Weltenordnung (vgl. Selawry, S. 303) – glücklich ist, wer in seiner Gunst steht, unter seinem Stern gelingen alle Vorhaben. Jupiter ist in der Astrologie die königliche Regentschaft, er charakterisiert den erfolgreichen Kaufmann und steht für Weltoffenheit, Forscherdrang und Weisheitslehren.

In der Antike verstand man unter Glück und damit auch unter Gesundheit vor allem eine Harmonie zwischen den eigenen Willensvorstellungen und dem Willen der Götter. Krankheit war somit eine Folge von Streitigkeiten zwischen Menschen- und Götterwelt. Die Götter ließen einen fallen, machten einen besessen, verfluchten einen, und wenn es nicht sie selbst waren, dann waren es eben niedere Geister und Dämonen. Wer sich über die höchsten Mächte erhob, der musste ihren Zorn fürchten. Einem höheren Willen kann man sich aber nur fügen, wenn

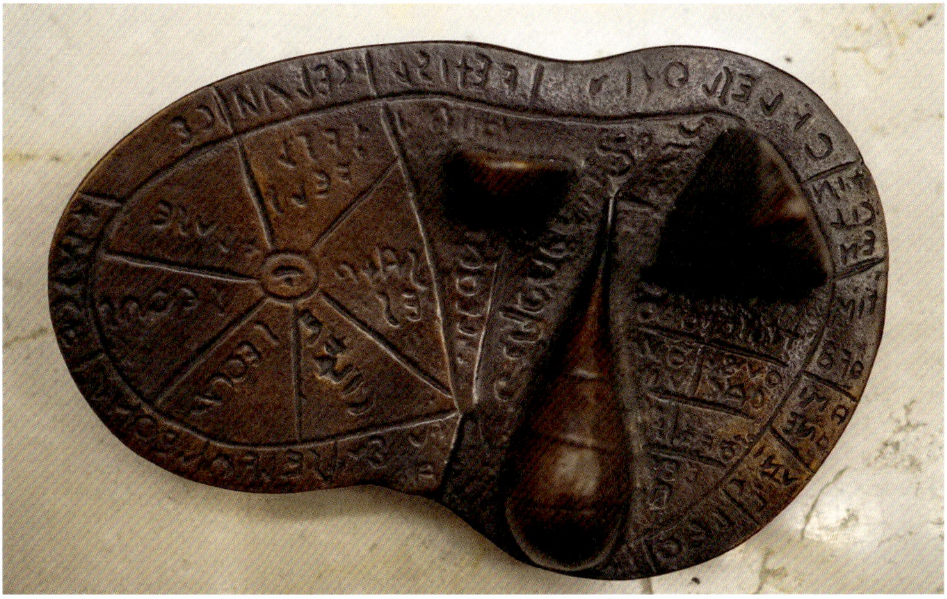

Leber aus etruskischer Zeit aus Bronze, um die Eingeweideschau zu lernen.

man ihn kennt. Also braucht es die Kunst der Divination (Wahrsagekunst), die in antiken Zeiten noch von Priesterärzten ausgeübt wurde. Nur die Auguren konnten feststellen, ob die eigenen Absichten dem Willen der Götter entgegenstanden oder nicht.

Da die ganze Natur vom göttlichen Willen gezeichnet war, gab es die verschiedensten Divinationstechniken. Manche Götter offenbarten sich durch Blitze oder im Vogelflug, manche im Rascheln von Bäumen, andere im Knistern von Räucherwerk oder durch die berauschte Ekstase medial veranlagter Menschen. Die Kultzentren in antiker Zeit waren zum Beispiel Ephesus, Delphi und die Orakelstätte des Zeus, Dodona in Nordgriechenland.

In Mesopotamien, Griechenland und vor allem bei den Etruskern war die Eingeweideschau von Opfertieren die bevorzugte Divinations-Methode, wobei die Betrachtung der Leber (Hepatoskopie) besonders beliebt war; erste Zeugnisse dieser Tradition werden auf das 3. Jahrtausend v. Chr. datiert.

Aus dem Verhalten des Opfertiers und aus der Beschaffenheit der Leber konnte man darauf schließen, ob das Opfer von den Göttern angenommen wurde, und ob die Götter einem gewogen waren. Durch Anrufungen und duftendes Räucherwerk aus Balsam und Harzen stellte man sicher, dass die Götter ihren Willen der Leber eingravierten. Um zu wissen, welche Gottheit Antwort gab, teilte man die Leber in verschiedene Sektoren ein. Bei den Etruskern waren dies die vier Himmelsrichtungen, die den Elementenkräften Feuer, Luft, Wasser und Erde entsprachen. Diese unterteilte man wiederum in vier Abschnitte, sodass insgesamt 16 Bereiche entstanden, von denen allein der Donnergott Tinia/Zeus, der Mächtigste unter den Göttern, drei Bereiche beseelte.

Warum gerade die Leber in der Divination so beliebt war, erklärt sich aus der antiken Vorstellung, dass sie das Organ des Denkens und Fühlens war. Sie galt als Sitz der Seele und der Lebenskraft.

Die Leber ist aber auch das Königsorgan des Stoffwechsels. Uns heute bekannte Aufgaben der Leber sind die Produktion lebenswichtiger Eiweißstoffe, die Verwertung der Nahrung und mit der Bildung der Gallenflüssigkeit auch die Ausscheidung von Stoffwechselprodukten und die Entgiftung von Schadstoffen und Metaboliten. Paracelsus nannte die Leber daher auch den »inneren Alchemisten«. Ist dieser zu schwach und funktioniert die Ausscheidung nicht richtig, kommt es zur »inneren Fäulung« und in Folge zur »Digestio« oder »Dyskrasie«, der Mutter aller chronischen Krankheiten.

Wenn wir vom Funktionskreis der Leber sprechen, dann zeigt sich ihre positive Wirkung nicht nur in ihren Stoffwechselfunktionen, sondern erweitert sich auch auf den Bewegungsapparat, speziell auf die Gelenke, auf die Gewebearten, speziell auf das Bindegewebe, und auch auf die psychische Grundnatur des Menschen, die sich in Begriffen wie Jovialität oder der sprichwörtlichen Laus auf der Leber widerspiegelt. Jupiter regiert alle Formprozesse, er vermittelt zwischen fest und flüssig, und als übergeordnetes Steuerungsorgan des Energiehaushalts regelt er das Wechselspiel zwischen Entspannung und Anspannung.

Als Jupitermetall hat das Zinn eine umfassende Wirkung auf die genannten Faktoren. Es verbessert die Funktionen der Leber, wirkt strukturierend und entgiftend auf das Bindegewebe und es hat eine regenerierende Wirkung bei Störungen im Bewegungsapparat. Es wirkt Alterungserscheinungen und Degenerationstendenzen entgegen und ist damit ein Kardinalmittel bei chronischen Erkrankungen, vor allem mit Wirkung auf Magen, Darm, Lunge, Gelenke und Haut.

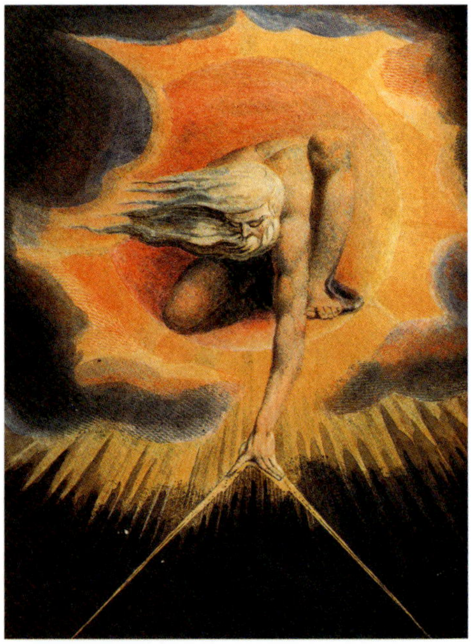

Jupiter als Jehova, der mit seinen Blitzen Lebenskraft auf die Erde sendet. Gleichermaßen wirkt durch die Leber die Lebenskraft in den ganzen Körper. (William Blake, 1794)

Man kann Zinn getrost als Lebenselixier für den »inneren Alchemisten« bezeichnen. Es wirkt einer chronischen Erschöpfung entgegen und verbessert das seelische Gleichgewicht. Eine Therapie mit Zinn bewirkt Lebensfreude und gibt einem verloren geglaubte Lebenskraft zurück.

Zinn und Zinnverbindungen in der Therapie

Stannum metallicum – metallisches Zinn

- **Tiefere Potenzen (D6 bis D10); auch als Salbe, Augentropfen und als Metallspiegel, Stannum metallicum praeparatum, alle von Weleda:** Physische Schwäche ist charakteristisch für die Anwendung von Stannum metallicum in Tiefpotenzen. Mit seinen dunklen Augenringen sieht der Patient blass und elend aus. Seine Muskulatur ist schwach, womit jegliche Anstrengung zu einem Martyrium wird.
  Bei Bindegewebsschwäche und Störungen der Gewebeplastizität (Lipom, Myom, Gebärmuttersenkung, Varikosis). Allgemein bei Gelenkleiden. Zur Anregung der Entgiftungsprozesse und Stoffwechselleistungen in der Leber und in Geweben. Als Adjuvans in der Tumortherapie.

Als Salbe zur Reflexzonentherapie an der Leber (Stannum metallicum 5 % oder 0,4 % Salbe von Weleda), auch als Zutat in Salbenrezepten für Gelenkleiden. Stannum met. praep. Salbe D7 von Weleda zur Anwendung im Nacken und auf der Stirn als Zusatztherapie bei Depressionen; auch über der Leber anzuwenden. Als Augentropfen Stannum met. praep. D8 oder als Augentropfen Stannum D8/Succuínum D8 zur Begleitbehandlung bei Glaukom.

- **Mittlere Potenzen (D12); auch als Metallspiegel, Stannum metallicum praeparatum, von Weleda:** Diese wirken allgemein regulierend auf die Leberpsyche und werden besonders bei chronischen Lungen- und Gelenkerkrankungen verwendet.
- **Höhere Potenzen (D20 bis D30 und höher) auch als Metallspiegel, Stannum metallicum praeparatum, von Weleda:** Dieser Patient ist denkschwach und leidet unter Konzentrationsmangel, Tagträumerei, Leeregefühl im Kopf, hepatogener Depression, Willenshemmung, seelischer Verletzlichkeit und Hypochondrie. Er hat eine Abneigung gegen jede Art von Beschäftigung, Anfälle von Jähzorn, der schnell verraucht; er ist stets missmutig, hat ein monarchisches Auftreten; typisch sind Ehrsucht und Prunksucht (ergänzt Gold).

Stannum jodatum – Zinnjodid (Labor-Produkt)

- **In Tiefpotenzen:** Bei blassem, elendigem Aussehen; bei Kurzatmigkeit; bei chronischen Schleimhaut- und Lungenleiden mit Gewebeveränderungen, zum Beispiel Asthma, Emphysem (D6 bis 12); als Ergänzung zur Antimontherapie bei Lungenleiden.

Stannum mellitum – Zinnhonig (Labor-Produkt)

Spezielle Herstellung mit Honig und Rohrzucker, um die regenerativen Kräfte des Jupitermetalls zu erhöhen. Als Trituration D12 von der Apotheke an der Weleda und D20 von Weleda.

- **Mittlere und höhere Potenzen:** Bei Alterungserscheinungen, chronischen Krankheiten zur Entgiftung; bei Multipler Sklerose, chronischen Gelenkleiden; als Ergänzung einer Bleitherapie (Plumbum mellitum - siehe dort).

Arandisit – Zinnsilikat

Seltenes Zinnmineral. Als Silikat hat es Bezug zum Nervensystem.
Bei psychischen Veränderungen in Zusammenhang mit Leberleiden; bei Leberdepression; zur Injektion in die Reflexzonen der Leber (D6/D15 Ampullen von Weleda); innerlich als Ergänzung zu einer Lebertherapie mit Bezug zum Gemüt (Trituration D6, D12, D20, D30 von der Apotheke an der Weleda).

Kassiterit – Zinnoxid

Zinn kommt hauptsächlich als Kassiterit vor.

- **In tiefen und mittleren Potenzen** generell zur Therapie der Jupiterprozesse mit Ausrichtung auf das Nervensystem; aktiviert die Leberfunktionen und wirkt seelisch anregend. Präparate liefert die Apotheke an der Weleda: Trituration D3, D6, D10.

Jupiterprozesse im Menschen und ihre Analogie zu Zinn

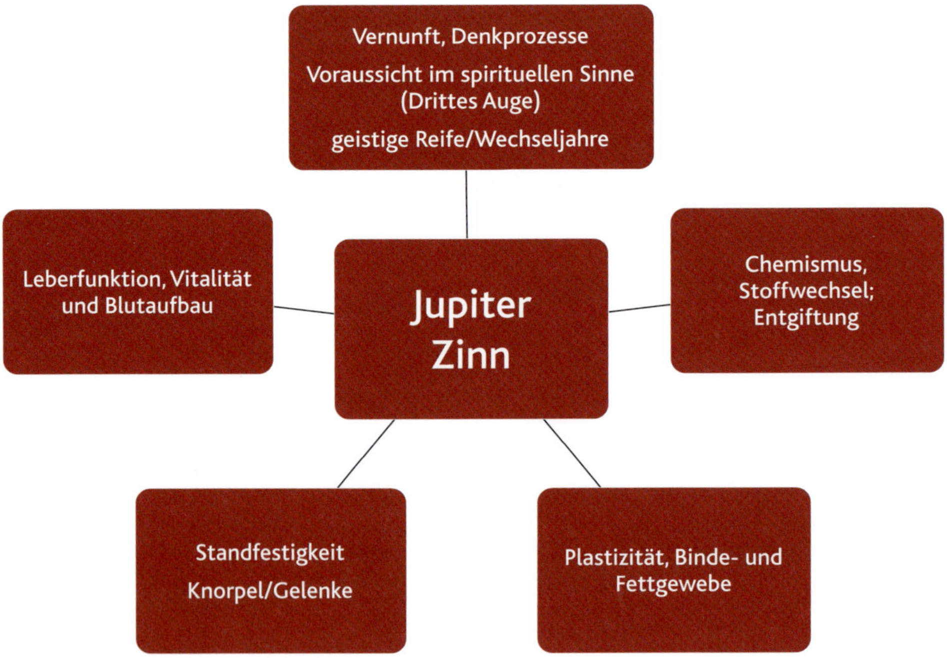

Zonen des Jupiter für eine Zinntherapie

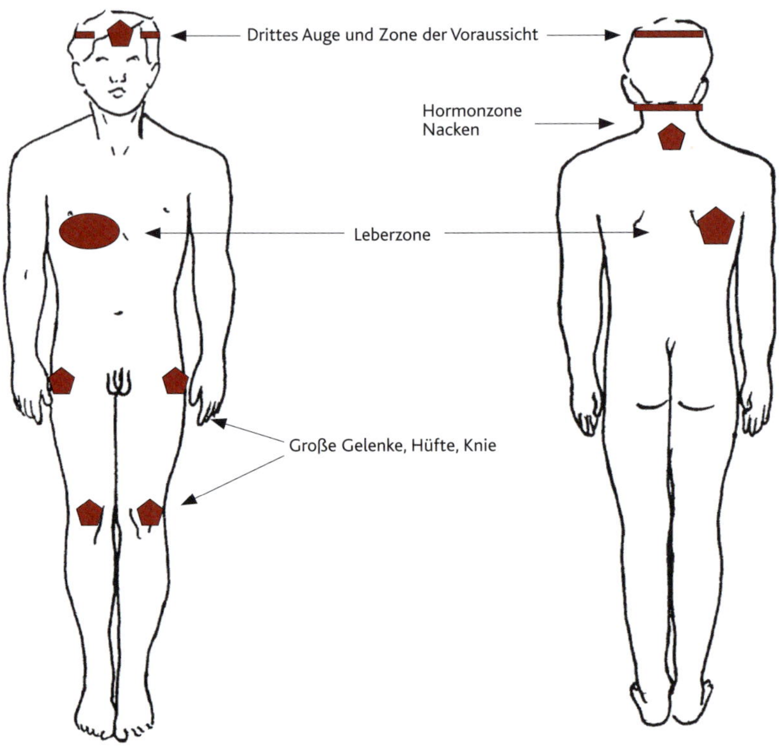

Die Leber und ihre Bedeutung in der Humoralmedizin

Die Kraft des Jupiter und damit die Heilwirkung von Zinn finden wir überall, wo es um ein Gleichgewicht von Aufbau- und Abbauprozessen geht, und damit verbunden um die Balance von Wärme und Kälte, wo der richtige Tonus und eine ausgewogene Plastizität eine Rolle spielt und ein Ausgleich zwischen Feuchtigkeit und Austrocknung gefordert ist. Die Begriffe »trocken«, »feucht«, »warm« und »kalt« deuten auf die Elementenlehre[76] hin, die über 2500 Jahre das bestimmende Weltbild, auch in der Medizin, darstellte.

Die Elementenlehre hat ihre Wurzeln in der Frühzeit der Antike und wohl auch in der ayurvedischen Tradition Indiens, die ebenfalls auf diesem Weltbild aufbaut, aber wesentlich älter als die griechische Kultur ist. Die Elemente sind jedoch keine chemischen Stoffe, wie wir es heute im Chemieunterricht erfahren, sondern elementare göttliche Schöpferkräfte, die das ganze Universum durchweben, sich aber auch in der stofflichen Welt mit ihren Phänomenen manifestieren.

Aus der Schule des Hippokrates stammen die ersten Vorstellungen zur Anwendung in der Medizin. Auf Polybos, seinen Schwiegersohn, geht die Weiterentwicklung zur Säftelehre zurück. In seinem Werk *De Natura Hominis* schreibt er: »Der Körper des Menschen enthält in sich Blut, Schleim, gelbe und schwarze Galle, und diese machen die Natur des Körpers aus, und wegen dieser (Säfte) ist er krank bzw. gesund.« (Zit. nach Daems, S. 28)

Dieser Denkansatz war eine Revolution, denn nun waren es nicht länger Götter, Geister und Dämonen, die über Gesundheit und Krankheit entschieden, sondern die richtige Mischung der Säfte (humores) und damit körpereigene Stoffwechselphänomene, die man mit geeigneten Methoden beeinflussen konnte. Im Grunde genommen ist dies auch heute noch die Grundidee der Medizin.

Krankheit, so stellte man es sich damals vor, beruht auf einer falschen Säftemischung, die zur Säfteentartung (Dyskrasie) führt. Diese entsteht durch das Überwiegen eines Saftes, den man folgerichtig entleeren muss (Evakuationstherapie). Diese Vorstellung hat sich bis heute in der Humoralmedizin erhalten können. Immer noch gelten in der Naturheilkunde Ausleitungsmethoden wie Aderlass, Schröpfen, Erbrechen und Abführen oder schweißtreibende, galleableitende oder harntreibende Mittel als Kardinalmethoden des Heilens.

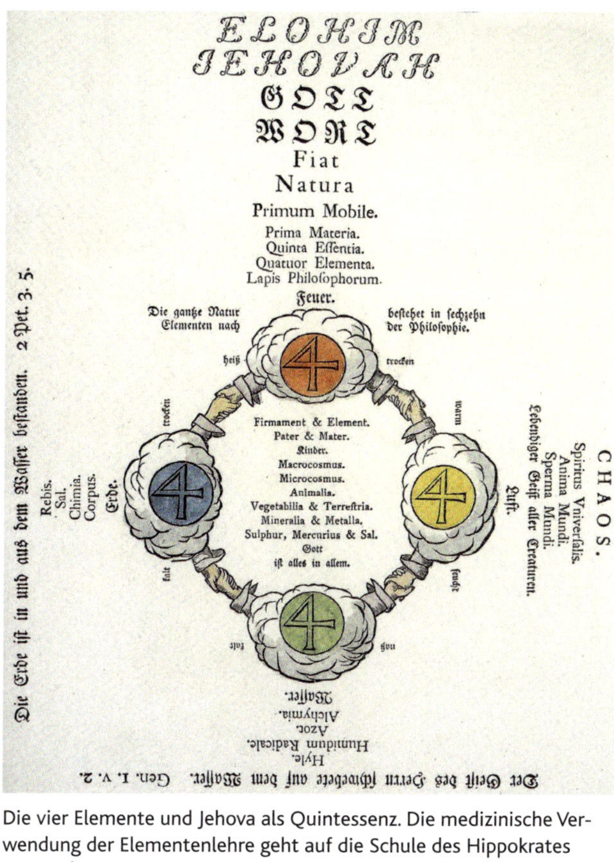

Die vier Elemente und Jehova als Quintessenz. Die medizinische Verwendung der Elementenlehre geht auf die Schule des Hippokrates zurück. (Aus der Rosenkreuzerschrift *Einfältig ABC-Büchlein für junge Schüler*, 1766)

76 Feuer ist warm und trocken, Erde ist kalt und trocken, Wasser ist feucht und kalt, Luft ist feucht und warm.

Aus diesen Vorstellungen entwickelte sich in der Humoralmedizin in neuerer Zeit die Vorstellung von den Konstitutionen und Diathesen als Folge bestimmter Stoffwechseldefizite und Neigungen zu Erkrankungen – beispielsweise die gichtisch-rheumatische, die lymphatische oder die biliäre Konstitution mit Bezug zur Leber.

Die Leber reguliert die unterschiedlichen Säfteeigenschaften und stimmt die Qualitäten aufeinander ab – eine Dyskrasie ist also ursächlich ein Versagen ihrer grundlegenden Funktionen. Allerdings ist sie mit ihren Aufgaben nicht allein. Ihr zur Seite stehen die Bauchspeicheldrüse, deren enzymatische Aktivitäten zusammen mit der Galle die alchemistischen Prozesse der Verdauung regeln; dazu kommt die Milz als »Kontrollorgan der Blutqualität« und die Niere als Ausscheidungsorgan. Alle zusammen bezeichnete Paracelsus als den »inneren Alchemisten«.

Aus diesen Vorstellungen heraus entwickelte Paracelsus seine Idee der tartarischen Erkrankungen. Darunter verstand er Ablagerungen und chronisch-kalte und verhärtete Prozesse durch Defizite in der Stoffwechselleistung der Verdauungsorgane und einer ungenügenden Ausscheidung. Hierzu gehören Gallen- und Nieren-/Blasensteine, Gicht, Rheuma, Sklerose, Asthma, Psoriasis oder Geschwulstleiden. Heute kommen noch Umweltgifte, darunter auch toxische Arzneistoffe hinzu, darunter zahlreiche kanzerogene Stoffe.

Eine Lebertherapie ist heute nicht mehr nur einfach eine sinnvolle therapeutische Überlegung, sondern eine Frage des Überlebens. Eigentlich sollte es keine Behandlung eines Krankheitsprozesses geben, ohne eine begleitende Entgiftungstherapie über die Leber – wobei Zinn als Kardinalmittel für das Jupiterorgan nicht fehlen sollte. Was ebenfalls deutlich wird, ist die Tatsache, dass hier meistens eine Dauertherapie gefordert ist, da der Nachschub an Giften ja über Luft, Kleidung, Wasser und Nahrung ständig erfolgt. Vorbild können hier die traditionellen Frühjahrskuren aus der Volksmedizin sein. Mehr Bewusstsein für eine gesunde »biologische« Lebensführung ist natürlich selbstverständlich, um die schlei-

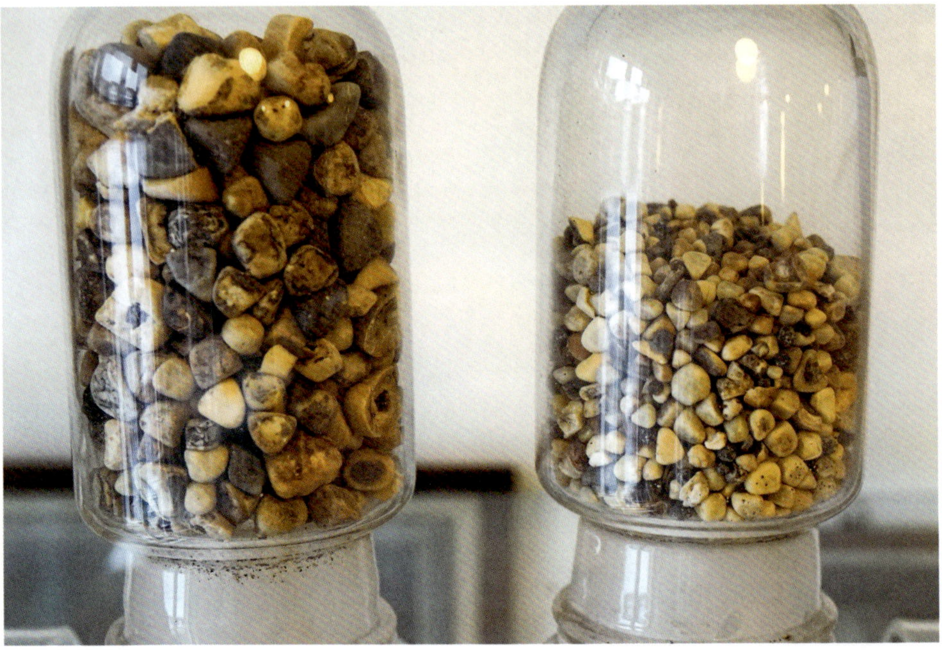

Gallensteine. In potenzierter Form verwendet man sie heute noch bei Steinleiden. (Pharmaziehistorisches Museum, Basel)

chende Vergiftung wenigstens etwas zu minimieren und damit auch die grundsätzliche Anwendung von komplementären Heilverfahren, die sich diesem Gedanken verpflichtet fühlen, zu unterstützen.

Eigentlich ist es ein Wunder, dass wir angesichts dieser Situation überhaupt noch lebensfähig sind. Der Grund ist die überaus große Fähigkeit der Leber zur Regeneration, wovon uns der Mythos des Prometheus erzählt. Dieser brachte dem Menschen so nützliche Künste wie Astronomie, Medizin und Alchemie bei, die er zuvor von Athene erlernt hatte. Gegen den Willen des Zeus lehrte er den Menschen auch heimlich die Kunst, das Feuer zu gebrauchen (Symbol für das geistige Erwachen). Zur Strafe kettete ihn Zeus an die Felsen des Kaukasus. Täglich fraß nun der Adler des Zeus von Prometheus' Leber, doch jede Nacht wuchs sie wieder nach. Es dauerte lange, bis der Zorn des Zeus verrauchte und Prometheus befreit wurde. Das Ganze hatte aber für die Menschheit noch ein übles Nachspiel. Für den Bruder des Prometheus, Epimetheus, hatte Zeus nämlich eine besonders böse Überraschung parat, weil dieser sich ebenfalls gegen ihn verschworen hatte. Er schuf ihm das wunderschöne, aber einfältige und boshafte Weib Pandora. Von seinem Bruder gewarnt, nahm Epimetheus das Geschenk zunächst nicht an. Erst als üble Gerüchte Prometheus in ein schlechtes Licht rückten, heiratete er Pandora. In ihrer Einfalt öffnete diese eine Büchse, die Prometheus seinem Bruder zur Aufbewahrung übergeben und in die er alles Böse gebannt hatte. Weil Pandora aber die Büchse öffnete, werden sämtliche Sterbliche seitdem von Krankheit und Leidenschaften geplagt. Aus weiser Voraussicht hatte Prometheus aber noch etwas in die Büchse getan: die Hoffnung auf Besserung.

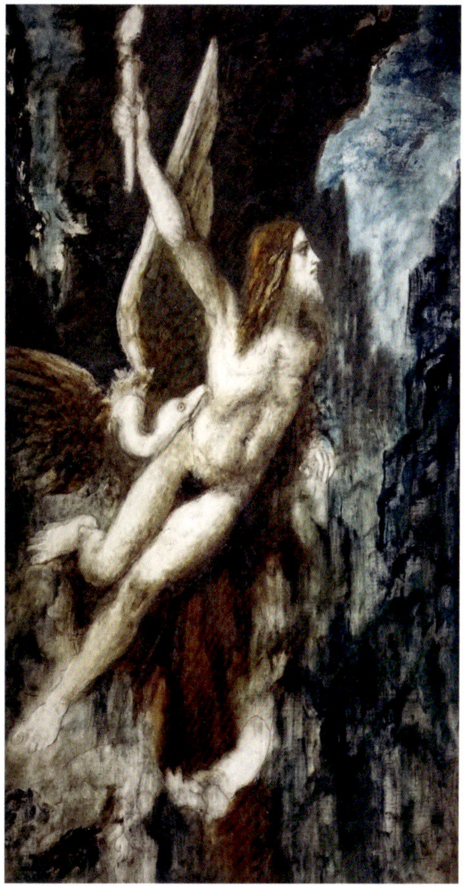

Der Adler des Zeus frisst die Leber des Prometheus. (Gustave Moreau, um 1870)

»Die Leber ist ein edles Organ, von dem viele, ja beinahe alle Organe abhängen.«

PARACELSUS, BD. I: 149

Zinnpräparate mit Bezug zur Leber

Präparat/Firma	Zusammensetzung	Indikation/ Anwendungsempfehlungen
Hepaplex (Tropfen, Steierl)	Berberis D3, Chelidonium D4, Carduus marianus D1, Veronica virginica D4, Stannum met. D10	Zur Anregung und Regeneration der Leberfunktionen; Fettleber
Hepar/Stannum I (Ampullen, Wala)	Hepar bovis D5, Stannum D9	Hepatose; Folgen einer chronischen Hepatitis, Leberzirrhose und Leberdepression – zur Injektion in die Reflexzonen der Leber
Hepar/Stannum II (Ampullen, Wala)	Hepar bovis D16, Stannum D19	Entzündliche Erkrankungen der Leber
Metahepat (Ampullen, meta Fackler)	Berberis vulgaris D3, Carduus marianus D3, Chelidonium D3, Fel tauri D3, Flor de Piedra D3, Phosphorus D12, Quassia amara D4, Stannum D12	Injektionstherapie in die Leberreflexzonen; bei Hepatose und zur Begleitbehandlung chronischer Stoffwechselleiden und auch als Adjuvans in der Karzinomtherapie zur Entlastung der Leber von Immuntoxinen; bei chronischen Leberentzündungen, Zirrhose und bei Alkoholabusus zur Regeneration der Leber
Metaheptachol N (Tropfen, meta Fackler)	Berberis D2, Carduus marianus Ø, Chelidonium D6, Flor de Piedra D6, Quassia amara D2, Stannum D8	Sofern Alkohol für den Erkrankten erlaubt ist, zur Anregung und Regeneration der Leberfunktionen; auch bei Obstipation; zur Ableitung bei Leiden drüsiger Organe; als Adjuvans bei Hypertonie zur Ableitung vom Herz über die Leber; vorsichtig dosiert auch bei Neigung zu Gallengries
Metamarianum B12N (Tropfen, meta Fackler)	Absinthium D1, Agrimonia eupatoria D2, Berberis D2, Carduus marianus Ø, Chelidonium D6, Cyanocobalaminum D3, Flor de Piedra D6, Magnesium sulf. D2, Quassia amara D2, Stannum D8	Zur Anregung der Leberfunktionen mit gleichzeitiger anregender Wirkung als Amarum verum auf die Magensäfte; Altersmagen; Reflux; Verdauungsstörungen; Störungen der Darmperistaltik; Obstipation, aber auch vorsichtig dosiert bei Colitis

»Ihr sollt wissen, wenn die Leber nicht da wäre, da gäbe es nicht Gutes im ganzen Leibe. Gleich Jupiter wirkt sie und mildert wie er durch seine Güte alles Ungestüm.«

PARACELSUS, BD. I: 40

Die Leber als Entgiftungsorgan

Ununterbrochen analysiert die Leber den Blutzustand und kontrolliert ihn auf Abbauprodukte aus dem Stoffwechsel oder auf Immuntoxine, um diese zu verarbeiten und für die Ausscheidung über den Darm und die Niere vorzubereiten. Gleichzeitig sorgt sie über Gallensäfte in Verbindung mit der Bauchspeicheldrüse und der Aufschließung im Darm für den notwendigen Nachschub an essenzieller Substanz aus der Nahrung, um diese dem Gesamtorganismus zur Verfügung zu stellen. Ein Problem bei der Entsorgung von Abbauprodukten via Galle über den Darm ist jedoch der enterohepatische Kreislauf, sodass es sein kann, dass hier Problemstoffe ad infinitum zirkulieren und immer wieder erneut den Stoffwechsel belasten. Hierfür braucht es Gerbstoffdrogen wie Odermennig, Benediktenkraut, Walnuss oder Eichenrinde, die sich an Toxine binden, sodass diese nicht wieder rückresorbiert werden. Funktioniert die Ausscheidung nicht ausreichend, können Stoffe eventuell bis zur Zellebene vordringen und dort Unfrieden stiften, oder aber sie werden in Geweben abgelagert bzw. wenn möglich auch über die Haut ausgeschieden. Chronische Hautleiden haben jedenfalls häufig einen Zusammenhang mit einer ungenügenden Leberentgiftung.

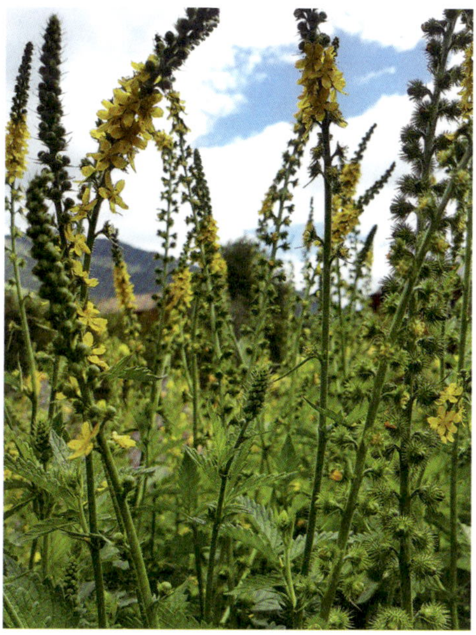

Odermennig nennt man auch Leberklette, weil er das Organ entgiftet. Schon Albertus Magnus ordnete das Rosengewächs dem Jupiter zu. Der lateinische Name von Odermennig, Agrimonia eupatoria, geht auf den griechischen König Eupatos zurück, der immer auf der Suche nach dem besten Entgiftungsmittel war.

Die Leber ist an der Bildung der Aminosäuren beteiligt und an der Regulation des Vitaminhaushaltes. Über das C-reaktive Protein spielt sie eine entscheidende Rolle bei Entzündungsprozessen. Des Weiteren ist sie Speicherorgan für Fette und Zucker. Über den Glykogenstoffwechsel hat die Leber erheblichen Anteil an unserer Lebenskraft – entsprechend sollte man auf die Volksweisheit: »Die Müdigkeit ist der Hilfeschrei der Leber« hören.

Schon unter Normalbedingungen vollbringt die Leber wahre Herkulesaufgaben. Sie ist das Zentralorgan der alchemistischen Umwandlungen der Nahrungssubstanzen im Körper zur Gewinnung von Lebensenergie. Daraus ergibt sich zwangsläufig eine Abhängigkeit von der Qualität der Nahrung selbst, von der enzymatischen Mitwirkung von Pankreas und Darmflora und von der Leistungsfähigkeit der Ausscheidungsorgane und letztendlich von der konstitutionellen Beschaffenheit des Betroffenen – so ist der Alchemist bei jungen Menschen noch nicht ausgebildet, während er bei älteren Menschen langsam, aber sicher, müde wird. Paracelsus spricht vom blinden und lahmen Alchemisten bei Stoffwechselleiden, der allerdings durch Bitterelixiere wieder zu neuem Leben erwacht. Hierfür schuf er den Begriff der tartarischen Erkrankungen: »Wenn der Magen kräftig ist, dringt das Reine zu den Gliedern, um sie zu ernähren, das Unreine tritt mit dem Stuhl aus. Wenn der Magen schwach ist, schickt er auch das Unreine zu der Leber; hier geht auch eine Scheidung vor sich. Wenn die Leber kräftig ist, scheidet sie richtig, und sie schickt zugleich das Schleimige mit dem Harn zu den Nieren. Wenn hier eine gute Scheidung ist, ist es richtig, wenn nicht, so bleibt hier jenes Schleimige und Steinige zurück und koaguliert sich zu Sand, was ich Tartarus nenne. (...) Tartarus kommt also durch die Nahrung, durch das Gegessene und Getrunkene zustande, und zwar infolge der Schwäche der Scheidung der Organe.« (Paracelsus, Bd. I: 807)

Diese Faktoren lassen sich durch eine gesunde Lebensführung und diätetische Maßnahmen bis zu einem gewissen Grad beherrschen. Vor allem ein Verzicht auf Alkohol gehört dazu und natürlich Bewegung und eine biologisch hochwertige und traditionell zubereitete Nahrung – Slow Food statt Fast Food, Herd statt Mikrowelle, Bio- statt Glyphosatgemüse. Selbst eine Hypercholesterinämie ist hausgemacht und meistens stressbedingt, und entsprechend kann man allein mit stressmindernden Faktoren und mehr Bewegung viel erreichen.

Hauptprobleme sind sicher Entzündungen der Leber und die Leberzirrhose als chronisches Endstadium verschiedener Lebererkrankungen und das Leberkarzinom. Früher war es die Hepatitis A, die so ziemlich jeden erwischte, heute kommen noch Hepatitis B, C und andere Formen hinzu, ferner Fettleber, Diabetes, exokrine Pankreasstörungen, Unverträglichkeiten von Nahrungsmitteln oder Colitis.

Praxistipp zur Leberregeneration

Das Therapie ist als Ganzes konzipiert, die Präparate können aber auch nur teilweise angewendet werden.

- Metahepat (Ampullen von meta Fackler) zur Injektion über der Leber am rechten Rippenbogen, 2-mal wöchentlich zur Anregung der Lebertätigkeit
- Stannum metallicum Salbe 0,4 % (Weleda) zur Einreibung über der Leber an den injektionsfreien Tagen
- Hepaplex (Tropfen von Steierl) zur Anregung der Lebertätigkeit und als Amarum, 3-mal täglich 10 Tropfen in einem kleinen Glas Wasser verdünnt vor dem Essen gut einspeicheln
- Hepatodoron (Tabletten von Weleda) als Leberschutz, 3-mal täglich 2 Tabletten zu den Mahlzeiten zerkauen und einspeicheln
- Silymarin Loges (Kapseln von Loges), 3-mal täglich 1 Kapsel vor den Mahlzeiten als Leberzellschutz
- Stannum metallicum praeparatum D12 Trituration (Weleda), 2-mal täglich eine erbsengroße Menge einspeicheln zur Zinntherapie der Leber

Neben ihren üblichen Hausaufgaben hat die Leber als »Müllverbrennungsanlage« heutzutage eine Unmenge von synthetischen Giftstoffen zu verarbeiten, allein die Nahrungsmittel sind inzwischen meistens keine Lebensmittel mehr, sondern chemische Kunstprodukte mit einem ungeheuren Giftpotenzial, hinzu kommen belastetes Trinkwasser, Schwermetalle, Holzschutzmittel, Weichmacher und Unmengen an synthetischen Arzneimitteln.

Diese »unnatürlichen Stoffe« überfordern die körpereigenen Entgiftungsmechanismen und damit die Leber völlig[77]. Wesentlich an der Entgiftung beteiligt ist das Enzym Cytochrom P450. Viele synthetische Giftstoffe sind lipophil und werden im Fettgewebe abgelagert, bei Fastenkuren oder während der Stillzeit können deshalb erhebliche Mengen Gifte freigesetzt werden. Die Aufgabe der Leber ist die Umwandlung in hydrophile und damit ausschei-

77 Wichtige Leberwerte sind GOT = Glutamat-Oxalacetat-Transaminase und GPT = Glutamat-Pyruvat-Transaminase. Sie sind bei Belastung durch Toxine und bei akuten Lebererkrankungen erhöht. Wenn Gamma-GT (Gamma-Glutamyl-Transferase) erhöht ist, ist das die Folge einer Vergiftung oder eines Gallenstaus in der Leber. Alkalische Phosphatase ist erhöht bei Leberkarzinom, Leberzirrhose, Hepatitis oder Gallenstau.

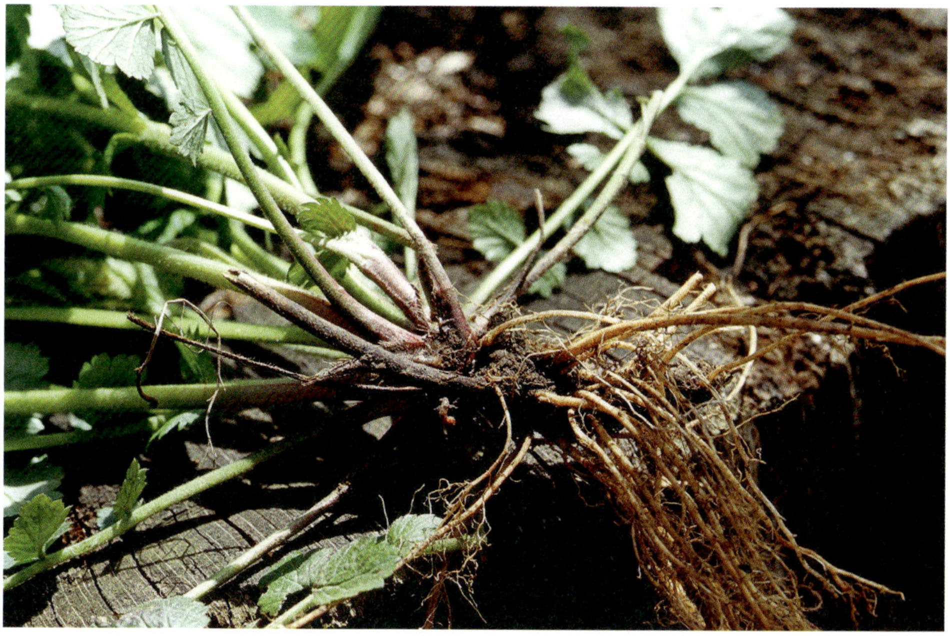

Wie Odermennig gehört auch die Nelkenwurz zu den Rosengewächsen mit Klettfrüchten, die eine Signatur entgiftender Kräuter sind. Die Wurzel enthält ätherische Öle, ähnlich der Gewürznelke.

dungsfähige Stoffe, und was durch ihre Funktionen nicht verarbeitet werden kann, wird dann in Geweben abgelagert, bis das Depot irgendwann seine unheilvolle Wirkung zeigt. Letztendlich ist die rasant steigende Zahl von Krebserkrankungen nur eine der Folgen zunehmender Vergiftung durch chemische Stoffe, wozu natürlich nicht nur Arzneimittel zählen. Weitere Folgen von Umweltgiften sind unter anderem Dysplastische Störungen (Geschwulstleiden, Zysten, Knoten), Autoimmunleiden, Allergien, Unfruchtbarkeit oder Störungen des Gemüts, bis hin zu Alzheimer. Doch im Grunde genommen weiß man noch herzlich wenig über die Wirkung von Umweltgiften, was sicher auch daran liegt, dass es keine wirklich unabhängige Forschung gibt.

Eine Basistherapie zur Entgiftung von Umwelttoxinen liefert die Firma Pflüger mit dem Zinnpräparat »Derivatio« als Tabletten und als Ampullen, die man eigentlich zur Eigenbluttherapie verwendet. Am besten werden solche Mittel mit einer Eigenbluttherapie eingesetzt, die aber neuerdings Heilpraktikern aus völlig irrationalen Gründen nicht mehr erlaubt ist und somit nur noch von Ärzten angewendet werden darf, was leider kaum passiert, da sie Naturheilverfahren allzu oft nicht vertrauen. Derivatio ist eine Mischung aus Zinn, Silber und Gold mit verschiedenen Pflanzen, um die Metallwirkung auf die Nerven, die Verdauungsorgane und auf das Herz zu lenken, darunter auch die Herzglykoside Digitalis und Strophanthus. Zahlreiche Umwelttoxine belasten vor allem Herz und Kreislauf, verändern den Herzstoffwechsel und den Blutdruck. Eine Therapie einer Hypertonie benötigt jedenfalls immer eine Ableitung über die Leber, um erfolgreich zu sein. Ergänzend sollte man an Sulfur (D12) auf der humoralen Ebene und an Arsen (D12) auf der zellulären Ebene denken.

Typisch ist bei Leberschäden eine Obstipation. Im Arzneimittelbild von Zinn lesen wir: »Verstopfung; harte, trockene, knollige oder unzureichende, grüne Stühle. Mastdarmträgheit infolge Lähmung. Trotz starkem Stuhldrang und weichen Stuhls keine Stuhlentleerungen. Kolik, besser durch Zusammenkrümmen, durch Druck

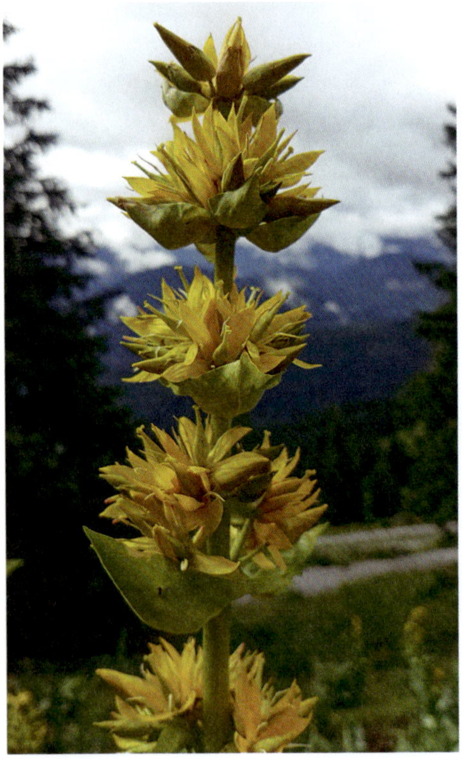

Wie viele Jupiterpflanzen ist auch der Gelbe Enzian imposant in der Gestalt, bitter im Geschmack, und sogar seine Wurzel zeigt noch ein intensives Gelborange. Als Amarum verum ist er in vielen Bitterelixieren enthalten.

und in der Bauchlage (vergl. Colocynthis und Cuprum), schlechter durch Bewegung.« (Kent, S. 729)

Durchfallerkrankungen sind dagegen eher mit der Bauchspeicheldrüse verbunden. Wechselnde Zustände am ehesten mit dem Darm selbst.

Bei einer Hepatose braucht es eine Therapie mit Amara, also Bittermittel wie Tausendgüldenkraut, Bitterorange, Enzian, Wermut. Geeignete Präparate wären beispielsweise Amaratropfen von Weleda und als alkohollose Variante das Bitterelixier von Wala – sie verbessern die Scheidekraft des Magens und regen die Leber an. Als zweite Stufe sind Leber-Galle-Arzneien erforderlich, also Cholagoga und Choleretika. In der Regel haben sie eine gelbe Signatur und entsprechen damit der »gelben Galle« aus der Säftelehre, beispielsweise Berberitze, Schöllkraut und Gelbwurz. Sie öffnen vor allem die »verstopfte« Leber und wirken somit gallebildend und galletreibend. Bei einem Übermaß an »gelber Galle« darf man sie nur sehr vorsichtig anwenden, oder man gebraucht sie gleich potenziert, beziehungsweise als Destillat. Ihr Hauptanwendungsgebiet in höherer Dosierung ist vor allem das »Verbrennen« der »schwarzen Galle«. Weitere Signaturen von Antidyskratika mit Leberwirkung sind Klettfrüchte, Stacheln und Dornen; Beispiele wären Mariendistel, Benediktenkraut, Berberitze, Odermennig oder Nelkenwurz.

Zur Verbesserung und Regeneration der Leberfunktionen eignet sich das Präparat Metaheptachol N, es enthält neben Zinn vor allem bittere Arzneien wie Berberitze und Schöllkraut, die mit ihrer gelben Farbe die typischen Signaturen von Leberpflanzen zeigen, und das Bitterholz. Ähnlich zusammengesetzt ist das Präparat Heplaplex von Steierl.

Die eigentliche Leberzeit und damit ihre höchste Stoffwechselaktivität ist übrigens die Zeit vor Mitternacht bis etwa 3 Uhr morgens, ganz wie im Mythos des Prometheus beschrieben. Dies bedeutet, dass die Ratschläge, abends nur leicht zu essen und auf Alkohol zu verzichten, durchaus berechtigt sind. Schlafstörungen sind jedenfalls sehr häufig auch eine Folge der Entgiftungsprozesse der Leber, die nachts ihren Höhepunkt haben. Deshalb ist es auch ratsam, eine Bitterstoff-Therapie für die Leber vor allem am Abend durchzuführen.

Nun enthalten viele Arzneien Alkohol, was bei einer vorgeschädigten Leber ein Problem sein kann. In solchen Fällen weicht man auf Zinn in Pulverform aus (Stannum metallicum praeparatum Trituration ab D8 von Weleda) und auf Leberpräparate in Tablettenform – hier hat sich die Kombination von Hepatodoron Tabletten von Weleda mit den Lebertabletten von Hevert bewährt.

Zur Entgiftung der Leber bei und nach Entzündungen und besonders bei einer Alkoholunverträglichkeit, aber auch zur Behandlung von leberabhängigen Erkrankungen wie Migräne oder bei Folgen von

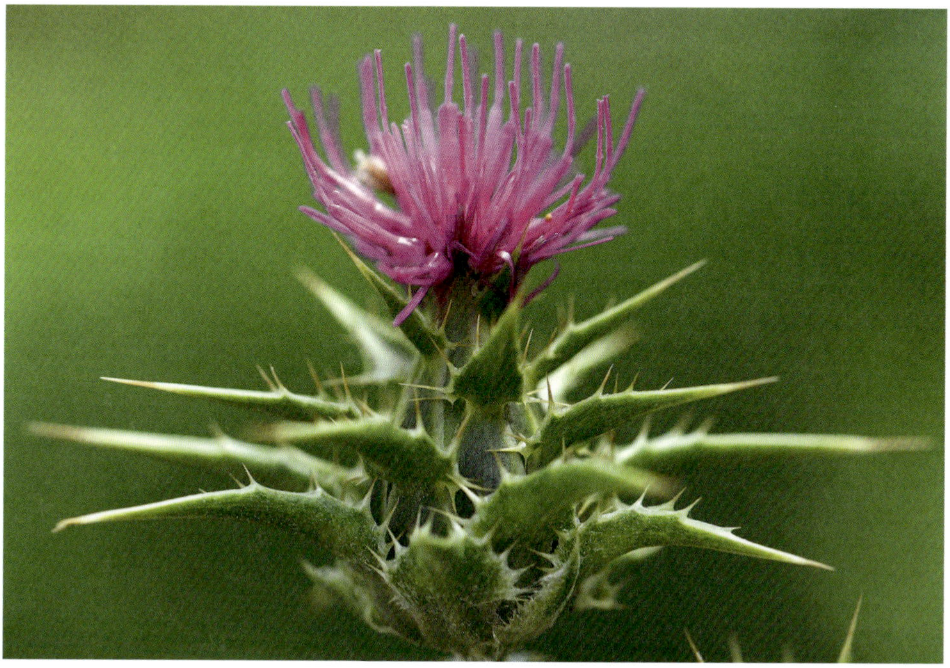

Die Wirkstoffe in den Samen der Mariendistel gelten als leberprotektiv, daher ist sie in so ziemlich allen Lebermitteln enthalten.

Alkoholismus sollte man an das zinnhaltige Ampullenpräparat Metahepat von meta Fackler denken. Die Injektionen erfolgen am besten am rechten Rippenbogen über der Leber und unterhalb des rechten Schulterblatts, der Reflexzone der Leber.

Um die Wechselwirkung von Darm und Leber zu verbessern, eignet sich das Präparat Metamarianum B12 N von meta Fackler sehr gut. Es enthält neben Zinn die Leberklette (Odermennig) und als Amarum den Wermut. Um die Verdauungsprozesse besser zu steuern, hat sich eine Kombination mit Metaharonga (Tropfen von meta Fackler) bewährt, das betont auf den Chemismus der Bauchspeicheldrüse wirkt, die besonders empfindlich auf Umweltgifte reagiert und dabei wesentlich weniger regenerationsfreudig ist als die Leber.

Praxistipp: Zur Ausleitung von Umweltgiften

Dieses Konzept regt die Leberfunktion an, bindet Giftstoffe und regt deren Ausscheidung an.

- Derivatio Tabletten von Pflüger, zur Ausleitung der Umweltgifte zusammen mit
- Hepatodoron Tabletten von Weleda

Jeweils von den Präparaten 3-mal 2 Tabletten täglich auf der Zunge zergehen lassen

- Alternativ oder als Ergänzung eignet sich das Bitterelixier von Wala zu den Mahlzeiten, etwa ½ bis 1 Teelöffel pur oder verdünnt
- Zur Nierenanregung als Teekur zum Binden und zur Ausleitung von Schadstoffen eignet sich zusätzlich eine Mischung aus Goldrutenkraut (3 Teile), Brennnesselkraut (2 Teile), Walnussblätter (2 Teile), Odermennigkraut (3 Teile). Die Kräutermischung als Aufguss zubereiten, täglich 500 Milliliter davon trinken.

Zinnpräparate mit Bezug zu Geweben und Stoffwechsel

Präparat/Firma	Zusammensetzung	Indikation/ Anwendungsempfehlungen
Derivatio (Tabletten und Ampullen von Pflüger)	Anagallis D4, Argentum nitricum D30, Arnica D15, Aurum met. D15, Bryonia D4, Carbo veg. D30, Chelidonium D6, Colocynthis D5, Cytisus scoparius D6, Digitalis D5, Cactus grandiflorus D4, Carduus marianus D3, Sarsaparilla D6, Stannum met. D8, Strophanthus D6, Taraxacum D6, Veronica virginica D4, Viscum album D4	Störungen des Stoffwechsels durch endogene und exogene Toxine; Herzstörungen und Blutdruckleiden durch Toxine; Rheumatisch-apoplektische Diathese
DS concept Ephedra (Tabletten, DS Pharmagit)	Ammi visnaga D4, Asclepias tuberosa D5, Bryonia D3, Chelodonium D2, Codeinum phos. D6, Drosera D2, Ephedrinum hydrochlor. D8, Grindelia D3, Ipecacuanha D4, Stannum jodatum D8, Teucrium scorodinia D4	Akute und chronische Lungenaffekte mit erschöpfendem Husten und Kurzatmigkeit
Hypophysis/Stannum (Ampullen und Globuli von Wala)	Hypophysis D7, Stannum met. D14	Organbildungsschwäche und Entwicklungsstörungen
Kalium Chloratum II Similiaplex (Tabletten, Pascoe)	Kalium chlor. D3, Cinnabaris D4, Silicea D12, Stannum jod. D4, Calcium fluor. D4, Antimonium sulf. aurant. D3	Chronisch eitrige Prozesse im HNO-Bereich und Tonsillen, auch mit Lungenbezug
Gnaphalium comp. (Ampullen und Globuli von Wala)	Cerebellum bovis D15, Corpora quadrigemina bovis D15, Epiphysis bovis D15, Labyrinthus bovis D15, Leontopodium alpinum D13, Medulla oblongata bovis D15, Nervus statoacusticus bovis D15, Onyx D18, Stannum met. D18	Otosklerose, Schwerhörigkeit; Drehschwindel, Morbus Menière
Lens Viscum comp. (Globuli, Ampullen und Augentropfen von Wala)	Equisetum arvense D14, Formica rufa D6, Lens cristallina D7, Bambusa nodosa D5, Stannum met. D5, Viscum album (Mali) D5	Glaskörpertrübung, Katarakt
Magnesium sulfuricum/Ovaria comp. (Ampullen und Globuli von Wala)	Apis mellifica D3, Arnica D1, Bryonia D2, Funiculus umbilicalis bovis D4, Hypophysis bovis D4, Magnesium sulf. D4, Ovaria bovis D4, Stannum met. D8, Vespa crabro D3, Viscum album (Mali) D4	Zysten; Ovarialzysten; Dysmenorrhoe
Metasilicea S (Tropfen, meta Fackler)	Aletris farinosa D2, Bambusa D12, Calcium silicofluoratum D12, Equisetum arvense D1, Stannum D8	Bindegewebsschwäche; zur Gewebeentgiftung; Haltungsschwäche wie M. Scheuermann
Platina F 49 (Tabletten, Nestmann)	Platinum clor. D6, Palladium D6, Antimonium crudum D4, Aloe D3, Ferrum jodatum D6, Natrium mur. D4, Sepia D4, Stannum D4, Sulfur D4	Regelbeschwerden mit Erschöpfung, Stimmungsschwankungen, Reizbarkeit; auch bei Myom

Plumbum D14 (1 Teil)/ Stannum D14 (2 Teile) (Trituration, Weleda)	Plumbum met. praep. D14, Stannum met. praep. D14	Allergische Diathese mit Nahrungsmittelintoleranzen
Plumbum D14 2 Teile/ Stannum D14 1 Teil (Trituration, Apotheke an der Weleda)	Plumbum met. praep. D14, Stannum met. praep. D14	Heuschnupfen, allergische Diathese, Pollinose
Rosmarinus/Prunus comp. Gelatum (Gel, Wala)	Anus bovis D4 und D8, Conchae D8, Cutis feti femini bovis D4 und D8, Funiculus umbilicalis bovis D4, Lavandulae aeth., Pars fetalis Placenta bovis D4, Prunus spinosa e fruct., Pudendum femininum bovis D4 und D8, Rosmarini aeth., Salvia off. aeth., Stannum met. D8, Urtica urens D2	Chronisch-entzündliche und dystropische Veränderungen im Genital-Analbereich, auch mit Juckreiz
Senecio comp. (Ampullen, Globuli und Zäpfchen von Wala)	Olivenit D5, Senecio jacobaea D2, Spinacia oleracea D2, Stannum met. D7	Tonisierung der glatten Muskulatur; Senkungsbeschwerden, Bindegewebsschwäche, Reizblase, venöse Stauungen
Stannum D8/Succinum D8 (Augentropfen, Weleda)	Stannum met. praep. D8, Succinum D8	Glaukom
Urtica comp. (Ampullen und Globuli von Wala)	Conchae D2, Stannum met. D9, Urtica urens D2	Allergische Hautleiden; Juckreiz und Ekzeme; Dermatitis

Praxistipp für eine Beweglichkeit bis ins hohe Alter

Dieses Konzept wirkt regenerierend auf den Gelenkstoffwechsel und schmerzstillend bei arthrotischen Veränderungen, rheumatischen Schmerzen und bei schmerzhaften Rückenleiden – vor allem die Moorzubereitungen (Solum) wirken hier lindernd. Die Anwendung erfolgt in Intervallen, solange die Beschwerden bestehen. Nach 7 Wochen sollte mindestens für 1 bis 2 Wochen eine Pause eingelegt werden.

- Solum Globuli von Wala, 3-mal täglich 10 Globuli auf der Zunge zergehen lassen
- Solum Badezusatz, mehrmals wöchentlich ins Bad geben
- Solum Öl, zur Einreibung der Gelenke
- Bei Rückenleiden zusätzlich Disci comp. cum Stanno von Wala als Globuli 3-mal täglich 10 Globuli; ergänzend als Salbe zur täglichen Einreibung schmerzhafter Rückenpartien; und wenn möglich auch als Ampullen zur paravertebralen subkutanen Injektion
- Metasymphylen Tropfen von meta Fackler, 3-mal täglich 20 Tropfen zur Verbesserung des Gelenkstoffwechsels bei Neigung zu rheumatischen und arthrotischen Erscheinungen

Zinn als Bildhauer im Menschen – Gelenke und Gewebe

Im biografischen Prozess steht der Jupiter für die Zeit der Menopause und für beginnende Alterungserscheinungen, im Siebener-Rhythmus ist es das Jahrsiebt zwischen dem 49. und dem 56. Lebensjahr.

In diesem Alter manifestieren sich viele chronische Leiden, die sich zuvor noch irgendwie beherrschen ließen. Entsprechend der Zuordnung zum Jupiter ist das Zinn also auch ein gutes Geriatrikum, zusammen mit dem nah verwandten Germanium. Beide lassen sich zur Anregung regenerativer Prozesse gut kombinieren, am besten in tieferen Potenzen D8 bis D12. In ähnlicher Weise wirkt die besondere Zubereitung von Zinn mit Honig, Stannum mellitum D20 von Weleda, das Mittel könnte man auch als Jungbrunnen für die Gelenke und Gewebe bezeichnen.

»Zinnprozesse steuern die Plastik der Menschengestalt und ihre rundenden sphärischen Bildungen« (Selawry, S. 305). Jupiter ist nicht nur der Regent über das Leberorgan, sondern wirkt überall dort, wo sich Quellung und Austrocknung die Waage halten, also auch in Geweben und Gelenken und damit auch im Gewebetonus zwischen Erschlaffung und Verhärtung.

Zinn ist ein wahrer Bildhauer unter den Metallen. Es ist überall angezeigt, wo es um die plastische Ausbildung des Menschen geht. Dies fängt in der Kindheit an, wo es Defizite ausgleicht, zum Beispiel bei Rachitis. Auch bei Deformationen im Knochenbau und bei juvenilen Entwicklungsstörungen, die sich im Knochen- und Knorpelaufbau zeigen, hat sich Zinn in tieferen Potenzen bewährt – zusammen mit Apatit (Stannum comp. von Weleda). Zur Anregung der Organbildung gibt es von Wala das Mittel Hypophysis/Stannum.

Stübler und Krug sprechen von dem »asthenisch-hypoplastischen Formenkreis« (vgl. Stübler/Krug, S. 875), für den Zinn das Heilmittel darstellt. »Dieser Körperbautyp manifestiert während seines ganzen Lebens, dass er körperlich auf der Pubertätsstufe, ja sogar auf der Kindheitsstufe stehengeblieben ist; er ist ein Erwachsener mit infantilem Körperbau (...). Auch in psychischer Hinsicht weist er damit zusammenhängende Besonderheiten auf: Er ist ein nach innen gerichteter Projektionstyp von beständig parasympathicotonischer Unterspannungs- und Stimmungslage« (Stübler/Krug, S. 876).

Eine Therapie mit Zinn, die in solchen Fällen über lange Zeit erfolgen sollte, kann bei dysplastischen Störungen die Formkräfte anregen. Hierzu gehört eine generelle Bindegewebsschwäche mit Neigung zu Prolaps. Kent erwähnt Zinn als wichtiges Mittel bei Senkungsgefühl in der Gebärmuttergegend und bei Prolaps von Uterus und Vagina (vgl. Kent, S. 728). In solchen Fällen hat sich das Zinn-Präparat Senecio comp. von Wala bewährt, am besten in Kombination mit Metasilicea (Tropfen von meta Fackler) zur Stärkung des Bindegewebes.

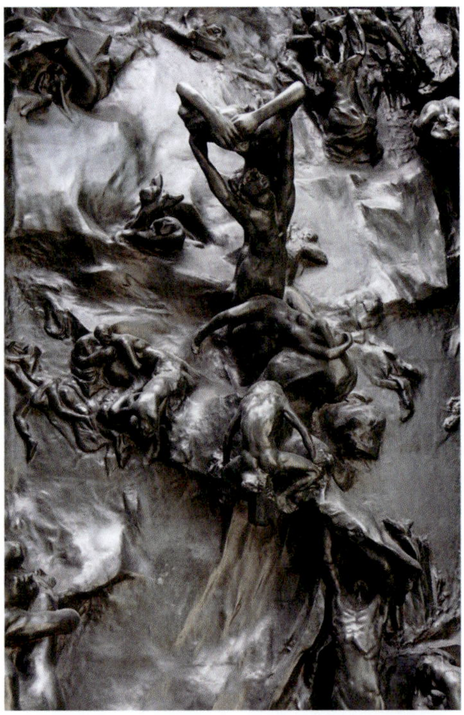

Gleich einem Bildhauer formen die Jupiterkräfte die Gestalt des Menschen. (*Das Höllentor*, Detail, von Auguste Rodin, angelehnt an die *Göttliche Komödie* von Dante, um 1880)

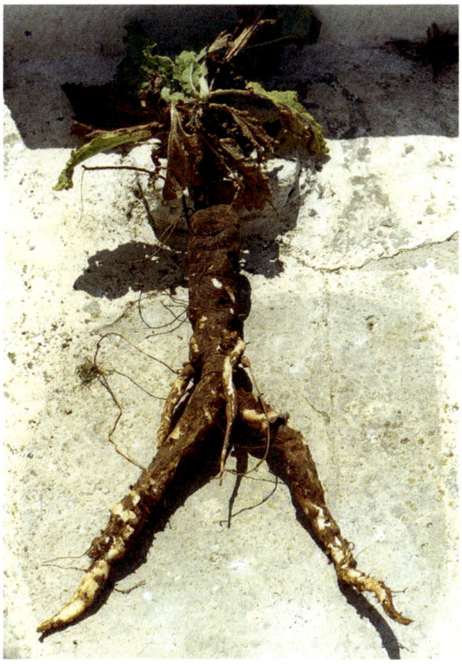

Alraunen gelten als zaubermächtig und wurden schon in der Antike als Schmerzmittel verwendet. Dieses stattliche Exemplar wog nach dem Ausgraben 1,9 Kilo und war 95 Zentimeter groß. Die menschenähnliche Gestalt ist unverkennbar.

Jupiter ist der Hüter der Gelenke. Dem Sternzeichen Schütze, das von Jupiter regiert wird, ist im Speziellen das Hüftgelenk zugeordnet. Letztendlich sind es aber alle Gelenke, die auf das Jupitermetall Zinn gut ansprechen. Der Handel liefert hierfür gleich eine ganze Reihe von Präparaten, die man ebenfalls zur Behandlung einer gichtisch-rheumatischen Diathese und bei schmerzhaften Entzündungen auch nach Überanstrengung anwenden kann. Bei entzündlichen und degenerativen Erscheinungen im Gelenksbereich sollte man immer an Metasymphylen (Tropfen von meta Fackler) zur Verbesserung des Gelenkstoffwechsels denken. Neben Zinn enthält es unter anderem die Alraune (Mandragora) und die Zaunrübe (Bryonia), die man auch Gichtrübe nennt. Beide findet man gerne nebeneinander wachsend im Mittelmeerraum, und auch als Heilmittel sind sie ein gutes Team, wenn es um schmerzhafte Entzündungen geht.

Zusätzlich hat sich bei entzündlichen Gelenksprozessen eine gleichzeitige Therapie mit Traumeel (Tabletten, Salbe und Ampullen) und Cartilago comp. von Wala (Globuli, Salbe und Ampullen) bewährt, innerlich mehrmals täglich und äußerlich zur Injektion in Gelenksnähe und als Salbe an den injektionsfreien Tagen. Bei rheumatischen und arthritischen Schmerzen in den Gelenken eignen sich als Ergänzung Präparate mit der Teufelskralle (Harpagophytum), zum Beispiel Teufelskralle Ratiopharm, und bei Gicht solche mit Herbstzeitlose (Colchicum), beispielsweise in Girheulit HOM Tabletten von Pflüger.

Wala liefert gleich eine ganze Serie unterschiedlicher Zinn-Präparate zur Behandlung von Störungen der Aufrichtekraft der Wirbelsäule. Bei Stübler/Krug lesen wir: »Der Zinn-Typ stellt in abgewandelten Varianten das haltlose, schlaksige, vegetative Bewegungsnaturell dar mit kompensatorischer Bewegungsarmut, allgemeiner Sitz-, Haltungs- und Bewegungsschwäche.« (Stübler/Krug, S. 876) Dies passt zu dem Charaktertyp der Lustlosigkeit und Erschöpfung im Arzneimittelbild von Zinn. Bei Kent lesen wir: »Große Müdigkeit nach Spazierengehen. Schwächung des ganzen Körpers, besonders beim Treppensteigen. Hochgradiges Schwächegefühl in Kehlkopf und Brust, später im ganzen Körper. Zittern, schlimmer bei geringer Anstrengung.« (Kent, S. 729)

Die Zusammensetzung der Disci-Präparate von Wala besteht neben Zinn und einer Zubereitung der Wirbel vom Rind als Organmittel, aus Schachtelhalm und Bambus, die in ihrer Signatur und der Affinität zur Kieselsäure geradezu phänotypisch das Prinzip der Wirbelsäule widerspiegeln; Zubereitungen aus der Ameise wirken schmerzstillend und entzündungswidrig. Weitere spezielle Zutaten wie Pulsatilla, Viscum album oder Tabacum wirken dann auf unterschiedliche Problembereiche, von juvenilen Störungen wie dem Morbus Scheuermann bis zu Wirbelsäulen-Problemen im Klimakterium. Immer gibt es Globuli zur innerlichen Einnahme und Ampullen zur Injektion an den schmerzhaften

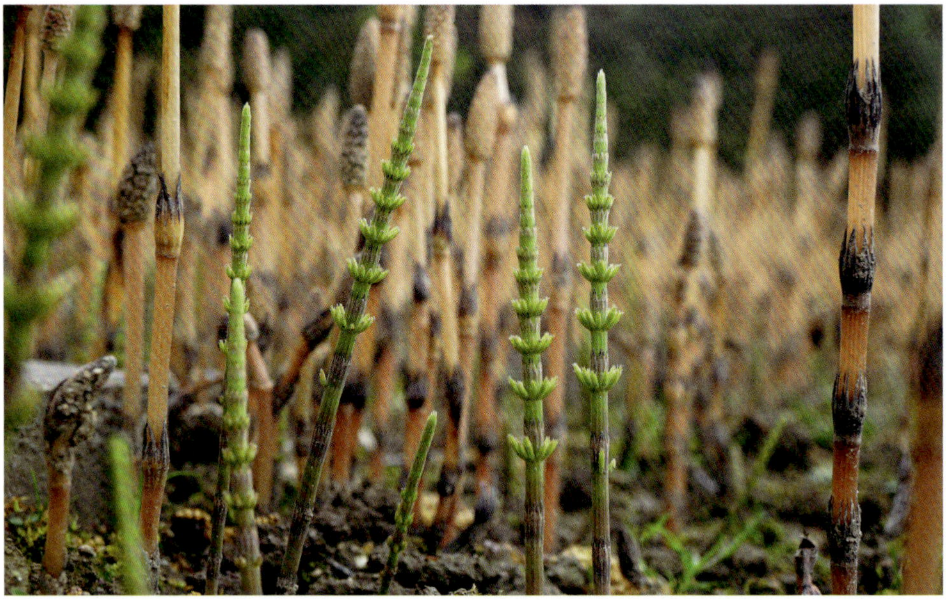

Schachtelhalm zeigt als Signatur einen Bezug zur Wirbelsäule. Sein hoher Kieselsäuregehalt und seine Strukturkraft zeigen einen Bezug zum Saturn; er wird verwendet als Ergänzung zum Jupitermetall Zinn in Arzneimitteln zur Wirbelsäulentherapie.

Bereichen der Wirbelsäule (siehe Tabelle rechts), in einigen Fällen auch eine Salbe zur Einreibung.

Wichtig ist die schmerzstillende Wirkung von Zinn bei Wirbelsäulenleiden, bis hin zu einer Ischialgie. Im Arzneimittelbild finden wir eine »starke Schmerzempfindlichkeit, Neuralgien, alles mit großer Erschöpfung. – Bei Stannum ist der Schmerz zeitweilig mit einem pulsierenden Klopfen verbunden und kann so stark werden, dass er zu geistiger Benommenheit führt« (Kent, S. 727).

Formbildungsstörungen gibt es natürlich nicht nur im Bindegewebe und im Gelenksbereich. Weitere Anwendungsgebiete von Zinn sind beispielsweise Parodontose, Leistenbruch, Glaukom und Katarakt, Zysten, vor allem Ovarialzysten und eine allergische Veranlagung mit Heuschnupfen und Nahrungsmittelallergien (für entsprechende Präparate siehe Tabellen auf Seite 216).

Auch bei allergischen und besonders auch bei chronischen Hautleiden sollte man Zinn berücksichtigen, denn diese sind nicht selten eine Folge einer chronischen Überlastung der Leber. Für den Naturheilkundler, der mehr als Cortison kennt, ist es selbstverständlich, die Haut als Ableitungsorgan zu begreifen und folglich ihren Selbstheilungsprozess mit Leberarzneien zu unterstützen.

Zinn ist zudem das Heilmittel der Wahl bei einer Neigung zu Wassereinlagerungen und serösen Ergüssen, zusammen mit Bryonia (Bryonia/Stannum von Wala). Auch bei Gewebeveränderungen infolge einer chronischen Bronchitis ist Zinn angezeigt, besonders als Stannum jodatum. Die Hustenanfälle sind erschöpfend mit viel Schleim und Schmerzen in der Brust, Treppensteigen ist praktisch unmöglich, tiefes Einatmen bewirkt umgehend einen Hustenanfall, der Kranke ist so schwach, dass er kaum sprechen kann. Ein Präparat für diese Indikation ist DS concept Ephedra Tabletten von Pharmagit.

Zinn führt Kent als Heilmittel bei Schwindsucht (Phthise) an. »Sofern überhaupt noch ein Aufbau möglich ist, wird Stannum den Kranken wiederherstellen.« (Kent, S. 728)

Zinnpräparate mit Bezug zu Knochen und Gelenken

Präparat/Firma	Zusammensetzung	Indikation/ Anwendungsempfehlungen
Articulatio talocruralis comp. (Globuli und Ampullen von Wala)	Allium cepa D2, Arnica D4, Articulatio subtalaris bovis D4, Articulatio subtalaris bovis D8, Articulatio talocruralis bovis D8, Nervus ischiadicus bovis D4, Periosteum bovis D15, Stannum met. D13, Symphytum off. D1, Tendo bovis D4	Entzündliche, degenerative Veränderungen der kleinen Gelenke, speziell des Sprunggelenks
Bryonia/Stannum (Ampullen und Globuli von Wala)	Bryonia D2, Stannum met. D5	Seröse Ergüsse, z.B. bei akuter Arthritis, Bursitis oder Pleuritis, Peritonitis
Cartilago comp. (Ampullen, Globuli, Salbe und Zäpfchen von Wala)	Allium cepa D14, Aurum D9, Betula pendula D4, Cartilago articularis bovis D7, Formica rufa D16, Stannum met. D7	Chronisch-entzündliche Gelenkerkrankungen; Arthritis, Arthrose
Disci comp. cum Nicotiana (Ampullen und Globuli von Wala)	Disci intervertebrales cervicales, thoracici et lumbales bovis D7, Equisetum arvense D14, Formica rufa D6, Hypophysis bovis D7, Nicotiana tabacum D9, Bambusa nodosa D5, Stannum met. D9	Störungen der Aufrichtekraft und Formprozesse der Wirbelsäule, insbesondere im Jugendalter; Haltungsschwäche, muskuläre Verspannungen, Morbus Scheuermann, Skoliosen
Disci comp. cum Pulsatilla (Ampullen und Globuli von Wala) Disci/Pulsatilla comp. cum Stanno (Zäpfchen, Wala; ohne Vivianit)	Disci intervertebrales cervicales, thoracici et lumbales bovis D5, Equisetum arvense D3, Formica rufa D6, Bambusa nodosa D5, Stannum met. D9, Pulsatilla D3, Viscum album D2, Vivianit D5	Störungen der Aufrichtekraft und Formprozesse der Wirbelsäule, insbesondere bei Frauen im Klimakterium mit Tendenz zu venösen Stauungen
Disci comp. cum Stanno (Ampullen und Globuli von Wala)	Disci intervertebrales cervicales, thoracici et lumbales bovis D5, Equisetum arvense D14, Formica rufa D6, Bambusa nodosa D5, Stannum met. D5	Chronisch-entzündliche, degenerative und schmerzhafte Leiden im Wirbelsäulenbereich
Disci/Viscum comp. cum Stanno (Ampullen und Globuli von Wala)	Disci intervertebrales cervicales, thoracici et lumbales bovis D5, Equisetum arvense D14, Formica rufa D6, Bambusa nodosa D5, Stannum met. D5, Viscum album (Mali) D5	Degenerative Veränderungen der Wirbelsäule, vor allem mit hyperplastischen Deformationen sowie akuten und chronischen Schmerzzuständen
Disci/Viscum comp. cum Stanno Unguentum (Salbe, Wala)	Disci intervertebrales cervicales, thoracici et lumbales bovis D3, Stannum met. D4, Viscum album (Mali) D1	Zur Einreibung bei degenerativen Veränderungen der Wirbelsäule, vor allem mit hyperplastischen Deformationen sowie Schmerzzuständen
Metasymphylen (Tropfen, meta Fackler)	Bryonia D2, Ferrum sesquichloratum D2, Hypericum D3, Mandragora D6, Stannum D8, Symphytum off. D6	Zur Verbesserung des Stoffwechsels bei Gelenkleiden; gichtisch-rheumatische Diathese; Arthritis und Arthrose

Peridontium/Stannum comp. (Ampullen, Wala)	Gingiva bovis D5, Hypophysis bovis D7, Mandibula feti bovis D5, Maxilla feti bovis D5, Periodontium bovis D5, Stannum met. D14	Chronisch entzündliche Erkrankung des Zahnhalteapparates, Parodontose; insbesondere nach Abklingen einer akuten Entzündung
Stannum comp. (Trituration, Weleda)	Apatit D6, Aurum met. praep. D15, Stannum met. praep. D10	Morbus Scheuermann, Skoliose, Wirbelsäulenschmerzen in Zusammenhang mit seelischen Prozessen
Symphytum comp. (Ampullen und Globuli von Wala)	Allium cepa D3, Arnica D3, Stannum met. D9, Symphytum D2	Traumatische und entzündliche Erkrankungen der Knochen und Knochenhaut; Status nach Frakturen; Sehnenscheidenentzündungen
Tendo/Allium cepa comp. (Ampullen und Globuli von Wala)	Allium cepa D7, Arnica D5, Periosteum bovis D16, Stannum met. D14, Symphytum D5, Tendo bovis D16, Vaginae synoviales tendinum bovis D16	Entzündungen im Gelenk- und Bänderbereich; Tendovaginitis, Periostitis, Epicondylitis (Tennis-Ellbogen)

Die Laus auf der Leber

Das Temperament, »die gehörige Mischung« (lt. Duden), zeichnet den Menschen auf besondere Weise aus. Es zeigt im wahrsten Sinne des Wortes die »seelische Temperatur« an. Die Verbindung der Temperamentenlehre mit den Elementen geht auf den römischen Arzt Galen zurück – er schrieb: »Überwiegen des galligen Saftes bewirkt Verstand und Scharfsinn (Feuer), Überwiegen der schwarzgalligen Beständigkeit und Gesetztheit (Erde), Überwiegen des Blutes Einfalt und Naivität (Luft); der Schleim hat seine Wirkung auf Charakter und Intelligenz (Wasser).« (Zit. nach Daems, S. 42)

Überwiegt eines der Elemente im Menschen, so hat er ein Temperament entsprechend der Wesensart des jeweiligen Elements; beim Choleriker überwiegt das Feuer (griech. chole = Galle), beim Sanguiniker die Luft (lat. sanguis = Blut), beim Phlegmatiker das Wasser (griech. phlegma = Dampf), beim Melancholiker die Erde (griech./lat. melancholia = Schwarzgalligkeit).

Jahrhundertelang war die Säftelehre unumstritten. Erst Paracelsus wagte eine grundlegende Kritik. Er propagierte auch andere Möglichkeiten der Entstehung von Krankheiten, wie psychische und soziale Einflüsse, das Wirken der Gestirne oder die Wirkung von Toxinen, die bei ihm aber nicht gleichbedeutend mit den vier Säften waren. Die Temperamente führte er nicht auf das Wirken eines Saftes zurück, sondern auf die Gestirne. Er schrieb: »Nicht die Galle verursacht den Zorn, sondern der Mars. Dieser bringt die Galle zum Überlaufen. (...) Richtig kann man nur sagen, dass jemand ein saturnischer oder ein lunatischer Charakter ist. Denn unsere Charaktereigenschaften werden vom Gestirn hervorgerufen.« (Paracelsus, Bd. 1, S. 76)

Der Jupiter zeigt Ähnlichkeiten mit den Eigenschaften der Sonne, deren höhere Oktave er in der Astrologie darstellt. Die Qualitäten sind daher sogar noch feinerer Natur. Jupiter regiert die Sternzeichen Fisch und Schütze, also jeweils ein Wasser- und ein Feuerzeichen. Bezogen auf das Glück »hat der Schütze Glück«, während der Fisch »glücklich ist« – Haben oder Sein, Besitz und Prunk oder Ruhm und Ehre, Macht oder Weltgewandtheit, philosophischer Weitblick, Forschergeist und Großzügigkeit, spiegeln die zwei Seiten des Jupiter, und oft muss sich der »Jupitertyp« hier entscheiden. Eine ausgeprägte Jupiternatur finden wir in Her-

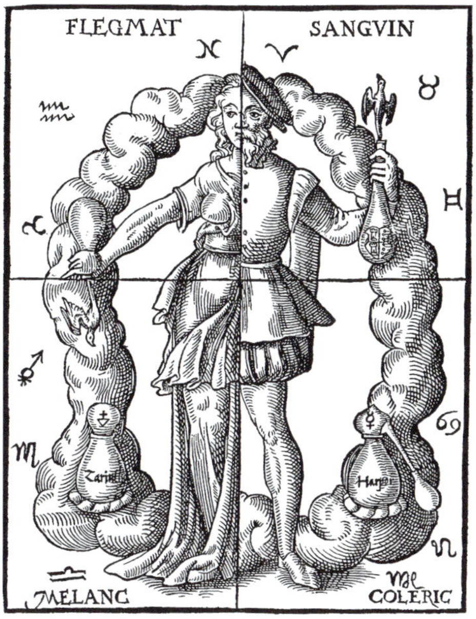

Die »Vier Temperamente« aus dem Buch *Quinta essentia* von Leonhard Thurneysser, 1574.

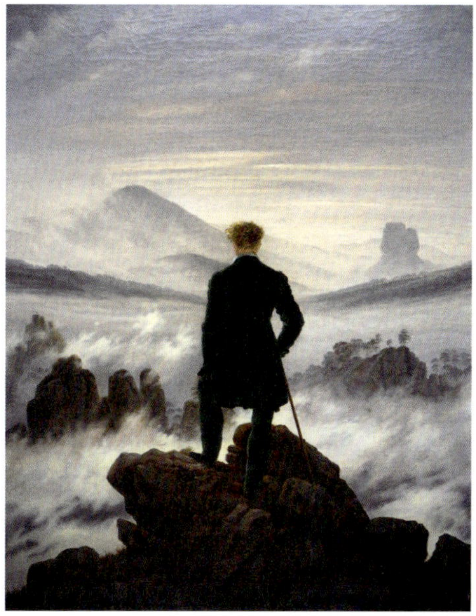

Der Jupitertyp liebt den Überblick und erforscht gerne das Unbekannte. (*Wanderer über dem Nebelmeer* von Caspar David Friedrich, 1871)

mann Hesse, Alexander von Humboldt und Ludwig van Beethoven, aber auch in Paul Getty, Bill Gates oder Mick Jagger.[78]

Das Organsystem Leber-Galle spielt bei der Entstehung der verschiedenen Gemütsnaturen eine zentrale Rolle. Störungen der Leberfunktion bringen uns seelisch aus dem Gleichgewicht. Diese Anschauung stammt aus sehr alter Zeit. In einem babylonischen Text findet sich der Satz »möge sich deine Leber glätten« als Ausdruck für den Wunsch, der Angesprochene möge sein seelisches Gleichgewicht wiederfinden.

Die Leber als Seelenorgan spiegelt sich auch in vielen Sprichwörtern wider; so läuft einem eine Laus über die Leber oder die Galle läuft vor Zorn über. Denken und Emotionalität sind an den Jupiter gebunden und damit an Zinn als Heilmittel. »Zinnprozesse bilden physiologische Grundlagen von Seelenanlagen. An das Gehirn ist das Denken, an die Leber bestimmte Neigungen und Affekte gebunden. Ihre Einseitigkeiten führen zu entsprechenden psychischen Symptomen oder Erkrankungen.« (Selawry, S. 306)

Ein Feuerprozess der Leber führt nicht nur zu Zorn, sondern allgemein zu Bluthochdruck, Gallensteinen (= Ärgersteine) und zu einer Entzündungstendenz auch auf anderen Gebieten. Ähnlich hitzig ist ein Übermaß an Luft, was einen hysterischen, manischen Charakter, oft mit erhöhter Schmerzempfindlichkeit, hervorruft. Typisch für chronisch Leberkranke ist die tiefgreifende Erschöpfung und Müdigkeit, die dem phlegmatischen Temperament entspricht. Die Melancholie oder Leberdepression verkörpert sich bei einem Übermaß an Erde, was im Falle der Leber einem zirrhotischen Prozess entspricht.

Chronisch Leberkranke neigen generell zu einer tief sitzenden Depression – hier wirkt eine Zinntherapie regelrecht als Antidepressivum: »Der Zinntyp ist ängstlich, mutlos, erschöpft, sein Gedächtnis ist schwach. Verantwortungsgefühl und Tat-

78 Diese Einschätzung beruht auf der Horoskopbetrachtung der Stellung von Sonne oder Jupiter oder des Aszendenten.

kraft sind ihm abhandengekommen. Es besteht eine zunehmende Abneigung gegen jede Art von Beschäftigung, sei es im Beruf, sei es zu Hause.« (Kent, S. 726) »In seiner Einstellung zur Welt ist er introvertiert, tatsachen- und wirklichkeitsfremd.« (Stübler/Krug, S. 876) Typisch ist eine hepatogene Depression und Antriebslosigkeit im Wechsel mit spontanen Zornausbrüchen, die jedoch sofort wieder verrauchen. Der Patient ist einfach zu erschöpft zum Streiten und kann selbst kleine Treppen kaum hinaufsteigen. Es ist der König im Exil oder der müde gewordene Krieger, der einst so stolz und mit erhobenem Haupt durch das Leben ging, von allen bewundert, und nun vergessen, alt und einsam ist. In solchen Fällen empfiehlt sich das Nervenaufbau-Präparat Kalium phosphoricum F 203 (Tabletten, Nestmann), das neben Zinn und dem Schüsslersalz für die Nerven Kalium phosphoricum auch Kolanuss als Tonikum sowie die Metalle Selen, Kupfer, Eisen, Silber und Gold enthält.

Der Leitsatz für die Auswahl von Zinn ist: »Ich kann nicht mehr, lasst mir meine Ruhe.« Jede körperliche, seelische und intellektuelle Beanspruchung überfordert schnell, und der Patient reagiert mit Rückzug. Typisch ist dieser Erschöpfungszustand auch im Endstadium einer Krebserkrankung und bei sehr chronisch verlaufenden Virusinfektionen wie dem Pfeifferschen Drüsenfieber; typisch ist dabei erschöpfender Nachtschweiß mit Schlaflosigkeit – hier wird eine Therapie mit Zinn (am besten in D8 bis D12) zu einem regelrechten Lebenswecker, zusammen mit Eisen, Arsen und Antimon (siehe Praxistipp). Sehr hilfreich sind in solchen Fällen auch Injektionen über der Leber mit dem Zinnpräparat Metahepat von meta Fackler. Diese kann man im Wechsel mit einer Zinnsalbe durchführen (Stannum Salbe 0,4 % von Weleda.

Bei seelischen Entgleisungen ist eine Lebertherapie in Kombination mit Zinn immer ratsam. »Zinn beeinflusst mentale und psychische Störungen, deren Ursachen in Funktionsstörungen der Leber oder des Gehirns beruhen.« (Selawry, S. 343) Zinn verbessert die emotionale Befindlichkeit – es wirkt auf das cholerische Temperament beruhigend, auf das Phlegma anregend, und antidepressiv bei Melancholie.

Praxistipp zur Stärkung der Lebenskraft

Bei chronischen Erkrankungen kommt irgendwann das Stadium der Erschöpfung und mit ihr oft Hoffnungslosigkeit und Lebensüberdruss.

Dieses Konzept soll über eine Anregung der Leberfunktion und der Verdauungsleistung neuen Lebensmut schenken und die nervliche Belastbarkeit verbessern.

Mischung aus:
- Angelica archangelica D2
- Arsenicum album D8
- Hypericum perforatum Ø
- Germanium metallicum D12
- Stannum metallicum D12

Je 20 Milliliter von Spagyra über die Apotheke mischen lassen, bis zu 4-mal täglich 20 Tropfen, eventuell in etwas Wasser einnehmen

Zusätzlich:
- Ginseng Kapseln von Florafarm, morgens 2 Kapseln
- Hepaplex Tropfen von Steierl, 3-mal täglich 7 bis 10 Tropfen, mit Wasser verdünnt zu den Mahlzeiten

In der Praxis haben sich bei psychischen Problemen mittlere bis höhere Potenzen bewährt, am besten mit Stannum metallicum praeparatum von Weleda. Parallel hierzu kann man sich eine Injektion an den Reflexzonen der Leber überlegen, wieder mit Metahepat, am besten im Wechsel mit einer Salbentherapie an der Leber und an der Stirn mit Stannum metallicum praeparatum D5 von Weleda. Ergänzend ist eine innerliche Therapie mit Bezug zur Leber mit

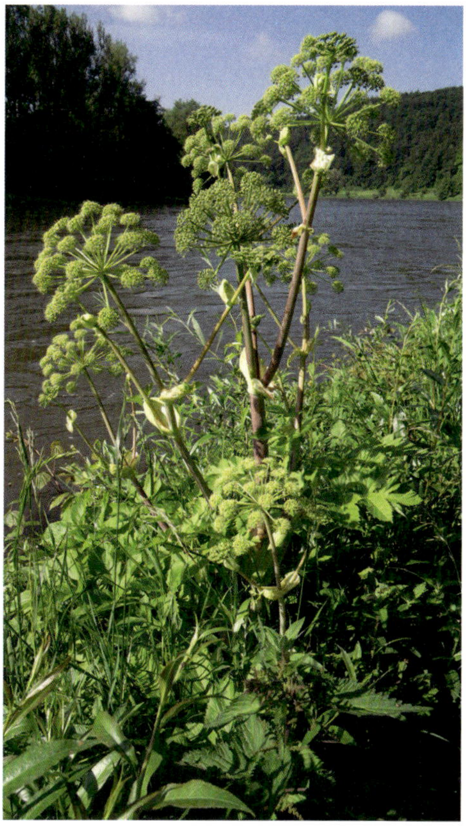

Jupiterpflanzen strahlen etwas Kraftvolles und Lichtes aus, wie die Erzengelwurz, die man im Volksmund auch Kraft- und Angstwurz nennt. Als Tonikum der Lebenskraft ist sie häufig in Lebenselixieren enthalten.

dem Zinnpräparat Metaheptachol N, Tropfen von meta Fackler; alternativ eignet sich auch Hepaplex von Steierl. Die enthaltenen Bittermittel wie das Bitterholz, das Schöllkraut, die Berberitze oder die Mariendistel sind eine ideale Ergänzung zum Zinn. Außerdem sind bei Depressionen und chronischer Erschöpfung Eisenpräparate hilfreich, wie das Meteoreisen von Wala – also die Beziehung von Jupiter zu Mars, dem man die Galle zuordnet.

Ein eher unbekanntes Zinnpräparat mit einer ausgezeichneten Wirkung auf das Gemüt ist das Zinnsilikat Arandisit, das von Weleda als Ampullen geliefert wird und von der Apotheke an der Weleda auch als Triturationen von D6 bis D30. Durch den Bezug zum Silizium richtet sich die Wirkung des Zinns mehr auf das Nervensystem aus, wodurch es für die Psychotherapie zum Mittel der Wahl wird; besonders die höheren Potenzen kommen in Betracht.

Die »verdunkelte« Seele lässt sich erfahrungsgemäß auch begleitend mit Mitteln behandeln, die durch ihre Eigenschaften erwärmend und antidepressiv wirken. Typische Kennzeichen dieser Mittel sind zum Beispiel ihre sonnenhafte Ausstrahlung und ihr aromatischer, scharfer und bitterer Geschmack. Sie sind häufig die Hauptbestandteile in Lebenselixieren. Beispiele wären unter den Doldenblütlern Engelwurz und Meisterwurz, unter den Enziangewächsen der Gelbe Enzian und das Tausendgüldenkraut, aber auch der Wermut oder die Gelbwurz. Ein Präparat mit diesen Qualitäten wären die Amaratropfen von Weleda, das als Bittermittel den Jupiterprozess positiv beeinflusst. Natürlich kommen auch andere »sonnenhafte« Mittel wie das Johanniskraut in Frage.

Das Gesamtbild des chronisch Leberkranken spiegelt nicht zuletzt eine Nierenschwäche wider. Die Niere haben wir als Sitz der »Lebensessenz« kennengelernt (siehe Kupfer, Seite 112). Deshalb sollte neben einer Lebertherapie bei einem Erschöpfungssyndrom immer auch die Niere energetisch gestärkt werden. Dies geschieht am besten mit Olivenit D6 (natürliches Kupferarsenat von Weleda).

Bei besonders therapieresistenten Fällen kann man zur Anregung der Leberfunktionen die Hepatitis Nosode D30 in seltenen Gaben als Zwischenmittel verwenden, also zum Beispiel einmal pro Woche und seltener. Auf Empfehlung von Dr. Reckeweg hat sich diese Nosode als Reaktionsmittel bei hartnäckigen Ermüdungs- und Erschöpfungszuständen sehr bewährt, selbst wenn sämtliche Leberwerte normal waren.

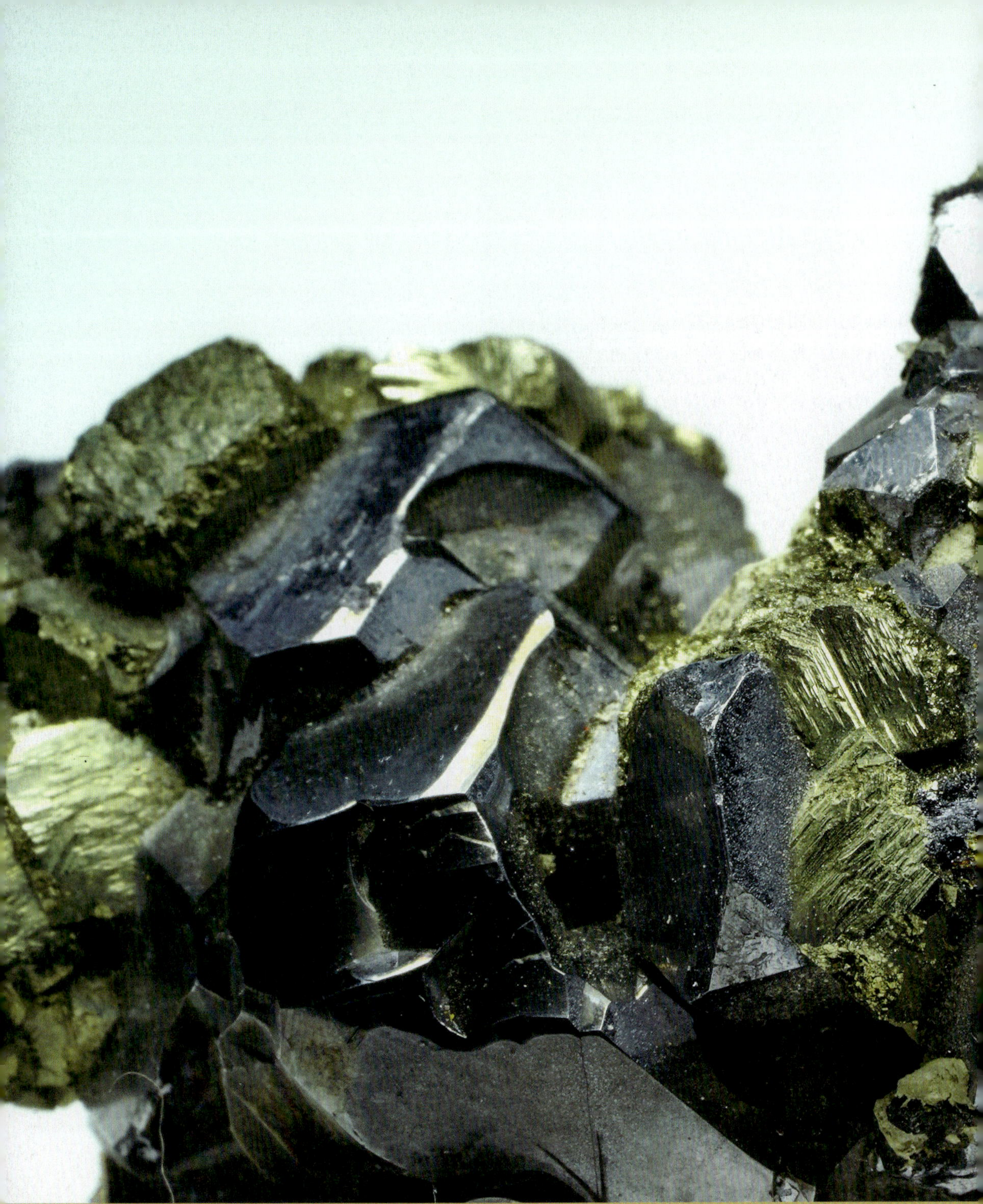

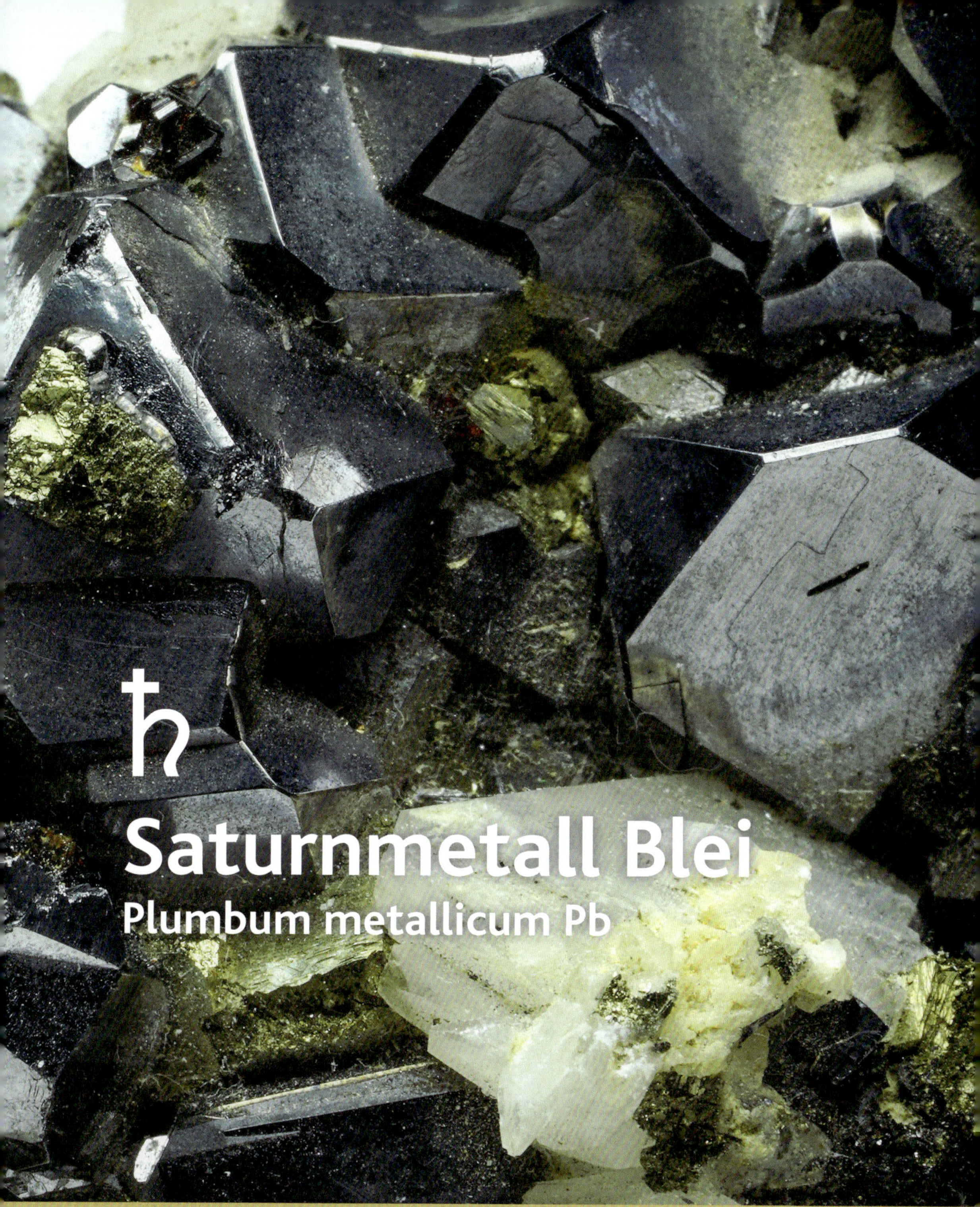

♄

Saturnmetall Blei

Plumbum metallicum Pb

Hüter der Schwelle,
Herr über die Zeit

»Wir wären nicht Menschen mit Geist, sondern nur Wesen mit Körper und Seele, wenn die Saturnkräfte nicht da wären.«

RUDOLF STEINER, GA 316, VORTRAG VOM 23. APRIL 1924

Saturn – die Schwelle zur geistigen Welt

In der Hermetik hat Saturn eine besondere Bedeutung. Als äußerster der mit bloßem Auge sichtbaren Planeten unseres Sonnensystems bildet er die Brücke zu den Fixsternen und damit nach alter Vorstellung zur göttlichen Sphäre – daher auch der Name »Hüter der Schwelle«. Er empfängt die Seele bei ihrer Inkarnation, und er ist die letzte Station nach dem Tod. Saturn verkörpert die Vorstellung von Zeit und damit von Vergänglichkeit, was uns Menschen schmerzlich bewusst ist.

Saturn gilt als Herr der Metaphysik. Er verkörpert das Hinausschauen in die geistige Welt und schenkt Einblicke in die hermetischen Gesetzmäßigkeiten und Muster, nach denen Geist und Stoff in Resonanz schwingen. In unserer rationalen aufgeklärten Welt ist für das Wunderbare aber nur noch wenig Platz – die Schöpfung wird auf Maß, Zahl und Gewicht reduziert, Geist wird zu einem biochemischen Prozess degradiert – wobei Reduktion und Statik zwei Gebiete sind, in denen sich Saturn sehr gut auskennt; er liebt das Feste, ohne jeden Schnörkel. Im metaphysischen Sinne ist der Mensch ein spirituell Obdachloser geworden, ganz auf sich selbst zurückgeworfen. Wenn der Mensch sich aber vom Licht abwendet, bleibt die Angst vor der Einsamkeit in schwarzer Nacht. Wohin die Reise geht, ist ungewiss. Eine Neubesinnung ist sicher nötig und damit auch die Erinnerung und Wertschätzung unserer spirituellen Wurzeln, was auch ein Anspruch des Saturns an uns ist. Man mag vieles im Leben selbst bestimmen können, der Mensch ist frei zu handeln, aber die saturnalen Eckpfeiler der Existenz sind unverrückbar und angesichts dessen bleibt nur Demut, was dem modernen Menschen sichtlich schwerfällt.

Die Attribute des Saturn sind die Sanduhr und die Sense – er verkörpert als Sensenmann den Tod, denn unerbittlich verrinnt die Zeit, die uns von den Göttern bei der Geburt zugestanden wurde. Mit Saturn

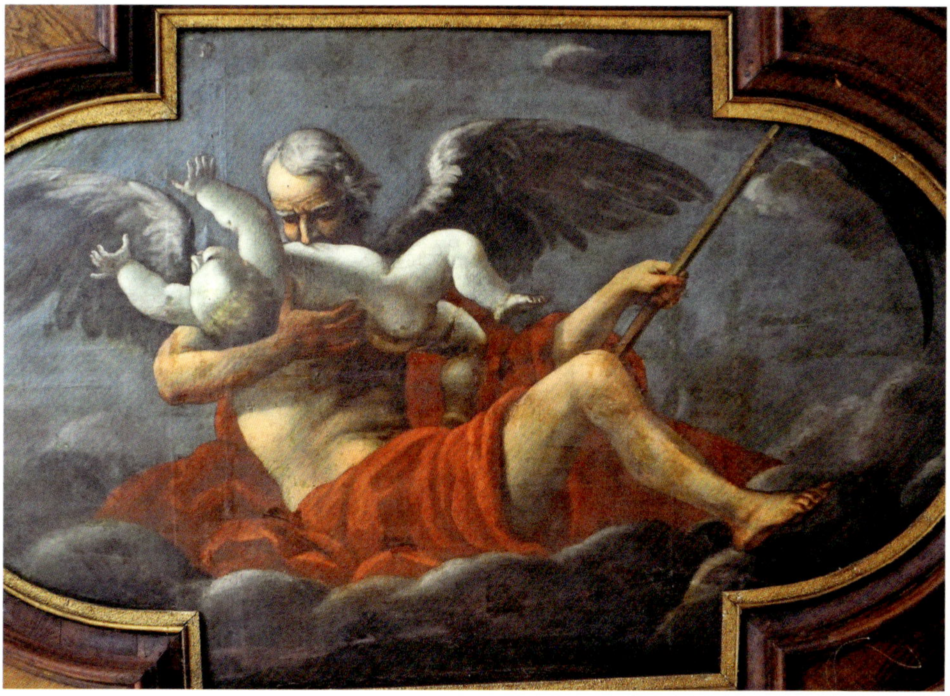

Saturn frisst seine Kinder; Symbol für den Generationenkonflikt und Erbkrankheiten. (Holzdecke im Gasthof zur Post in Wessobrunn, ehemals Teil der Decke im Kloster Wessobrunn)

verbunden ist die Zahl 3 – auf drei Beinen steht der Stuhl, es ist die Schlüsselzahl zur materiellen Welt. Alle Schöpfungsgesetzmäßigkeiten beruhen auf der Dreizahl. Nicht ohne Grund gibt es drei Schicksalsgöttinnen, die den Faden des Lebens weben und am Ende wieder durchschneiden; sie stehen für Vergangenheit – Gegenwart – Zukunft, für die Großmutter (Schwarz), die fruchtbare Frau (Rot) und die Jungfrau (Weiß).

Die drei Farben beschreiben auch das Große Werk der Alchemie, den Weg zum Stein der Weisen: Nigredo, die Schwärze, steht für Saturn und für die Auflösung durch den Tod; Albedo, die Weißung, steht für die Reinheit und Seelenklarheit und für den Mond; Rubedo, die Röte, steht für das neugeborene Leben, das Blut und die Sonne. Es sind dies die drei Lichter, die sich im Menschen als Körper, Geist und Seele manifestieren.

Das Leben des Menschen ist alchemistisch gesehen eine Veredelung vom stumpfen Blei (Saturn) in das leuchtende Gold (Sonne). Dieses Leben ist jedoch nicht linear, sondern hat im metaphysischen Sinne eine zyklische Qualität. Das Symbol des Saturn ist daher der Ouroboros, die Schlange, die sich selbst verschlingt, die Aufhebung der Zeit in der Unendlichkeit. Es ist auch das Symbol in der Alchemie für den Weg zum Stein der Weisen, der Arbeit an sich selbst, um seine geistige Natur zu veredeln.

So ist der biografische Prozess letztendlich nichts anderes als ein Einweihungsweg zum Höheren Selbst – vom ersten Jahrsiebt des Mondes bis hin zu den letzten Jahrsiebten von 63 an bis zum Tod, die vom Saturn regiert werden. Bleibt noch die Erde selbst, die sich im Antimon verkörpert und die eine Brücke zwischen diesen Abschnitten bildet (siehe Antimon). Nach dem hermetischen Gesetz »wie im Kleinen, so im Großen« ist auch unsere materialistische Kulturepoche deshalb nur ein Zwischenzustand auf dem Weg zu einer Kultur der Weisheit.

Saturn regiert die Winterzeichen Steinbock und Wassermann, und er ist der Regent der Wintersonnenwende. An diesem magischen Moment im Jahreskreis herrscht die längste Nacht, in der die Sonne von der Finsternis verschlungen wird, um neu geboren zu werden. Saturn ist somit auch identisch mit der mythischen Nachtwanderung des Osiris. Dieses große Mysterium feiern wir bis heute als Heilige Nacht. Es folgt darauf die Zeit zwischen den Jahren, in denen die Tore für zwölf Nächte zur Geisterwelt offen stehen. Am 6. Januar, dem Tag der göttlichen Epiphanie, endet diese magische Zeit, und die drei Magier aus dem Morgenland begrüßen den neugeborenen Sonnenkönig Mensch.

Saturn, der diese Zeitqualität beherrscht, ist ein Titan und der Sohn des Himmelsgottes Uranos und der Erdenmutter Gaia. Doch der Vater hasste seine Kinder, und so entmannte Saturn (griech. Chronos) ihn und warf seinen Penis, aus dem Aphrodite entstehen sollte, ins Meer. Chronos wurde zum Herrscher der Welt und zeugte mit Rhea sechs Kinder: Hades, Poseidon, Zeus, Hestia, Hera und Demeter. Chronos hatte jedoch Angst, ihm würde das gleiche Schicksal widerfahren wie seinem Vater; so fraß er seine Kinder, bis auf Zeus, denn statt dem Kind gab ihm Rhea einen Stein. Im Verborgenen wuchs Zeus schließlich zu ganzer Macht heran, erfüllte das Schicksal des Chronos, befreite seine Geschwister, die sich die Welt unter sich aufteilten und verbannte den Vater in ein unfruchtbares Land, das er mit Mühe urbar machen musste; so wurde Saturn zum Gott des Ackerbaus und Zeus zum Regenten im Olymp.

Mit Saturn verbunden sind daher auch das karmische Prinzip, der ewige Konflikt der Generationen, der Fluch, der über Generationen hinweg wirkt, sowie das Thema Erbleiden – und dies alles verbunden mit großen Mühen. In der Astrologie gilt Saturn als »Übeltäter«, er symbolisiert als Gegenpol zu Jupiter das »große Unglück« – des-

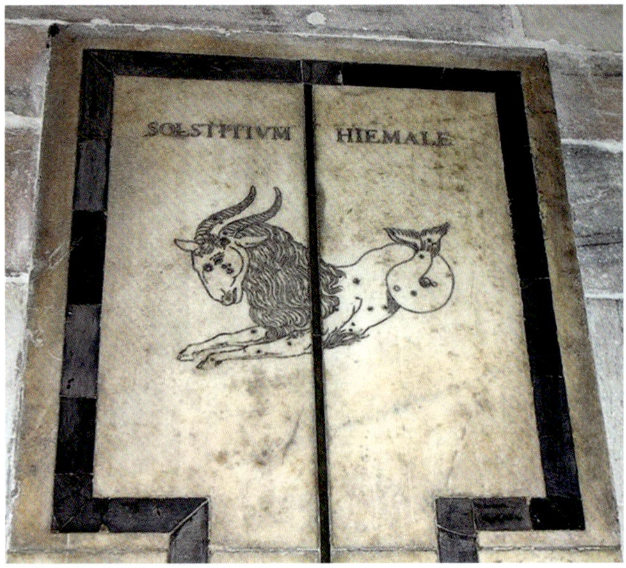

Das Saturnzeichen Steinbock in seiner traditionellen Darstellung als Ziegenfisch.[79] (Sonnenuhr in Bergamo)

halb sind Saturntransite auch immer so eine Sache, sind sie doch häufig mit Entbehrungen verbunden und auch oft mit langwierigen Krankheiten. Als Gott der Zeit ist Saturn der Herr über die chronischen Krankheiten (abgeleitet von Chronos). Die gutmütige Natur des Saturn bewirkt jedoch ein langes Leben, Geduld, Demut, Disziplin, Ordnung, tiefen Ernst und die Fähigkeit zur Erkenntnis höherer Welten.

Seine Qualitäten sind primär erdhaft, kalt, trocken und kristallin (Sternzeichen Steinbock) – er herrscht über die mineralische Welt. In der Alchemie ist ihm von den drei Prinzipien das Sal, das Feste und Körperliche, unterstellt, im Gegensatz zu Sulphur und Mercurius, die mit Wärme und Leichtigkeit verbunden sind und Seele und Geist repräsentieren. Das Salprinzip entspricht mit seiner Kälte und Trockenheit allen Alterungs- und Abbauprozessen sowie Krankheiten, die mit Starre und Ablagerung von Stoffwechselprodukten einhergehen,

79 Der Mythos erzählt, dass sich der Ziegengott Pan aus Angst vor der Riesenschlange Typhon in einen Bach stellte und sich dabei sein Unterkörper in einen Fisch verwandelte. Zeus war begeistert und erschuf Pan zu Ehren das Zeichen Ziegenfisch am Himmel.

also zum Beispiel die Sklerose. Paracelsus nannte diese Zustände »tartarische Erkrankungen«, da der Weinstein, der Tartarus, wenn er sich am Weinfass niederschlägt, dem Bild der Krankheit entspricht. Paracelsus wies ebenfalls darauf hin, dass man chronische und konstitutionelle Krankheiten am besten mit mineralischen Arzneimitteln behandeln sollte, weil beides dem Sal-Prinzip unterstellt ist.

Saturn finden wir im Körper an allen Strukturprozessen beteiligt, er sorgt für Festigkeit, Stabilität und Abgrenzung. Ihm ist das Knochensystem zugeordnet, aber auch Haare, Haut und Nägel, mit Jupiter zusammen die Gewebe und außerdem die Milz als Blutabbauorgan. In allen Sinnestätigkeiten und Denkprozessen wirkt Saturn ebenfalls mit (Sternzeichen Wassermann).

Das Metall des Saturn ist das Blei. Es zeigt keine typischen metallischen Eigenschaften. Es reflektiert Licht nur schlecht, es leitet kaum Wärme und Elektrizität, und es hat eine geringe Elastizität. Auf den Betrachter wirkt es düster, sodass sich kaum jemand ein Stück Blei als Schmuckstück anschaffen würde. Außerdem ist es in jeder Form giftig – es tötet alles Lebendige ab und wirkt mumifizierend. Sogar das Bleigießen als Brauchtum zu Neujahr ist neuerdings gesetzlich untersagt – was für eine Ironie, steht Saturn doch für Tradition, aber auch für den bürokratischen Irrsinn. Wir kennen Blei vor allem als Weste, die vor Strahlenschäden schützt und als Antiklopfmittel in Benzin, was leider dazu geführt hat, dass mehr oder weniger jeder von uns bleibelastet ist. In alter Zeit schätzten Künstler Blei als wichtigen Zusatz von Farben, zum Beispiel im Bleiweiß. Weniger bekannt ist die Verwendung von Blei als Füllungsmaterial für Zähne – das Wort Plombe leitet sich jedoch von Plumbum ab. Auch die Verwendung zur Abdichtung von Wasserleitungen hat eine lange Tradition, die bis zu den alten Römern zurückreicht und womöglich zum Untergang des Römischen Reiches beitrug, weil Blei unfruchtbar macht. Heute stehen wir vor ähnlichen Problemen, vielleicht wird man auch über unsere Kultur einmal sagen, sie sei an einer latenten kollektiven Schwermetallvergiftung zugrunde gegangen, wobei hierzu auch noch andere Umweltgifte beitragen, die, ähnlich wie Blei, neurotoxisch und kanzerogen wirken, wie Cadmium, Antimon, Quecksilber oder Dioxine.

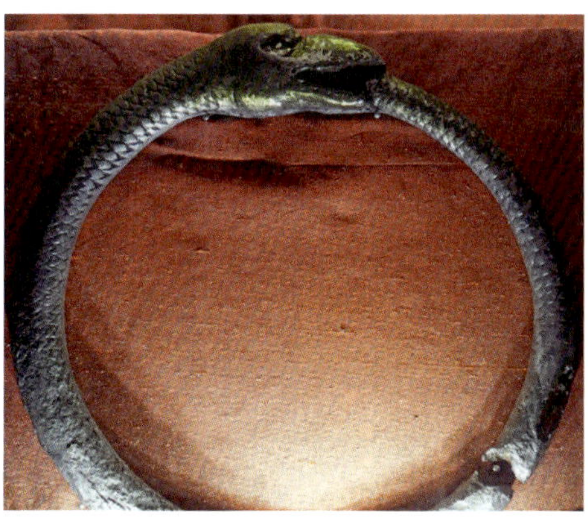

Ouroboros aus Blei. (Verzierung eines Grabmals im Hamburger Michel)

Die Giftwirkung von Blei ist seit dem Altertum unter dem Begriff »Saturnismus« bekannt. Sie erstreckt sich vor allem auf das Knochen- und Blutsystem, aber auch auf das Nervensystem und sogar auf die Gedanken- und Ideenwelt des Menschen.

In potenzierter Form ist Blei »die große Droge für allgemein sklerotische Zustände« (vlg. Boericke, S. 616). Hauptanwendungsgebiete sind chronische Herz-Kreislaufkrankheiten und alle zehrenden und trockenen Leiden, bei denen der Mensch erschöpft wirkt. Blei wirkt in potenzierter Form regenerierend und entgiftend auf Gewebe und Haut. Besonders das Knochensystem und das Blut stehen im Fokus, also Blutbildveränderungen oder Osteoporose. Blei hat als Homöopathikum eine verjüngende Wirkung auf alle Alterungsprozesse, und es verbessert die Gedächtnisleistung – es ist somit das Mittel für »Wellaging« schlechthin. Hat man das Blei im alchemistischen Sinne von seiner Schwere befreit und zum Heilmittel gewandelt, hat es das Potenzial, den Menschen aus seiner spirituellen Einsamkeit zu befreien, um sich selbst zu erkennen als das, was er in Wahrheit ist: ein geistiges Wesen in einer geistigen Welt.

Blei und Bleiverbindungen in der Therapie

Plumbum metallicum – metallisches Blei

- **Tiefere Potenzen (D6); auch als Metallspiegel, Plumbum met. praep., Ampullen, Trituration und Salbe von Weleda:** Plumbum Salbe 0,4 % von Weleda, als Salbe D5 von der Apotheke an der Weleda: Fördern die Mineralisierung und Ossifikation (bei Rachitis) – auch als Salbentherapie; bei Adipositas zur Anregung der Abbaufunktionen im Stoffwechsel. Selawry empfiehlt Blei bei Milzleiden, Leukämie und Lymphogranulomatose (vgl. Selawry, S. 383) innerlich und als Salbe über der Milz; bei Arthrose und Arthritis
- **Mittlere Potenzen (D10 bis D12); auch als Metallspiegel, Plumbum met. praep. D10, von Weleda:** Bei lähmungsartigen Erscheinungen; Darmparese, Harnverhaltung, Muskellähmung, Sklerose (auch mit Hypertonie), spasmophilen und neuralgischen Leiden, Nephrosklerose (zusammen mit Malachit, vgl. Selawry, S. 383); bei allergischen Leiden wie Heuschnupfen und Nahrungsmittelallergien; bei Psoriasis, Osteoporose
- **Höhere Potenzen (D20 bis D30 und höher); Metallspiegel, Plumbum met. praep. D20, von Weleda:** Bei Sklerose, Bleipsyche – Melancholie

Plumbum aceticum – Bleiazetat (Labor-Produkt)

Gewinnung durch Reduktion von Bleioxid mit Essigsäure.

- **Tiefere bis mittlere Potenzen:** Bei lähmungsartigen Erscheinungen, Spasmophilie, neuralgischen Krämpfen, Obstipation, bei Sklerose.

Plumbum jodatum – Bleijodid (Labor-Produkt)

- **Mittlere Potenzen:** Bei Arteriosklerose, auch bei Mumps empfohlen (vgl. Stübler/Krug, S. 854)

Plumbum mellitum – Bleihonig (Labor-Produkt)

D20 Trituration und Ampullen von Weleda; D12 Tabletten als Scleron von Weleda; von Wala in diversen Mischpräparaten: Zur Behandlung von Alterungserscheinungen, Austrockungstendenzen, bei Chronifizierung und nachlassender Geisteskräfte im Alter.

Plumbum silicicum – Bleisilikat (Labor-Produkt)

Gewinnung durch Schmelzen von Cerussit und Quarz.
D20 Ampullen, D6 und D20 Trituration von Weleda: Zur Anregung der Geisteskräfte bei nachlassendem Gedächtnis, bei seelisch-geistiger Erschöpfung, Abstumpfung der Sinnestätigkeiten; auch bei Allergien zur besseren Abgrenzung, bei Pollinose, Neurodermitis. Auch bei Folgen der Dauereinnahme von Neuroleptika, da diese immer die Geisteskräfte erlahmen lassen.

Cerussit – natürliches Bleicarbonat

- Ampullen D8 Weleda, Trituration D4, D6 und Dilution D8 von der Apotheke an der Weleda: Zur Therapie bei Knochenstörungen, zum Beispiel Osteoporose; bei Knochenmetastasen; A. Selawry empfiehlt höhere Potenzen bei Epilepsie (vgl. Selawry, S. 384).

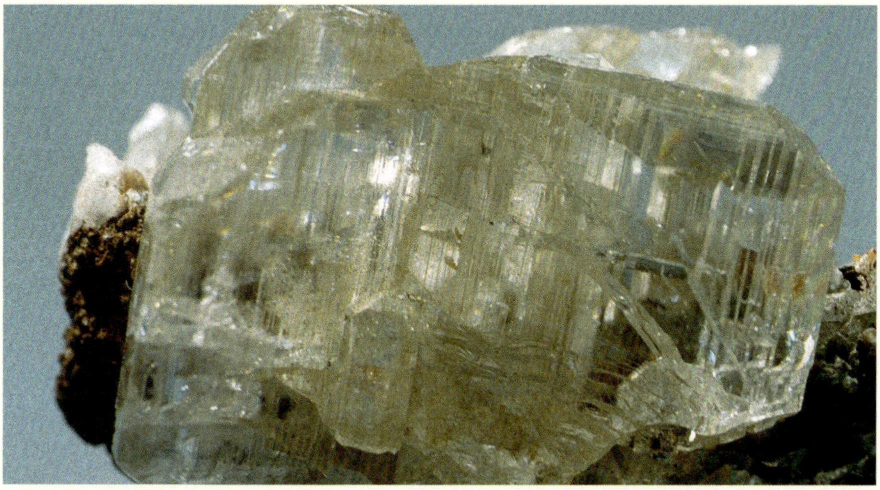

Cerussit (Bleikarbonat) ist ein Kardinalmittel bei Knochenleiden, zum Beispiel bei Osteoporose, und auch bei Knochenmetastasen.

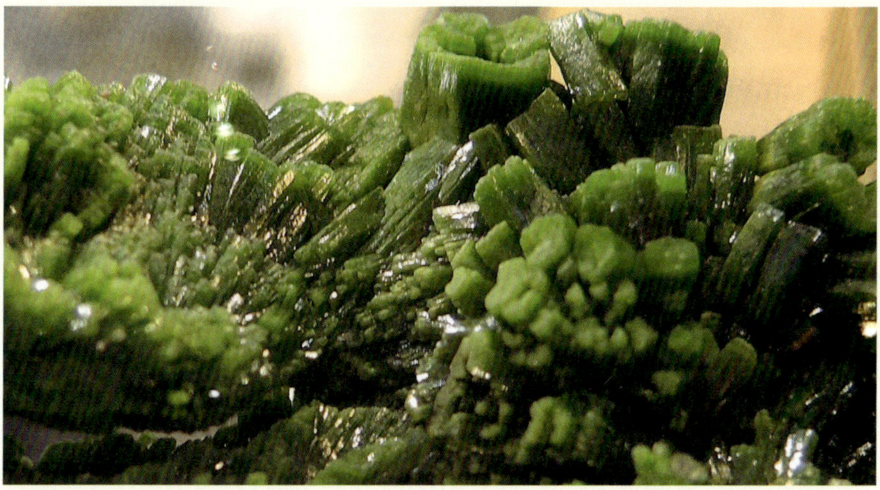

Pyromorphit (Bleiphosphat) wird zur Behandlung von Störungen der Knochenbildung verwendet.

Galenit – Bleiglanz/Bleisulfid

D10 Trituration von der Apotheke an der Weleda: Zur Behandlung sklerotischer Prozesse

Minium – Bleioxid

D4 und D6 Trituration von der Apotheke an der Weleda: Zur Stabilisierung während einer Suchttherapie, bei Migräne

Pyromorphit – nat. Bleiphosphat

- D8 Ampullen Weleda, D5 Trituration von der Apotheke an der Weleda: Zur Behandlung von Ossifikationsstörungen

Saturnprozesse im Menschen und ihre Analogie zu Blei

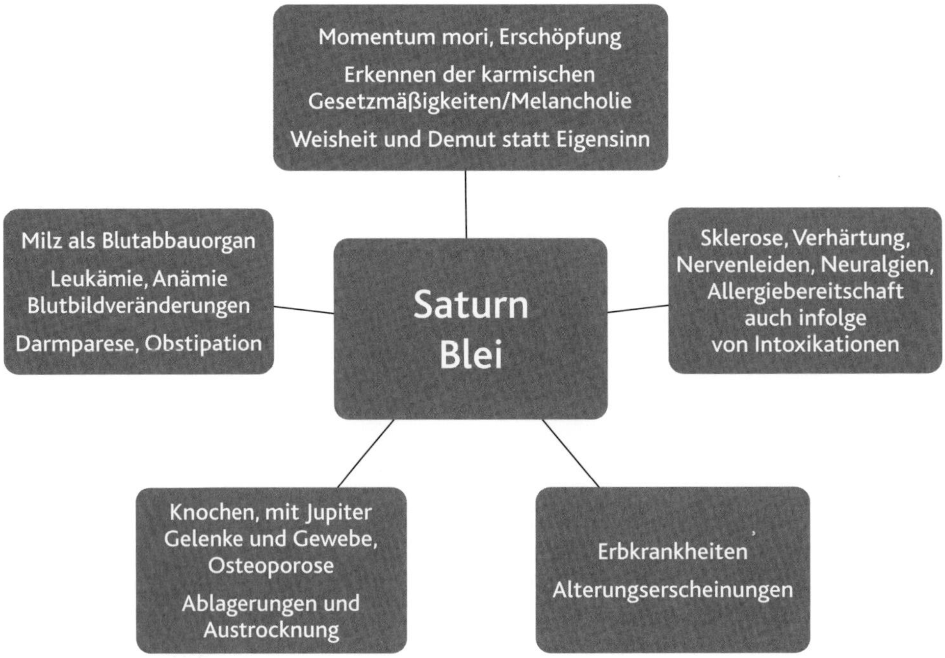

Zonen des Saturn für eine Bleitherapie

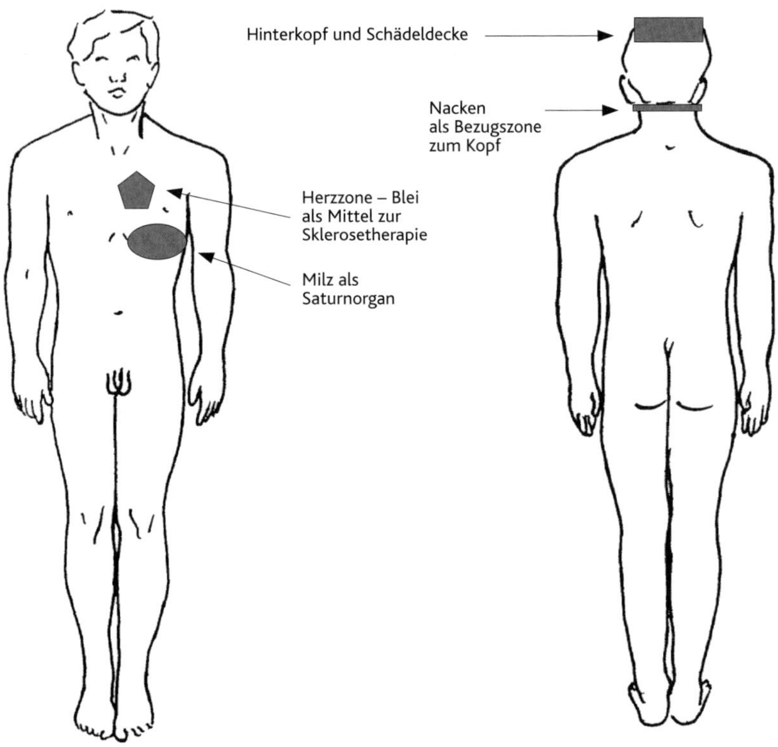

»Es ist richtig, dass die Arznei wegen unseres langen Lebens geschaffen wurde, damit wir eine Zeit von 80 Jahren erreichen und weiter noch die Jahre der Mühe und Arbeit. Denn wir sind Staub und Schatten, die alle Tage zergehen wie eine Wasserblase.«

PARACELSUS, BD. II: 199F.

Alle sieben Jahre

Die Zeit ist ein Mysterium – die Vergangenheit ist Schall und Rauch und kann nur erinnert werden, die Zukunft nur geahnt, was bleibt, ist ein Leben in Gegenwärtigkeit, um das uns die Unsterblichen beneiden. Niemand kann zweimal in denselben Fluss steigen, so Heraklit: »Panta rhei« (Alles fließt – nichts ist statisch, das Leben ist ein Fluss).

Wir erfahren das Leben als aneinandergereihte Zeitabschnitte, in denen uns die Formbildung bewusst wird. Aus dem kleinen Säugling wird der gehende Mensch, dann folgt der Zahnwechsel, die sexuelle Reifung in der Pubertät, das Erwachsenwerden, die Gestaltung der eigenen Ziele, die Gründung einer Familie und schließlich das Alter und der Rückzug in die geistige Welt. Dieses Leben wurzelt in den Urzeiten. Ohne Eltern, Großeltern und Urgroßeltern, bis hin zum Urpaar von Mann und Frau, wären wir nicht in dieser Welt. Wie die Blätter eines großen Baums sind wir alle miteinander verbunden und erleben ähnliche Muster.

Saturn verkörpert diesen biografischen Prozess, er steht für die Welt der Ahnen im Zeitstrom, er ist der Stammbaum der Menschheit – an seinen Wurzeln sitzen die Schicksalsgöttinnen und weben den Lebensfaden. Saturn steht für die Erblinie, für das Angeborene, für die konstitutionelle Ausprägung und für das Schicksalhafte.

In der Astrologie betrachtet man dazu Saturns Stellung im Geburtshoroskop. Wichtig für die Lebensrhythmen ist sein Lauf durch den Tierkreis und damit seine Winkelaspekte zum Geburtssaturn. Etwa alle sieben Jahre bildet er einen Spannungswinkel zu sich selbst, und etwa alle 28/29 Jahre kehrt er an seine Ursprungsposition zurück. »Alle sieben Jahre« heißt sein Gesetz. Wir erleben diese Saturntransite individuell unterschiedlich, je nach Stellung der anderen Planeten, aber es zeigen sich doch bei allen ähnliche Muster, egal in welcher Kultur. Die ersten drei Jahrsiebte dienen der körperlichen Ausreifung – sie sind verbunden mit Mond, Merkur und Venus. In drei weiteren Jahrsiebten prägen wir uns der Welt ein und gestalten unser Leben und unseren Platz in der Gesellschaft – diese sind der Sonne zugeordnet. Danach folgen drei weitere Jahrsiebte, die mit der Ausbildung der geistigen Reife einhergehen, sie sind Mars, Jupiter und Saturn selbst zugeordnet. Heute können wir durch die neu entdeckten Planeten jenseits des Saturn diese Idee weiterdenken: Auf Saturn folgen Uranus, Neptun und Pluto und mit ihnen drei weitere Jahrsiebte, die man mit der Ausbildung des höheren Selbst assoziieren könnte.

Die Saturntransite alle sieben Jahre sind die großen Umbrüche im Leben, sie haben einerseits etwas Physiologisches, aber eben auch etwas Seelisch-Geistiges. Es sind die großen Kapitel im Buch des Lebens.

Um diese biografischen Abschnitte therapeutisch zu begleiten, kann man beispielsweise immer das zugehörige Metall verabreichen, beziehungsweise es als Grundlage der Therapie verwenden. Das Kleinkind

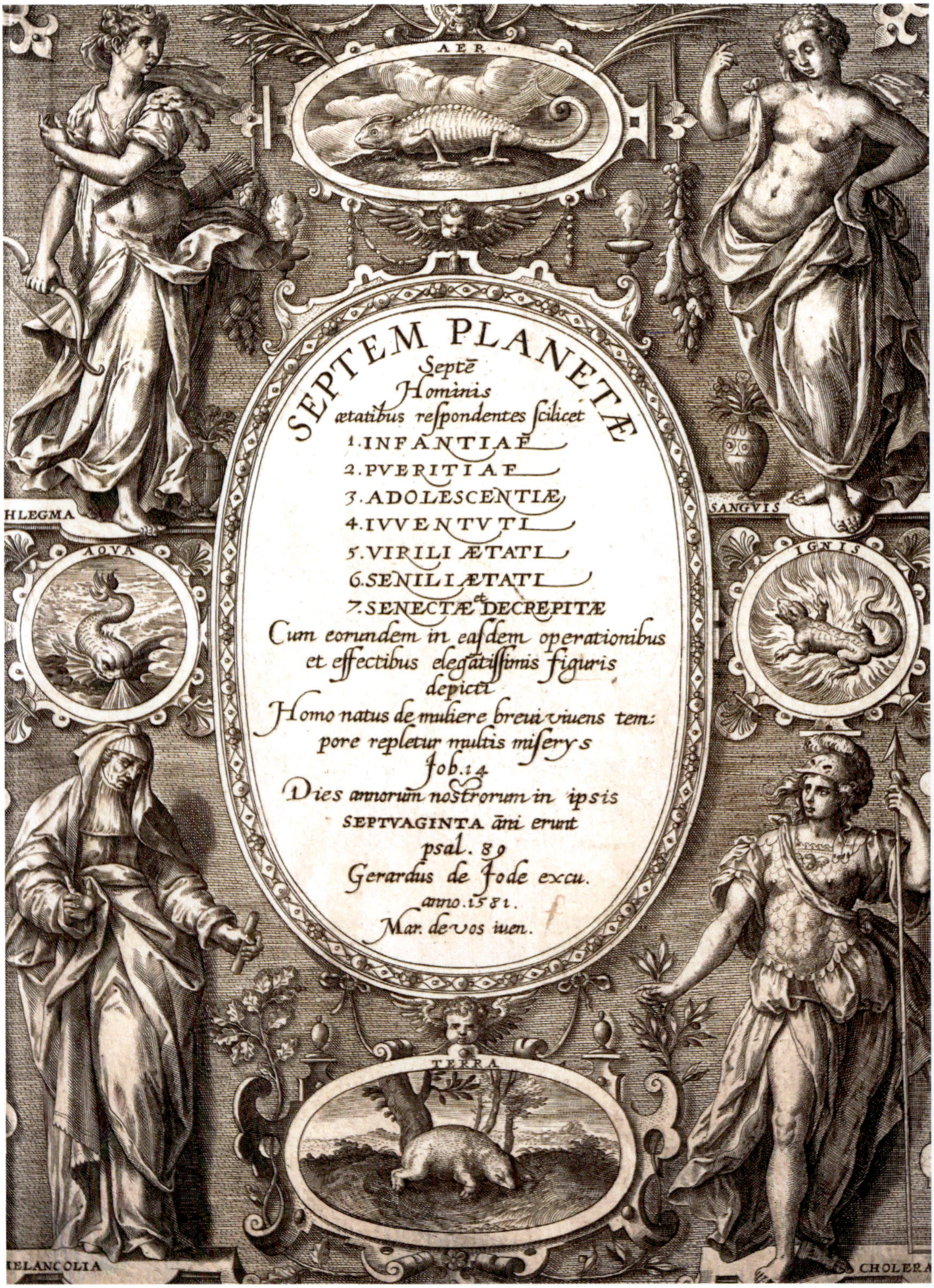

Die vier Elemente in Bezug auf ihre Temperamente und die sieben Lebensalter des Menschen. (Kupferstich, 1581)

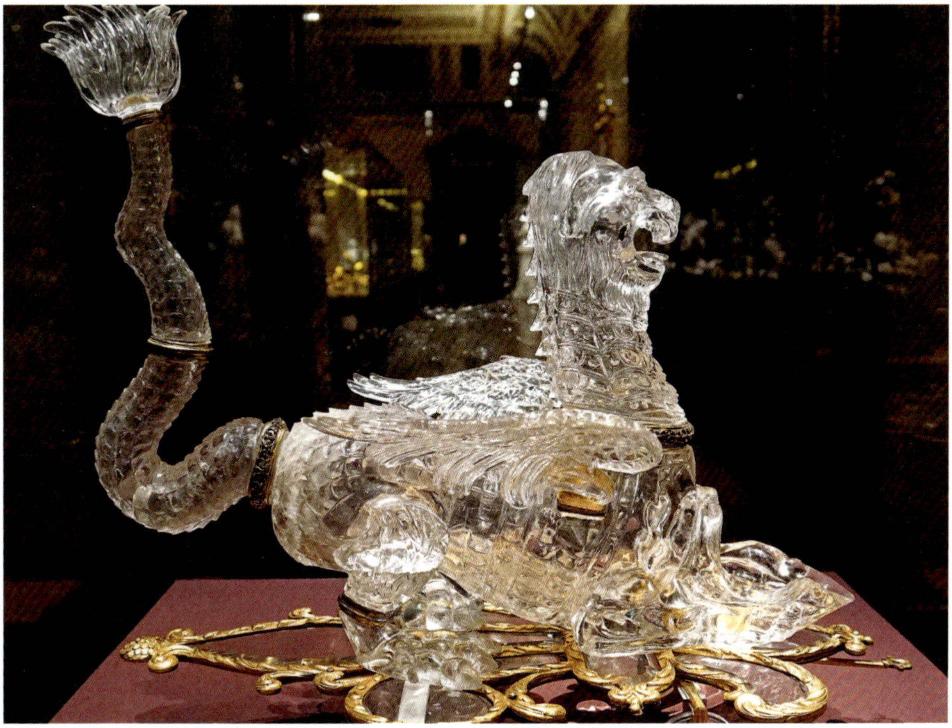

Basilisk aus Bergkristall, 1650.

bekäme demnach eine Silbertherapie, der alte Mensch eine Bleitherapie. Im Kapitel über das Antimon erfahren wir über die Möglichkeit, generell die Transite mit einer Antimontherapie zu begleiten, um den Saturnprozess besser zu verarbeiten. Dies geht auf Paracelsus zurück, der grundsätzlich eine Antimontherapie bei Saturntransiten befürwortete, damit das Herz nicht von Finsternis verschlungen werde (siehe Seite 290). Vor allem aber wirkt das Antimon einer Chronifizierung entgegen.

Um das Krisenhafte in seiner Sinnhaftigkeit zu verstehen, kann man auch an eine Goldtherapie denken, zum Beispiel mit den Geschenken der Heiligen Drei Könige Gold, Weihrauch und Myrrhe. Am besten eignet sich hierfür Myrrha comp. von Weleda.

Der Gegenspieler von Saturn ist Jupiter, dies erzählen uns bereits die Göttermythen. Auch die astrologischen Symbole zeigen dies, beide sind nämlich spiegelverkehrt. Albrecht Dürer verewigte Ähnliches in seinem Bild Melancholia, das Luzifer in seiner saturnalen Gebundenheit an die Materie zeigt. Im Hintergrund sehen wir das magische Quadrat der Vier, das dem Jupiter zugeordnet wird.[80] Somit wäre eine Zinntherapie ein Regulativ bei zu starken Saturnprozessen und natürlich eine Lebertherapie, die grundsätzlich die Lebenskräfte anregt und optimistisch stimmt.

Eine weitere Möglichkeit wäre es, direkt eine Arznei mit einer saturnalen Qualität zu wählen. Hier käme Quarz in Frage, da Silizium eine große Affinität zum Nervensystem hat und bestens geeignet ist, Lebenskrisen besser zu durchleben (am besten ab D12 bis D30 anwenden). Außerdem steht es zusammen mit Zinn in der gleichen

80 Dürer hat es jedoch insofern geändert, als dass er die Zahlen falsch sortierte, um in der untersten Zeile das Entstehungsjahr des Bildes 1514 unterzubringen.

Hauptgruppe des Periodensystems wie Blei. Sollte die saturnale Metamorphose allzu sehr auf das Gemüt drücken und die Lebenskräfte erlahmen lassen, könnte Bleisilikat diese wieder zu neuem Leben erwecken, am besten als Plumbum silicicum D20 von Weleda. Die Kombination der genannten Mittel wäre auch geeignet, eventuelle Erbkrankheiten zu behandeln.

Bleipräparate mit Bezug zum Stoffwechsel

Präparat/Firma	Zusammensetzung	Indikation/ Anwendungsempfehlungen
Betula/Mandragora comp. (Ampullen und Globuli von Wala)	Betula pendula e cortice D3, Filipendula ulmaria D2, Galenit D6, Mandragora D3	Schmerzhafte degenerative und chronisch-entzündliche Erkrankungen des Bewegungsapparates, Arthritis, Arthrose, Muskel- und Gelenkrheumatismus
Cichorium Plumbo cultum D3 oder Rh D3 (Tropfen, Weleda)	Vegetabilisiertes Metall aus Blei und Wegwarte	Chronische Stoffwechselstörungen mit Bezug zu Blut und Milz
Ephiphysis/Plumbum (Ampullen und Globuli von Wala)	Epiphysis bovis D7, Plumbum met. D29	Knochenaufbaustörungen; Osteoporose
Lien/Plumbum (Ampullen, Wala)	Lien bovis D5, Plumbum met. D29	Blutbildveränderungen, Leukämie, Krankheiten mit Milzvergrößerung, Begleitbehandlung bei Polyglobulie, Plasmocytom, Knochenmetastasen
Lobelia comp. (Tropfen, Weleda)	Lobelia inflata D6, Plumbum met. praep. D8, Quercus D4, Veronica off. D4	Bronchialasthma und allergischer Krampfhusten
Plumbum-aceticum N Komplex (Tropfen, Hanosan)	Aloe D1, Camphora D1, Dulcamara Ø, Plumbum aceticum D4	Obstipation
Plumbum D14 (1 Teil), Stannum D14 (2 Teile) (Trituration, Apotheke an der Weleda)	Plumbum met. praep. D14, Stannum met. praep. D14	Allergische Diathese, Nahrungsmittelallergien
Plumbum D14 (2 Teile), Stannum D14 (1 Teil) (Trituration, Apotheke an der Weleda)	Plumbum met. praep. D14, Stannum met. praep. D14	Allergische Diathese, Heuschnupfen, Asthma
Scleron (Tabletten, Weleda)	Plumbum mellitum D12	Beginnende Sklerose, Schwindel, Nebenwirkungen von Arzneimitteln wie Neuroleptika, Alterungserscheinungen, Konzentrationsschwäche

Die Kunst des langen Lebens

Die Behandlung alter Menschen ist eine der wichtigsten therapeutischen Herausforderungen unserer Zeit und wird bei der zunehmenden Lebenserwartung weiter an Bedeutung gewinnen.

Einige der Hauptprobleme in der Geriatrie sind das allgemeine Nachlassen der regenerativen Kräfte, die zunehmende Schwäche der vegetativen Funktionen und der Geistesfähigkeiten sowie eine langsam fortschreitende Degeneration der wichtigen Organprozesse sowie chronische Gelenk- und Gefäßleiden. Der alte Mensch verliert mit den Jahren seine vitalisierende Wärme, die innere Alchemie erlahmt langsam, und es kommt zu einer fortschreitenden Verschlackung und Belastung der inneren Organe, die wiederum die alchemistischen Stoffwechselprozesse weiter schwächt – ein Circulus virtuosus, der zu den typischen Symptomen von Altersleiden führt –, und zum Verlust der inneren Wärme, zu Verhärtung und Erstarrung und somit zu einer Überhöhung saturnaler Formkräfte.

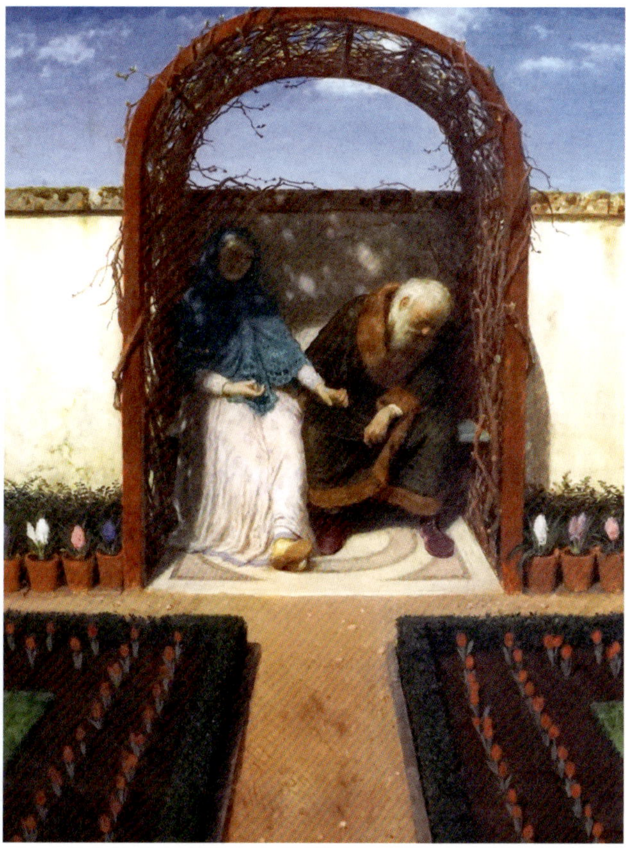

Die gutmütige Seite des Saturns garantiert ein langes Leben. (*In der Gartenlaube* von Arnold Böcklin, 1891)

Zur Behandlung von Altersleiden eignet sich Blei ganz besonders. Als Bleisilikat (Plumbum silicicum) regt es vor allem die Geisteskräfte an. Bleisulfid (Galenit) oder Blei selbst in potenzierter Form und als Metallspiegel von Weleda verwenden wir zur Behandlung sklerotischer Prozesse und Degenerationserscheinungen von Haut, Knochen und Gelenkleiden. Bleikarbonat (Cerussit Trituration D6 von Weleda) ist zudem das Spezifikum bei Osteoporose – hier empfiehlt sich zusätzlich Steirocall N von Steierl. Die Therapie bei Sklerose werden wir im nächsten Kapitel besprechen.

Generell bei Altersleiden sollte man an »Plumbum mellitum« denken. Im Kapitel zur Alchemie der Metalle haben wir die Herstellung kennengelernt (siehe Seite 48). Die Verbindung von Blei mit Honig und Rohrzucker in einem Schmelzprozess in Form einer Bienenwabe macht das »tote« Blei lebendiger und sonnenhafter. So dient es als Vorbild für eine gesunde Alterung; denn eins sollte jedem bewusst sein: Vor dem Alter kann man nicht weglaufen. Die Sanduhr rinnt unerbittlich, da hilft auch kein Liften und kein Botox. Wer Angst hat zu altern, versäumt zudem die Möglichkeiten geistiger Reife und metaphysischer Einsichten, die diese Lebensphase bietet. Aber natürlich ist es sinnvoll, die Lebensqualität im Alter zu stärken.

Weleda liefert Bleihonig als Trituration in D20 (Plumbum mellitum) und als D12 (Scleron Tabletten). Hiermit kann man Alterungserscheinungen allgemein entgegenwirken, vor allem aber einer nachlassenden Geisteskraft. Nebenbei entgiftet es das Nervensystem und die Gewebe, wenn man gerade im Alter einfach zu viele synthetische Arzneimittel bekommt, oder sogar Psychopharmaka, die immer den Stoff-

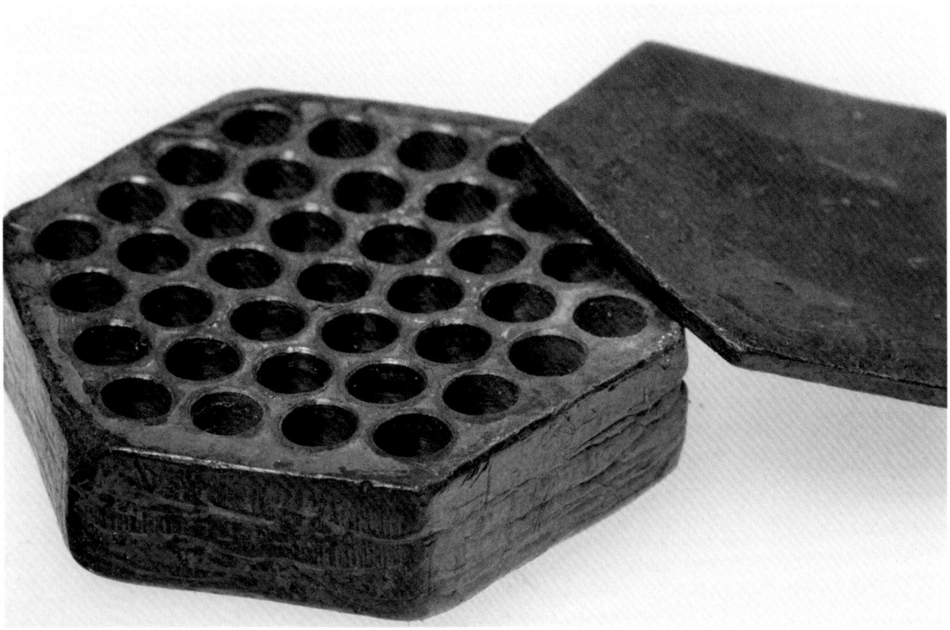

Besondere Zubereitung von Blei, in Form einer Bienenwabe (Formprinzip der Sonne), mit Honig und Rohrzucker zu Plumbum mellitum bei Wala; ähnlich auch bei Weleda – ein bewährtes Mittel, um in Würde zu altern.

wechsel belasten und den Geist lähmen. Auch als Vorbeugung und als Nachsorge bei Apoplex hat sich Bleihonig bewährt.

Wala liefert Bleihonig zudem in verschiedenen Rezepturen, die alle eine regenerierende Wirkung auf Herz, Kreislauf und Nervensystem entfalten, besonders auch in der Nachbehandlung eines Apoplex, beispielsweise Strophanthus/Nicotiana comp. oder Arnica/Plumbum comp. A oder B, beides von Wala (siehe Tabelle Seite 242).

Auch bei chronischen Gelenkleiden ist Blei, neben Zinn, ein wichtiges Mittel. Generell wirkt Blei günstig auf das Knochensystem, aber eben auch einer Austrocknung entgegen, wie sie bei einer Arthrose typisch ist. Hier empfiehlt sich eine Kombination von Zinn, zum Beispiel als Metasymphylen, zusammen mit Blei, zum Beispiel als Betula/Mandragora comp. von Wala.

Typisch sind im Alter auch Nervenschmerzen durch Stoffwechselstörungen, vor allem in der Peripherie. Hier kann Blei schmerzstillend wirken, etwa bei Trigeminusneuralgie, Ischialgie, bei peripheren Neuralgien, auch infolge einer diabetischen Stoffwechsellage, und bei Neuralgien infolge von Infektionen wie Herpes Zoster. Bewährte Blei-Präparate sind hier Gelsemium comp. Tropfen von Hevert oder Ruta Similiaplex Tropfen von Pascoe, und zur Injektion in die schmerzhaften Bereiche Hypal N Balneopharm Ampullen von Hanosan.

Um die Lebenskräfte anzuregen, muss der »innere Alchemist« in seiner Kraft bleiben – hierfür eignen sich Lebenselixiere. Früher waren dies der Theriak, bis heute kennt man aus der Klostermedizin Bitterelixiere zur Anregung der Stoffwechselaktivitäten; geeignete Rezepturen wären das Bitterelixier von Wala, die Amaratropfen von Weleda oder Bitterselect von Dreluso. Die Rezepte bestehen in erster Linie aus Wurzeldrogen wie Engelwurz, Meisterwurz, Enzian oder Kalmus. Die Wurzelwelt ist dem Saturn unterstellt und damit der Pflanzenteil der Wahl zur Begleitung von Blei in der Behandlung von Altersleiden.

Aus der chinesischen Tradition kommt der Ginseng, dessen Wirkstoffe ausgesprochen belebend sind. Er ist ein Adaptogen, das selbst nach langer Anwendung kaum

Nebenwirkungen zeigt. Die in der Ginsengwurzel enthaltenen Ginsenoide sind sehr empfindlich, und daher ist die richtige Verarbeitung hier besonders wichtig. Weitere Inhaltsstoffe sind ätherische Öle, Peptidoglykane sowie Phytosterole und zahlreiche Mineralstoffe, Vitamine und Spurenelemente. Besonders hoch ist der Gehalt in den feinen und kleinen Nebenwurzeln älterer Exemplare. Im Handel ist »weißer« und »roter« Ginseng. Unter weißem Ginseng versteht man die frische Wurzel, die oft geschält und gebleicht wird, wobei es besser ist, dies zu unterlassen, um einen höheren Wirkstoffgehalt zu erzielen. Roter Ginseng wird dagegen nach der Ernte mit Wasserdampf behandelt und anschließend getrocknet; hierbei verändert sich die Farbe, daher der Name. Auf diese Weise ist Ginseng länger haltbar, was früher für einen Transport mit Segelschiffen sicher die Methode der Wahl war. Da aber wesentliche Wirkstoffe verloren gehen, sollte man heute lieber weißen und unbehandelten Ginseng verwenden, wie ihn die Firma Florafarm anbietet.

Das Wirkungsspektrum von Adaptogenen wie Ginseng ist sehr breit, dazu gehören: Erhöhung der Abwehrkraft, Stimulation der Lebenskraft, Anregung der Gedächtnisleistung, Verbesserung der Konzentration, Regulation hormoneller Funktionen, Verbesserung aller vegetativer Funktionen, zum Beispiel Schlaf und Sexualität, Verbesserung der Rekonvaleszenz, Linderung von Beschwerden in den Wechseljahren, Regulation von Stoffwechselleistungen, beispielsweise bei Diabetes, Hepatose, Karzinomerkrankungen – kurzum: Man fühlt sich verjüngt. Ginseng nimmt man am besten wie alle Adaptogene morgens ein.

Ginseng ist nah verwandt mit Efeu, den wir gerne auf Friedhöfen finden und den bereits die Römer als Totenpflanze kannten. Mit seinen schwarzen Früchten und seinen düsteren, gelackten Blättern verwandelt Efeu so manchen Ort in einen Spukplatz. Schaut man genauer hin, sieht man aber die leuchtenden Blattadern und

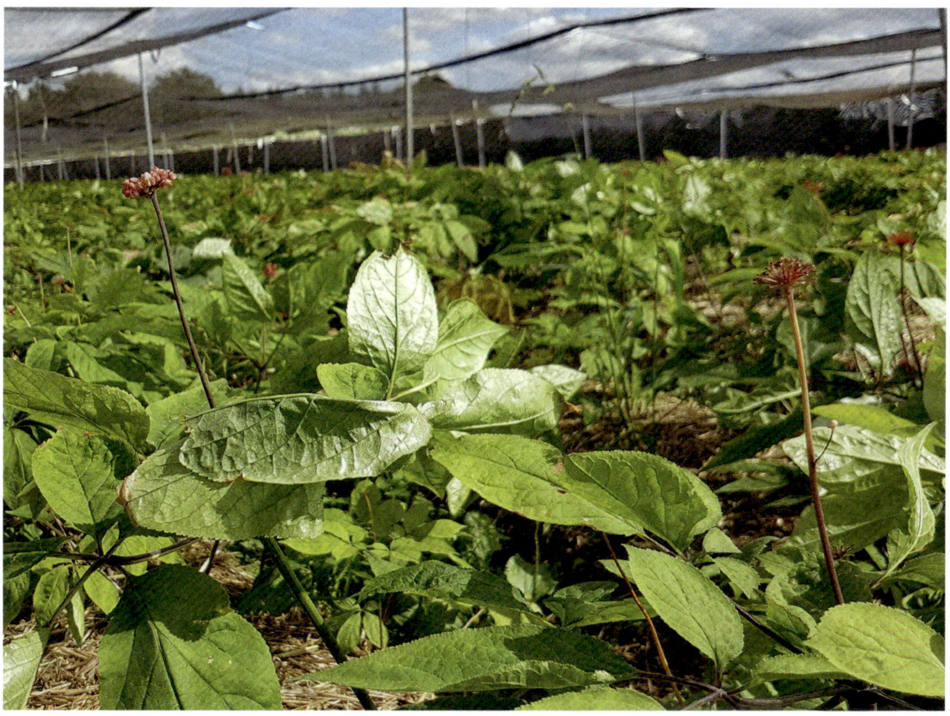

Ginseng ist vielleicht das berühmteste Geriatrikum der Pflanzenwelt. In der Altersheilkunde bevorzugt man Wurzeln von Pflanzen, da die unterirdischen Teile dem Saturn unterstehen. Anbau bei Florafarm in Walsrode.

seine Sehnsucht, zum Licht emporzusteigen. Er ist eine Brücke zwischen den Welten und symbolisiert als immergrüne Pflanze das ewige Leben. Seine Saponine und auch sein Jodgehalt machen ihn zu einem Tonikum – ähnlich wie Ginseng, nur wesentlich günstiger im Preis. Ceres liefert eine gehaltvolle Tinktur.

Saturnale Pflanzen haben wie der Efeu häufig einen besonderen Bezug zur Winterzeit, entweder weil sie dort blühen oder Früchte tragen, oder weil sie immergrün sind. Weitere Ergänzungen zu Blei wären daher die Mistel oder die schwarze Nieswurz.

Bleipräparate mit Bezug zu Herz und Kreislauf

Präparat/Firma	Zusammensetzung	Indikation/ Anwendungsempfehlungen
Arnica/Betula comp. (Tropfen und Ampullen von Weleda)	Arnica D20, Betula Cortex D2, Plumbum mellitum D20	Sklerose, insbesondere Cerebralsklerose
Arnica/Plumbum comp. A (Ampullen und Globuli von Wala)	Arnica D28, Betula pendula e cortice D3, Cerebellum bovis D15, Corpora quadrigemina bovis D15, Hypophysis bovis D15, Iris bovis D15, Medulla oblongata bovis D15, Nervus opticus bovis D15, Plumbum mellitum D28, Retina et Choriodea bovis D15, Thalamus bovis D15	Cerebralsklerose, Arteriosklerose mit Veränderungen der Blutgefäße des Gehirns und des Auges; Status nach Apoplex
Arnica/Plumbum comp. B (Ampullen und Globuli von Wala)	Arnica D28, Betula pendula e cortice D3, Cerebellum bovis D15, Corpora quadrigemina bovis D15, Epiphysis bovis D15, Labyrinthus bovis D15, Medulla oblongata bovis D15, Nervus statoacusticus bovis D15, Plumbum mellitum D28	Cerebralsklerose, Arteriosklerose mit Veränderungen der Blutgefäße des Gehirns und des Innenohrs, Tinnitus, Schwerhörigkeit, Ohrensausen; Status nach Apoplex
Arnica/Plumbum mellitum (Globuli und Ampullen von Wala)	Arnica D29, Plumbum mellitum D29	Gefäßsklerose, cerebrale Durchblutungsstörungen
Aurum/Belladonna comp. (Ampullen und Globuli von Wala)	Belladonna D9, Aurum met. D9, Plumbum mellitum D11	Gefäßsklerose, Hypertonie, Cerebralsklerose
Baryosan (Tabletten, Hanosan)	Arnica D2, Aurum chloratum D2, Barium carbonicum D4, Barium jodatum D4, Kalium jodatum D21, Plumbum aceticum D4, Secale D2	Arteriosklerose, Hypertonie, Schwindelerscheinungen, Migräne
Clauparest spag. Peka N (Tropfen, Pekana)	Arnica spag. D4, Plumbum aceticum D6, Cuprum aceticum D4, Araneus diadematus D9, Ruta graveolens spag. D4, Melilotus off. spag. D4, Mandragora spag. D6, Tabacum D6	Periphere Durchblutungsstörungen mit peripheren Neuropathien; Gefäßkrämpfe

Curare comp. (Tropfen, Hanosan)	Alumina D8, Arsenicum album D2, Causticum D1, Cocculus D1, Curare D8, Gelsemium Ø, Plumbum aceticum D4, Zincum valerianicum D2	Status nach Apoplex – Lähmungen und Krampfzustände, brennende neuralgische Schmerzen, auch mit geistiger Verwirrtheit
Metaginkgo S oder W (Tropfen, meta Fackler)	S: Espeletia D4, Ginkgo D6, Plumbum met. D8, Secale D4, Tabacum D6 W: Espeletia D6, Ginkgo D6, Plumbum met. D9, Secale D4, Tabacum D6	Arteriosklerose, Claudicatio intermittens, Hypertonie mit Sklerose, Schwindel bei Sklerose, Migräneschmerzen, Raynaud-Syndrom – Der Unterschied zwischen S und W ist rein dem Arzneimittelgesetz geschuldet; therapeutisch sind beide gleichwertig, wobei S die übliche Arzneiform ist.
Plumbum Komplex 223 (Tropfen, Nestmann)	Plumbum aceticum D4, Kalium phos. D4, Lavandula D4, Natrium carb. D3, Oleander D3	Status nach Apoplex; Lähmungserscheinungen, spastische Obstipation, auch bei langer Bettlägerigkeit
Regeneratio (Ampullen, Pflüger)	Acidum formicicum D7, Ammi visnaga D3, Asclepias tuberosa D3, Crataegus D5, Glonoinum D7, Plumbum jodatum D9, Cactus grandiflorus D9, Spigelia D7	Stenokardien mit Tendenz zu Sklerose; Regeneration und Nachsorge nach Infarkt
Secale/Bleiglanz comp. (Ampullen und Globuli von Wala)	Arteria poplitea bovis D7, Betula pendula e cortice Ø, Galenit D7, Tabacum D5, Secale D5	Arteriosklerose, Durchblutungsstörungen – auch mit Nervenschmerzen, Raynaud-Syndrom, Claudicatio intermittens
Secale/Retina comp. (Ampullen und Globuli von Wala)	Betula pendula e cortice D2, Galenit D7, Tabacum D5, Retina et Chorioidea bovis D7, Secale D5	Degenerative Veränderungen und Durchblutungsstörungen der Netzhaut
Strophanthus/Nicotiana comp. (Ampullen und Globuli von Wala)	Tabacum D9, Plumbum mellitum D14, Strophanthus D5	Degenerative Herzerkrankungen, Altersherz, Herzenge, Stenokardien, Angina pectoris, auch bei Bradykardie

Vergiftung – Entgiftung

Typisch für das Alter ist das Erlahmen der inneren Alchemie. Die Folgen sind eine Zunahme chronischer Leiden sowie eine zunehmende Trockenheit, eine Abnahme der Lebenswärme und Verhärtung. Was im Alter normal ist, kann durch Ausscheidungsstörungen verstärkt werden. Wenn die Ausscheidung nicht funktioniert, muss der Körper die Stoffe irgendwo ablagern, zum Beispiel als Steine, Sklerose, Gicht und Rheuma. Natürlich wird auch die Ausscheidung mit dem Alter schwächer, wir bewegen uns also immer noch in physiologischen Größenordnungen.

Doch bereits Paracelsus beklagte die Unart, die Ausscheidung durch Arzneigaben zu unterdrücken, besonders bei Hautleiden. Denn dann wird der Alchemist nicht nur schwach, sondern auch noch blind. Heute ist eine Unterdrückungstherapie durch Cortison, Antimykotika oder Antibiotika an der Tagesordnung. Eine der Folgen ist die zunehmende Chronifizierung von Leiden bereits in jüngeren Altersgruppen; auch Allergien, Autoimmunleiden, ständige Rezidive, eine allgemeine Lähmung des Stoffwechsels, bis hin zu einer Krebslatenz (Neigung zu Krebs) gehören dazu. Es sind

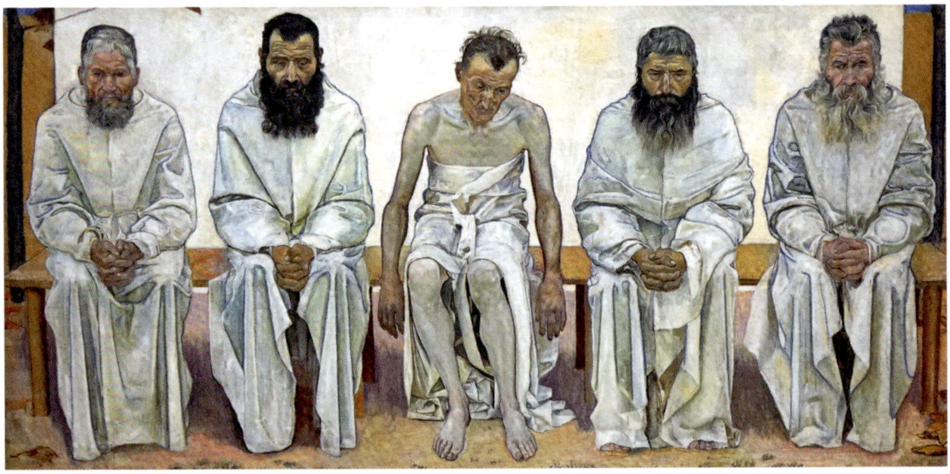

Von Saturn gezeichnet: *Die Lebensmüden* von Ferdinand Hodler, 1892.

alles Krankheitsbilder, die so früher nicht bekannt waren, vor allem nicht in dem Ausmaß. Inzwischen gehört die Arzneitherapie mit chemischen Präparaten sogar zu den häufigsten Todesursachen in Deutschland, Tendenz steigend. Als ob damit das Fass nicht schon voll genug wäre, kommen heute noch Tausende von Umweltgiften dazu (meistens von denselben Firmen, die auch synthetische Arzneien herstellen), von denen viele eine lebensfeindliche Wirkung ausüben und die allgemeinen Gesundheitsprobleme dramatisch verstärken; hierzu gehören Weichmacher, Pestizide, Insektizide, Farbstoffe, Impfverstärker, Dioxine, radioaktive Substanzen oder Schwermetalle wie Arsen, Antimon, Quecksilber und eben auch Blei. Aufgrund der ähnlichen Wirksamkeit kann man sämtliche Umweltgifte allgemein dem Saturn zusprechen.

Wie eingangs schon erwähnt, kennt man die Giftwirkung von Blei unter dem Begriff »Saturnismus« schon lange. Bereits in der Antike gab es massive Vergiftungen wegen der Auskleidung der Wasserrohre mit Blei und dem Zusatz von Bleizucker in Wein. Dies ist jedoch nichts im Vergleich zu den letzten hundert Jahren, seit man Blei als Antiklopfmittel in Benzin verwendet hat.

Es kommt im Laufe der Vergiftung zu einer Anämie mit aschfahler Gesichtsfarbe, faltiger und schmutzig-gelblicher Haut. Die Leber wird weitgehend geschädigt. Nephritis und Nephrosklerose, aber auch kolikartige Schmerzen, heftige Neuralgien, Parästhesien und Obstipation sind weitere Folgen. Als Gift lagert sich Blei vor allem im Knochen ab, der wie das Metall selbst dem Saturn zugeordnet wird. Blei schädigt die Zellstruktur, das Nervengewebe und die Gefäßwände und führt zur Sklerose mit einer parallel auftretenden Hypertonie. Auch Abmagerung, Haarausfall, lockere und ausfallende Zähne sowie Lähmungen gehören zum Vergiftungsbild. Gleichzeitig sind die Betroffenen sehr apathisch, missmutig und melancholisch, also ganz in einer saturnalen geistigen Erstarrung gefangen. Man kann die Auswirkungen einer Bleivergiftung letztendlich auf vier Begriffe zusammenfassen: Demenz – Sklerose – Unfruchtbarkeit – Krebs. Der Bleigehalt in der Luft hat inzwischen zwar erheblich abgenommen, dank der neuen Zusatzstoffe für Treibstoffe. Blei ist jedoch nicht so einfach verschwunden, es persistiert in der Umwelt und im Körper als Depotgift und wird somit auch zukünftige Generationen schädigen – abgesehen davon, dass seine unheilbringenden Geschwister ja nicht aus der Welt sind, ganz im Gegenteil.

In homöopathischer Form wird Blei zu einem wichtigen Entgiftungsmittel – am besten in mittleren Potenzen. Es wirkt regenerierend auf geschädigte Gewebe und das Blut und auch antisklerotisch. Es fördert die Gedächtnisleistung und verbessert den Hirnstoffwechsel. Weitere saturnale Mittel ergänzen das Blei. Hierzu gehört zunächst der Quarz mit seiner Wirkung auf Nerven und Gewebe (Quarz D12). Auch Antimon passt hierher – das Mittel Kalium aceticum comp. von Weleda wirkt betont auf das Blut, wenn Umweltgifte hier zu Störungen führen (siehe auch Seite 274). Alles, was der Milz dient, wirkt verjüngend auf das Blut und hilft bei Immunschwäche – hier eignet sich Phönix Plumbum spag. Tropfen von Phönix Laboratorium. Von Wala gibt es noch das Mittel Lien comp. (Ampullen und Globuli), und als pflanzliche Begleiter sind wichtig: Wegwarte, Odermennig, Klette, Löwenzahn, Milzkraut, Löffelkraut oder Braunwurz (zum Beispiel als Teedrogen). Wegwarte gibt es auch als vegetabilisiertes Metall von Weleda mit Zinn oder mit Blei, die beide für eine Ausleitung in Frage kommen (mit Zinn: Cichorium Stanno cultum – mit Bezug zur Leber – und Cichorium Plumbo cultum – mit Bezug zur Milz), beide als Tropfen von Weleda, beispielsweise in D2).

Aus der Homöopathie wirkt besonders Arsen ausleitend und zellstabilisierend (D8 bis 12) – enthalten in Lymphdiaral Basistropfen und Tabletten von Pascoe zur Entgiftung über die Lymphe. Arsen wird ergänzt durch wehrhafte Pflanzen wie Rose, Weißdorn, Schlehe, Taigawurzel oder Brennnessel. Der gefleckte Schierling (Conium maculatum) ergänzt Arsen auf der körperlichen und seelischen Ebene. Er wirkt als Lymphmittel stabilisierend auf das Immunsystem und einer Kanzerose entgegen. Als Psychotherapeutikum ist Arsen das Mittel für die Hoffnungslosigkeit gepaart mit trostloser Erschöpfung. Conium hat sich bei Einsamkeit und Trauer durch den Verlust lieber Mitmenschen bewährt – in Altersheimen sieht man den typischen Coniumpatienten still und einsam auf seine Liebsten warten, die aber nicht mehr kommen werden, entweder weil sie verstorben sind oder weil sie einen vergessen haben.

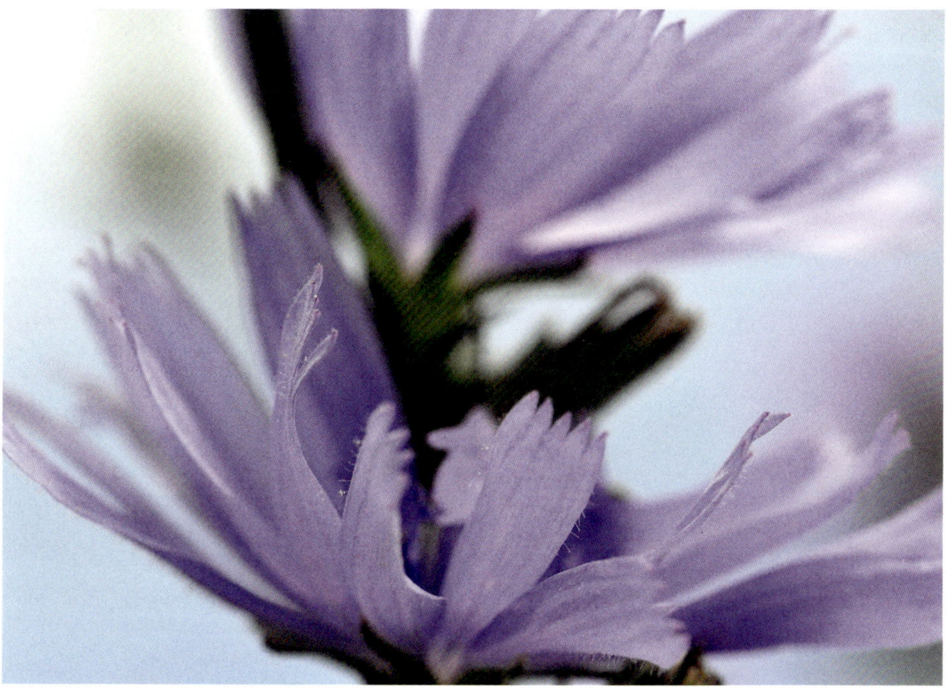

Die Wegwarte ist ein Sinnbild für die Sehnsucht nach Erlösung und für die Geduld. Sie wird für chronische Leber- und Milzleiden verwendet.

Tartarus der Gefäße – die Sklerose

Der saturnale Prozess geht mit Austrocknung, Verhärtung und Ablagerung einher – im Gefäßsystem sind dies sklerotische Veränderungen, nach den Vorstellungen des Paracelsus könnte man dies auch den »Tartarus der Gefäße« nennen.

Chronische Herz- und Gefäßleiden sind für ein fortgeschrittenes Alter typisch und stehen heute immer noch an erster Stelle der Todesursachen. Allerdings läuft das Karzinom dem Herztod so langsam den Rang ab.

Noch Ende des 19. Jahrhunderts waren vor allem Seuchen, Hunger und Kriege die primären Todesursachen, doch mit der zunehmenden Lebenserwartung und der Belastung durch Stress, durch Bewegungsmangel, Ernährungssünden (zum Beispiel Fast-Food) und exogene Toxine sind es inzwischen Gefäßleiden und die damit zusammenhängenden Krankheitsbilder, wie beispielsweise das Nachlassen der Geisteskräfte bei einer Cerebralsklerose. Generell lässt sich auch die dramatische Zunahme von Demenzerkrankungen auf Umweltgifte wie Blei und Aluminium zurückführen.

Schon Paracelsus wies darauf hin, dass man chronische Krankheiten dieser Art am besten mit mineralischen Arzneimitteln behandeln sollte. Mineralien sind auch die Kardinalmittel bei tartarischen Erkrankungen, weil diese grundsätzlich einen chronischen Verlauf und einen mineralisierenden Charakter haben. Blei als Homöopathikum ist hier ein Arkanum im Sinne des Paracelsus.

In potenzierter Form ist Blei »die große Droge für allgemein sklerotische Zustände« (vgl. Boericke, S. 616). Die Hauptanwendungsgebiete von Blei sind chronische Herz-Kreislauf-Krankheiten, Hypertonie, Claudicatio intermittens, Cerebralsklerose und koronare Durchblutungsstörungen. Auch bei Status nach Apoplex und bei Hemiplegie sollte man an Blei denken. Was als Gift die Gefäße schädigt, kann potenziert helfen. »In erster Linie hat sich Blei als ein selektives Gefäßgift erwiesen mit Schädigung der Gefäßendothelien durch Zellatmungsblock infolge seiner starken Reduktionswirkung und dadurch bedingten Verfettung und Sklerotisierung der Gefäße. (...) Die Gefäßschädigungen beginnen mit Angiospasmen der terminalen Strombahn, die zur Ischämie, Endarteritis und Sklerose führen. Diesen Störungen parallellaufend kommt es zu progredienter Blutdrucksteigerung.« (Stübler/Krug, S. 847) Auch die Nephrosklerose gehört zum Vergiftungsbild von Blei, und infolge der massiven Durchblutungsstörungen kommt es auch zu Nervenschädigungen. »Hartnäckig und therapeutisch fast unzugänglich sind die Nervenschädigungen – mit Neuralgien, Parästhesien, Sensibilitätsdefekten, trophischen und Motilitätsstörun-

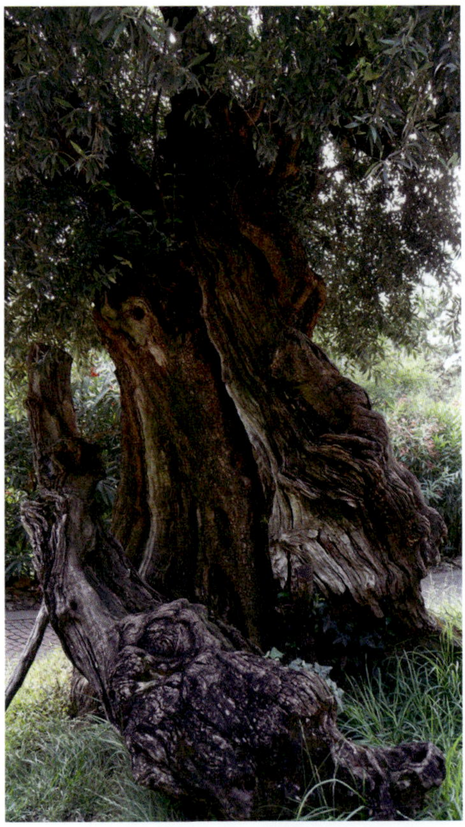

Uralter Olivenbaum in Meran. Kaum ein anderer Baum zeigt mehr den Saturn. Seine Blätter gelten als antisklerotisch und das Kochen mit Olivenöl als lebensverlängernd.

gen beginnend, kommt es schließlich zu radiculären Degenerationen mit anschließender irreversibler Lähmung.« (Stübler/Krug, S. 848) Typisch für chronische Vergiftungen sind Schäden des Zentralnervensystems, Cerebralsklerose, amyotrophische Lateralsklerose, Multiple Sklerose, Aborte, Missbildungen und Totgeburten. Überhaupt führt eine Bleivergiftung zu einer Unterfunktion der Keimdrüsen und damit zu Unfruchtbarkeit. Ebenfalls typisch sind Krämpfe, Zittern, Schlaflosigkeit, Mattigkeit, Abmagerung und Kachexie. Bei Karl Stauffer (siehe Literaturverzeichnis) findet man Blei als Hauptmittel bei sich schleichend entwickelnden und fortschreitenden degenerativen Prozessen.

Je weiter fortgeschritten solche Prozesse sind, desto weniger lassen sie sich noch beeinflussen. Grundsätzlich braucht es vom Therapeuten Konsequenz und vom Patienten Geduld für einen therapeutischen Erfolg. Leider werden Patienten in der Leitlinienmedizin über Jahre nur symptomatisch behandelt, sodass wesentliche Möglichkeiten der Behandlung weitgehend ungenutzt bleiben. Bei einer konstitutionellen und/oder familiären Neigung zu Sklerose und auch bei Bluthochdruck und bei anderen Vorzeichen sollte man bereits eine Anwendung von Bleipräparaten überlegen, spätestens ab dem 50 Lebensjahr kann man generell daran denken. Unter den Bleipräparaten zur Prophylaxe ist besonders der Bleihonig zu empfehlen, den Weleda unter der Bezeichnung Scleron auf dem Markt hat. An anderer Stelle haben wir das Mittel schon mehrfach erwähnt (siehe auch Seite 240) – zur Prophylaxe und allgemeinen Regeneration genügt 1 Tablette täglich über 7 Wochen, dann eine größere Pause einlegen, und wieder 7 Wochen nehmen, das Ganze ein- bis zweimal im Jahr. Abgesehen davon gehört eine Entgiftungskur mit Heilpflanzen wie Knoblauch oder Bärlauch, wie auf Seite 107 beschrieben, zu den besten prophylaktischen Maßnahmen überhaupt.

Praxistipp: Jungbrunnen für die Gefäße

Das Therapiekonzept wirkt antisklerotisch; es sollte eine kurmäßige Anwendung über längere Zeit erfolgen; nach 7 Wochen sollten 2 Wochen Pause gemacht werden, danach die Kur wiederholen.

- Metaginkgo S Tropfen (meta Fackler), 3-mal täglich 15 bis 20 Tropfen – ein Bleipräparat mit antisklerotischer Wirkung
- Zusätzlich Oxacant mono Tropfen (Gustav Klein), 3-mal täglich 20 Tropfen – Weißdornpräparat zur Verbesserung des Herzstoffwechsels
- Zusätzlich Scleron Tabletten (Weleda), morgens und abends 1 Tablette auf der Zunge zergehen lassen – Bleihonig mit antisklerotischer Wirkung
- Eventuell noch als Ergänzung: Olivenblattextrakt (zum Beispiel von Vitamintrend 1000 mg; enthält 200 mg Oleuropein), 1 Tablette täglich – Olivenblätter mit antisklerotischer Wirkung
- Ergänzend empfiehlt sich eine Teemischung aus: Waldmeisterkraut (2 Teile), Wegwartenwurzel (1 Teil), Mistelkraut (2 Teile), Ginkgoblätter (2 Teile), Lavendelblüten (1 Teil), Johanniskraut (2 Teile); als Infus zubereiten und mehrere Tassen täglich trinken

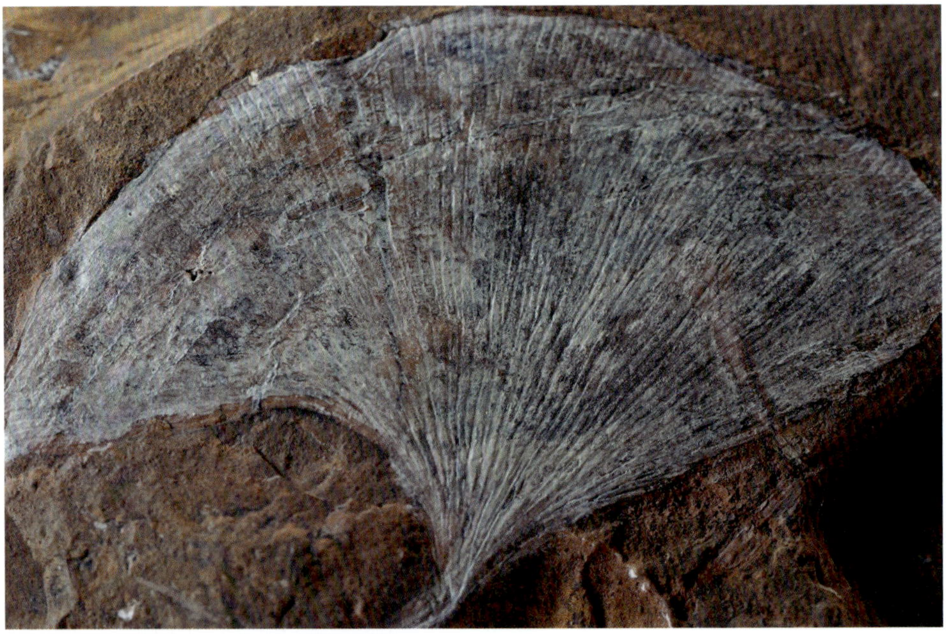

Versteinertes Ginkgoblatt, etwa sechzig Millionen Jahre alt.

Eine goldene Kette saturnaler Arzneien – Metaginkgo S/W

Zur Behandlung sklerotischer Erscheinungen hat sich das Präparat Metaginkgo[81] bewährt. Es ist ein gutes Beispiel für ein synergistisches Rezept auf der Basis von Signaturen, astromedizinischen Überlegungen und aus Erfahrungswissen, weshalb es hier ausführlich gewürdigt werden soll. – Solche Rezepte nennt man auch »goldene Ketten«, weil die Bestandteile einer gemeinsamen hermetischen Idee unterstehen. Als Dosis empfiehlt sich mehrmals täglich eine Gabe von bis zu 20 Tropfen. Der Vollständigkeit halber sei erwähnt, dass es von Wala ein ähnlich zusammengesetztes Rezept gibt, als Globuli und Ampullenpräparat, allerdings ohne Espeletia und anstatt Ginkgo mit Birke (Secale/Bleiganz comp.).

Wie der Name schon vermuten lässt, ist neben Blei ein weiterer Bestandteil der Arznei der Tempelbaum Ginkgo. In Asien verehrt man Ginkgo als Symbol für Hoffnung, langes Leben und Fruchtbarkeit. Ginkgo ist ein ausgesprochen robuster Baum, ohne große Schädlinge. Er verträgt Umweltgifte gut, auch klimatisch gesehen ist er sehr anpassungsfähig. In Hiroshima überlebte ein Exemplar nur 800 Meter vom Zentrum der Explosion und entwickelte bereits im nächsten Jahr neue Triebe. Erdgeschichtlich ist er sehr alt, etwa dreihundert Millionen Jahre, und damit ein Relikt aus den Tagen der Dinosaurier. Astrologisch zeigt dies eine Verbindung zu Saturn, während die lichten Blätter die Kräfte von Venus und Sonne anzeigen. In Asien kennt man Ginkgo als unverzichtbares Lebenselixier und als Heilmittel bei Asthma, Nervosität, Tinnitus, Herzstechen und Bluthochdruck. Inzwi-

81 meta Fackler liefert das Mittel einmal als Metaginkgo S und als W, der Unterschied ist marginal und allein den Apothekengesetzen geschuldet, die es Firmen zunehmend schwer machen, überhaupt noch Präparate auf dem Markt zu halten. Im Prinzip ist es egal, welches Mittel man nimmt, aber S ist in der Dosis etwas intensiver und damit das Mittel der Wahl.

schen haben zahlreiche wissenschaftliche Studien die Heilwirkung bestätigen können. Wirkstoffe sind vor allem Flavonoide und Diterpene, sogenannte »Ginkgolide« mit aktivierenden Eigenschaften auf die Gefäße. Ginkgo regt die Durchblutung an und steigert die Hirnleistung. Anwendungsgebiete sind vor allem Demenz, andere Störungen der Gedächtnisleistung, des Lernvermögens, der Aufmerksamkeits- und Konzentrationsfähigkeit, er wird verwendet für eine verbesserte Bewegungskoordination sowie bei depressiver Verstimmung, Hör- und Sehstörungen. Weitere Indikationen sind periphere arterielle Durchblutungsstörungen, gefäßbedingter Schwindel und Ohrgeräusche (Otosklerose).

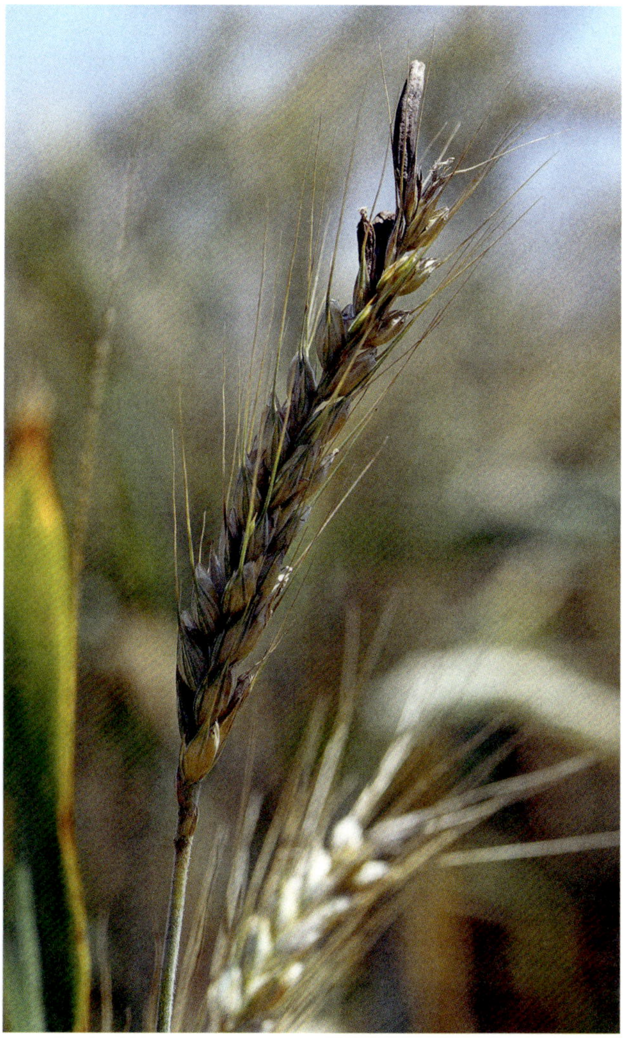

Der giftige Mutterkorn-Pilz ergänzt Blei in der Behandlung von Durchblutungsstörungen.

Ein weiterer Bestandteil von Metaginkgo ist die Mönchspflanze (Espeletia grandiflora). Die bizarr anmutende Pflanze aus der Familie der Asteraceen (Korbblütler) findet man in den Hochlagen Südamerikas, zum Beispiel in Venezuela und Kolumbien, auf über 3000 Metern Höhe. Man kann sich kaum vorstellen, dass an einem solchen extremen Standort, mit viel Frost und einer enormen UV-Strahlung, Leben überhaupt noch möglich ist. Das Geheimnis ist die besondere Wurzelausbildung der Mönchspflanze, die als Wasserspeicher dient, während die abgestorbenen Pflanzenteile einen schützenden Mantel bilden. Einige der knapp hundert Vertreter der Gattung Espeletia können zwischen 2 und 5 Meter Höhe erreichen, und auch ein Alter von bis zu hundert Jahren wird diskutiert. Die gelbe Blüte der Mönchspflanze erinnert an Alant, die Blütezeit im Oktober und November beträgt bis zu hundert Tage. Astrologisch deuten die Signaturen vor allem auf Saturn (Standort, Alter) und Sonne (Farbe, Harzbildung) hin. Als Wirkstoff fand man vor allem Grandiflorensäure (Diterpen), die die Durchblutung fördert. Wilhelm Schwabe vergleicht die Wirkung mit der von Ginkgo bei peripheren und cerebralen Durchblutungsstörungen. Im Arzneimittelbild sind folgende Indikationen aufgeführt: Altersmittel und vorzeitiges Altern mit Mangel an Lebenswärme, Zittern und nachlassenden Geistesfunktionen wie schwierige Konzentration, Sprechfehler, Benutzen falscher Worte. Abgestumpft, traurig und schlaflos, speziell nach Mitternacht und daraus resultierende bleierne Müdigkeit am Vormittag; Bluthochdruck. Anders gesagt: Die Wirkung von Espeletia gleicht dem Blei bis aufs Haar genau!

In der Sklerosetherapie ist Mutterkorn (Secale cornutum) ein oft verwendetes Mittel und eine gute Ergänzung zu Blei, da es ein sehr ähnliches Wirkspektrum wie das Saturnmetall hat (es ist ebenfalls Bestandteil von Secale/Bleiglanz comp. von Wala).

Überhaupt sind die idealen Ergänzungsmittel zu Blei Giftpflanzen.[82] Mutterkorn kommt als Pilz vor allem auf Roggen und auf anderen Getreidearten vor. Er wird wegen der Giftigkeit und seines düsteren Aussehens ebenfalls dem Saturn unterstellt. Verseuchtes Getreide führte in der Vergangenheit oft zu epidemisch auftretenden Massenvergiftungen, die man früher als Ignis sacer (Heiliges Feuer) bezeichnete und heute »Ergotismus« nennt. Ein weiterer Name ist »Antoniusfeuer« – der heilige Antonius galt als Schutzpatron, und der Orden der Antoniter kümmerte sich besonders intensiv um Erkrankte – berühmt ist hierzu der Isenheimer Altar, auf dem zahlreiche Pflanzen abgebildet sind, die man gegen das Antoniusfeuer einsetzte.

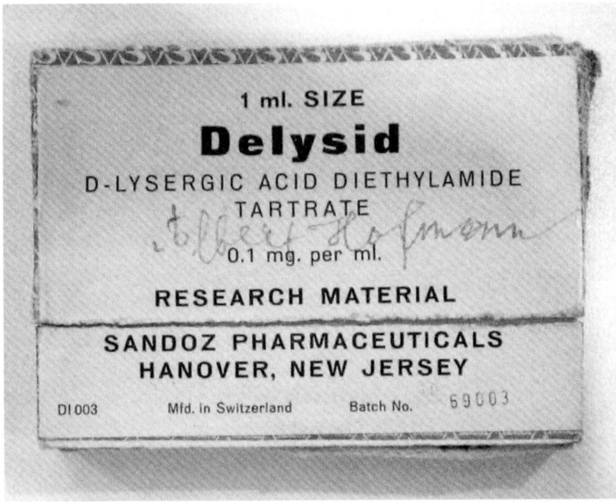

Aus Mutterkorn extrahierte Albert Hofmann den Wirkstoff Lysergsäurediäthylamid, kurz: LSD.

Mutterkorn enthält Alkaloide mit einer stark toxischen Wirkung. Das Vergiftungsbild zeigt eine primäre Wirkung auf das Gefäß- und Nervensystem. Die Ernährung der Gefäßwände wird geschädigt und es kommt durch die vasokonstriktorische Wirkung zu erheblichen arteriellen Durchblutungsstörungen mit Missempfindungen und einer gangränösen Entartung. Der Betroffene »verfault« regelrecht unter erheblichen, brennenden Schmerzen (vgl. Arzneimittelbild von Arsen). Weitere Vergiftungssymptome sind: Erbrechen, Missempfindungen wie Taubheit oder »Ameisenlaufen«, Schwindel, schmerzhafte Krämpfe, zentralnervöse Störungen, psychische Veränderungen bis zu Psychosen mit heftigen Halluzinationen (vgl. Frohne-Pfänder, S. 194).

Ein weiterer Hauptangriffspunkt von Secale ist die Gebärmutter – daher auch der Name Mutterkorn. Zubereitungen wurden in gynäkologischen und geburtshilflichen Fällen bei Blutungen, klimakterischen Blutungen, Menorrhagien und Metrorrhagien vor und bei Aborten verwendet (vgl. Jänicke, Grünwald, Brendler, S. 374).

Die Hauptanwendungsgebiete von Mutterkorn liegen jedoch in der Behandlung von Durchblutungsstörungen und psychischen Leiden. Secale ist ein wichtiges Mittel bei Herzneurose, Angina pectoris, Stenokardien, Tachykardie, Hypertonie und bei sklerotischen Prozessen. Karl Stauffer beschreibt den Secaletyp als melancholisch, traurig, voller Angst mit verrücktem Gebaren bis zum Wahnsinn. Er wirke elend und sei eher hager, blass und eingefallen. Es komme zu Abmagerung trotz guten Appetits mit heftigem Brennen in den Verdauungsorganen – auch hier sehen wir wieder die verblüffenden Ähnlichkeiten zum Arzneimittelbild von Blei. Außerdem leidet der Patient unter erheblichen Schlafstörungen. Diese findet man nicht nur gehäuft bei alten Menschen, sondern auch zum Beispiel bei Süchtigen. In der Entzugstherapie von starken Suchtstoffen wie Nikotin oder Morphinen etc. sollte man auf jeden Fall auch an Secale denken.

Mutterkorn hat in jedem Fall eine extreme Wirkung auf den Geist. Wahrscheinlich verwendete man es in der Antike zusammen mit anderen berauschenden Substanzen während der Initiationsriten zu

82 Schierling wäre eine weitere Pflanze, die man mit dieser Fertigarznei zusammen anwenden könnte, wenn auch Schwindel mit der Sklerose einhergeht. Man denke an Conium D12.

Ehren der Göttin Demeter in Eleusis. Albert Hofmann extrahierte in den Dreißigerjahren des 20. Jahrhunderts den Wirkstoff aus Mutterkorn und verwandelte ihn in eine Substanz namens Lysergsäurediäthylamid, kurz LSD genannt. Ab 1949 gab es das Präparat Delysid (LSD 25) als Medikament zur wissenschaftlichen Erprobung; als Indikationen wurden genannt: a) »Zur seelischen Auflockerung bei analytischer Psychotherapie besonders bei Angst- und Zwangsneurosen; b) Delysid vermittelt dem Arzt im Selbstversuch einen Einblick in die Ideenwelt des Geisteskranken.« Die Erfolge waren phänomenal. Die repressive Drogenpolitik, vor allem in den USA, führte aber schließlich weltweit zum Verbot von LSD, das bis heute anhält und jede weitere Forschung zum Wohle der Menschen nahezu unmöglich macht.

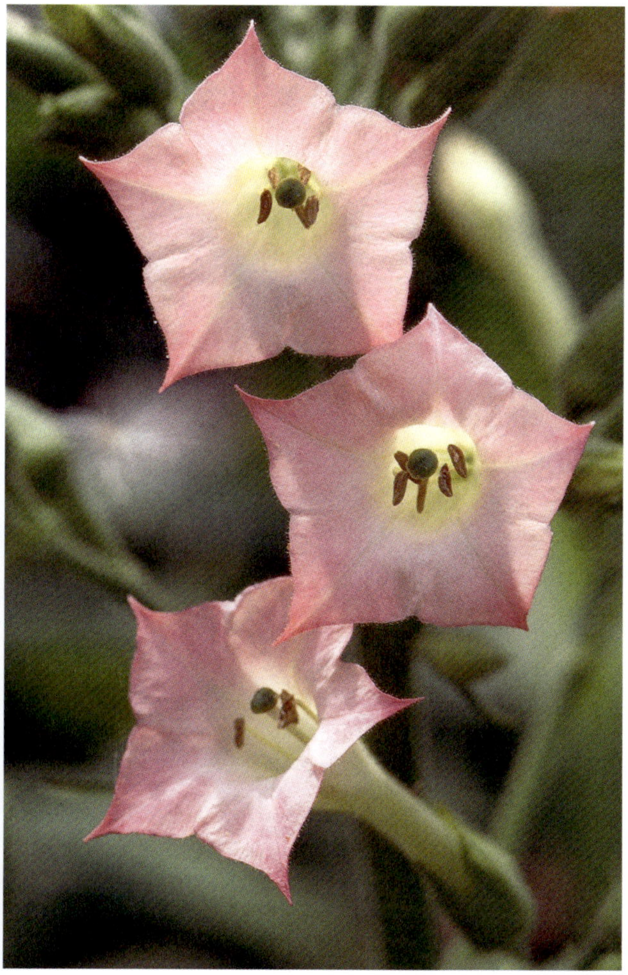

Tabak gehört zu den Schamanenpflanzen, um in die Geisterwelt zu wirken. Es unterstützt Blei in der Therapie von Gefäßleiden.

Es ist schon bemerkenswert, dass Metaginkgo neben Mutterkorn noch eine weitere Substanz enthält, die man im Volk als heiliges oder magisches Mittel kennt. Dies ist wahrscheinlich »Zufall«, aber auch ein Hinweis darauf, wie sehr der saturnal geplagte Mensch den Kontakt zu den höheren Mächten verloren hat oder diese fürchtet. In Mittel- und Südamerika ist Tabak die wichtigste und meistbenutzte Schamanenpflanze überhaupt (auch Tabak ist Bestandteil in dem Präparat Secale/Bleiglanz comp. von Wala).

Im alten Mesoamerika wurde der Tabak als »Pflanze der Götter« religiös verehrt. Mit seiner Hilfe versetzten sich die Priester in einen Rausch, der ihnen den Kontakt zur Welt der Götter eröffnete; und er diente ihnen als Opfergabe an die Erde und als Rauchopfer. Schamanen verwenden Tabak vor allem während Heilritualen bei Seelenverlust, als magischen Schutz vor bösen Zauberern und Geistern, zur Diagnose, aber auch zur Vertreibung von Krankheitsgeistern. Tabak ist die einzige alte, heilige Pflanze, die heutzutage überall auf der Welt legal erhältlich ist (vgl. Rätsch, S. 384).

Die prachtvolle einjährige Pflanze mit ihren zartrosa Blüten lässt kaum erahnen, welches zerstörerische Potenzial in ihr steckt, wenn man ihr nicht den gebührenden Respekt zollt, sondern sie als Genussmittel missbraucht. Reibt man jedoch an den Blättern, dann zeigt der dumpfe, stechende, schweißige Duft aber an, dass man vorsichtig sein sollte. Das Nachtschattengewächs enthält unter anderem das giftige Alkaloid Nikotin. Astrologisch ordnet man es Venus und Saturn zu. Tabak hat in kleinen Dosen eine anregende, stimulierende, das Hungergefühl unterdrückende Wirkung, er steigert den Blutdruck, den Tonus und die Motilität im Verdauungsbereich. In höheren Dosen kommt es leicht zu Übelkeit, Erbrechen, Durchfall, Blutleere, Schwindel, die auf eine blutdrucksenkende und tonusvermindernde Wirkung im Magen-Darm zurückzuführen sind. Bei hohen Dosierungen kann es zu Delirien mit Halluzinationen, aber auch zum Tod durch Atemlähmung kommen.

Notorische Raucher kennen den Begriff »Nikotinkater« aus eigener Erfahrung; dieser gleicht einer Vergiftung mit Schwermetallen: drückender Kopfschmerz, Schlaflosigkeit, Schwindel, Übelkeit, Sodbrennen, Magenbrennen, Blähungen, Verdrossenheit, Missmut, gedrückte Stimmung. Man fühlt sich vergesslich, verwirrt, unfähig zu einem klaren Gedanken oder zu geistigen Arbeiten. In vielen Bereichen findet man ähnliche Symptome bei Arsen und Blei, die beide ideale Ergänzungsmittel sind, während Cuprum metallicum (Kupfer), Nux vomica (Brechnuss) und Convallaria majalis (Maiglöckchen) Gegenmittel bei bösen Folgen des Tabakgebrauchs sind (ab D6). In der Homöopathie verwendet man Tabak als Mittel bei Übelkeit, bei der man sich sterbenselend fühlt (Ergänzungsmittel sind Cuprum metallicum und Arsen), ferner bei Kreislaufkollaps mit Schwindel, kaltem Schweiß, Pulsanomalien, Blässe und Herzsensationen, zum Beispiel Stiche, Krämpfe oder Tachykardie mit Extrasystolen. Tabacum ist wie Veratrum album ein Notfallmittel bei Kreislauf-Schock! Starke Gesundheitsschäden wie Krebs und Gefäßschäden gelten als Folgen bei chronischem Missbrauch, doch liegt auch die Vermutung nahe, dass diese hauptsächlich eine Folge der chemischen Zusatzstoffe der Tabakindustrie sind.

Praxistipp: Sonnenschein an trüben Tagen

Das Konzept besteht aus saturnalen Arzneien in potenzierter Form zur Behandlung einer depressiven Stimmungslage, aber auch aus sonnenhaften und lunaren Mitteln zur Gegenregulation. Die Anwendung sollte kurmäßig für einige Wochen erfolgen, nach einer längeren Pause sollte man sie eventuell wiederholen.

Eine Mischung aus:

- Conium maculatum D12
- Crocus sativus spag. Ø
- Helleborus niger D6
- Plumbum metallicum D12
- Vinca minor D4

Jeweils 20 Milliliter von Spagyra über die Apotheke mischen lassen (siehe Seite 292). 3-mal täglich 15 Tropfen einnehmen.

Zusätzlich kann man bei Bedarf noch einnehmen:

- Olibanum comp. Tropfen von Weleda, morgens und mittags 10 Tropfen, für eine vertiefte Erkenntnis der biografischen Prozesse und zur Aufhellung der Stimmung in Krisenzeiten
- Metakavernit Tropfen von meta Fackler, abends und spätabends 5 Tropfen – für die seelische Verarbeitung in der Nacht und zur Behandlung von Schlafstörungen

Die Melancholie

Mit Saturn verbunden sind auch Religionen und ihre Rituale, Gebote und Moralvorstellungen, Gesetze, die das Miteinander regeln, also die Statik der Gesellschaft. Saturn im Sternzeichen Waage versinnbildlicht Justitia, die eigene Gefühle zurückhält, um Gerechtigkeit walten zu lassen. Saturn ist der Baumeister und für die Statik der Gebäude verantwortlich – Saturn liebt den rechten Winkel. Mit Blei wurde vermessen (Senkblei, Bleilot), mit Bleidächern das Haus geschützt, und Bleioxid schützt Metalle vor Korrosion. Saturn ist Begrenzung, das Ufer, von dem aus man ins Wasser springen kann. Ohne Saturn wäre alles auf Sand gebaut, ohne rechte Struktur, wachsweich, ohne Konsistenz und Form. Die Zeit würde alles sofort auflösen, weil es keine

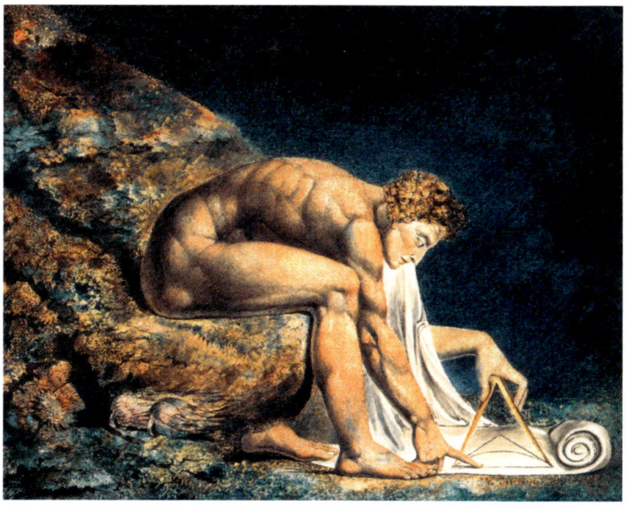

Newton beim Nachdenken über die Welt. (William Blake, um 1800)

Beständigkeit kennt. Was jedoch die Zeit überdauert, hat immer einen saturnalen Charakter. Das Bedrohliche, Fremde will Saturn abwehren, notfalls mit Gewalt, man denke an Kugeln aus Blei oder an die Bleiweste gegen Strahlungen. Deswegen liebt der Saturntyp das Vertraute und ist Fremden gegenüber grundsätzlich misstrauisch.

Saturn meißelt seine Ideen in Stein und schreibt sie mit Blei auf – Bleitafeln, Bleistifte und schließlich der Buchdruck mit Lettern aus Blei waren wichtig, um Gedanken über die Zeit zu retten. Heute ist anstelle von Blei das Silizium (Computerindustrie) getreten, das ebenfalls einen saturnalen Charakter hat.

Die Gemütsstimmung saturnaler Menschen ist ausgesprochen konservativ. Sie gönnen sich und anderen wenig Lebensfreude, sie neigen zur Askese, lieben gedeckte Farben und hassen das Bunte und das Laute. Sie begnügen sich mit dem Nötigsten – Diogenes in der Tonne, der Eremit in der einsamen Klause, der einsame Wanderer, der Pilger und der schweigsame Mönch sind Beispiele – Moritz von Schwind hat diesem Typus viele humorvolle Bilder gewidmet. Andere frönen einem calvinistischen Lebensstil ohne Sinnlichkeit und Laster – Monty Python parodierten dies grandios in ihrem Film *Der Sinn des Lebens.*

Es heißt, dass Platon davon überzeugt war, dass nur der Melancholiker zur Gotteserkenntnis befähigt sei – der Choleriker wolle der Welt seinen Stempel aufdrücken, der Sanguiniker möchte das Leben heiter genießen und der Phlegmatiker sei um seine Ruhe bemüht. – Da bleibt eben nur der Melancholiker, dem der Ernst des Lebens bewusst ist.

Im Allgemeinen sind saturnale Persönlichkeiten nicht sehr beliebt. Dies passt aber ohnehin zu ihrer zurückgezogenen Art: »Saturnkinder sind melancholisch, unfreundlich, stetig murrend, wie die alten geizigen Leute, die ihrem eigenen Leibe nichts Gutes gönnen und nimmer können satt werden. Sie ziehen ihrem Leibe zu große Arbeit zu, schlagen sich mit Grillen und Gedanken und werden selten fröhlich, achten auch der natürlichen Liebe nicht. Sie sind geizig und begehren alles für Leinensack.« (Basilius Valentinus, zit. nach Selawry, S. 364)

Wie in dem berühmten Kupferstich »Melancholia« von Dürer festgehalten, neigt der Saturniker zum Grübeln und zur Melancholie. Er leidet still hinter verschlossenen Türen. Er kennt den Weltschmerz, zeigt ihn aber nicht (Mond im Steinbock).

Um nicht in der Zeit verloren zu gehen, erschafft er sich ein festes Weltbild aus Maß, Zahl und Gewicht. Abstrakte Dinge sind ihm lieber als gefühlsschwangere Dichtkunst. Er steht für Tradition und ist der Bewahrer des Bewährten.

Wenn er nicht Gleichgesinnte findet, bleibt der Saturntyp lieber mit sich allein. Einsamkeit und ein Eremitendasein machen ihm nichts aus. Dies kann so weit gehen, dass er die Kommunikation abbricht und in völlige Schweigsamkeit verfällt. Typisch ist dies bei vielen alten Menschen, die sich seelisch abgekapselt haben und langsam auch noch der Demenz verfallen. Sie sind dementsprechend schwer zugänglich. Für den Kontakt braucht man Zeit, und man kann sie nur erreichen, wenn man in ihre Geschichte eintaucht, ihren Erinnerungen lauscht und sie mit ihrem Spezialgebiet lockt, sofern denn eins vorhanden ist.

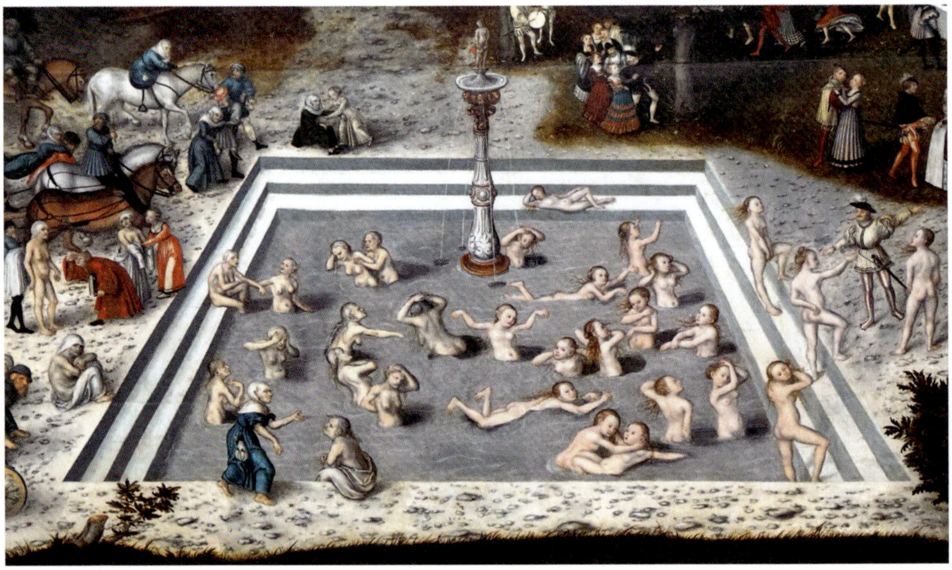

In der richtigen Zubereitung und Dosierung wirken saturnale Arzneien wie ein Jungbrunnen. (Lucas Cranach, 1546)

Von der Konstitution her wirkt der Saturntyp zeitlebens älter, als er ist. Er ist eher knochig, hager, asketisch, aber zäh wie ein Marathonläufer. Mit seiner Ernsthaftigkeit in allen Lebenslagen ist er stur und unbeirrt. Er kann sich völlig in eine Idee verlieren, kann arbeiten ohne Unterlass, bis seine Batterien erschöpft sind – krank durch Arbeit und Verzicht für die Arbeit sind für ihn typisch. Pflichten nimmt er ausgesprochen ernst, und er ist dabei sehr gewissenhaft.

Blei ist für den saturnalen Typus ein wertvolles Heilmittel, sofern die Saturnprozesse übersteigert sind. Für psychische Prozesse verwendet man am besten mittlere und höhere Potenzen (Plumbum metallicum oder Plumbum silicicum). Der klassische Bleipatient ist müde, blass, sexuell apathisch und verwirrt. Er hat eine verlangsamte Auffassung und ein schwaches Gedächtnis, er kann zum Beispiel nicht die richtigen Worte finden, was für den Status nach Apoplex und bei Demenz typisch ist. Durch die Wirkung auf das Nervensystem sollte man an Blei auch bei hartnäckiger Schlaflosigkeit vor allem alter Menschen, und bei Nervenleiden wie Multipler Sklerose, Parkinson und Epilepsie denken.

Die saturnale Geistesstruktur bewirkt beim Gesunden die Fähigkeit zur Selbsterkenntnis, zur Abstraktion und zum strukturierten Denken. Sind diese Anlagen jedoch übersteigert, entartet das Saturnale im Menschen zur gefühlskalten Prinzipienreiterei, zum Starrsinn, der ja oft bei alten Menschen zu finden ist, sowie zur Depression und Hoffnungslosigkeit, häufig gepaart mit einer tief sitzenden Abneigung gegen das Fröhliche. Die Stimmung ist bleischwer, gedrückt und mutlos. Kein Wunder, wenn sich solche Menschen nicht nur einsam fühlen, sondern einsam sind. Potenziertes Blei ist auch ein Antidepressivum ersten Ranges.

Eine gute Ergänzung bieten Antimon, das eine ähnliche Gemütsnatur hat, aber auch Silber in tieferen Potenzen, um das Saturnale weicher zu machen. Auch die Venus und das Kupfer tun dem Saturntypen gut, weil sie ihn entspannen. Am besten aber wirken auf ihn Quarz und das Gold als Ergänzungsmittel, vor allem in der Kombination mit Myrrhe und Weihrauch, zum Beispiel als Myrrha comp. Tropfen von Weleda. Weitere Kummermittel mit einem saturnalen Charakter sind Natrium muriaticum, Petroleum oder Conium, die man

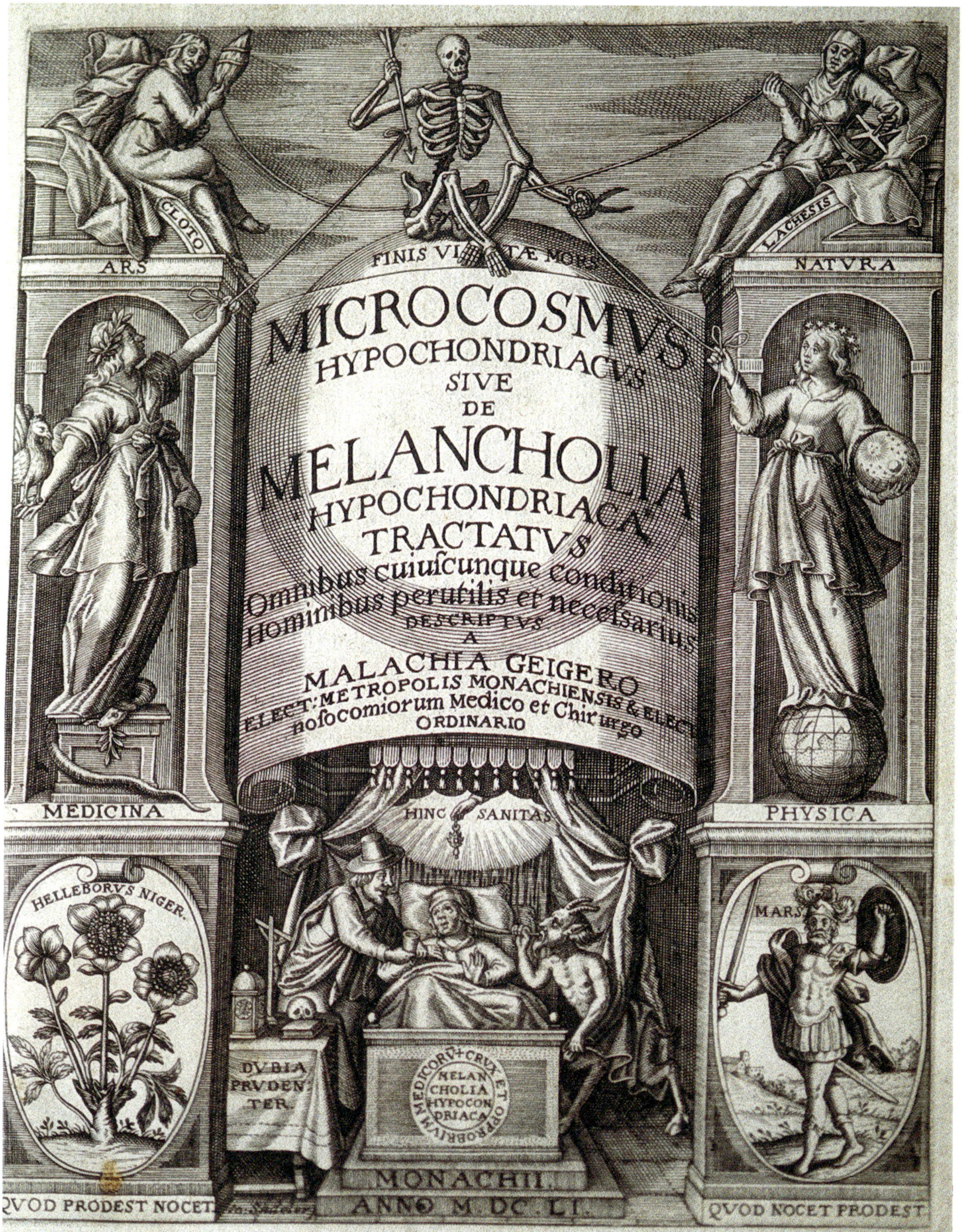
FINIS VITÆ MORS
CLOTO
LACHESIS
ARS
NATVRA
MICROCOSMVS
HYPOCHONDRIACVS
SIVE
DE
MELANCHOLIA
HYPOCHONDRIACA
TRACTATVS
Omnibus cuiuscunque conditionis
Hominibus perutilis et necessarius
DESCRIPTVS
A
MALACHIA GEIGERO
ELECT: METROPOLIS MONACHIENSIS & ELECT.
nosocomiorum Medico et Chirurgo
ORDINARIO
MEDICINA
PHYSICA
HINC SANITAS
HELLEBORVS NIGER.
MARS
DVBIA PRVDENTER
MEDICORV CRVX ET OPPROBRIVM
MELANCHOLIA HYPOCONDRIACA
MONACHII
ANNO M.DC.LI.
QVOD PRODEST NOCET
QVOD NOCET PRODEST

Titelkupfer des Werks *Melancholia* von Malachias Geiger, 1651. Am oberen Bildrand sitzen die drei Nornen, doch der Lebensfaden kann nicht durchschnitten werden und der Pestpfeil sein Ziel nicht treffen, weil die Medizin und die gesunde Konstitution (Physica) sie daran hindern. Unter der Medizin sieht man die Schwarze Nieswurz, die man Saturn zuordnet, und unter Physica den Gott Mars, der die Abwehrkraft symbolisiert. Im unteren Bildteil streiten sich Arzt und Teufel um die Seele des Patienten.

durchaus mit Blei kombinieren kann. Auch Johanniskraut und andere sonnenhafte Pflanzen werden Depressionen etwas lindern können.

Im Arzneimittelbild von Blei finden sich zudem Hinweise auf eine paranoide Geisteshaltung mit Angst vor Vergiftung und Angst vor dem Fremden – im Mythos von Uranos, Chronos und Zeus gibt es ja genügend Vorbilder für diese Angst.

Geistesverwirrtheit ist ein vorherrschender Zug der Bleipsyche. Als ergänzendes Mittel aus der Pflanzenwelt kann hier die schwarze Nieswurz helfen, die bereits von Paracelsus für solche Fälle verwendet wurde. Sie blüht im tiefen Winter und zeigt damit den Sieg über die saturnalen Kräfte deutlich an. Gleichzeitig hat sie Blätter, die den Winter überdauern; und wenn die Nieswurz verwelkt, verwandeln sich die Blütenblätter in eine Art Blattform und Hülle für den Samenstand (Metamorphose von Sonne zu Saturn).

Traditionell ist der Gebrauch von Nieswurz als Niespulver bei Melancholie. Als Destillat verwendete Paracelsus es bei Wahnsinn und Anfallsleiden, und als Pulver aus den jungen Blättern fertigte er ein Lebenselixier. Von Rudolf Steiner stammen die Hinweise einer Verwendung bei Präkanzerose und bei Karzinomen einer männlichen Konstitution sowie bei inoperablen Tumoren, besonders des Gehirns.

Eine weitere Pflanze, die dem Winter trotzt, ist die Mistel. In alter Zeit galt sie als magischer Schutz vor Dämonen und als Heilmittel bei Epilepsie. Später entdeckte man ihre günstige Wirkung bei Hypertonie; auf Rudolf Steiner gehen die Anregungen zurück, sie beim Karzinomgeschehen anzuwenden.

Krebs ist die Krankheit des Lebenswinters, entsprechend ist es eigentlich eine Alterserkrankung, die sich oft über Jahre nur sehr langsam und im Verborgenen entwickelt. Da wir jedoch unsere Umwelt mit kanzerogenen Stoffen zumüllen, betrifft es inzwischen jede Altersgruppe. Noch zu Zeiten von Rudolf Steiner war das Karzinom eher selten, heute ist es alltäglich geworden. Somit ist die Mistelanwendung eine der wichtigsten Therapiemethoden unserer Zeit.[83]

In gleichem Maße haben wir unsere Innenwelt mit Blei und anderen Metallen vergiftet, die alle einen lebensfeindlichen Charakter haben und unseren Zellen und auch unserer Fruchtbarkeit schaden. Erst langsam realisieren wir den Irrsinn unserer Schandtaten wider die Natur. Vielleicht ist es aber auch einfach so, dass erst die Krankheit ein Bewusstsein für den notwendigen Wandel bewirkt, aus dem heraus wir nicht nur als Gesellschaft die Ökologie, sondern auch die hermetischen Gesetzmäßigkeiten entdecken, die bisher nur von wenigen gedacht, aber über Jahrtausende für uns bewahrt wurden. – Wahrheit hat schließlich kein Verfallsdatum!

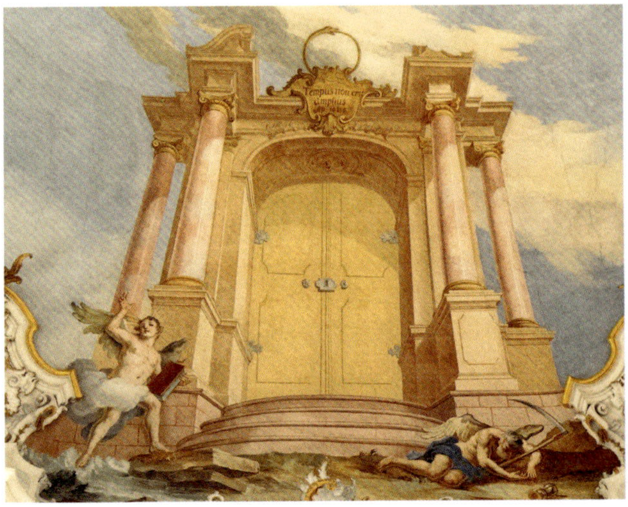

Saturn symbolisiert die Ewigkeit. Über dem Eingang der Wieskirche in Oberbayern sehen wir Saturn schlafend vor einem Tor, das von einem Ouroboros gekrönt ist, und die Worte: »Tempus non erit amplius«. – »Zeit wird nicht mehr sein.«

83 Vergleiche Olaf Rippe (Hg.): *Die Mistel – eine Heilpflanze für die Krankheiten unserer Zeit,* München 2010, Pflaum Verlag.

Bleipräparate mit Bezug zum Nervensystem

Präparat/Firma	Zusammensetzung	Indikation/ Anwendungsempfehlungen
Gelsemium comp. (Tropfen und Ampullen von Hevert)	Aconitum D4, Cocculus D4, Colocynthis D4, Gelsemium D4, Lachesis D12, Mezereum D6, Nux vomica D6, Plumbum aceticum D6, Rhus tox. D6	Nervenschmerzen; auch Post-Zoster-Neuralgie; Status nach Reizmittelabusus mit toxischen Nervenschäden (Alkohol, Medikamente); Trigeminusneuralgie, Ischialgie; Schmerzsyndrom in der Geriatrie mit Zittern und Taubheitsgefühl (periphere Neuropathie) – Injektion in den Locus dolendi oder in die Nähe betroffener Zonen
Gelsemium Similiaplex (Tropfen, Pascoe)	Gelsemium D3, Lachesis D15, Zincum met. D8, Curare D6, Nux vomica D6, Cocculus D6, Acidum phos. D3, Cuprum D10, Plumbum aceticum D6, Pulsatilla D30	Erschöpfungsdepression, auch mit neuralgischen Schmerzen und Krampfanfällen; epileptiforme Krampfleiden, Migräne
Hypal N Balneopharm (Ampullen, Hanosan)	Acidum formicicum D2, Agaricus D2, Aluminium met. D8, Arsenicum album D3, Hypericum perforatum Ø, Manganum aceticum D4, Plumbum met. D8, Silicea D9, Strychninum nitricum D8, Sulfur D9	Nervenschmerzen; Neuralgien und Myalgien, Zittern und Steifigkeit der Glieder bei gleichzeitiger Depression; zur Injektion an schmerzhafte Stellen oder intramuskulär
Phönix Plumbum spag. (Tropfen, Phönix Laboratorium)	Arnica D2, Bolus albus spag. Ø, Camphora D3, Chelidonium spag. D7, Cuprum sulfuricum D4, Kalium nitricum D3, Plumbum aceticum spag. D4, Stibium sulfuratum nigrum D8, Valeriana off. Ø, Zincum met. D8	Saturnismus mit Wirkung auf das Nervensystem (Erschöpfung, Zittern)
Ruta Similiaplex (Tropfen, Pascoe)	Ruta Ø, Arnica D4, Belladonna D4, Zincum sulfuricum D4, Gelsemium D4, Plumbum aceticum D6, Arsenicum album D6, Melilotus off. Ø	Schmerzhaft neuralgische Zustände, brennende Nervenschmerzen, Post-Zoster-Neuralgie; Nervenschmerzen bei Status nach Lähmungen; Obstipation mit Erlahmen der Darmfunktion

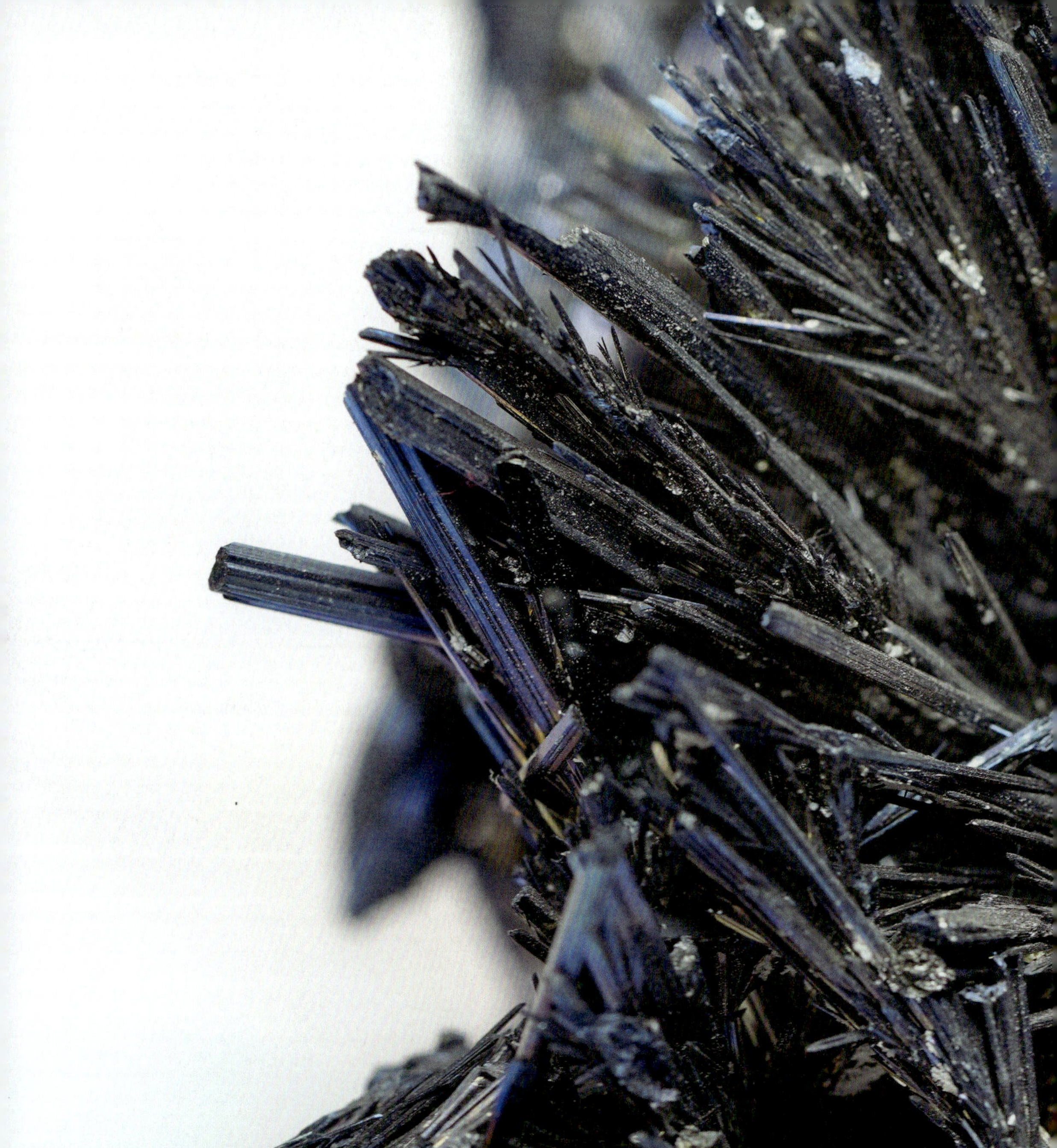

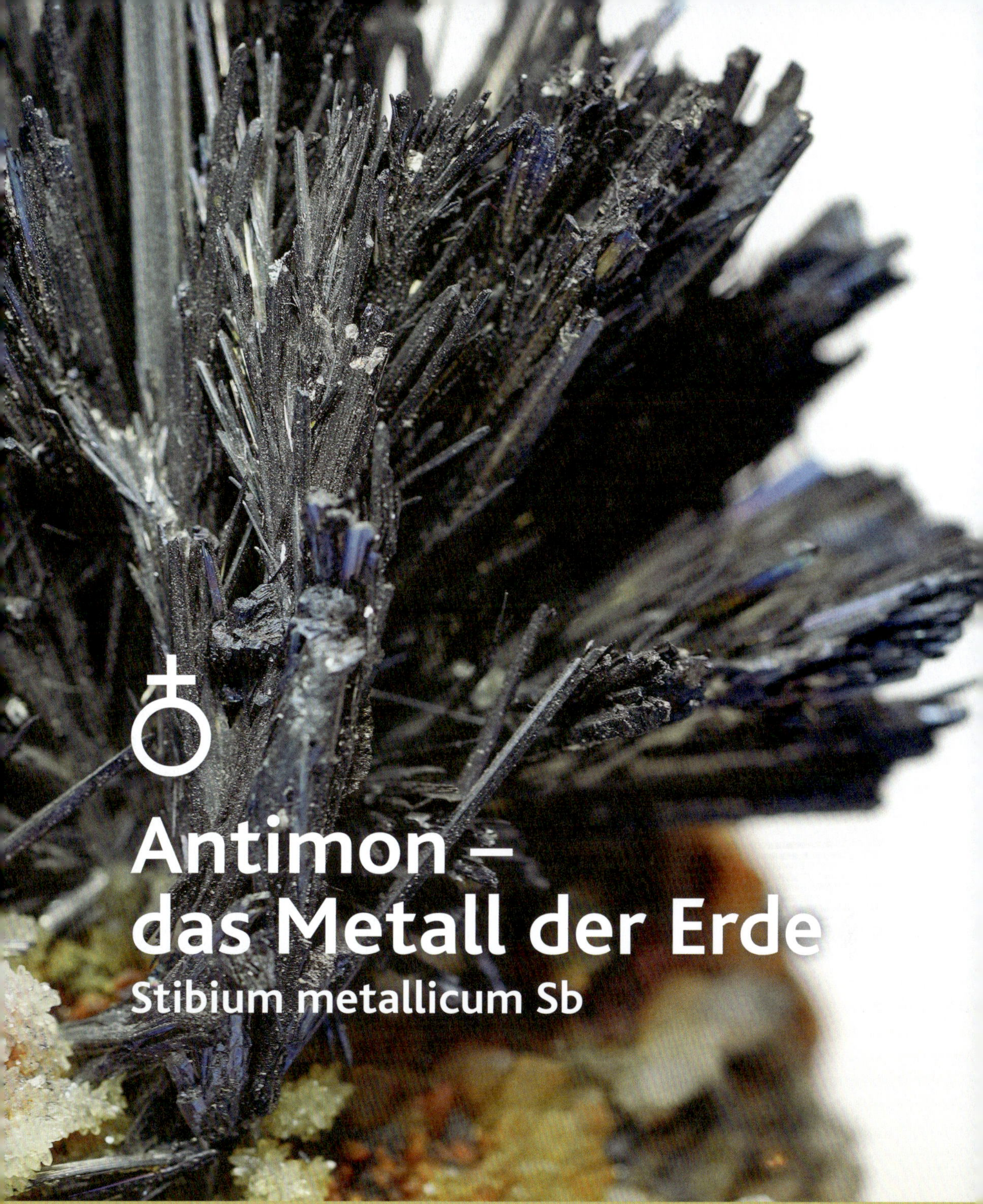

♁

Antimon – das Metall der Erde

Stibium metallicum Sb

Das Metall
des ganzen Menschen

»Mit Recht loben wir es hier, weil Antimonium von allen Mineralien das höchste und stärkste Arcanum in sich enthält. (...) Wenn überhaupt nichts Gesundes im Körper ist, verwandelt es den unreinen Körper in einen reinen.«

PARACELSUS, BD. III: 151

Der Mensch ist Antimon

Neben den Metallen der sieben kosmischen Grundkräfte, der zwei Lichter Sonne und Mond und der fünf Wandelplaneten, wird auch der Erde ein besonderes Metall zugeordnet. Das »achte« Metall ist das ausgesprochen giftige Antimon. Richtig zubereitet, gilt es seit Jahrhunderten als Universal-Medizin, die alle anderen Heilmittel übertrifft. Paracelsus sah im Antimon den großen Erneuerer des Lebens.

Die üblichen Zuordnungen zu Organen und Erzengeln muss man für das Antimon erweitern. In der Hermetik setzt man Antimon nicht nur mit der Erde, sondern mit dem Menschen an sich gleich: »Der Mensch ist eigentlich Antimon, wenn man sich herausdenkt alles dasjenige, was in ihn von außen eingeführt wird. Er ist selbst Antimon.« (Rudolf Steiner, GA 312, S. 356)

Eine wirkliche Organzuordnung gibt es nicht. Jedoch ist es das Blut selbst, das dem Antimon am ehesten entspricht, sei es Blutaufbau und -abbau, oder das Blut als Träger und Vermittler. Antimon ist empfindlich gegen Wärme und geht leicht ins Ätherische über. Rudolf Steiner sieht hier eine Affinität zum Feuerprinzip der Ich-Organisation und zum Blut als Träger des Ich-Bewusstseins.

Unter den Erzengeln könnte man den Lichtbringer Luzifer am besten mit Antimon in Beziehung bringen, von Albrecht Dürer wunderbar in dem Bild *Melancholia* verewigt. Im Zentrum sitzt der nachdenkliche Erzengel und versucht, mit Zirkel und

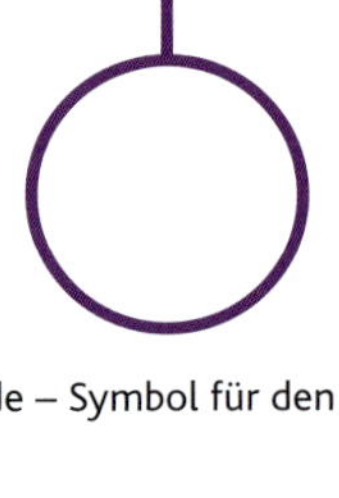

Die gekrönte Erde – Symbol für den Regulus aus Antimon.

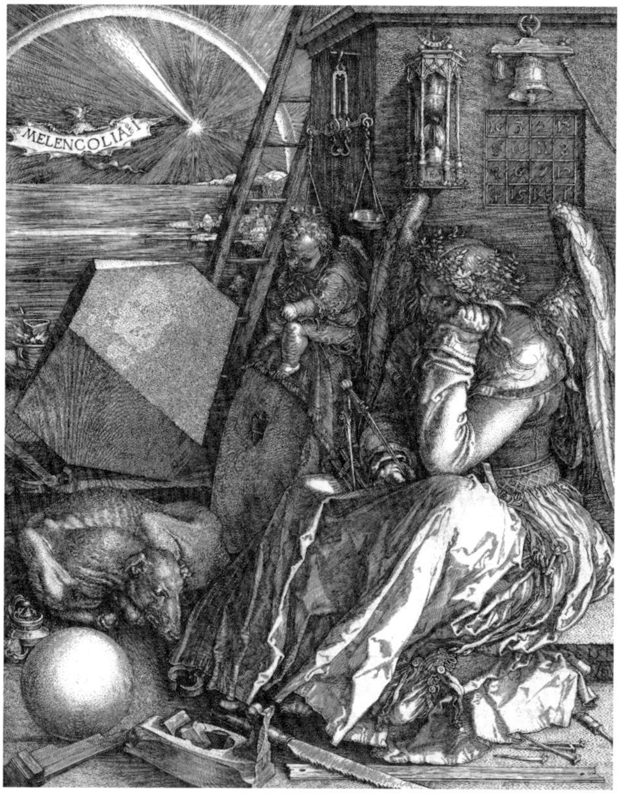

Melancholia, Kupferstich von Albrecht Dürer, 1514.

allerlei anderen Werkzeugen die Zusammenhänge der Schöpfung zu begreifen. Vieles deutet dabei auf die Bedeutung von Alchemie und Astrologie hin, beispielsweise die siebenstufige Leiter oder das magische Quadrat des Jupiter, das auf der Vierzahl beruht und von Dürer für die Jahreszahl der Bildentstehung zweckentfremdet wurde. Jupiter ist der mythologische Gegenspieler zu Saturn, dem man die Melancholie zuordnet und die man am besten mit den Heilmitteln des Jupiters behandelt (siehe auch das Kapitel zu Zinn). Ganz unscheinbar in der Ecke hinter dem Pentagonkubus sieht man ein Schmelzgefäß, mit dem man den Regulus herstellt. Den Hintergrund mit der Fledermaus bildet ein feinstrahliger Himmel mit einem Zentrum, der dem Regulus des Antimons verblüffend ähnlich sieht.

Antimon ist ein häufiger Begleiter anderer Erze (vgl. Cloos, 2001/2015, S. 13f.). An erster Stelle ist dies der Pyrit – beide Mittel finden Anwendung bei Lungenleiden. Eine besondere Beziehung hat das Metall der Erde auch zu Silber, Quecksilber/Zinnober und Kupfer. In der Therapie lassen sich die Planetenmetalle entsprechend gut kombinieren. Dyskrasit ist sogar eine Verbindung aus Antimon und Silber. Silberhaltige Bleivorkommen sind ebenfalls oft von Antimon begleitet – Paracelsus sieht eine Verwandtschaft beider Metalle zu Saturn und damit zur Behandlung von Altersleiden und chronischen Krankheiten. Auch das Arsen begleitet gerne Antimon – sie sind in der gleichen Gruppe im Periodensystem zu finden und damit verwandt. Stibium arsenicosum verwenden wir bei asthmatoiden Lungenleiden. Außerdem gibt es eine okkulte Beziehung zum Gold, mit dem sich Antimon unter bestimmten Bedingungen gerne verbindet (siehe unten), was wir unter anderem für die Therapie bei Störungen der Persönlichkeitsentwicklung nutzen können, in dem wir Gold zusammen mit Antimon verordnen.

Antimon gilt als bestes Arzneimittel zur Behandlung von chronischen Krankheiten des Stoffwechsels – Paracelsus verehrte es als regelrechten Jungbrunnen. »Therapeutisch spielt Antimon eine große Rolle, wo mangelnde Strukturierung vorliegt und Auflösungs- und bloße, mangelhaft gestaltete Wachstumskräfte überwiegen.« (Sommer, S. 310) Es wirkt betont an den Grenzflächen, also den Epithelgrenzen, die häufig Schwachpunkte sind und an denen sich Krankheiten gerne manifestieren und chronisch werden, sei es bei Lungenleiden, Magen-Darmkrankheiten oder Hautleiden. Bei »Melancholie« des Blutes, bei Dyskrasie und auch bei Schwermut wirkt es in der richtigen Zubereitung belebend und verwandelt Schwere in Leichtigkeit. Paracelsus meinte an einer Stelle in seinen Schriften, es würde die düstere Kraft des Saturns in die liebliche Qualität der Venus wandeln (vgl. Bd. II: 199f.). Überhaupt ist das Antimon eines seiner wichtigsten Arzneimittel bei Lebenskrisen.

Antimon wirkt auf allen Ebenen ausgleichend. »Die Antimonprozesse helfen, das sich ständig verändernde labile Gleichgewicht, das als Gesundheit bezeichnet werden kann, zu erhalten, beziehungsweise ständig neu zu erschaffen.« (S. von Löwensprung, S. 51)

Doch Antimon ist in allen Formen giftig bis sehr giftig, und viel Fingerspitzengefühl ist daher bei der Zubereitung und Anwendung gefragt. Besondere alchemistische Verfahren, oder auch eine homöopathische Zubereitung, sind notwendig, damit sich die universelle Heilkraft des Antimons entfalten kann.

Der Wolf unter den Metallen

Schwarz wie die Nacht ist Antimon, mit einem geheimnisvoll schillernden, metallischen Glanz. Nicht die leuchtende Farbe fasziniert den Mineralienfreund, sondern die strahlige, fragile Struktur. Geradezu zart erscheint es mit seinen feinen Nadeln und doch biegsam, in sich ruhend. Man darf sich nicht täuschen lassen, schließlich gibt es auch meterlange und armdicke Exemplare, die aber immer dem gleichen Muster folgen.

Als ob die Zwerge im Inneren der Erde Mikado gespielt hätten, liegen die Antimonnadeln scheinbar chaotisch durcheinander, doch folgen sie einem geheimen Plan, der sie im Gleichgewicht hält. Von einem Zentrum aus strahlen die Kristallnadeln in die Peripherie. »Es gliedert sich damit in Linien, die von der Erde weg- und den Kräften entgegenstreben, die im Äther wirken.« (Rudolf Steiner) Deutlich wird dies auch im Seigerungsprozess, beim Schmelzen von Antimonit zu Antimonium crudum oder zum Regulus.

Antimon erinnert an eine erstarrte Explosion, an Stillstand nach heftiger, aus dem Zentrum fliehender Bewegung, und tatsächlich entsteht durch elektrolytische Herstellung explosives Antimon, das beim Ritzen explosionsartig aufglühend und funkensprühend in metallisches Antimon übergeht.

Beim Glühen und wieder Oxidieren bilden sich ebenfalls büschelartig, nur wesentlich feiner, die sogenannten Antimonblüten (Flores antimonii), die an zarte Blumenmalereien im Jugendstil erinnern.

Im Gegensatz zu den meisten anderen Metallen dehnt sich Antimon beim Abkühlen aus. Durch die entsprechende Menge an Antimon erreicht man, dass sich die Legierung beim Erstarren in alle Ecken und Winkel einer Form ausdehnt, sodass auch komplizierte Formen und stark gemusterte Oberflächen lunkerfrei (ohne Hohlräume) hergestellt werden können, was man im Maschinenbau und im Druckbereich nutzt. Des Weiteren härtet es, obwohl selbst spröde, andere Metalle. Dies führte zur Produktion von bestimmter Munition, den sogenannten Schrapnellen. Es ist eine Ironie der Geschichte, dass ausgerechnet ein großes Heilmittel auch den Tod bringt.

Das Antimon prägt, was mit ihm in Berührung kommt. Es zeigt Formbarkeit, aber auch Härte, Zentriertheit – bei gleichzeitigem Drang nach Ausdehnung und Auflösung –, wilde Strukturen und doch auch Harmonie und Gleichgewicht, und das alles mit einem ausgesprochen feurigen und giftigen Charakter.

Das Symbol von Antimon ist der Reichsapfel, der von einem Wolf im Maul

ANTIMONIUM. STIBIUM. Spiß-Glaß.

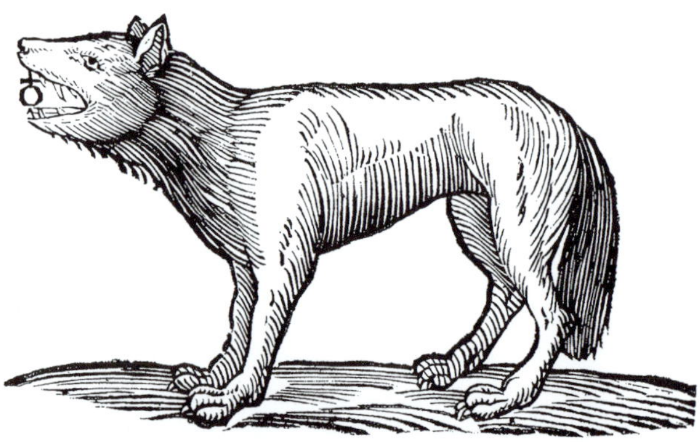

Der Wolf trägt das Symbol von Antimon im Maul. (Becher, 1662)

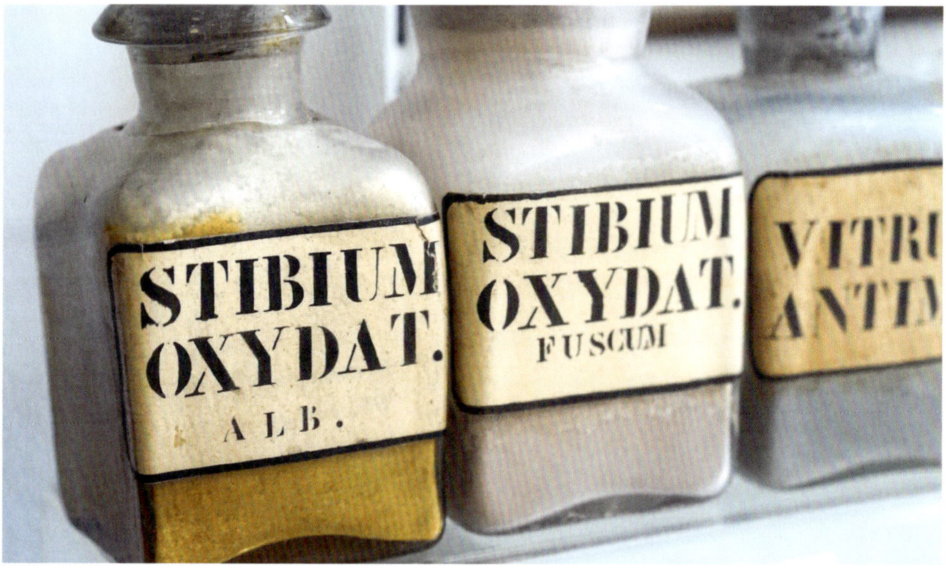

Antimon als Salbe kennt man seit der Antike. Alte Apothekergefäße aus dem Pharmaziehistorischen Museum Basel.

getragen wird (♁), was gleichzeitig das Symbol der Erde ist. Antimon hat den Beinamen »Wolf der Metalle« (Lupus metallorum) oder »Magnet der Weisen«. Bei Zugabe in eine silber- und goldhaltige Schmelze, die im alten Ägypten als magisches Elektrum verehrt wurde, oder bei anderen Legierungen mit Gold, verbindet sich das Antimon mit dem enthaltenen Sonnenmetall. »Verbrennt man anschließend den Wolf, löst also chemisch gesprochen das Antimon durch Oxidation mit Luft oder Salpeter aus der Verbindung mit dem Gold-König, so aufersteht der König gereinigt und verjüngt aus der Asche zu neuem Leben.« (Zit. nach Bovelet/Bräuer, S. 53) Wiederholt man den Prozess des Öfteren, wird das befreite Gold besonders schönfarbig. Antimon trennt also das Reine vom Unreinen, es opfert sich und läutert das Gold. Es wundert daher nicht, dass es in alter Zeit in hohem Ansehen stand und Priesterhänden vorbehalten war.

Das wichtigste antimonhaltige Mineral ist der Grauspießglanz (Antimonit). Antimonit oder auch Stibnit ist ein Schwefelsulfid, genauer Antimon(III)-sulfid (Sb_2S_3). Es zeigt damit seine sehr große Nähe zum Schwefel. Durch die Beziehung zum Schwefel – dem Freund des Menschen – erklärt sich seine resolvierende und reinigende Wirkung.

Bei den Römern war es als »stibium« (lateinisch für Zeichen, Markierung, schwarze Schminke) bekannt. Der Begriff Antimon kommt vom griechischen »anthemonion«, das Aufgeblühte. Man vermutet, dass die blütenartige Struktur des Grauspießglanzes dem Mineral seinen Namen gab. Noch bis in die Zwanzigerjahre des letzten Jahrhunderts hinein verwendete man umgangssprachlich die Bezeichnung Antimonit sowohl für das Metall (Antimon, Stibium) als auch für das Antimon(III)-sulfid. Seit Ende des 18. Jahrhunderts wurde in der Wissenschaft nur noch der Name Antimon für das gediegene Metall benutzt.

Medizinisch nutzte man das Antimon zuerst in Ägypten und später bei den Griechen als Augensalben und als Augenschminke. Einerseits, um damit entzündliche Augenleiden zu behandeln, andererseits aber auch um der Schönheit willen und um den »bösen Blick« zu bannen. Der im 2. Jahrhundert n. Chr. lebende griechische Arzt Galen verwendete Stibium bei Entzündun-

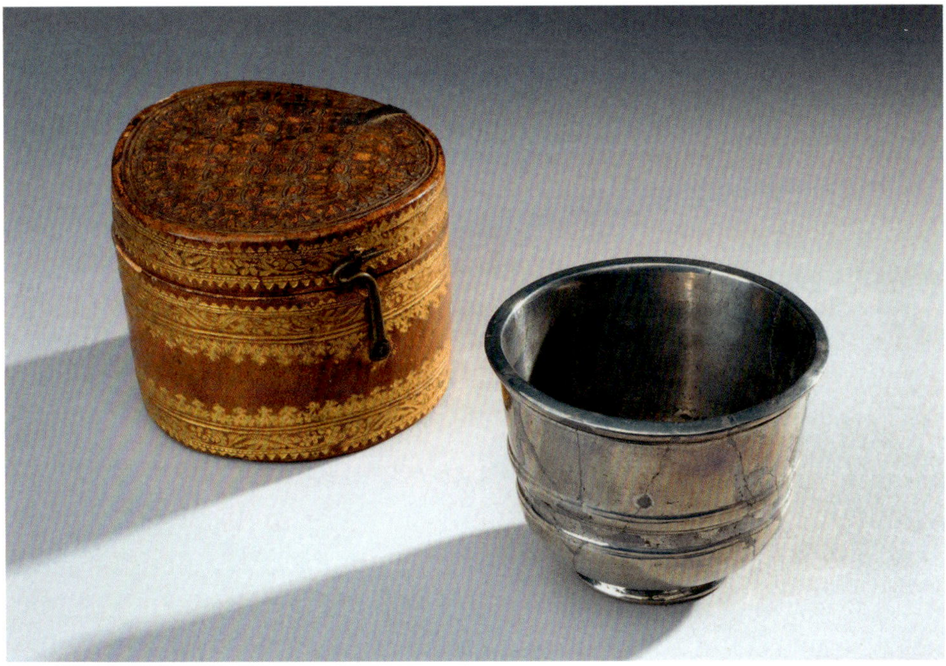

Antimonbecher zur Einnahme von Arzneien (Science Museum London, 17. Jahrhundert)

gen der oberen Luftwege. Die späteren Ärzte, vor allem die in Südeuropa wirkenden Araber, rühmten die blutstillende Wirkung von Antimon bei Nasen- und Hämorrhoidalblutungen und die reinigende, trocknende Wirkung bei wucherndem Fleisch, bei Polypen und fressendem Krebs.

Es ist Paracelsus zu verdanken, dass das Antimon in die abendländische Medizin Einzug gehalten hat. In seinem Werk *Die große Wundarznei* (1536) beschreibt er ausführlich Anwendungen von Antimon für innerliche Zwecke.

Da Paracelsus Antimonit, wie eigentlich alle Metalle, als »rohen« Stoff für die medizinische Anwendung als zu toxisch empfand, entwickelte er geeignete Aufschlüsse desselben. So beschrieb er Flores Antimonii (Spießglanzblüte, Antimon[III]- und Antimon[IV]-oxide), Oleum Antimonii (Antimon[III]-chlorid und seine Hydrolyseprodukte) und Mercurius vitae (Antimonoxychlorid). Er kombinierte diese zum Teil mit pflanzlichen Extrakten (Tinctura)[84] (vgl. Norbert Marxer). Damit legte er den Grundstein für die Iatrochemie – oder auch Chemiatrie genannt. Daher rührt das Missverständnis der Chemiker, Paracelsus für ihren Stammvater zu halten. Es ging ihm aber nur bedingt um die Schaffung von reinen Wirkstoffen.[85]

Die Schüler von Paracelsus verstanden die Alchemie als einen »modus praeparandi rerum naturalium«[86]. Durch Extraktion, Sublimation und Destillation wollte man die der Materie innewohnende heilsame »Quinta essentia« darstellen. Doch was man damals noch als Tugend der Arznei verstand,

84 Vgl. Paracelsus, Sudhoff Ausgabe, Bd. X: 358, 359 und Bd. XI: 354.

85 Vgl. Sudhoff Bd. VIII: 185: »Es ist nicht so, wie sie sagen: Alchimia mache Gold, mache Silber. Hier ist vielmehr das Fürnehmen: mach, Arcana und richte diesselbigen gegen die Krankheiten. Da muss man hinaus, ist also der Grund.«

86 Das ist ein spezifisches Vorgehen zur Aufarbeitung der natürlichen Wirkstoffe.

wandelte sich langsam, aber sicher zum reinen Wirkstoffprinzip.

Die nun einsetzende Nutzung von Antimonpräparaten führte aufgrund ihres wahllosen Gebrauchs und ungeeigneter Aufschlüsse zu vielen Vergiftungen. Daraufhin verbot die Pariser Universität 1566 in der *Medicamenta spagyrica* die Anwendung des Antimons, und an der Universität Heidelberg musste seit 1580 jeder Doktorand schwören, niemals Stibium zu verordnen.

Trotzdem benutzten verschiedene Ärzte trotz der Gefahr des Praxisverbots die vielfältigen Antimonpräparate wegen ihrer umfassenden Heilkraft weiter, darunter bekannte Spagyriker wie Quercetanus.

1666 wurde das Verbot dann widerrufen, nachdem Vinum Stibiatum[87] 1638 in der Pariser *Pharmakopöe* aufgenommen wurde und der an Scharlach leidende Ludwig XIV 1657 auf Anordnung des Kardinals Mazarin erfolgreich mit vinum emeticum behandelt wurde.

Allgemein schrieb man Antimon schon früh eine antiinfektiöse und fiebersenkende Wirkung zu – es sollte alles Festgefahrene aus dem Körper austreiben und galt deshalb als regelrechter Jungbrunnen.

Aus dieser Zeit stammen zwei bemerkenswerte Applikationsformen des Antimons. Der Kranke sollte aus einem Pocula emetica trinken. Dies war ein Becher aus reinem Antimon mit einer Zinnlegierung, der über Nacht mit Wein gefüllt wurde. Der saure Wein löste über Nacht Spuren von Antimon aus dem Becher und wurde am anderen Morgen als Purgativum (Brech- und Abführmittel) getrunken.

Des Weiteren gab es die »Ewige Pille« Pilulae aeternae[88] oder Pilulae perpetuae mit etwa 6 mm Durchmesser. Der Name weist auf ihren dauerhaften Gebrauch hin. Die Pille wurde eingenommen, und die Salzsäure im Magen löste Spuren von Antimon. Nach dem Durchgang durch den Darmkanal wurde sie zur Wiederverwendung gesammelt und gewaschen – was für Sparfüchse in der damaligen Zeit, in der Arzneien überaus teuer waren und es noch keine gesetzliche Krankenversicherung gab, eine echte Option war.

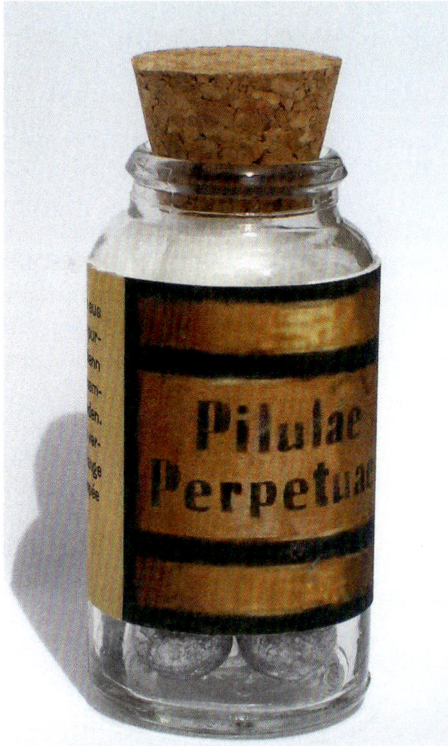

Immerwährende Pillen aus Antimon, Pilulae Perpetuae (Pharmaziemuseum Krakau)

Das 17. Jahrhundert gilt als die Blütezeit der Chemiatrie. Johann Thoelde (1565–1614) gab das einem Mönch namens Basilius Valentinus zugeschriebene Werk *Triumphwagen des Antimon* heraus. Alexander von Suchten (1520–1575) schrieb das *Liber unus de secretis antimonii.* Auf Adrian von Mynsicht (1603–1638) geht die medizinische Verwendung von Brechweinstein zurück.

»Ein alchemistischer Titel, der derzeit in neudeutscher Übertragung im Handel

87 Vinum stibiatum = Spießglanzwein, Brechwein, ist eine Auflösung von Brechweinstein in Malagawein.

88 Das Gewicht wird mit 8–10 Gran in der Pharmacopoea Borussica 1833 angegeben (circa 0,7 Gramm). Hagers Handbuch der Pharmazeutischen Praxis (1910) gibt es mit etwa 1 Gramm an.

ist, ist die *Chymische Medizin* von Johann Agricola (erschienen 1638). Dieses enthält zu unserem Thema drei ausführliche Beschreibungen: Den Tractatus de Antimonio, den Tractatus de Auripigmento und den Tractatus de Arsenico. Im Letzteren wird die Behandlung von Krebs, besonders Brustkrebs und von Lepra und Syphilis mit arsenhaltigen Spezialzubereitungen beschrieben. Dort liest man auch, dass es sinnvoll sein kann, bei der Herstellung eines Präparats Arsen und Antimon gleichzeitig zuzusetzen.« (Amann, 2005, S. 241)

Bis in die Neuzeit schätzte man die emetische (Brechreiz anregende) Wirkung als eine Art Allheilmittel, vor allem Brechweinstein als Purgativum für »lebensbedrohliche Zustände« oder bei psychischen Krisen. Besonders Bernhard Aschner (1883–1960) lobt in seinen Werken Purgativa als Psychotherapeutika.

Anfang des 20. Jahrhunderts testete Paul Ehrlich (1854–1915) Antimon als Chemotherapeutikum bei Infektionsleiden, später gab es weitere Anwendungen bei Leishmaniose und anderen Infektionen und auch bei neurologischen Leiden. Die zahlreichen Nebenwirkungen übersah man geflissentlich. Bis heute setzt man Antimonpräparate in der konventionellen Medizin zur medikamentösen Therapie der Leishmaniose und Schistosomiasis ein, allerdings in entwickelten Ländern nicht mehr als Mittel der ersten Wahl.

Heinrich Honegger, ein Schüler Aschners und Schlegels, schrieb 1959 in seinem Buch mit dem Titel *Die antidyskratische Behandlung als Basistherapie chronischer Krankheiten* ein ganzes Kapitel über das Antimon. Darin singt er ein wahres Loblied auf das Antimon und führt alle damals noch gängigen Mittel auf. Schon da beschreibt er, dass manche Mittel nur noch schwer erhältlich sind. Vergleicht man die Liste mit den heute verfügbaren Mitteln, ist diese noch weiter geschrumpft. Allerdings sind alle Basismedikationen noch vorhanden. Aschner und Honegger verwendeten beide noch iatrochemische Präparate, die heute in der Naturheilkunde kaum noch eine Rolle spielen, nicht zuletzt aufgrund der Rezeptpflicht von Antimonarzneien.

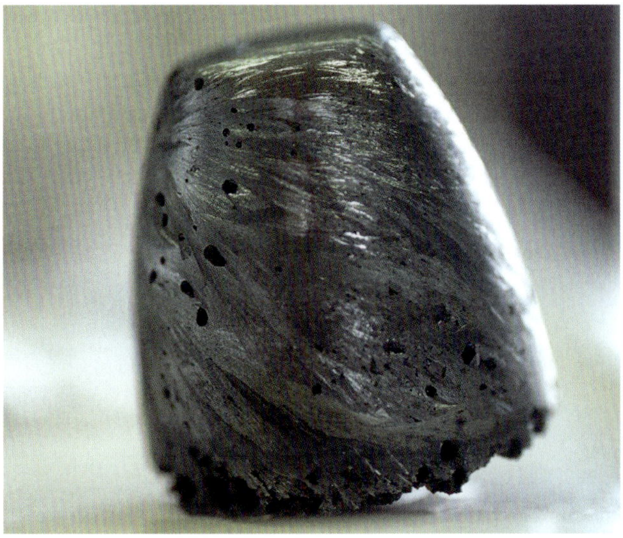

Regulus von Antimon.

Neben spagirischen Präparaten, zum Beispiel von Phönix Laboratorium, spielt Antimon als Heilmittel heute noch vor allem in potenzierter Form in der anthroposophischen Medizin und in der Homöopathie eine große Rolle.

Antimon und Antimonverbindungen in der Therapie

Antimonium crudum; Antimonit – Natürliches Antimon(III)-sulfid[89]

Antimonit ist kein reines Antimonsulfid, sondern kann auch andere Stoffe enthalten, zum Beispiel etwas Arsen, Bismut, Kupfer, Silber, Gold, Zink, Eisen oder Blei. Das homöopathische Arzneimittelbild bezieht sich auf diese Stoffmischung und ist entsprechend universell. (Im Handel gibt es auch reines Stibium sulfuratum nigrum.) Antimonit ist ein Mittel für chronische Leiden. Immer sind Haut und Verdauungswege befallen. Verschiedenste Symptome treten gleichzeitig oder im Wechsel auf. Statt Angst wie bei Arsen tritt Missstimmung auf. Indikationen: Bulimie, Fettsucht, Gicht, Rheuma. An Diathesen nennt die Literatur: Psora, luesinische, gichtisch-rheumatische und sykotische Diathese.

- **Anwendung:** homöopathisch ab D6 bis C30 und höher; Tiefpotenzen für organische Leiden, höhere Potenzen und als spagirische Essenz auch für seelisch-geistige Zustände.

Antimonium jodatum – Antimonjodid (Labor-Produkt)

- **Anwendung ab D6 bis D12:** bei hartnäckigen Lungensymptomen, eingeschränktem Reaktionsvermögen des Patienten; bei heftigem Husten, Asthma mit viel Sputum; bei Pollenallergie und erschwertem Abhusten. Als Resolvens. Als Antibiotikaersatz versuchen. Reaktionsvermögen eingeschränkt.

Kalium stibyltartaricum, Tartarus stibiatus – Brechweinstein (Labor-Produkt)

Die organische Komponente verbessert die Wirkung. Weinsäure prägt die Verbindung als chronisches Sal-Mittel. Bewährtes Lungenmittel, bei starker Schweißbildung, Schmerzen der Lendenwirbelsäule, Sakrum. Patient ist schläfrig und benommen. Ein Kinder- und Greisenmittel.

- **Anwendung ab D6 bis D12:** als alchemistische Zubereitung und in tiefen bis mittleren Potenzen bei allgemeiner Lungensymptomatik und als Begleitmittel zur Behandlung chronischer Leiden, auch beim Karzinomgeschehen.

Stibium metallicum – Metallisches Antimon

Metallisches Antimon ist eine hellgraue, körnige Masse mit Andeutung einer kristallinen Struktur. Es ist nicht so hässlich wie Arsen. Stark strukturbildend, deshalb in der anthroposophischen Medizin angewandt bei Geschwüren der Haut und der Verdauungswege, bei Asthma, Allergien, Herzrhythmusstörungen, Verstimmung und »Störungen von Antrieb und Gedächtnis«. Die anthroposophische Medizin nennt als Indikationen »entzündlich-degenerative Nervenerkrankungen« und »Störungen der seelischen Geschlossenheit«.

---

89 Bei diversen Autoren findet man den Hinweis, dass das reine Antimonerz Antimonit genannt wird und das bei maximal 550° C ausgeseigerte Material Antimonium crudum. Das Seiger- oder veraltet Saigerverfahren ist ein seit dem Mittelalter existierendes Verhüttungsverfahren mit Metallanreicherung nach dieser Methode. Da es sich chemisch aber um dieselbe Substanz handelt, nämlich Antimontrisulfid, werden die Begriffe Antimonit, Stibium sulfuratum nigrum und Antimonium crudum von einigen Firmen synonym verwendet.

- **Anwendung in D12 und höher:** zur Behandlung der Antimonmentalität – bei Sorgen und einer Lebenskrise. Bei Psora, gichtisch-rheumatischer/luesinischer Diathese. Höhere Potenzen zur Verarbeitung von Schicksalsschlägen und in der Traumatherapie. Als Spiegel von Weleda (Stibium metallicum praeparatum Trituration und Ampullen ab D6 bis D30); auch als Salbe von Weleda (Stib. met. praep. 0,4% Creme).

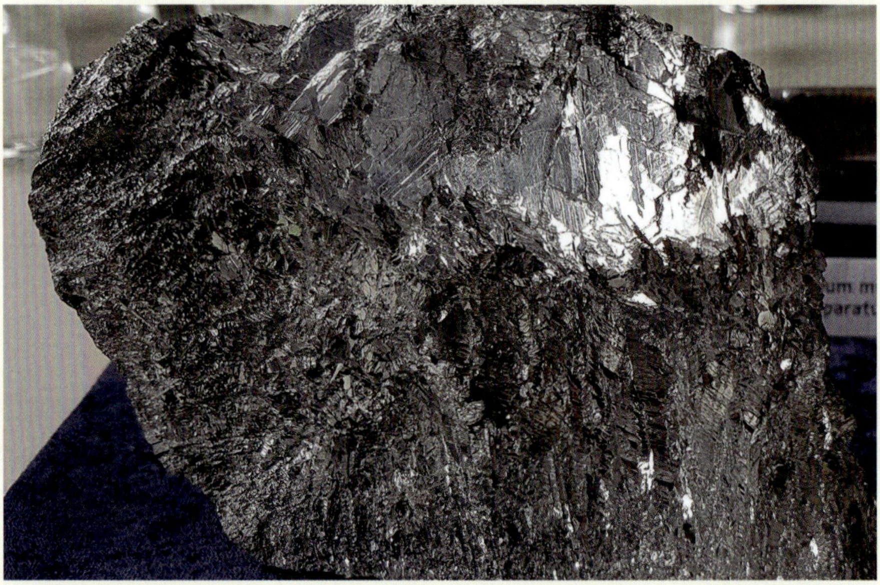

Metallisches Antimon mit seinem silbrigen Glanz.

Stibium arsenicosum – Gemisch von As_2O_3 und Sb_2O_5 (Labor-Produkt)

Antimon und Arsen haben eine natürliche Affinität zueinander. Wie alle Oxide für verfahrene Fälle mit schlechtem Energiestatus. Atemwege und Lunge sind gewöhnlich beteiligt. Bei starker Dyspnoe, Emphysem, Lungenverschleimung, Asthma. Die Krankheit verängstigt den Patienten.

- **Anwendung als D12:** bei entzündlichen Leiden der Bronchien, bei Asthma und asthmatoider Bronchitis mit Schwäche.

Stibium sulfuratum aurantiacum – Goldschwefel, Sb_2S_5 (Labor-Produkt)

- **Anwendung ab D6 bis D12:** Eines der besten Lungenmittel sowohl bei starker Verschleimung als auch bei trockenem Husten. Bei Hautjucken und sonstigen Beschwerden im Greisenalter. Als Augenmittel. Zu verwenden, wenn andere Antimonzubereitungen an der Lunge versagen.

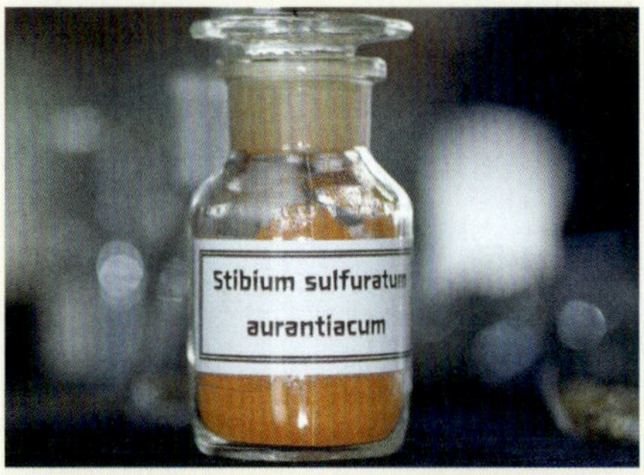

Goldschwefel zur Anwendung bei chronischen Lungenleiden.

Dyskrasit – Silberantimon

- Zur Silbertherapie der Psyche. Bei chronischen Entzündungen der Verdauungs- und Harnwege »mit entsprechenden seelischen Begleiterscheinungen«; bei klimakterischen Symptomen mit seelischer Labilität und geistiger Unruhe. Bei Schleimhautentzündungen mit Tendenz zur Chronifizierung. Bei degenerativen Nervenleiden, zum Beispiel in der Entzündungsphase bei Multipler Sklerose.
- **Anwendung als Tiefpotenzen D6:** zur Regeneration bei organischen Leiden, höhere Potenzen D20 bei seelischer Thematik; Ampullen von Weleda. Als D6 Trituration, D10, D20, D30 als Dilution von der Apotheke an der Weleda.

Berthierit – Eisenantimonsulfid

Zur Eisentherapie der Psyche; bei Depression; degenerativen Nervenleiden, zum Beispiel MS.
Als D6 Trituration, D12 und D30 Dilution und als D10 und D30 Stechampulle von der Apotheke an der Weleda.

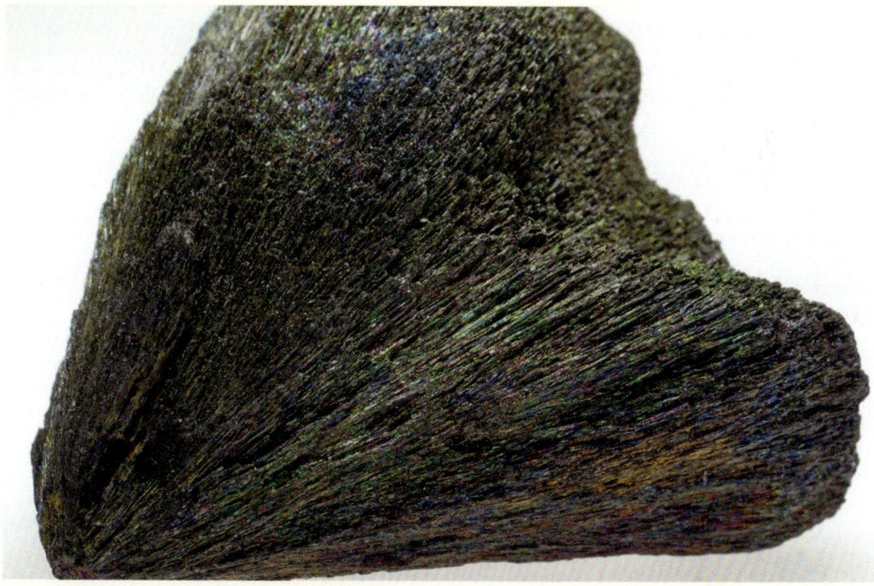

Berthierit – Eisenantimonsulfid zur Behandlung von Nervenleiden.

Pyrargyrit – Silber-Antimonsulfid

Ausleitende und entzündungswidrige Wirkung; bei entzündlichen Magen-Darm-Leiden und Entzündungen der Fortpflanzungsorgane.
D6 als Trituration liefert die Apotheke an der Weleda.

Erdprozesse im Menschen und ihre Analogie zu Antimon

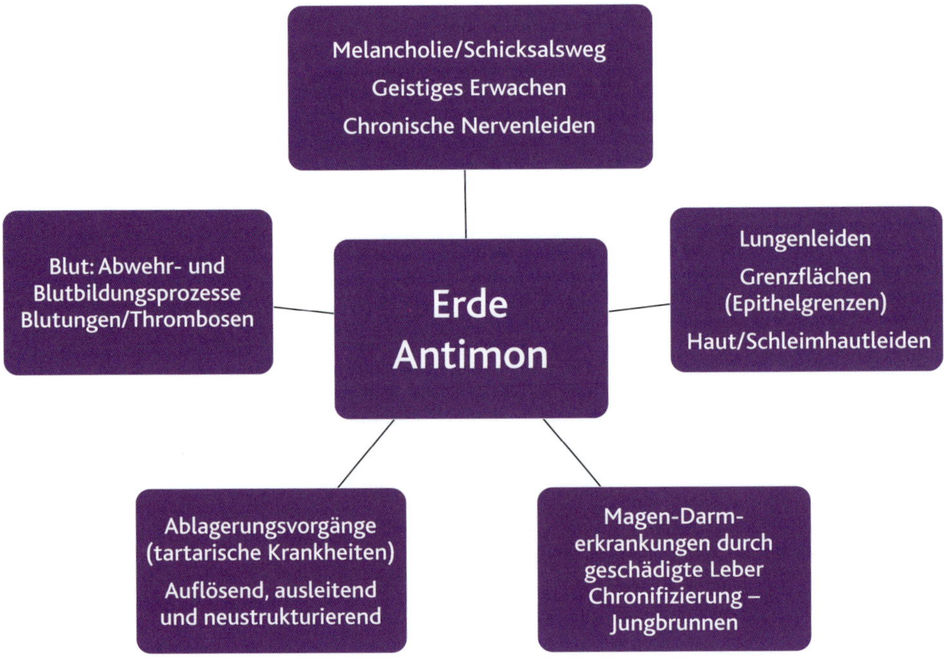

Zonen der Erde für eine Antimontherapie

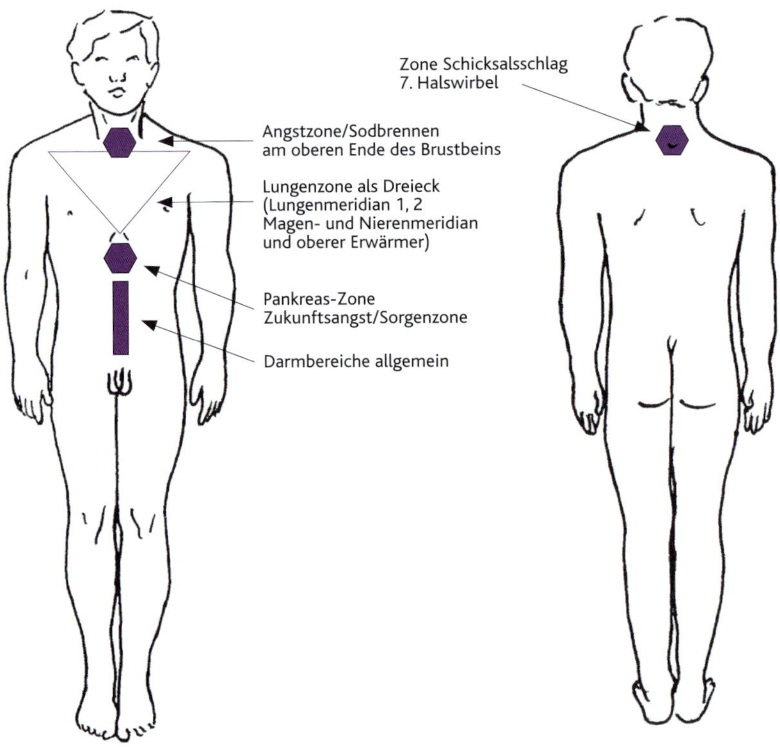

*»Nehmet vom Wein,
wandelt ihn neu
zu Lebens feurigem Blute.
Froh im Verein,
brudergetreu
zu kämpfen mit seligem Mute!«*

RICHARD WAGNER, PARZIFAL: DIE ENTHÜLLUNG DES GRALS

Antimon und Wein

Die Weinrebe ist eine der ältesten Kulturpflanzen der Menschheit. Seit über fünftausend Jahren kennt man nun schon die wunderbaren heilenden Eigenschaften dieser sonnenhungrigen Pflanze, die wahrscheinlich aus dem Zweistromland zu uns kam. Zur Symbolpflanze wurde der Wein, weil er mit seinen tiefen Wurzeln und seinen rankenden Laubblättern einen Bezug zwischen Himmel und Erde herstellt. Die wunderbaren Früchte sind jedoch Ergebnis der Veredelung. Genauso ist es beim Menschen – durch Bemühen um Erkenntnis und Streben nach Herzensreinheit veredelt sich der Mensch – nur so wird er fähig, das Höhere Selbst als Spiegelbild des Göttlichen in sich zu erkennen. Wein verkörpert symbolisch das Blut als Träger des geläuterten Ichbewusstseins.

Abgesehen davon, hat man Wein immer schon als »Medizinpferd«[90] geschätzt. Eine Herstellung oder Einnahme in Wein verhilft einer Arznei zu einer besseren Wirkung. Zudem ist Wein selbst ein Heilmittel. Man führt heute die krebsfeindliche und gefäßstärkende Wirkung des Weins auf Polyphenole zurück, die besonders in Rotwein angereichert sind. Mit Präparaten aus den Blättern (zum Beispiel Antistax) lässt sich die Venentätigkeit verbessern, die Blätter sind auch ein wichtiges Schutzmittel für die Leber – Weleda bietet mit Hepatodoron ein entsprechendes Präparat an.

Der Wein selbst ist ein hervorragendes Auszugsmedium, das man durch alchemistische Verfahren wie der Destillation zu Weingeist noch intensivieren kann. Weingeist ist der sulphurische Anteil des Weins, der von allen Herstellern hochgeschätzt wird. – So werden möglichst alle homöopathischen Pflanzentinkturen in Weingeist angesetzt. Die Firma Aurora-Pharma schließt den Wein in einem besonders komplexen Verfahren auf. Sie nennen das gewonnene Produkt nicht Weingeist, sondern Archäus, worunter man sich eine Art Mutterlösung vorstellen kann, die der Arznei zur Geburt verhilft, auch den mineralischen Arzneien.

Lässt man Wein geöffnet stehen, kommt es bald zu Umwandlungsprozessen in Weinessig, den man nicht nur in der Küche schätzt, sondern der mit seiner merkuriellen Qualität eine besondere Beziehung zur Stoffumwandlung im Menschen hat. Alchemistisch kann man ihn durch Destillation »anschärfen« und für die Arzneiherstellung ansonsten schwerlöslicher Stoffe nutzen.

Für die Heilkunde fast noch interessanter ist aber ein Stoff, der bei der traditio-

90 Der Begriff stammt aus der Tibetischen Medizin. Symbolisch reitet die Arznei auf dem Rücken des Pferdes, um im Körper zu wirken.

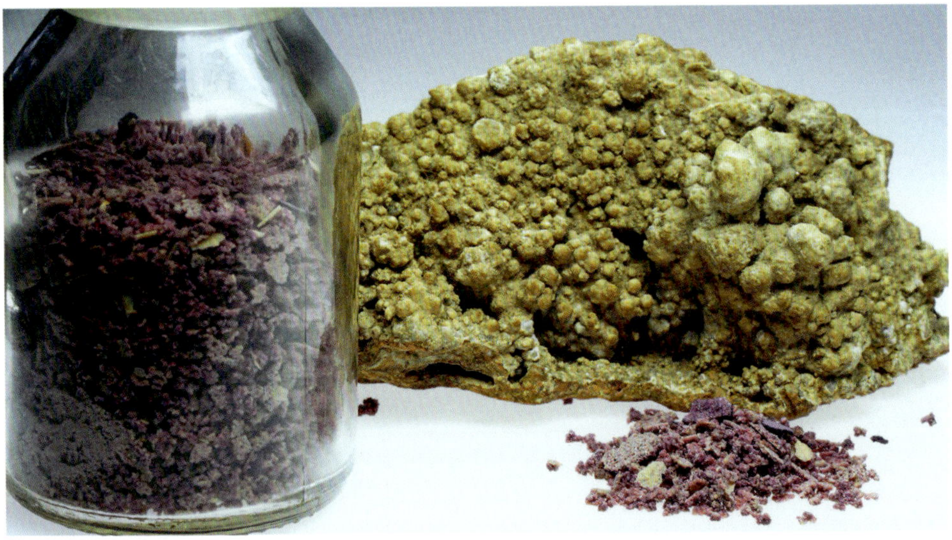
Weinstein vom Weißwein und Rotwein.

nellen Weinlagerung in Eichenfässern anfällt – der Weinstein. Paracelsus schrieb: »Viele Kräfte werden nämlich im Weinstein gefunden, mehr als im Weine.« (Bd. III: 58) Die mineralischen Ausfällungen aus Wein waren sein Lieblingsmittel gegen »tartarische« Krankheiten. Darunter verstand er alle Krankheitsprozesse, die mit Ablagerungen einhergehen und die dabei chronisch, trocken und hart sind, also zum Beispiel Steinbildung, Gicht, Rheuma, bestimmte Hautleiden wie Psoriasis oder Keratosen, alle sklerosierenden Prozesse, aber auch Asthma oder Diabetes. Er führte diese Leiden auf ein Versagen innerer Stoffwechselprozesse zurück, vor allem auf eine schlechte Verdauung durch eine mangelnde Funktion der Leber – diese Anschauung war zu seiner Zeit revolutionär. Im Weinstein sah er nun ein Ebenbild der Krankheitsentstehung und, alchemistisch aufgeschlossen, ein geeignetes Heilmittel.

Weinstein (lat. tartarus) ist ein Bestandteil des Weintraubenmostes, der sich als harte kristallinische Kruste an den Wänden der eichenen Lagergefäße des Weins absetzt. Dies bezeichnet man als rohen Weinstein, Tartarus crudus, der je nach Weinsorte auch gefärbt ist. Im alchemistischen Sinn handelt es sich dabei also um eine Koagulation und Verwandlung vom Vegetabilen zum Mineralischen. Weinstein ist damit ganz dem Sal-Prinzip unterstellt und ein Spiegelbild der Tartarusentstehung im Menschen (vgl. Rippe/Madejsky, 2019, S. 276ff).

Durch die Reinigung der Rohware, bei der man den weinsauren Kalk und andere Beimengungen entzieht, entstehen harte weiße Kristallkrusten, die man als Crystalli tartari oder Tartarus depuratus bezeichnet; diese sind weiß, geruchlos, schmecken schwach sauer, sind in Wasser schwer löslich und in Alkohol praktisch unlöslich.

Der gereinigte Weinstein ist an sich bereits eine wertvolle Arznei. Paracelsus gebrauchte ihn zur Behandlung chronischer Hautleiden, als Ableitungsmittel über Niere und Darm und vor allem zur Behandlung bei Steinbildungen in den ausscheidenden Organen. Gereinigten Weinstein finden wir als Bestandteil in Kalium aceticum comp. von Weleda.

Eine spagirische Zubereitung durch Lösung von gebranntem Weinstein (Tartarus Urtinktur) in einem speziell hergestellten Branntwein liefert die Schweizer Firma Aurora-Pharma. Sie schmeckt angenehm aromatisch und leicht säuerlich und eignet sich als Basismittel zur Behandlung aller tartarischen Leiden.

Vom Brechweinstein (Tartarus stibiatus) und Goldschwefel

Gereinigter Weinstein dient als Ausgangsstoff für die Weiterverarbeitung, zum Beispiel mit Antimon zu Brechweinstein (= Tartarus stibiatus, Antimonium tartaricum, Tartarus emeticus).

Früher verwendete man Brechweinstein als Purgativum (Brechmittel), was ja bereits der Name nahelegt; wegen seiner Giftigkeit ist dies jedoch bei falscher Dosierung mit erheblichen Nebenwirkungen verbunden, außerdem ist das Mittel wie alle stofflichen Antimonverbindungen rezeptpflichtig.

Der Brechweinstein, Tartarus stibiatus, ist ein Präparat, das Paracelsus so nicht eingesetzt hat, da es erst in späteren Jahren durch Adrian von Mynsicht erfunden wurde, Paracelsus setzte aber wohl Zwischenstufen aus der Produktion desselben ein.

Zur Herstellung pulverisiert man Antimonit und versetzt es mit Salzsäure. In der Firma Weleda wird dieser Herstellungsprozess noch ganz traditionell und damit sehr aufwendig ausgeführt. Durch eine Destillation erhält man eine weiße, klare, ölige Substanz, die schließlich erstarrt. Der Schmelzpunkt ist sehr niedrig (73 Grad Celsius), und sie verhält sich ausgesprochen lipophil, weshalb man ihr den Namen Antimonbutter oder Oleum antimonii gegeben hat. Bei Zugabe von Wasser fällt ein weißes wasserunlösliches Pulver aus. Man nennt es Algarotpulver. Diesen Ansatz versetzt man dann mit Kalium carbonicum (Sal Tartari – gereinigter und kalzinierter Weinstein), und man erhält wiederum ein weißes Pulver. Es handelt sich um Antimon(III)-oxid. Rein chemisch gesehen, ist es dieselbe Substanz wie die Antimonblumen, die durch Verbrennung erzeugt werden, nur auf einem wässrigen Weg hergestellt. Trotzdem tragen sie als Oxide den Charakter einer Asche, eines Sals. Dieses Sal wird zusammen mit dem gereinigten Weinstein (Tartarus depuratus) in Wasser erwärmt und dadurch in ein wasserlösliches Salz verwandelt.

Brechweinstein[91] ist heute eines der wichtigsten Mittel bei chronischen Krankheiten zur Regeneration (ab D4) – vor allem bei Lungenleiden wie Asthma oder chronischer Bronchitis, bei Wassersucht, Herzinsuffizienz, Gastritis und Geschwüren von Haut und Schleimhaut sowie bei Brechdurchfall (alle Symptome sind mit Mattigkeit und Schwäche verbunden).

Stibium sulfuratum aurantiacum (Sb_2S_5), der sogenannte Goldschwefel, kann auf leicht unterschiedlichen Wegen hergestellt werden, die zum selben Ergebnis führen. Weleda schmilzt Sulfur mit Kalium carbonicum (aus Weinstein gewonnen) und gepulvertem Antimonit in einer zweistufigen Abfolge. Durch Ansäuern lässt sich dann Antimon(V)-sulfid, das gewünschte Stibium sulfuratum aurantiacum ausfällen. Im Prinzip geht es darum, zwei weitere Schwefel Äquivalente an den Antimonit (Sb_2S_3) zu binden. Dies erreicht man durch Alkalisierung, wodurch sich die Wirkung mehr in den Bereich des Ätherleibes verlagert (Bezug zum Stoffwechselprozess). Wenn man die Verdauung im menschlichen Organismus verfolgt, wird zuerst angesäuert; verfolgt man nun den weiteren Aufschluss im Darm, so ist es nicht weiter verwunderlich, dass es danach wieder zu einer Alkalisierung kommen muss. Befeuert und die neue körpereigene Eiweißbildung unterstützend, wirkt Goldschwefel durch den gesteigerten Schwefelreichtum (sulfurische Qualitäten). Indikationen sind daher: Harmonisierung der inneren Durchgestaltung des Organismus bei akut entzündlichen und chronisch-rezidivierenden Erkrankungen, zum Beispiel akute Bronchitis, akuter Schub einer chronischen Bronchitis, auch asthmatoide Formen mit Schleimbildung; Ekzeme.

---

91 Vgl. W. Engel: Die Besonderheiten des Antimons und seine Differenzierung in Pharmazie und Medizin, Der Merkurstab, 02/2019, S. 111–122

Die Quintessenz des Weins – Kalium aceticum comp. (Weleda)

Das Präparat Kalium aceticum comp. (Weleda), das auf Anregungen von Rudolf Steiner zurückgeht, ist wohl eine der komplexesten Aufarbeitungen. Man könnte es mit Fug und Recht als die »Quintessenz des Weines« bezeichnen.

Zunächst übergießt man Kalium carbonicum, das man zuvor aufwendig aus Weinstein gewonnen hat, mit Acetum Vini destillatum (destillierten Weinessig). Die Säure des merkuriellen Essigs bringt den alkalischen, salinischen Feststoff wieder in Lösung und treibt unter Erwärmung Imponderabilien aus.

Nachdem sich der Vorgang beruhigt hat, wird destilliert, bis ein fester Rückstand bleibt. Dieser Vorgang wird mehrfach wiederholt (kohobiert). Es entsteht ein Kaliumacetat[92]. Dieses wird mit Antimonit vermengt und mit einer Crocus-Tinktur übergossen. Diese Tinktur ist von kräftig roter Farbe und aus Crocus sativus (Safran) und dem Spiritus vini (Weingeist) hergestellt. Safran verwendet man traditionell als Mittel bei Trauer, Antriebslosigkeit und bei Depression. Anschließend wird wieder destilliert. Das Destillat wird verworfen, der Rückstand mit neuer Crocus-Tinktur übergossen und der Vorgang mehrfach wiederholt (kohobiert). In einem weiteren Schritt wird der Rückstand mit fein gepulverter Roter Koralle vermengt und mit Spiritus vini übergossen und destilliert. Rote Koralle verwendete man früher traditionell als Abwehrzauber gegen den »bösen Blick« und als Kräftigungsmittel. Dieser Vorgang wird wiederum 9-mal durchgeführt. Zum Schluss erhält man ein sehr würzig schmeckendes, scharfes, feurig durchwärmendes und zugleich hygroskopisches Pulver, das

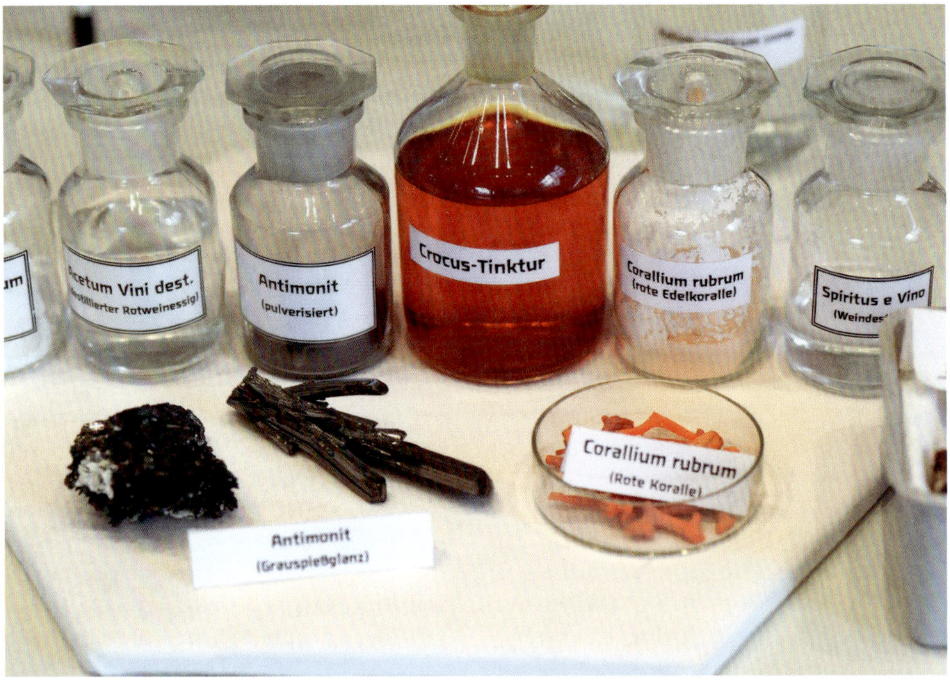

Alle Zutaten für das Präparat Kalium aceticum comp. (Weleda).

92 Dies nennt man auch den »pflanzlichen Wurzelessig«. Gemäß Alan Bartletts: Lebendige Alchemie. Barlett war Lehrer an der Paracelsus research society, die durch Frater Albertus gegründet wurde.

Kalium aceticum comp. Dieses wird durch Potenzierung weiterverarbeitet und entweder für sich oder als Zusatz zu anderen Präparaten verwendet.[93]

Bei der Herstellung durchschreitet man die Naturreiche: das Mineralreich durch den Antimonit, das Pflanzenreich durch den Safran (Crocus sativus) und das Tierreich durch die Koralle. Das Besondere dieses Mittels ist aus alchemistischer Sicht die Vergeistigung aus dem Sal des Weins. Hierbei wird im Sinne der Tria Principia gleichzeitig der salinische, sulfurische und der merkurielle Anteil des Weins verwendet. Durch viele Wärmeanwendungen entsteht ein perfektes alchemistisches Labor-Produkt durch den Menschen, so wie von Paracelsus gefordert.

Das Mittel ist ein Spiegelbild der Blutentstehung, wobei es die inneren Gestaltungskräfte anregt, zentriert und strukturiert. Es bringt den tartarischen Zustand der Schwere wieder in die Leichtigkeit hinein. Indikationen sind beispielsweise Venenerkrankungen wie Varikose, Thromboseneigung, Magengeschwüre, Leberschwäche, Asthma, Blutbildveränderungen, seelische Erschöpfung und Depression.

Dyskrasie und Tartarus – der Ursprung chronischer Krankheiten

Unter den vielen möglichen Krankheitsursachen nehmen Umweltgifte eine besondere Rolle ein. Für den Organismus sind sie in der Regel Fremdstoffe mit einem hohen toxischen Potenzial, da die körpereigenen Prozesse meistens nicht ausreichen, um die Stoffe abzubauen und auszuscheiden, sodass sie im Körper als Komplexe frei zirkulieren, die Entgiftungsorgane wie die Leber überlasten und in Geweben abgelagert werden, wo sie ihre unheilvolle Wirkung als Depotgifte vollziehen – oder sogar die Zellen selbst schädigen und nicht selten kanzerogen wirken. Krankheiten entstehen dabei selten plötzlich, sondern sind das Ergebnis oft jahrelanger schleichender Vergiftung – auch Krebs entsteht meistens über viele Jahre. Inzwischen haben wir Millionen synthetischer Stoffe in die Umwelt entlassen. Dies hat uns eine scheinbar bequeme Welt geschenkt, aber auch zahlreiche Umwelterkrankungen und eine bis ans Limit mit Giftstoffen belastete Umwelt. So ist die Zunahme von Unfruchtbarkeit, Autoimmunleiden, Krebs und auch neurologischen Leiden darauf zurückzuführen – sie sind Krankheiten unserer Zeit.

Auch Antimon gehört zu den problematischen Umweltgiften und ist heute um ein Hunderttausendfaches vor allem im Städtischen Milieu erhöht, da es als Zusatz von Autoreifen und Bremsbelägen verwendet wird (Thema Feinstaub), aber auch als Zusatzstoff in der Plastikindustrie. Antimon ist dabei genauso tückisch als Gift zu sehen wie Quecksilber, Blei, Arsen oder sogar Dioxin, wird aber kaum erwähnt.

Früher war dies mehr ein Problem der Bergarbeiter, die Antimon abbauten, was übrigens bis heute in vielen Gegenden immer noch so geschieht wie vor fünfhundert Jahren. Einer der ersten, der sich mit den Berufskrankheiten der Bergleute befasste, war Paracelsus. In seinem Buch über die Bergsucht beschreibt er typische Krankheiten der Bergleute und auch die Vergiftungssymptome zum Antimon: »Wenn das Gift Antimonium eingenommen wird, erzeugt es einen trockenen dürren Husten, viel Seitenstechen und Hauptweh, Stuhlver-

93 Vgl. W. Engel: Kalium aceticum comp. Die Vielfalt des Weines im pharmazeutischen Herstellungsprozess, Der Merkurstab 02/2010, S. 112–122. Vgl. Simon L.: Das Zusammenwirken von Arzneisubstanz und pharmazeutischem Prozess in der anthroposophischen Heilmittelkomposition Kalium aceticum comp., Der Merkurstab 02/2010, S. 135–142.

stopfung, eine Geschwulst der Milz, hitziges Blut, Räudigkeit und Krätze, Ausdörrung und stärkere Gelbsucht treten auf.« (Bd. II: 388) Davor beschreibt Paracelsus am Beispiel des verwandten Arsens, dass eine Vergiftung subtiler vonstattengeht, wenn man das Gift nicht direkt einnimmt, sondern ihm nur ausgesetzt ist: »Wenn Arsenik eingenommen wird, ist ein schneller plötzlicher Tod da. Wenn aber der Körper nicht eingenommen wird, sondern sein Spiritus, macht dieser aus einer Stunde ein Jahr, das ist, was der Körper in zehn Stunden vollbringt, das macht der Spiritus in zehn Jahren.« (Bd. II: 387) Dem Gift ausgesetzt ist man nicht nur als Bergarbeiter, sondern heute vor allem auch als Städter, der stetig nur eine subtile Menge zu sich nimmt. Die Krankheiten, die so begünstigt werden, haben wir zuvor als »tartarische Leiden« kennengelernt.

Eine besondere Rolle spielen dabei die Verdauungsorgane, besonders die Leber und die Bauchspeicheldrüse (vergleiche das Kapitel zu Zinn), einmal wegen ihrer entgiftenden Funktion und zweitens wegen ihrer Empfindlichkeit gegenüber Umweltgiften. – Einmal belastet, entsteht ein Teufelskreis, der sich Tag für Tag hochschaukelt, bis ein Tropfen das Fass zum Überlaufen bringt. In alten Therapiebüchern findet man dafür die Bezeichnung Dyskrasie – die Mutter aller Krankheiten, die durch eine mangelnde Entgiftung entsteht und eine unreine Säftemischung bezeichnet.

Aufgabe des Therapeuten ist es nun, diese Giftdepots aufzulösen und auszuleiten, sei es durch »öffnende Therapiemethoden« wie Aderlass oder durch Anregung körpereigener Ausscheidungsorgane mit Hilfe von Arzneien; auch »auflösende Mittel«, sogenannte Resolventien, kommen in Betracht.

Im Buch über die Bergsucht führt Paracelsus weiter aus, dass die besten Heilmittel gegen solche Krankheiten die Gifte selbst sind, aber nur, wenn sie auf besondere Weise, eben alchemistisch, zubereitet werden – gemäß der Vorstellung: Gift gegen Gift (vgl. Bd. II: 389 ff.).

Die ausleitende und giftwidrige Wirkung von Antimon erkannte Paracelsus mit

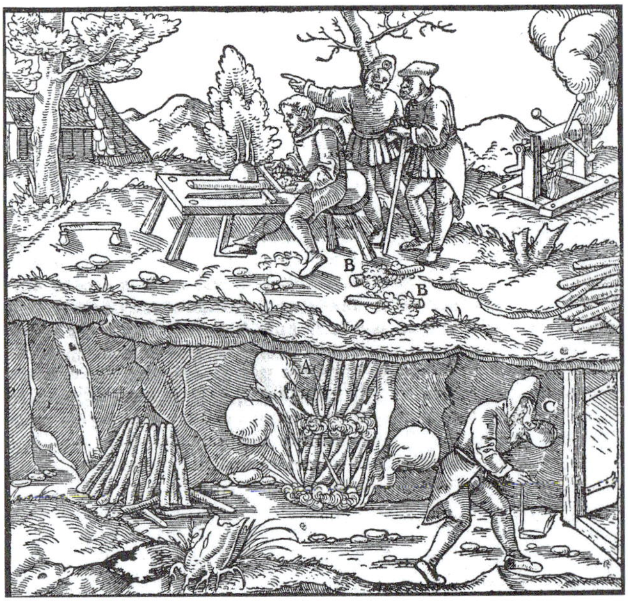

Feuersetzen in einem Erzstollen gehört zu den uralten Techniken zum Abbau von sehr festem Gestein. (Aus: *De Re Metallica* von Georgius Agricola, 1556)

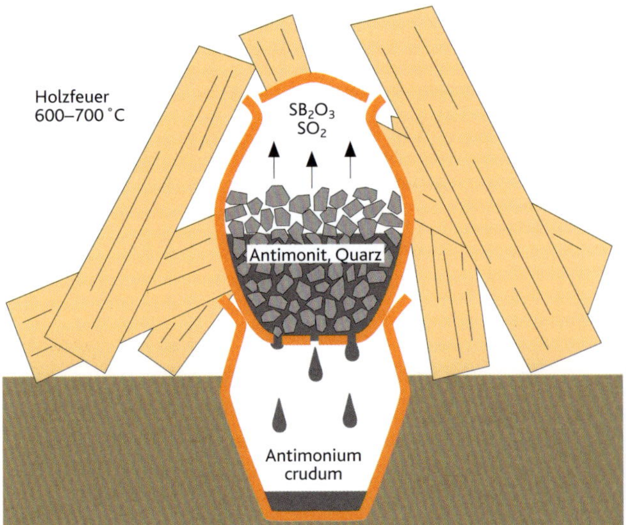

Gewinnung von Antimonium crudum. (nach: www.archaeologie-online.de/artikel/2001/thema-experimentelle-archaeologie/gewinnung-von-antimonium-crudum)

als Erster. Einer seiner Schüler, der Apotheker Johann Schröder, schrieb im 17. Jahrhundert in seinem *Arzneyschatz* (Band 1, S. 605): »Das Antimon ist gleichsam ein

Brunn und Ursprung der vortrefflichsten Arzneyen/in dem in selbem/ als in einem unerschöpflichen Abgrund aller Metallen und mineralien Kräffte/ der schwärsten Krankheiten Heilmittel verborgen liegen (...)/die der Natur Unreinigkeiten/ und feindschäfftliche Krankheits ferment, durch die Zerlösung und Abwischung hinwegnehmen und verzahren/und zugleich eine schmerzstillende und stärckende Krafft besitzen.«

Die ausleitende Wirkung von Antimon verstärkt sich durch seine Beziehung zum Schwefel. Dies zeigt sich auch in der Tatsache, dass er gern den Schwefel an sich bindet, es kommt hauptsächlich als Trisulfid vor. Schwefel ist ein Freund des Menschen. Er eignet sich hervorragend, um festgefahrene Prozesse[94] wieder anzustoßen. Als Reaktionsmittel verwendet man ihn zu Beginn der Behandlung chronischer Erkrankungen und am Ende der Behandlung akuter Erkrankungen, um Rezidiven vorzubeugen und um Resttoxine auszuscheiden (Sulfur D6 bis D12). Ähnliches gilt mehr oder weniger auch für alle Sulfurverbindungen.

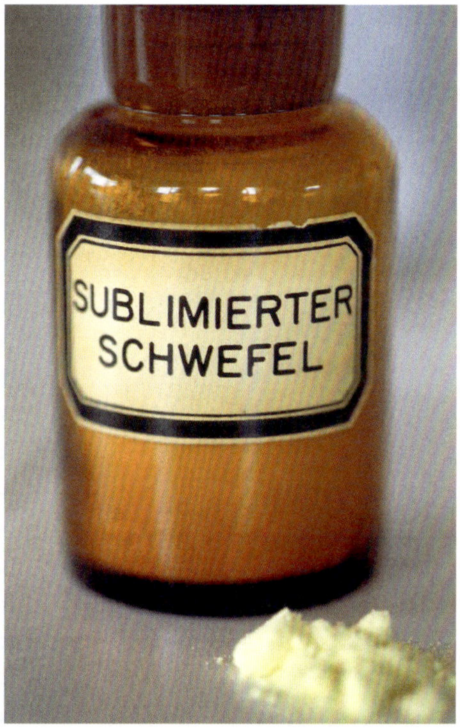

Schwefel ist eines der wirkungsvollsten Mittel zur Ausleitung von Schwermetallen.

Antimon ist zudem ein bewährtes Begleitmittel beim Karzinomgeschehen, um Immuntoxine auszuleiten – Kalium aceticum comp. von Weleda wäre ein Beispiel. Auch eine Misteltherapie wird durch Antimon wirkungsvoll ergänzt, durch Antimonit auf der Stoffwechselebene und durch Stibium metallicum auch auf der seelisch-geistigen Ebene.[95]

Die ausleitende Wirkung nutzt man therapeutisch ebenfalls zur Behandlung der gichtisch-rheumatischen Diathese, die das Paradebeispiel einer tartarischen Krankheit darstellt. Gleichzeitig braucht es zur Entlastung eine Lebersanierung und vor allem eine Drainage[96] über die Niere. – Hier hat sich beispielsweise die Kombination von Volmers Grüner Hafertee von Salus mit einem antimonhaltigen Komplexmittel bewährt, zum Beispiel Colchicum comp. Tropfen von Pflüger in Verbindung mit Lebermittel, beispielsweise Hepaplex (Steierl).

94 »Gebt mir die Macht, Fieber zu erzeugen, und ich heile jede Krankheit«, heißt es bei dem griechischen Arzt Paramedis (45–84 v. Chr.).

95 »In der anthroposophisch erweiterten Onkologie wird potenziertes Antimon nicht nur bei Tumorblutungen eingesetzt, sondern auch zur Intensivierung einer Misteltherapie, aber auch zur Begleitung von Chemotherapien, die ihrerseits ausuferndes Tumorwachstum begrenzen sollen. Dabei wurden auch einzelne Beobachtungen gemacht, die darauf hindeuten, dass bestimmte Nebenwirkungen einer solchen Behandlung (zum Beispiel an Narben) durch Stibium metallicum praeparatum verringert werden können.« (Sommer, S. 315)

96 Der Begriff Drainage stammt aus der Humoralmedizin und bezeichnet die Ableitung und Entgiftung über bestimmte Organe.

Antimonpräparate mit Bezug zu Stoffwechsel und Gelenken

Präparat/Firma	Zusammensetzung	Indikation/ Anwendungsempfehlungen
Bomarthros Harpagophytum Complex (Tropfen, Hevert)	Harpagophytum Ø, Ledum D4, Rhus tox. D6, Tartarus stibiatus D6	Schmerzhafte Gelenkleiden, rheumatische Beschwerden; Rheumaknoten – allgemein ableitend
Cartilago/Mandragora comp. (Globuli und Ampullen von Wala; auch als Salbe in etwas anderer Dosierung)	Antimonit D5, Argentum met. D7, Betula pendula D4, Cartilago articularis bovis D7, Mandragora D4	Schmerzhafte, entzündliche Stadien bei akuten und chronischen Gelenkleiden (Arthrose, Polyarthritis)
Colchicum comp. (Tropfen, Pflüger)	Acidum silicicum D6, Cal. carb. D6, Arnica D2, Calc. phos. D6, Colchicum D3, Gelsemium D3, Tartarus stib. D4, Symphytum D6, Alchemilla Ø, Equisetum Ø, Ilex aquif. Ø, Solidago Ø, Urtica urens Ø	Gichtisch-rheumatische Diathese; Ableitung über die Niere bei Gicht und Rheuma
Disci comp. cum Stibio (Ampullen und Globuli von Wala)	Arnica D19, Disci intervertebrales cervicales, thoracici, lumbales bovis D7, Formica rufa D6, Bambusa nodosa D5, Stibium met. D7	Haltungsschwäche im Jugendalter, Morbus Scheuermann, chronische entzündliche Leiden an der Wirbelsäule
Kalium aceticum comp. (Ampullen D6 und Trituration D6 von Weleda)	Spezielle Zubereitung aus Kalium carbonicum und Antimonit, aus Safran und Roter Koralle	Störungen im venösen Kreislauf, Varikose, chronische Magen-Darm-Leiden, Depression, Störungen in der Blutbildung und im Blutbild
Rheuma Hevert (Tropfen und Ampullen von Hevert)	Bryonia D4, Dulcamara D6, Gnaphalium D2, Ledum D4, Nux vomica D4, Spiraea ulmaria D4, Tartarus stibiatus D6	Rheumatische, entzündliche Beschwerden der großen und kleinen Gelenke; auch springende Symptome; Injektion in Gelenksnähe
Tartarus spag. Phönix (Dilution, Phönix Laboratorium)	Arnica flor. D2, Aurum chlor. D5, Bolus alba, Camphora, Chelidonium D3, Cuprum sulf. D4, Digitalis D4, Filipendula ulmaria, Hydrargyrum bichlor. D6, Juniperus com. Ø, Kalium nitricum D3, Orthosiphon Ø, Solidago Ø, Stibium sulf. nigr. D8, Tartarus dep., Zincum met. D8	Basismittel zur Anregung der Ausscheidungsprozesse, speziell Harnsäure; allgemein bei allen tartarischen Leiden

Der Stein im Magen

Die tartarischen Krankheiten haben ihr Zentrum in den Verdauungsorganen – Paracelsus nennt den Stoffwechsel den »inneren Alchemisten«. Die Dyskrasie entsteht aus Schwäche im Alter, oder weil der innere Alchemist durch eine falsche Therapie erlahmt, durch die Blockade der Ausscheidungsorgane blind wird, oder wenn Giftstoffe ihn überfordern. Immer wird sich dies ungünstig auf die Leberfunktion und das Pankreas auswirken. So ist die extreme Zunahme an Diabetes heute vor allem auf die denaturierte und mit chemischen Stoffen belastete Nahrung zurückzuführen. Es kommt zu Fehlsteuerungen in der Nahrungsaufnahme, zu chronischer Erschöpfung, Störungen der Darmperistaltik und Stuhlkonsistenz mit Neigung zu Durchfall oder Verstopfung, zur allergischen Diathese und sekundär zu Hautleiden, denn die Haut muss leisten, was die inneren Organe an Entgiftung nicht schaffen.

Antimonium crudum ist das Kardinalmittel für den Tartarus im Magen. Hierzu schreibt James Tyler Kent: »Wenn wir das Gesamtbild dieser Substanz studieren, sind wir überrascht, dass alle Symptome sich um den Magen konzentrieren. An allen Beschwerden ist der Magen irgendwie beteiligt.« (Kent, S. 106)

Der Magentyp zeichnet sich durch eine tiefe Nasolabialfalte aus, seine Haut sieht ungesund aus, seine Zunge ist oft weißlich dick belegt (Landkartenzunge). Schon im Mundbereich fangen die Störungen an – gerne hat er rissige Mundwinkel – und am After hört es auf – auch hier hat der Patient gerne Fissuren, wenn nicht auch Hämorrhoiden. In diesen Fällen wirken Zäpfchen mit Antimon vor allem auch blutstillend (Hämorrhoidalzäpfchen von Weleda). Bei Hämorrhoiden braucht es immer eine Lebertherapie, zum Beispiel mit Achillea comp. Tropfen von Weleda.

Gerade die Verdauung ist intensiv im Wechselspiel mit seelischen Zuständen. »Das schlägt mir auf den Magen«, ist so ein typischer Spruch hierzu. Wenn sich die Sorgen auf den Magen schlagen, sollte man auf jeden Fall an Antimon denken: »Sinnesein-

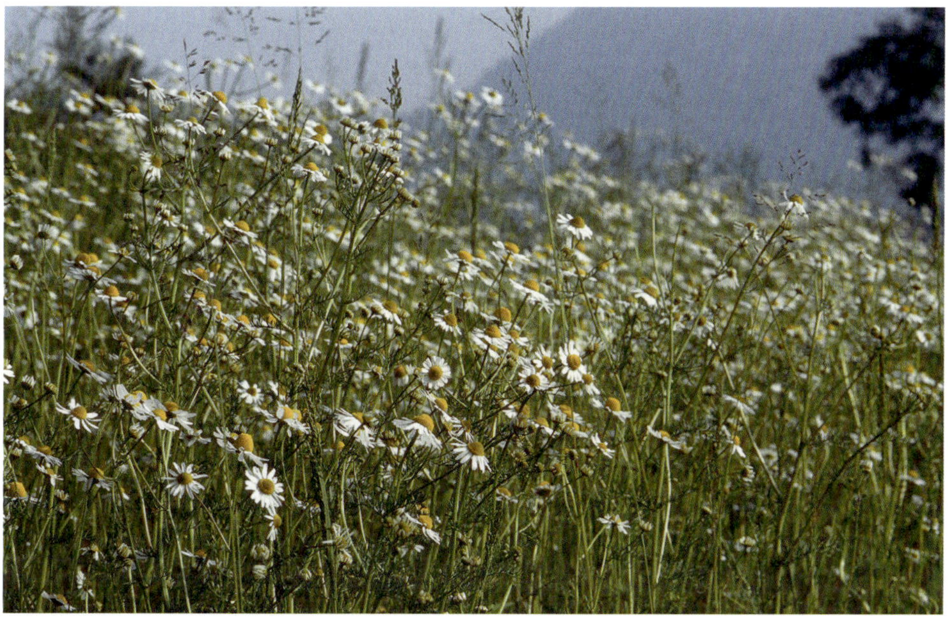

Kamille gehört zu den Bodenheilern, wenn es um die Regeneration extensiv genutzter Landwirtschaftsflächen geht, gleichermaßen wirkt sie regenerierend auf die Darmflora.

drücke sind zu stark im Verhältnis zu den Eigenschaften der Persönlichkeit und können nicht richtig verdaut und verarbeitet werden.« (Rissmann, S. 31) Hier haben sich vor allem die Präparate von Weleda bewährt, in denen die Rezeptur von Kalium aceticum comp. eingearbeitet wurde. In der Kombination mit Kupfer, das wir als Krampfmetall kennengelernt haben, sind dies Anagallis/Malachit comp. Tropfen oder Chamomilla/Malachit comp. Tropfen. Sie sind geeignet, wenn die Aufregungen des Alltags zu Magen-Darm-Problemen führen – Chamomilla/Malachit comp. eignet sich auch gut zur Injektionstherapie im Bereich des Solarplexus bis zum Bauchnabel (»Mittlerer Erwärmer« in der chinesischen Medizin).

Diese Rezeptur kann auch bei Sodbrennen Erleichterung verschaffen, wobei hier als Ergänzung eine Rezeptur von Antimon und dem verwandten Wismut Sinn macht – zum Beispiel Nuxal comp. Tabletten von Pflüger.

Da wir den nervösen Magen ebenfalls mit Silberverbindungen therapieren, sollte man an das seltene und schöne Antimonsilber Dyskrasit denken, das eine ideale Ergänzung zu Präparaten auf der Basis von Argentum nitricum darstellt. Ein mögliches Beispiel wären Dyskrasit D6 Ampullen von Weleda zur Injektion im Bereich des Solarplexus, in Kombination mit Metanuxvomica Tropfen von meta Fackler.

An Antimon sollte man außerdem immer bei Brechdurchfall und Sommerdiarrhoe denken – im Akutfall hat sich hier vor allem Salis/Rhus comp. von Wala bewährt, und bei Erbrechen Vomistop Tabletten von Pflüger.

Praxistipp: Der »Stein« im Magen

Chronische Entzündungen der Verdauungsorgane sind oft eine Folge von seelischen Dauerbelastungen, Dauerstress oder eine Überforderung bei Alltagsproblemen. Auch Folgen einer häufigen Antibiotikatherapie, Alkohol- und Nikotinabusus gehören zu den Auslösern. Folgendes Konzept ist als Ganzes gedacht.

- 1- bis 2-mal wöchentlich subkutane Injektionen im Bereich des Epigastriums mit Chamomilla/Malachit comp. von Weleda
- An den injektionsfreien Tagen Chamomilla/Malachit comp. Tropfen von Weleda, 3-mal täglich 20 Tropfen vor den Mahlzeiten in etwas Wasser gut einspeicheln
- Nuxal comp. Tabletten (Pflüger); bis zu 3-mal täglich vor dem Essen 1 bis 2 Tabletten auf der Zunge zergehen lassen und einspeicheln
- Teemischung aus Schafgarbenblüten, Gänsefingerkraut, Benediktenkraut, Sanikelkraut, Odermennigkraut zu gleichen Teilen gemischt; 1 gehäuften Esslöffel mit circa 150 Milliliter Wasser als Infus zubereiten; mehrmals täglich eine Tasse trinken

Antimonpräparate mit Bezug zu Verdauungsorganen

Präparat/Firma	Zusammensetzung	Indikation/ Anwendungsempfehlungen
Achillea comp. (Dilution, Weleda)	Aesculus Cortex D3, Antimonit D8, Gentiana lutea D3, Hamamelis D3, Millefolium D1	Varikose, Leberschwäche, Stauung in der Pfortader, Rhagaden, Fissuren, Hämorrhoiden, Ekzeme
Anagallis/Malachit comp. (Dilution, Weleda)	Anagallis arvensis D3, Chamomilla Flos D3, Malachit D6, Kalium aceticum comp. D6	Entzündliche und krampfartige Magen-Darm-Leiden; Stressmagen
Asto spag. Peka (Tropfen, Pekana)	Natrium phos. D4, Robinia pseud. spag. D6, Colocynthis D4, Belladonna spag. D4, Antimonium crudum D8, Nux vomica D4, Millefolium Ø, Colchicum D6	Nervöse Magen-Darm-Leiden, Dyspepsie, Magenkrämpfe mit Übelkeit, Reizmagen
Birkenkohle comp. (Kapseln, Weleda)	Antimonit D2, Carbo Betulae, Chamomilla Ø	Durchfallerkrankungen, Darmkrämpfe, Blähungen
Chamomilla/Malachit comp. (Ampullen und Dilution von Weleda)	Chamomilla Radix D3, Kalium aceticum comp. D6, Malachit D6, Tabacum D10	Degenerative und krampfartige Magen-Darm-Leiden, Geschwürneigung, Blähungen
Cichorium/Pancreas comp. (Globuli und Ampullen von Wala)	Cichorium D3, Pancreas D7, Stibium met. D5	Dyspepsie, Pankreasschwäche, Malabsorption
Nuxal comp. (Tabletten, Pflüger)	Bismutum subnitricum D3, Carbo vegetabilis D3, Ferrum met. D3, Lycopodium D4, Natrium chloratum D3, Antimonium crudum D4, Nux vomica D4	Dyspepsie, Übelkeit und Erbrechen, Blähungen, Sodbrennen, Gastritis
Nux vomica Similiaplex (Tropfen, Pascoe)	Nux vomica D4, Bryonia D4, Phosphorus D6, Lycopodium D3, Allium sativum D4, Antimonium crudum D10, Carbo vegetabilis D2, Baptisia D4, Ipecacuanha D4	Leberschwäche; akute und chronische Magen-Darm-Leiden mit Tendenz zu Übelkeit und Erbrechen; Sommerdiarrhoe
Salix/Rhus comp. (Ampullen und Globuli von Wala)	Aconitum D4, Belladonna D4, Bryonia D3, Dryopteris filix mas D1, Phyllitis scolopendrium D1, Pteridium aquilinum D1, Salix alba D1, Salix purpurea D1, Salix vivimalis D1, Stibium met. D6, Nux vomica D4, Rhus tox. D4	Magen-Darm-Infekte, Sommerdiarrhoe, Allgemein bei Durchfallneigung, auch mit Erbrechen; Dysbiose bei Status nach Antibiotika
Thymus Similiaplex (Tropfen, Pascoe)	Thymus vulgaris D2, Asa foetida D4, Magnesium phos. D10, Magnesium carb. D10, Bismutum subnitricum D10, Antimonium crudum D12	Funktionelle Dyspepsie; Aufstoßen, Sodbrennen, chronisch nervöse Magen-Darm-Leiden mit Krampfneigung
Tormentilla comp. (Ampullen und Globuli von Wala)	Cochlearia off. D2, Potentilla erecta D2, Stibium met. D5	Hämostyptikum, zum Beispiel bei Colitis ulcerosa, Hypermenorrhoe

Vitis comp. (Tabletten, Weleda)	Calcarea formicica D2, Fragaria vesca, Stibium met. praep. D5, Vitis vinifera	Zur Anregung des Leberstoffwechsels; Zusatzbehandlung bei Karzinom
Vomistop (Tabletten, Pflüger)	Aethusa cynapium D4, Apomorphinum hydr. D4, Curcurbita pepo D1, Gossypium D3, Tartarus stib. D8, Symphoricarpos albus D2	Erbrechen, Seekrankheit, Brechdurchfälle, Brechen mit Schwindel

Wenn die Grenzen verschwimmen – Antimon in der Hauttherapie

Eine besondere Beziehung hat Antimon durch seinen Schwefelanteil zur Haut – er ist ein Kardinalmittel zur Behandlung von chronischen Entzündungen, Hautallergien und von Ekzemen, besonders wenn diese jucken. Rudolf Steiner meinte sogar, Antimon wirke wie eine Höhensonne (vgl. Leroi, S. 8).

In Kombination mit Schwefel treibt Antimon den Krankheitsreiz von innen nach außen, von den Organen weg in die Peripherie. Schwefel ist das Mittel Nr. 1 bei juckenden Hautleiden.

Auch Warzen sind ein Anwendungsgebiet – vor allem größere, verhornende und flache Warzen. Äußerlich nimmt man hier eine Antimoncreme 0,4 % von Weleda, alternativ auch die Salbe mit Bismutum und Stibium von Weleda, am besten in Kombination mit dem Antimonpräparat Verintex innerlich von Pekana.

Antimon eignet sich vor allem zur Behandlung von chronisch, trockenen, juckenden Hautleiden, Psoriasis, fressenden Ekzemen, die entstellend wirken, nicht heilenden Wunden, Keratosen, rissigen Mundwinkeln und Fissuren am After oder zwischen den Fingern – hier ist eine Kombination mit Arsen und Hautfunktionsmitteln wichtig, zum Beispiel Hydrocotyle asiatica. Antimon wirkt bevorzugt an den Epithelgrenzen,

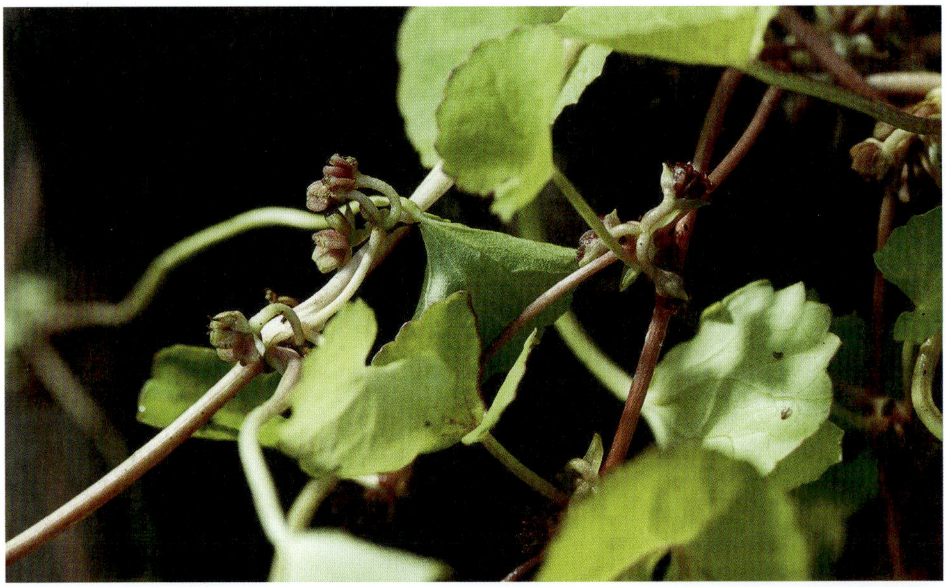

Der Wassernabel, Hydrocotyle asiatica, gehört zu den wichtigen Pflanzen zur Lebensverlängerung. Seine aktivierende Wirkung auf den Stoffwechsel nutzt man bei chronischen Hautkrankheiten als Ergänzung zu Antimon.

also eben an den Mundwinkeln, im Afterbereich, am Scheideneingang, aber auch auf innere Grenzflächen von Lunge und Darm.

Bei chronischen Ekzemen sollte man auch hier an die Idee des Tartarus denken, denn »was die Haut nicht heilt, heilt nimmermehr« (Sprichwort). Dies gilt besonders für die Schuppenflechte, die typisch ist für eine gichtisch-rheumatische Diathese. Antimonpräparate sind in der Therapie bei chronischen Hautleiden immer sinnvoll – Beispiele sind Cistus Similiaplex von Pascoe, Verintex von Pekana oder die Heilsalbe von Weleda.

Schon in der Antike nutzte man die blutstillende Wirkung von Antimon. In der Literatur findet man bei erfahrenen Therapeuten wichtige Angaben hierzu. »Bei den Blutern, aber auch bei allen Organblutungen brauchen wir das Antimon, um das Zerfließen, das Ausfließen zu verhindern.« (Leroi, S. 8) »Bei (Schleimhaut-)Blutungen ›öffnet‹ sich der Körper zu stark der Außenwelt. Stibium metallicum praeparatum (meist als D6 und oft als intravenöse Injektion angewendet) kann hier zum Beispiel bei der Colitis ulcerosa oder bei übermäßigen Regelblutungen zu einer Verstärkung der Körpergrenzen und Blutstillung führen.« (Sommer, S. 313)

Bei Blutungen gibt es eine Spezialzubereitung aus Kalk und Antimon: Calcium stibiato-sulfuratum. Zur Herstellung verreibt man Kalk aus Austernschalen (Conchae), Antimonit und Sulfur miteinander und glüht das Gemisch unter Luftausschluss bei über 1000 Grad Celsius. Da Antimonit sowieso schon eine Blutungsneigung verringert, ist es nicht verwunderlich, dass die Anwendungsgebiete für Calcium stibiato-sulfuratum vor allem Blutungen im Darm (auch Colitis ulcerosa), aber auch am Uterus (auch Myomblutungen) und am After sind.

Die Haut ist eine fließende Grenze zwischen unserer Innenwelt und dem Außen, sie macht den Menschen zu einem offenen System. So wird Antimon zu einem Mittel, das dem Menschen hilft, sich auf gesunde Weise abzugrenzen und zu strukturieren.

Praxistipp: Erste Hilfe, bevor man sich zu Tode kratzt

Das Konzept wirkt regenerierend auf die Hautfunktion und erleichternd bei Juckreiz. Indikationen sind zum Beispiel Schuppenflechte und chronisch trockene Ekzeme – besonders mit Juckreiz.

- Cistus Similiaplex Tropfen von Pascoe, 3-mal täglich 20 bis 30 Tropfen in etwas Wasser gut einspeicheln – dient als Hautfunktionsmittel
- Zur Ableitung über die Leber: Vitis comp. Tabletten von Weleda, 3-mal täglich 1 bis 2 Tabletten gut einspeicheln
- Sulfur D12, 2-mal täglich 5 Tropfen in Wasser gut einspeicheln; es ist das Kardinalmittel bei allen juckenden Hautleiden
- Betroffene Hautpartien mit Hamamelis comp. Salbe (Weleda) einreiben
- Zur Ausleitung als Ergänzung: Tee aus Echtem Ehrenpreis (3 Teile), Stiefmütterchen (3 Teile), Erdrauchkraut (2 Teile), Wassernabel-Blätter (Hydrocotyle asiatica; 1 Teil), Mahonienwurzel (1 Teil): Die Kräuter mischen, einen gehäuften Esslöffel mit etwa 150 Milliliter als Infus zubereiten; mehrmals täglich eine Tasse trinken.

Antimonpräparate mit Bezug zur Haut und Schleimhaut

Präparat/Firma	Zusammensetzung	Indikation/ Anwendungsempfehlungen
Bismutum/Stibium Creme (Apotheke an der Weleda)	Bismutum met. D1, Stibium met. praep. D1	Warzen, Hyperkeratose, Ekzeme
Cistus Similiaplex (Tropfen, Pascoe)	Cistus canadensis D3, Antimonium crudum D10, Arsenicum album D6, Graphites D10, Hydrocotyle D4, Petroleum D7	Chronische Ekzeme, Interdigitalekzeme, Rhagaden, Schwielenbildung und überschießende Hornhautbildung, Psoriasis
Dermatofides (Tabletten, Heel)	Sulfur D6, Aesculus D2, Kreosotum D6, Acidum arsenicosum D8, Rhus tox. D6, Thallium sulf. D12, Stibium sulf. nigrum D6, Graphites D6	Eitrige Hautprozesse, chronisch trockene Ekzeme, auch akniforme
Hamamelis comp. Salbe (Weleda)	Hamamelis destillata Ø, Stibium met. praep. D1	Ekzeme, Ulcera, Rhagaden, Fissuren, Hämorrhoiden
Hämorrhoidal-Zäpfchen (Weleda)	Aesculus Cortex Ø, Hamamelis Ø, Stibium met. praep.	Analfissuren, Hämorrhoiden
Heilsalbe (Weleda)	Calendula Ø, Mercurialis perennis Ø, Perubalsam, Lärchenharz, Stibium met. praep.	Eitrig-entzündliche Hautleiden, Furunkel, Abzesse
Marmor D6/Stibium D6 (Ampullen und Trituration von Weleda)	Mischung aus Marmor D6 und Stib. met. praep. D6	Hämostyptikum
Mercurialis comp. Zäpfchen (Wala)	Allium cepa Ø, Calendula Ø, Mercurialis perennis Ø, Stibium met. D3	Hämorrhoiden, Fissura ani
Mundbalsam (Gel, flüssig, Wala)	Antimonit D4, Argentum met. D19, Belladonna D13, Echinacea D3, Quarz D20, Rosenöl, weitere ätherische Öle und Pflanzenauszüge	Chronisch-rezidivierende entzündliche Schleimhautaffektionen im Mundbereich
Parametrium/Echinacea comp. (Ampullen, Wala)	Antimonit D7, Echinacea D2, Ovaria bovis D5, D1, Parametrium D5, D11, Tuba uterine D11	Entzündliche Prozesse im Bereich der Adnexe und bei Parametritis – Injektion im unteren Bauchbereich
Verintex spag. Peka (Tropfen, Pekana)	Ranunculus bulbosus D6, Acidum nitricum D4, Causticum D6, Clematis recta D2, Fumaria spag. Ø, Glechoma hederacea spag. Ø, Ant. crudum D9, Taraxacum off. spag. Ø	Warzen, chronische Ekzeme
Wecesin (Pulver und Salbe von Weleda)	Arnica, Calendula, Echinacea, Quarz, Stibium met. praep	Wundpflege, Fissuren, Rhagaden, Verbrennungen

Lungenkraft ist Lebenskraft

Mit dem ersten Atemzug kommen wir in diese Welt, und mit dem letzten Atemzug verlassen wir unser Paradies. Die Lungenkraft ist ein Spiegel unserer Lebenskraft. Stress und damit eine hektische Atemfrequenz ist tatsächlich lebensverkürzend, während ein entschleunigtes Leben in Achtsamkeit und mit Zeit für die wesentlichen Dinge und mit einer ausgeglichenen und tiefen Atmung das Leben verlängert. In der chinesischen Medizin spricht man vom Lungen-Chi oder der Himmelsenergie, was nur ein anderer Name für Lebenskraft ist (vgl. Seite 98, Merkur). Diese wird in der Niere gespeichert (Nebennieren als Stressorgan) und bei Bedarf abgerufen. Liegt nun eine Nierenschwäche vor, haben wir es mit einem Erschöpfungssyndrom zu tun, während eine Lungenschwäche grundsätzlich eine schwache Lebenskraft bewirkt. In der Praxis braucht es daher für mehr Lebensenergie eine Kombination von Lungen- und Nierenmitteln.

Antimon ist ein bewährtes Heilmittel bei Lungenleiden. Man sieht dem Patienten seinen chronischen Erschöpfungszustand bereits an: »Das Antlitz (des Antimonpatienten) macht einen flachen, kränklichen Eindruck. (...) Der ganze Gesichtsausdruck ist leidend. Die Luft im Zimmer des Kranken ist scharf, etwas faulig, verdorben und erweckt die Empfindung, dass im Hintergrund der Tod lauert.« (Kent, S. 110) Der Patient ist ängstlich, voller Sorgen, er glaubt, bald zu sterben, und tatsächlich lebt er auf Sparflamme – er geht langsam, liegt viel, sein Bewusstsein ist oft herabgedämpft. Als Mittel zur Sterbebegleitung im Rahmen der Palliativmedizin wird Antimon geschätzt. Mehr wird jedoch das verwandte Arsen in der letzten Lebensphase verwendet – der Unterschied in der Anwendung ist die große Unruhe und Umtriebigkeit bei Arsen, im Gegensatz zur Stille und Erschlaffung bei Antimon.

Doch Antimon erschöpft sich nicht in der Behandlung alter Menschen. Es ist gleichzeitig auch Inkarnationshelfer bei empfindlichen Kindern, bei Kindern mit einer schwachen Konstitution, Infektanfälligkeit und Neigung zu Allergien.

Der Husten ist bei solchen Patienten immer sehr belastend, seien es nun Kinder oder Greise. Der Schleim sitzt fest und ist viel, kann aber nicht abgehustet werden. Der Patient kann nicht liegen, bekommt schnell Atemnot und will deshalb mit vielen Kissen

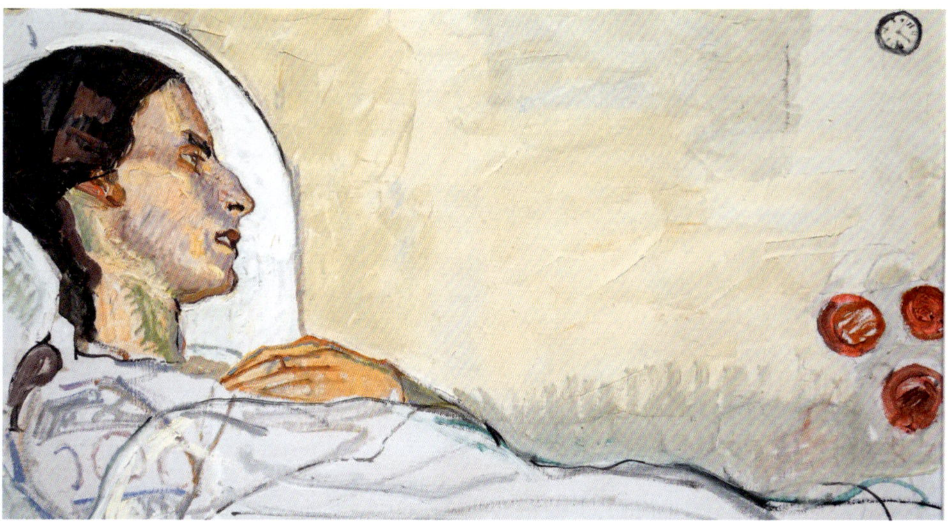

Antimon gehört zu den Mitteln bei schwindender Lebenskraft und beginnender Kachexie. (*Valentine Godé-Darel im Krankenbett* von Ferdinand Hodler, 1914)

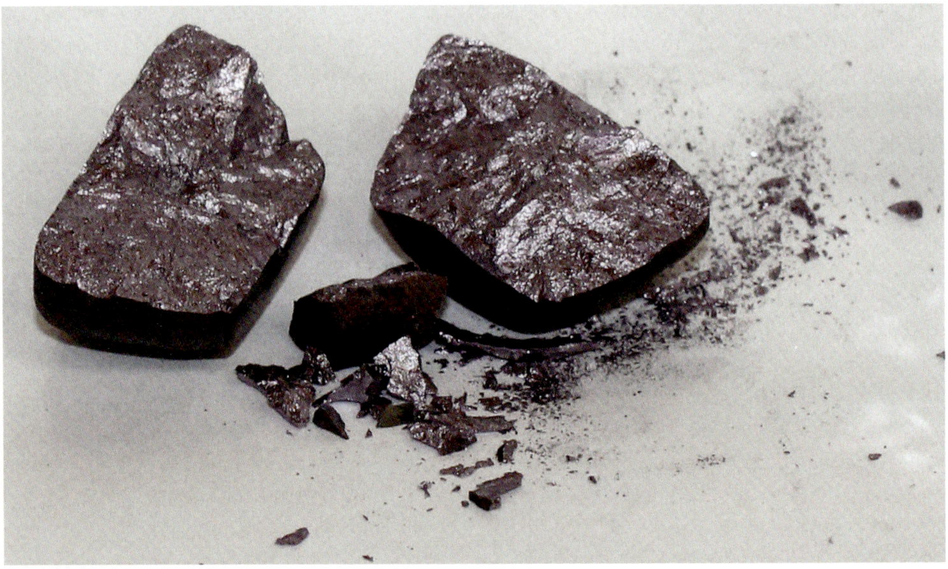

Cupro-Stibium, auch »Regulus der Venus« genannt, ist ein Labor-Produkt von Weleda zur Behandlung von Asthma. (Foto: Wolfram Engel)

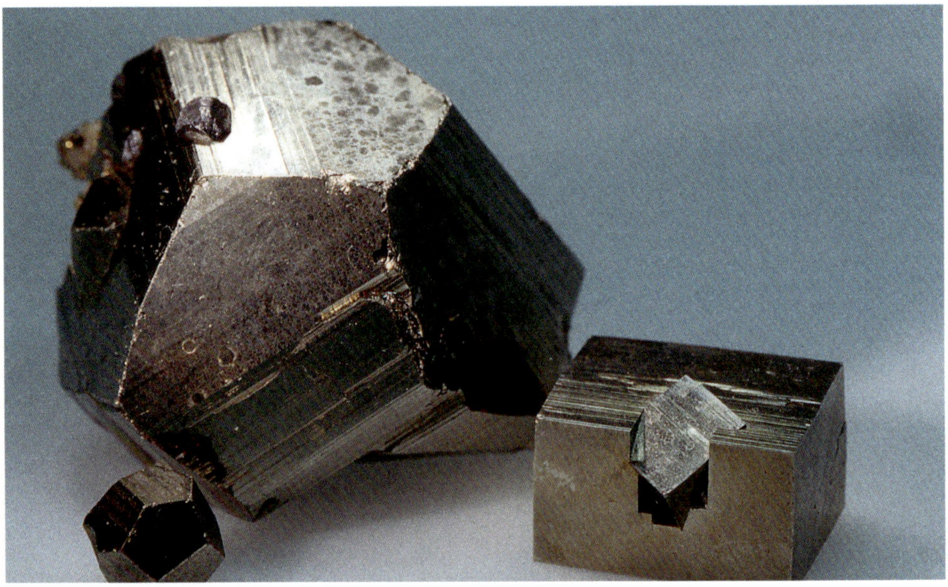

Pyrit (Eisensulfid) ergänzt Antimon bei chronischen Lungenleiden.

im Rücken schlafen, oder muss sogar aufstehen und umhergehen. Husten führt dabei sogar zum Erbrechen. Antimon ist aber nicht das richtige Mittel für akute Lungenaffekte mit Erbrechen, dies wäre zum Beispiel Ipecacuanha (Brechwurz); Antimon ist aber immer gut gewählt bei chronischen Folgen – Antimon verflüssigt das Zähe. Paracelsus hätte dies wohl sicher als Tartarus der Lunge bezeichnet. Hauptanwendungsgebiete von Antimon als Expektorans (Hustenlöser) sind daher chronische Folgen einer obstruktiven Bronchitis wie Emphysem und Bronchiektasen.

Antimonpräparate mit einer besonderen Wirkung auf die Lunge sind vor allem

Brechweinstein, Antimonium tartaricum und Goldschwefel, Stibium sulfuratum aurantiacum. Entsprechende Arzneien sind in der Tabelle Seite 288 aufgelistet, beispielsweise Apulo spag. Tropfen von Pekana, Drosera Pflügerplex Tabletten von Pflüger.

Besonders bei Asthma und asthmatoiden Lungenleiden oder obstruktiver Bronchitis als Folge einer nicht richtig ausgeheilten Lungeninfektion sollte man an Stibium arsenicosum denken. Zur Herstellung werden gleiche Teile Antimon(V)-oxid und Arsen(III)-oxid (= Arsenicum album) innig verrieben. Arsenicum album, der sogenannte Hüttenrauch, entsteht ebenfalls als weißer Niederschlag durch Erhitzung bei der Verhüttung. Auch hier gibt es einige beispielhafte Handelspräparate wie Broncho Injectopas und Bronchopas Tropfen, beide von Pascoe.

Eine Sonderzubereitung zur Behandlung von Asthma liefert mit Cupro-Stibium die Firma Weleda (Trituration D6). Kupfer hat eine innige Beziehung zur Niere, wirkt aber auch ausgesprochen gut bei Krämpfen im Lungenbereich. Die Legierung mit Antimon ergibt eine amethystfarbene Substanz, auch »Regulus der Venus« genannt. Hierfür schmilzt man gleiche Mengen von Stibium und Kupfer in großer Hitze zusammen. Durch die Kupfer-Komponente verlagert sich die Hauptindikation in Richtung Asthma bronchiale, chronische Bronchitis und andere chronische Entzündungen bei neurasthenischer Prägung mit Neigung zu Verkrampfungen, Unruhe, Aufbauschwäche – nervöse Überspanntheit stellt dabei das Schlüsselsymptom dar. Die Venus wirkt über das Kupfer immer entspannend und entkrampfend, daher der Spitzname »Krampfmetall« für Kupfer.

Ein häufiger natürlicher Begleiter von Antimonvorkommen ist Pyrit (Eisensulfid). Das goldfarbene Mineral, das wir Sonne und Mars unterstellen, haben wir im Kapitel über Eisen als wichtige Arznei bei Entzündungen der HNO-Organe und bei Lungenleiden kennengelernt. Hieraus ergeben sich Überlegungen für eine kombinierte Therapie, zum Beispiel von Pyrit/Zinnober Tabletten von Weleda und Antimonpräparaten, beispielsweise Scrophularia Similiaplex und Sinupas (beides als Tropfen von Pascoe), bei Sinusitis und eitriger Angina.

Praxistipp: Wenn einem der Atem fehlt! – Was tun bei chronischer Bronchitis?

Das Konzept wirkt regenerierend auf die Lungenfunktion, verbessert den Atemzeitquotienten, erleichtert das Abhusten bei zähem Schleim. Indikationen sind zum Beispiel chronische Folgen von Entzündungen, Bronchiektasie und Emphysem.

- Pulmo/Tartarus stibiatus I Ampullen (Wala), 1-mal wöchentlich intrakutan in die Eckpunkte der Lungenzone (Lunge 1, 2; KG 17; siehe Grafik Seite 270); alternativ 2-mal pro Woche eine Ampulle in einen Inhalator geben und einatmen
- Tartarus stibiatus comp. Trituration (Weleda), 3-mal täglich eine erbsengroße Menge einspeicheln

Rezeptur aus:

- Hyssopus officinalis Ø
- Inula helenium Ø
- Stannum jodatum D6
- Stibium sulfuratum aurantiacum D12
- Verbascum tapsiforme Ø

Jeweils 20 Milliliter von Spagyra vom Apotheker mischen lassen (siehe Seite 292), 3-mal täglich 20 bis 30 Tropfen in Wasser gut einspeicheln.

Antimonpräparate mit Bezug zu Atmungsorganen und zum Immunsystem

Präparat/Firma	Zusammensetzung	Indikation/ Anwendungsempfehlungen
Antimonium spag. Phönix (Tropfen, Phönix Laboratorium)	Arnica D2 (Blüte), Aurum chloratum D5, Bolus alba spag. Ø, Cuprum sulfuricum D4, Hydrargyrum bichloratum spag. D6, Stibium sulf. nigrum D8, Thuja D2, Zincum met. D8	Allgemein ableitend auf die Schleimhäute, proliferative Prozesse, Polypen, ableitend über die Lymphe – auch mit seelischer Erschöpfung
Apulo spag. Peka (Tropfen, Pekana)	Senega D4, Allium cepa spag. D4, Bryonia spag. D4, Hedera helix spag. D8, Pulmonaria off. D4, Hyoscyamus spag. D4, Tartarus stibiatus D6, Phosphorus D10	Bronchitis, Krampfhusten, Pseudokrupp
Arsenicosum spag. Phönix (Tropfen, Phönix Laboratorium)	Acidum ars. spag. D4, Arnica D2 (Blüte), Bolus alba spag. Ø, Camphora D3, Cuprum sulfuricum D4, Hydrargyrum bichloratum spag. D6, Kalium nitricum D3, Stibium sulf. nigr. D8, Tartarus depuratus spag. Ø	Ableitend über die Haut. Bei Ekzemen, Magen-Darmleiden mit Übelkeit und Brechneigung; chronische Bronchitis
Bronchialis-Heel (Tabletten, Heel)	Belladonna D4, Lobaria pulmonaria D4, Tartarus stibiatus D4, Kreosotum D5, Ipecacuanha D4, Lobelia inflata D4, Hyoscyamus D4, Bryonia D4	Bronchitis, auch eitrige mit reichlich zähem Sputum
Bronchiselect (Tropfen, Dreluso)	Drosera D3, Bryonia D4, Tartarus stibiatus D4, Spongia D6, Ipecacuanha D4	Krampfhusten, Bronchitis
Broncho Injectopas (Ampullen, Pascoe)	Drosera D1, Ant. arsenicosum D8, Ant. sulf. aurant. D10, Cuprum D10, Eupatorium perf. D2, Ipecacuanha D2, Lobelia inflata D2, Silicea D10, Eriodictyon californicum D2	Zur Injektionstherapie an Lungenpunkten bei krampfartiger Bronchitis und bei Asthma, Pseudokrupp
Bronchopas (Tropfen, Pascoe)	Ant. arsenicosum D8, Ipecacuanha D4, Lobelia inflata D4, Eriodictyon californicum D2, Grindelia D2	Krampfhusten, Asthma, Pseudokrupp
Bropert spag. Peka (Tropfen, Pekana)	Guajacum D3, Bryonia spag. D3, Coccus cacti spag. D2, Grindelia spag. D8, Tart. stibiatus D4, Phellandrium D4, Phosphorus D6, Usnea barbata D12	Asthmatoider Husten, Asthma, Krampfhusten mit zähem Schleim
Cupro-Stibium (Trituration D6, Apotheke an der Weleda)	Spezielle Zubereitung aus Kupfer und Antimon	Asthma, Krampfhusten

Drosera Pflügerplex 321 (Tabletten, Pflüger)	Acid. silicicum D4, Ammonium brom. D3, Ammonium jod. D4, Bryonia D3, Drosera D3, Eucalyptus D3, Spongia D4, Phytolacca D3, Rumex crispus D3, Antimonium sulf. aurant. D3	Kitzelhusten, Krampfhusten, Husten in Zusammenhang mit Angina tonsillaris, Halsentzündung, Laryngitis, Bronchitis
Eupatorium Similiaplex (Tropfen, Pascoe)	Eupatorium perf. D3, Aconitum D3, Bryonia D3, Echinacea Ø, Tartarus stib. D4, Galanga Ø, Sticta D3, Veratrum viride D4	Fieberhafte Infekte mit Beteiligung der Lunge, Bronchitis mit viel und zähem Schleim
Kalium chloratum II Similiaplex (Tabletten, Pascoe)	Kalium chloratum D3, Cinnabaris D4, Silicea D12, Stannum jodatum D4, Calcium fluoratum D4, Ant. sulf. aurant. D3	Chronische Lungenleiden mit Drüsenbeteiligung, auch Angina tonsillaris; auch bei Asthma, wenn Drüsen beteiligt sind
Lymphdiaral DS Salbe (Pascoe)	Conium D2, Colchicum D4, Mercurius bijodatus D5, Antimonium crudum D1, Calendula Ø	Drüsenschwellungen und -verhärtungen, Lymphatismus; Ableitung über die Lymphe
Pulmo/Tartarus stibiatus I (Ampullen, Wala)	Pulmo bovis D5, Tartarus stib. D7	Chronische Bronchitis
Pulmo/Tartarus stibiatus II (Ampullen, Wala)	Pulmo bovis D16, Tartarus stib. D7	Akute Bronchitis
Pulmo/Vivianit comp. (Ampullen, Wala)	Bryonia D5, Pulmo bovis D16, Tartarus stib. D7, Vivianit D7	Akute Bronchitis und Bronchopneumonien – Injektion im Lungenbereich
Scrophularia Similiaplex (Tropfen, Pascoe)	Scrophularia nodosa Ø, Thuja Ø, Thuja D6, Phytolacca D4, Ant. crudum D12, Arsenicum album D12, Mercurius bijodatus D14	Abwehrschwäche mit Tendenz zu Angina tonsillaris, allgemeine Entzündungen mit Lymphknotenbeteiligung
Sinupas (Tropfen, Pascoe)	Luffa D4, Ant. sulf. aurant. D8, Euphorbium Ø, Kreosotum D3	Sinusitis, auch in Verbindung mit Bronchitis
Tartarus stibiatus comp. (Trituration, Weleda)	Quarz D12, Tartarus stibiatus D6	Chronische Bronchitis, Spätphasen der Bronchopneumonie

Mit seiner Zuordnung zur Erde, zum Blut und zum Menschen erfüllt Antimon Aspekte, die sich mehr auf das Seelisch-Geistige ausrichten.

Für die körperlichen Indikationen eigen sich eher die schwefelhaltigen Antimonverbindungen, wie Antimonit, den Bezug zu Gemüt und Nervensystem finden wir dagegen im metallischen Antimon, Stibium metallicum. Dies benötigt jedoch die Hand des Alchemisten, wie eingangs beschrieben. Besonders die Spiegelherstellung der Firma Weleda ist dabei das Mittel der Wahl – auch Rudolf Steiner bevorzugte diese Variante. Die Herstellung der Metallspiegel haben wir im Kapitel zur Alchemie der Metalle ausführlich beschrieben.

Antimon wirkt durch den Bezug zum Blut als Träger des Seelischen in jeden Teil des Menschen hinein. Im Blut sind sämtliche Informationen gespeichert, es ist Abbild der Biografie. Antimon wird so zu einem Begleiter durch das ganze Erdenleben, und darüber hinaus stärkt es den Bezug zum Höheren Selbst. »Auf der geistigen Ebene zeigen sich die Antimonprozesse im Verhältnis des Ichs zur Welt. (...) Die Antimonprozesse können hier helfen, ein neues gesundes Verhältnis zur Welt zu gestalten, und zwar von innen heraus in vier Richtungen: zum Mitmenschen, zur Natur und zum Kosmos, zum eigenen Selbst, zu der geistigen Welt – Gott. (...) Die Antimonprozesse wirken in der gesamten Biografie, die Wirkung der anderen Planetenmetalle unterstützend und begleitend.« (S. von Löwensprung, S. 51)

Es ist demnach ratsam, in jeder Lebensphase an Antimon zu denken, besonders aber in den Lebenskrisen, durch die sich die Seele häutet und durch die der Mensch seine Unverwechselbarkeit entwickelt. Schaut man genau hin, so gibt es neben den alltäglichen Themen auch echte Entwicklungsschritte, die regelrechte Metamorphosen der Persönlichkeit darstellen, die in etwa alle sieben Jahre stattfinden. Beachtet man dabei den Rhythmus der Planeten, so entdeckt man eine Korrelation zwischen dem aktuellen Lauf des Saturns zum Geburtssaturn – alle sieben Jahre kommt es zu einer spannenden Begegnung des Saturn mit sich selbst. Wir durchlaufen also mit »Siebenmeilen-Stiefeln« das Leben und erkennen dadurch die Facetten unserer Persönlichkeit und erfahren das Leben als kreativen Prozess. Jedoch ist dies für viele mühsam, und nicht selten braucht es den Abschied vom Gewohnten, um sich neu zu erfinden, was viele zunächst als Sinnkrise erleben. In den Schriften des Paracelsus kann man nachlesen, dass in diesen Phasen Antimon besonders angezeigt ist: einmal, um das Schicksalhafte dabei anzunehmen und um das Krisengefühl besser meistern zu können, und um die wahre Bedeutung dieser kostbaren Momente zu begreifen und nicht daran zu verzweifeln. (Vgl. Paracelsus, Bd. II: 199ff.)

Antimon ist zu Beginn des Lebens besonders wirksam, vor allem, wenn sich das Kind mit der Entwicklung auf organischer Ebene schwertut – dies haben wir als lunare Lebensphase kennengelernt. Antimonit ist ein gutes Mittel für den asthenischen Typus, der sich auch im Bild von Silber wiederfindet und damit auch bei Psychasthenie. Hier sollten wir zudem an Antimonsilber (Dyskrasit) denken.

Bestimmte Kinder gebärden sich besonders widerborstig, während es in der Pubertät zu einem schwärmerischen Charakter kommt – Kent beschreibt bei Antimonium crudum sentimentale Anwandlungen bei Mondlicht (vgl. Kent, S. 106). Dann wieder kommt es zu betrübten, völlig introvertierten Momenten, die im Prinzip dem Bild einer manischen Depression entsprechen. – Wieder wirkt Antimon vermittelnd, dieses Mal zwischen seelischer Erstarrung und Auflösung.

Tatsächlich hat sich Antimon auch in der Behandlung von Autismus, Aufmerksamkeitsstörungen, Neurosen und sogar Psychosen bewährt. Ebenso gehören Nervenleiden wie MS und Epilepsie zu den Indikationen.

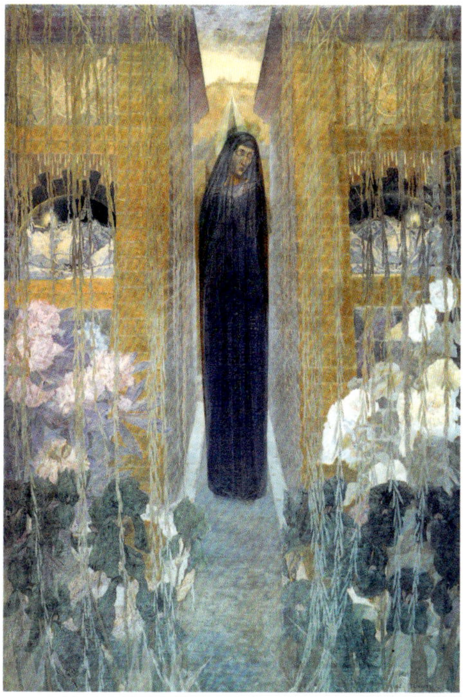

Lebenskrisen sind wie ein Nadelöhr und eine Häutung der Seele. (*Der Schmerz* von Carlos Schwabe, 1893)

Am Ende des Lebens, bei den degenerativen Altersleiden, die wir dem Saturn unterstellen, und bei den Bewusstseinsprozessen im hohen Alter, über das Erdenleben hinauszuschauen, ist Antimon wiederum das Mittel der Wahl. Hierbei denken wir an Stibium metallicum praeparatum D20, zusammen mit dem Goldpräparat Myrrha comp. und Seelenbalsamen wie Melisse und Johanniskraut. – Dieses Konzept würde sich auch für die Sterbebegleitung eignen.

»Der Patient ist mit ängstlichen Betrachtungen über sich selbst und sein unglückliches Schicksal beschäftigt, immer von Kummer und Sorgen geplagt und neigt zu Lebensüberdruss – er hat einfach keine Lust mehr zum Weiterleben.« (Stübler/Krug, S. 442) – Ähnlich wie Natrium muriaticum ist Antimon ein Kummermittel für garstige und introvertierte Menschen.

»Ach Herr Doktor, wenn ich nur sterben könnte«, beschreibt J. T. Kent einen Patienten. Sorgen begleiten alle Erlebnisse, auch die guten, denn es könnte ja sein ... So leben sie unter einer permanenten Wolke, während die Sonne nur bei anderen scheint. Das Bewusstsein ist gedämpft, der Geist verwirrt und immer zeigt sich das Bild der Erschöpfung. Bei Paracelsus heißt es (Bd. III: 453): »Antimonium (...) erneuert nämlich das Herz und stellt den ganzen Körper wieder her. So ist es das Gold des Herzens.« Im Menschen entsteht durch Antimon wieder der Wille zum Leben.

Praxistipp: Seelische Erschöpfung in Lebenskrisen

Das Therapiekonzept ist nervenstärkend und ausgleichend, ohne dabei zu erregen. Gleichzeitig soll es vegetative Funktionen wie Schlaf und Appetit regulieren. Das Therapiekonzept ist rhythmisch aufgebaut, um die nötige Resilienz zu bewirken.

- Als Adaptogen Rhodiologes (Loges), morgens nüchtern 2 Tabletten unzerkaut mit reichlich Wasser nehmen
- Bei Erschöpfung Meteoreisen Globuli Wala, 3-mal täglich 10 Globuli auf der Zunge zergehen lassen, nicht nach 17 Uhr
- Bei seelischen Herzsymptomen zusätzlich Aurum/Hyoscyamus comp. (Weleda), 3-mal täglich 12 Tropfen, nicht nach 17 Uhr
- Aurum/Lavandula comp. Salbe (Weleda), zur Einreibung im Herzbereich und an der Pulsstelle, mindestens 1-mal täglich
- Eventuell als Ergänzung noch Neuro Balance (Ashwagandha Kapseln) von Salus, abends 2 bis 3 Kapseln unzerkaut mit reichlich Wasser nehmen, um zur Ruhe zu kommen
- Stibium metallicum praeparatum D20 Trituration (Weleda), Samstagabend eine erbsengroße Menge gut einspeicheln
- Bei Bedarf, abends Bäder mit Lavendelbademilch (Weleda) bereiten

Anhang

Zum Umgang mit den im Buch aufgeführten Arzneimitteln und Praxistipps

Der Leser ist aufgefordert, Dosierungen und Kontraindikationen aller verwendeten Arzneistoffe, Präparate und medizinischen Behandlungsverfahren anhand etwaiger Beipackzettel und Bedienungsanleitungen eigenverantwortlich zu prüfen, um eventuelle Abweichungen festzustellen.

Die in diesem Buch aufgeführten Rezepte und Behandlungshinweise verstehen sich ausschließlich als Lehrbeispiele und können daher auch weder einen Arztbesuch noch eine individuelle Beratung durch einen Heilpraktiker bzw. Arzt ersetzen. Sie sind nicht als Ratschläge zu einer Selbstbehandlung gedacht, sondern wollen lediglich einen Einblick in Therapiemöglichkeiten geben!

Die Einnahme der genannten Heilmittel wie auch die Anwendung der Rezepturen oder das Befolgen der Therapieempfehlungen geschieht stets auf eigene Verantwortung. Sollten Sie nicht die Erlaubnis zur Ausübung der Heilkunde haben und nicht über eine entsprechende Erfahrung verfügen, ist es empfehlenswert, sich vor jeder Anwendung kompetenten Rat bei einer Ärztin oder einem Arzt, einer Heilpraktikerin oder einem Heilpraktiker einzuholen.

Es ist in jedem Fall ratsam, sich vor der Anwendung eines Arzneimittels über mögliche Gegenanzeigen oder Nebenwirkungen zu informieren. Auch sollte die nur modellhaft angegebene Dosierung grundsätzlich überprüft und individuell angepasst werden. Bitte beachten Sie ebenso alle Warnhinweise und Anwendungsbeschränkungen der jeweiligen Beipackzettel.

Wichtiges zu den Bezugsquellen

Sämtliche im Buch erwähnten Präparate sind allgemein über eine Apotheke erhältlich – bis auf folgende Ausnahmen: Zum einen sind die Präparate von Aurora Pharma nur in der Schweiz ohne Weiteres erhältlich. In Deutschland bekommt man sie lediglich auf Rezept und über komplizierte Umwege. Bitte fragen Sie im Zweifelsfall bei der Firma selbst nach. Zum anderen sind die im Text bezeichneten Mittel aus der Apotheke an der Weleda auch wirklich nur dort erhältlich.

Rezepturen aus Einzelbestandteilen liefert in der Regel die österreichische Firma Spagyra; diese hat auch eine Rezepturapotheke, die Ihnen direkt die Rezepte mischt. Ansonsten kann Ihnen prinzipiell jede Apotheke Rezepte anfertigen. Da jedoch nicht alle Apotheken Erfahrungen mit Naturheilmitteln haben und die Endpreise mitunter stark voneinander abweichen, empfiehlt es sich, das Angebot einer der folgenden Apotheken zu prüfen:

- Fraunhofer Apotheke, Dr. Stephanie Schaffer, Fraunhoferstr. 38, 80469 München, Tel. 089 2012327, Fax 089 20239296, www.fraunhoferapotheke.de
- Limes-Apotheke, Annette Heerz, Uhlandstr. 18, 35415 Pohlheim, Tel. 06403 61595, Fax 06403 61700, www.limes-apotheke.net
- Saint Charles Apotheke, Sabine Zeeck, Pariser Str. 20, D-10707 Berlin, Tel. 030 88725300; sowie Gumperdorfer Str. 30, A-1060 Wien, www.saint-charles.eu
- Apotheke an der Weleda, Birgit Matuschek, Möhlerstr. 1, 73525 Schwäbisch Gmünd, Tel. 07171 874 44 44, www.apotheke-weleda.de; Onlineshop: www.apowelis.de
- Schützen Apotheke, Schützenstr. 5, 80335 München, Tel. 089 557661, www.schuetzenapotheke-muenchen.de

Getrocknete Kräuter für Teemischungen erhalten Sie bei folgendem Anbieter:
- Der Kräutergarten-München, Romana Auth, Pestalozzistr. 3, 80469 München, Tel./Fax 089 23249802, www.kraeutergarten-muenchen.de

Zur Lieferbarkeit von Arzneimitteln

In den letzten Jahren sind unzählige Naturheilmittel, darunter auch sehr viele Metall-Arzneien, vom Markt genommen worden. Meist konnten die Hersteller die Kosten für eine Nachzulassung nicht aufbringen, oder sie haben – wiederum aus finanziellen Gründen – ihre Lagerbestände ausgedünnt.

Leider unterliegt der Markt weiterhin starken Veränderungen, sodass es ständig zu Streichungen, vorübergehenden Lieferengpässen oder zu Umbenennungen kommt. Daher kann es sein, dass die eine oder andere im Buch aufgeführte Arznei, Mischrezeptur oder Teemischung vielleicht so nicht mehr erhältlich ist. Sinnvoll ist es daher, sich im Zweifelsfall mit einer der zuvor genannten Apotheken in Verbindung zu setzen und noch einmal gezielt nachzufragen. Die Apotheker unseres Vertrauens werden Ihnen sicherlich behilflich sein, einen ebenso wirksamen Ersatz zu finden oder eine weniger bekannte Lieferquelle aufzuspüren.

Veranstaltungen zum Thema

Wer an Seminaren oder Ausbildungen des Autors Olaf Rippe zur Naturheilkunde, auch speziell zur Metalltherapie, teilnehmen möchte, kann ein Veranstaltungsprogramm anfordern unter: Natura Naturans, c/o Madejsky/Rippe, Angerfeldstr. 10a, 82205 Gilching, Tel. 089 2725902, Fax 089 27349566, www.natura-naturans.de

Auf der Homepage können Sie auch zahlreiche naturheilkundliche Veröffentlichungen kostenfrei abrufen.

Literatur

Agricola, Johann: Chymische Medizin, Hrsg. Oliver Huberg nach der Erstausgabe 1638, Buchverlag Oliver Humberg, Elberfeld 2000
Amann, Max: Die Alchemie des Paracelsus, in: Paracelsusmedizin, AT Verlag, Aarau 2001, S. 193–253
Amann, Max: Antimon und Arsen in der Naturheilkunde, in: Naturheilpraxis Spezial, Band 1, Pflaum Verlag, München 2005
Bachmann, Manuel und Hofmeier, Thomas: Geheimnisse der Alchemie, Schwabe und Co. Basel 1999
Bächthold-Stäubli, Hanns und Hoffmann-Krayer, Eduard: Handwörterbuch des deutschen Aberglaubens, 10 Bde., Walter des Gruyter, Berlin 1929
Baier, Sabine: Feuerphilosophen. Alchemie und das Streben nach dem Neuen, Reihe: Legierungen, hrsg. von Michael Hampe, Bd. 12, Zürich 2015
Bertuch, Friedrich Justin: Bilderbuch für Kinder, 12 Bde., Weimar, um 1800
Bernus, Alexander von: Alchymie und Heilkunst, Rudolf Geering Verlag, Dornach 1994, Erstauflage 1936
Bingen, Hildegard von: Physica – Heilkraft der Natur, Hrsg. von der Basler Hildegard Gesellschaft, Herder Verlag, Freiburg 1997
Binggeli, Bruno: Primum mobile, Amann Verlag, Zürich 2006
Böhme, Gernot und Böhme, Hartmut: Feuer, Wasser, Erde, Luft. Eine Kulturgeschichte der Elemente, Reihe: Kulturgeschichte der Natur in Einzeldarstellungen, C.H. Beck, München 1996
Boericke, William: Homöopathische Mittel und ihre Wirkungen, Verlag Grundlagen und Praxis, Leer 1972
Bott, Victor: Anthroposophische Medizin, Bd I/II, Haug Verlag, Heidelberg 1982
Bott, Victor und Schramm, Henning M.: Mensch und Heilmittel, Novalis Verlag, Schaffhausen 1992
Bovelet, Maxie und Bräuer, Miriam: Phänomenologie des Antimons, in: Der Merkurstab 2/2010, Sonderdruck Antimon 2015, S. 47–53
Brunner-Traut, Emma: Altägyptische Märchen, Diederichs Verlag, München 1989
Casagrande, Christina: Praxis Spagyrik nach Alexander von Bernus, Sonntag Verlag, Stuttgart 2009
Cloos, Walther: Über das Antimon, in: Der Merkurstab 6/2001; Sonderdruck Antimon 2015, S. 11–15
Daems, Willem F.: Streifzüge durch die Medizingeschichte, Verlag am Goetheanum, Dornach 2001
Daunderer, Max: Amalgam, Ecomed, Landsberg 2000
Doberer, Kurt: Die Goldmacher, Ullstein Verlag, Frankfurt a. M. 1987
Eliade, Mircea: Schmiede und Alchemisten, Mythos und Magie der Machbarkeit, Herder Verlag, Freiburg 1992 (1. Aufl. 1956)
Engel, Wolfram: Gold im Zusammenklang mit Weihrauch und Myrrhe in der Arzneiherstellung, in: Der Merkurstab 06/2007, S. 516–521
Engel, Wolfram: Kalium aceticum comp. – die Vielfalt des Weines im pharmazeutischen Herstellungsprozess, in: Der Merkurstab 2010, Sonderdruck Antimon 2015, S. 16–26
Engel, Wolfram: Vegetabilisierte Metalle, In: Der Merkurstab 01/2013, S. 4–17
Engel, Wolfgang und Kummer, Karl-Reinhard: Plumbum silicicum – ein feuriges durchsichtiges Blei aus dem Schmelztiegel, in: Der Merkurstab 2/2012, S. 130–135
Fintelmann, Volker: Intuitive Medizin – Anthroposophische Medizin in der Praxis, Hippokrates, Stuttgart 2007

Frohne, Dietrich und Pfänder, Hans Jürgen: Giftpflanzen, Wissenschaftliche Verlagsgesellschaft, Stuttgart 1987
Gamper, Rudolf und Hofmeier, Thomas: Das Alchemiehandbuch des Appenzeller Wundarztes Ulrich Ruosch, Schwabe Verlag, Basel 2002
Gamper, Rudolf und Hofmeier, Thomas: Alchemische Vereinigung, Chronos Verlag, Zürich 2014
Gebelein, Helmut: Alchemie, Diedrichs Verlag, München 1991
Gichtel, Johann Georg: Theosophia Practica, Ansata Verlag, Schwarzenburg/Schweiz 1979, Nachdruck von 1696
Girke, Matthias: Innere Medizin, Salumed Verlag, Berlin 2010
Gottwald, Franz-Theo und Rätsch, Christian: Rituale des Heilens, AT Verlag, Aarau 2000
Grewe, Bernd-Stefan: Gold. Eine Weltgeschichte, Beck Verlag, München 2019
Hahnemann, Samuel: Organon der Heilkunst, Haug Verlag, Heidelberg 1993, 6. Auflage, Nachdruck der Ausgabe Leipzig 1921
Hahnemann, Samuel: Apothekerlexikon, Leipzig, 1798; Nachdruck Haug Verlag, Heidelberg 1986
Hofmeier, Thomas: War Gilgamesch ein Alchemist? in: Hofmeier, Thomas und Kaelin, Oskar (Hrsg.): Stückwerk. Beiträge zur Kulturgeschichte des Alten Orients, Leonhard-Thurneysser-Verlag, Berlin, Basel 2008, S. 139–169
Hofmeier, Thomas: Rosarium Philosophorum, in: Gamper, Rudolf und Hofmeier, Thomas (Hrsg.): Alchemische Vereinigung. Das Rosarium Philosophorum und sein Besitzer Bartlome Schobinger, Zürich 2014, S. 10–123, 207–212
Hofmeier, Thomas: Hauptstadt der Alchemie. Basel und das alchemische Werk, secretBasel 1.1, Berlin & Basel 2017
Honegger, Heinrich: Die antidyskratische Behandlung als Basistherapie chronischer Krankheiten, Haug Verlag, Heidelberg 1959
Hornfischer, Daniel: Löwe und Phönix, Aurum Verlag, Braunschweig 1998
Huibers, Jaap: Gesund mit Metallen, Aurum Verlag, Freiburg 1979
Husemann, Wolff: Das Bild des Menschen als Grundlage der Heilkunst, 3 Bde., Verlag Freies Geistesleben, Stuttgart 1986
Jachens, Lüder (Hrsg.): Dermatologie. Grundlagen und therapeutische Konzepte der Anthroposophischen Medizin, Verlags GmbH Bad Boll, Berlin 2012
Jänicke, Christof und Grünwald, Jörg und Brendler, Thomas: Handbuch Phytotherapie, Wissenschaftliche Verlagsgesellschaft, Stuttgart 2003
Junius, Manfred: Pflanzenalchemie (Hrsg. Olaf Rippe), AT Verlag, Aarau 2016
Karpenko, Vladimir: Planetensymbole, in: Priesner, Claus und Figala, Karin (Hrsg.): Alchemie. Lexikon einer hermetischen Wissenschaft, C.H. Beck, München 1998, S. 276–279
Karpenko, Vladimír: Systems of Metals in Alchemy, in: Ambix Vol. 50, 2003, S. 208–230
Kean, Sam: Treffen sich zwei Elemente. Verblüffende Geschichten aus der Welt der Chemie, Fischer Verlag, Frankfurt a.M. 2016
Kent, James Tyler: Kent's Arzneimittelbilder, Haug Verlag, Stuttgart 1985
Klossowski de Rola, Stanislas: The Golden Game, Thames and Hudson, London 1997
Kranich, Ernst Michael: Die Formensprache der Pflanze, Verlag freies Geistesleben, Stuttgart 1976
Kummer, Karl-Reinhard und Engel, Wolfram: Plumbum silicicum, in: Der Merkurstab 2/2012
Kühni, Werner und von Holst, Walter: Enzyklopädie der Steinheilkunde, AT Verlag, Aarau 2003
Kühni, Werner und von Holst, Walter: Kolloidales Silber als Medizin, AT Verlag, Aarau 2005

Leroi, Rita: Antimon, in: Der Merkurstab, Sonderdruck Antimon 2015, S. 4–10
Lippmann, Edmund Oscar von: Entstehung und Ausbreitung der Alchemie [Erster Band], Mit einem Anhang: Zur älteren Geschichte der Metalle, Ein Beitrag zur Kulturgeschichte, Julius Springer, Berlin 1919
Löwensprung, Natalie und Stefan von: Anthroposophische Medizin in der Naturheilpraxis, Haug Verlag, Stuttgart 2013
Löwensprung, Stefan von: Praxisforum Spezial – Die sieben Metalltypen – Metallprozesse im Menschen, Weleda AG, Schwäbisch Gmünd 2017
Madejsky, Margret: Sonnenmetall Gold, in: Naturheilpraxis 04/2007, Pflaum Verlag, München
Madejsky, Margret: Schilddrüsenregulation mit Kupfer und Eisen, in: Naturheilpraxis 2014, Pflaum Verlag, München
Madejsky, Margret: Das alternative Kinderwunschbuch, Arkana Verlag, München 2015
Marxer, Norbert: Heilen mit Antimon – von der Chemiatrie zur Chemotherapie, in: Pharmazeutische Zeitung 10/2000
Mertens, Michèle: Zosimos de Panopolis. Mémoires authentiques, Les Alchimistes Grecs IV.1, Paris 1995
Meyer, Frank: Das Geheimnis der Metalle, Info Drei, Frankfurt 2012
Meyer, Ulrich: Weihrauch und Myrrhe – Baumharze der Halbwüste als Heilmittel, in: Der Merkurstab, Nov./Dez. 2007
Meyer, Ulrich und Pedersen, Peter (Hrsg): Anthroposophische Pharmazie, Salumed Verlag, Berlin 2016
Mezger, Julius: Gesichtete homöopathische Arzneimittellehre, Haug Verlag, Stuttgart 2005, Neuausgabe 2015
Morrisson, Mark S.: Modern Alchemy. Occultism and the Emergence of Atomic Theory, Oxford University Press, Oxford 2007
Museum Kunstpalast: Kunst und Alchemie, Ausstellungskatalog, Hirmer Verlag, München 2014
Museum Rietberg: Spiegel – Der Mensch im Widerschein, Ausstellungskatalog, Wienand Verlag, Köln 2019
Nazari, Giovanni Battista: Della tramutatione metallica sogni tre, Brescia 1599
Nettesheim, Agrippa von: De Occulta Philosophia: Drei Bücher über die Magie, (erstmals erschienen 1533), Greno Verlag, Nördlingen 1987
Ochsner, Patrizia: Quecksilber – Gold der Alchemisten, in: Paracelsusmedizin, S. 269–314, AT Verlag, Aarau 2001
Paracelsus: Sämtliche Werke. Anger Verlag Eick, Anger 1993 (Reprint der »Aschner-Ausgabe« von 1930)
Partington, James Riddick: The Origin of the Planetary Symbols for the Metals, in: Ambix, Vol. 1.1, 1937, S. 61–64
Pelikan, Wilhelm: Sieben Metalle, Verlag am Goetheanum, Dornach 1981
Priesner, Claus und Figala, Karin (Hrsg.): Alchemie. Lexikon einer hermetischen Wissenschaft, C.H. Beck, München 1998
Principe, Lawrence M.: The Secrets of Alchemy, University of Chicago Press, Chicago, London 2013
Proeller, Christoph: Eine geistige Reise durch den Kosmos, Erasmus Grasser Verlag, Hohenfurch 2007
Proeller, Christoph: Rhythmik und Heilkunst – die Soluna Spagyrik, 3 Bde., Erasmus Grasser Verlag, Hohenfurch 2018
Proeller, Hannes: Das Therapiehandbuch der Solunate, Erasmus Grasser Verlag, Hohenfurch 2008

Rätsch, Christian: Enzyklopädie der psychoaktiven Pflanzen, AT Verlag, Aarau 2007, 8. Auflage
Rippe, Olaf: Wenn einem etwas an die Nieren geht, in: Naturheilpraxis 09/02, Pflaum Verlag, München 2002
Rippe, Olaf: Silber und verwandte Heilmittel in der Psychotherapie, in: Naturheilpraxis 07/02, Pflaum Verlag, München 2002
Rippe, Olaf: Die Sonne im Menschen, in: Naturheilpraxis 06/02, Pflaum Verlag, München 2002
Rippe, Olaf: Das Organ des Lebens – die Leber, in: Naturheilpraxis 02/02, Pflaum Verlag, München 2002
Rippe, Olaf: Eisen – das Inkarnationsmetall, in: Naturheilpraxis 03/04, Pflaum Verlag, München 2004
Rippe, Olaf: Tartarus der Gefäße, in: Naturheilpraxis 09/07, Pflaum Verlag, München 2007
Rippe, Olaf: Gold, Weihrauch, Myrrhe, in: Naturheilpraxis 02/10, Pflaum Verlag, München 2010
Rippe, Olaf: Die sieben Planetenmetalle und das Antimon, in: Naturheilpraxis 02/14, Pflaum Verlag, München 2014
Rippe, Olaf und Madejsky, Margret: Heilmittel der Sonne, AT Verlag, Aarau 2013 (Neuauflage von 1995)
Rippe, Olaf und Madejsky, Margret: Traditionelle Heilpflanzenkunde und Phytotherapie, AT Verlag, Aarau 2019 (ehemals Kräuterkunde des Paracelsus, 2006)
Rippe, Olaf, Madejsky, Margret und Amann, Max: Naturheilpraxis Spezial Band 1: Traditionelle Abendländische Medizin, Pflaum Verlag, München 2005
Rippe, Olaf, Madejsky, Margret und Amann, Max: Naturheilpraxis Spezial Band 2: Traditionelle Abendländische Medizin, Pflaum Verlag, München 2015
Rippe, Olaf, Madejsky, Margret, Amann, Max, Ochsner, Patrica und Rätsch, Christian: Paracelsusmedizin, AT Verlag, Aarau 2001
Rissmann, Wolfgang: Grauspießglanz (Antimonit), in: Der Merkurstab 2/2010; Sonderdruck Antimon 2015, S. 27–31
Roob, Alexander: Alchemie und Mystik, Taschen Verlag, Köln 2006
Schramm, Henning M.: Metalle und Mineralien in der Therapie, Novalis Verlag, Schaffhausen 1991
Schramm, Henning M.: Märchen und Heilmittel, Novalis Verlag, Schaffhausen 1993
Schröder, Johann: Höchstkostbarer Arzeney-Schatz, 2 Bde., 1685
Selawry, Alla: Metall-Funktionstypen in Psychologie und Medizin. Haug Verlag, Heidelberg; Neuauflage in Verlags GmbH Bad Boll, Eckwälden 1985
Selg, Peter: Rudolf Steiner – Texte zur Medizin, Band 1 und 2, Rudolf Steiner Verlag, Dornach 2004
Simon, Ludger: Das Zusammenwirken von Arzneisubstanz und pharmazeutischem Prozess in der anthroposophischen Heilmittelkomposition Kalium aceticum comp., in: Der Merkurstab 2/2010; Sonderdruck Antimon 2015, S. 39–47
Sommer, Markus: Metalle und Mineralien als Heilmittel. Begegnungen mit faszierenden Substanzen (Aethera), Verlag Urachhaus, Stuttgart 2018
Stauffer, Karl: Klinisch homöopathische Arzneimittellehre, Johannes Sonntag Verlag, Regensburg 1988
Steiner, Rudolf: Gesamtausgabe (GA), Rudolf Steiner Verlag, Basel
Stille, Günther: Der Weg der Arznei, Braun Verlag, Karlsruhe 1994
Stübler, Martin und Krug, Erich (Hrsg.): Leesers Lehrbuch der Homöopathie, Band 2: Mineralische Arzneistoffe, Haug Verlag, Heidelberg 1988
Treichler, Rudolf: Der schizophrene Prozess, Verlag freies Geistesleben, Stuttgart 1981

Uecker, Dagmar Maria: Die Heilkunst mit Metallen, Erasmus Grasser Verlag, Hohenfurch 2004
Uyldert, Melli: Verborgene Kräfte der Metalle, Irisiana, München 1984
Vademecum Anthroposophische Arzneimittel, 2 Bde., hrsg. Gesellschaft Anthroposophische Ärzte, Supplement zur Zeitschrift Der Merkurstab, Dornach 2017
Valentinus, Basilius: Triumphwagen des Antimon, hrsg. Hans Gerhard Lenz, Buchverlag Oliver Humberg, Elberfeld 2004
Völlnagel, Jörg: Alchemie – die Königliche Kunst, Hirmer Verlag, München 2012
Vogel, Heinz-Hartmut: Wege der Heilmittelfindung 2 Bände; Natur-Mensch-Medizin Verlags GmbH Bad Boll, Eckwälden 1994
Weyer, Jost: Elemente, in: Priesner, Claus und Figala, Karin (Hrsg.): Alchemie. Lexikon einer hermetischen Wissenschaft, C.H. Beck, München 1998, S. 124–127

Internetadressen

www.apotheke-weleda.de
(Apotheke mit einem Spezialsortiment aus den Beständen der Weleda)
www.fraunhoferapotheke.de
(Apotheke mit Spezialgebiet Paracelsusmedizin zur Herstellung der besonderen Rezepturen in diesem Buch)
www.mineralienatlas.de (Allgemeines zu Mineralien, verantwortlich ist Stefan Schorn)
www.illumina-chemie.de (Forum für praktische Chemie und Alchemie)
www.fk-alchemie.de (Forschungskreis Alchemie e.V.)
www.bombastus-ges.de (Verein zur Pflege des Andenkens an Paracelsus)
www.fulcanelli.de (Seite zur Alchemie von Frank-Daniel Schulten)
www.secret-basel.ch
(Seite von Thomas Hofmeier, Autor und Verleger zum Thema Alchemie)
www.ritmanlibrary.com
(Seite mit der größten Alchemiebuchsammlung, auch mit Ausstellungen)
www.metafackler.de (Hersteller homöopathischer Präparate)
www.pharmaziemuseum.ch (Einzigartige Sammlung zur Medizingeschichte in Basel)
www.phoenix-lab.de (Hersteller spagirischer Präparate)
www.paracelsus-gesellschaft.ch
(Verein zur Forschung und zum Andenken an das Werk von Paracelsus)
www.pekana.com (Hersteller spagirischer Präparate)
www.spagyrik.at (Hersteller spagirischer Präparate in der Tradition von Manfred Junius)
www.alchemywebsite.com (Wissenswertes zur Kunst und Literatur der Alchemie, verantwortlich ist Adam McLean)
www.walaarzneimittel.de (Anthroposophischer Hersteller von Arzneimitteln)
www.weleda.de (Anthroposophischer Hersteller von Arzneimitteln)

Und zu guter Letzt die Seite des Autoren Olaf Rippe:
www.natura-naturans.de (Arbeitsgemeinschaft für Traditionelle Abendländische Medizin mit Seminaren, DVDs und Publikationen zum Thema Heilkunde)

Stichwortverzeichnis

B

E

F

G

H

L

N

O

P

T

Danksagung

Ohne meinen Lehrer Max Amann hätte ich diesen Weg nicht gehen können – ihm habe ich dieses Buch gewidmet. Mein Dank gilt meinen beiden Mitautoren Markus Giesder und Thomas Hofmeier für ihre sachkundigen Beiträge zur Alchemie und ihre Freundschaft und ebenso meinem Apothekerfreund Roland Andre für seine Beratung sowie Wolfram Engel für seine Unterstützung. Ein Autor ist auf einen guten Verlag angewiesen – so gilt mein Dank Urs Hunziker für seinen verlegerischen Mut und seinem Team für die geniale Umsetzung. Vielen Dank auch an die Sponsoren, die zum Gelingen dieses Buches wesentlich beigetragen haben.

Die Schicksalsgöttinnen haben mich reich beschenkt, wofür ich ihnen ewig dankbar sein werde. Als Widder habe ich das große Glück, mit Margret Madejsky eine Stierfrau an meiner Seite zu wissen. Weil sie mir immer wieder den Rücken freihält, ist so ein Buch überhaupt zu bewältigen. Wir teilen nicht nur unser Leben miteinander, sondern auch die Leidenschaft für unseren Beruf. Durch Florian sind wir eine Familie, und ich freue mich immer wieder über diesen phänomenalen Jungen und seine grandiose Mineraliensammlung, von der ich ab und zu etwas stibitze, um es mir für den Unterricht auszuleihen.

Ein großer Dank gilt meinen Leserinnen und Lesern – ohne euch hätte das Buch keine Bedeutung. Ohne Mutter Erde und die Schöpferkräfte gäbe es keine Materie, keine Mineralien, keine Metalle – deshalb gebührt ihnen meine größte Verehrung.

Autoren

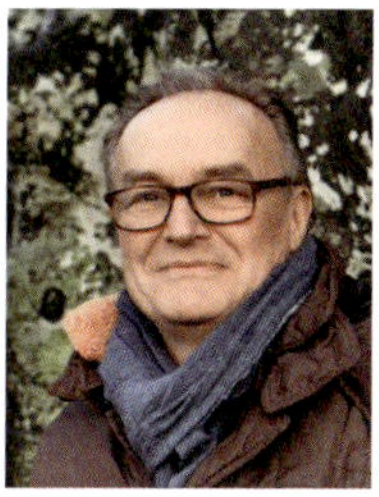

Olaf Rippe

Jahrgang 1960, ist seit 1986 Heilpraktiker mit eigener Praxis in der Nähe von München.

Er arbeitete zehn Jahre als Behindertenpfleger und im Rahmen der medizinischen Versorgung psychisch Erkrankter. Seit 1988 eigene Seminartätigkeit, speziell zur Heilkunde nach Paracelsus sowie zur Kräuterheilkunde, zur astrologischen Medizin, Humoralmedizin und Homöopathie. Mitbegründer der Arbeitsgemeinschaft Natura Naturans – Traditionelle Abendländische Medizin, München. Er schreibt regelmäßig für naturheilkundliche Fachzeitschriften. Er ist Mitautor der Bücher Heilmittel der Sonne, Paracelsusmedizin und Traditionelle Heilpflanzenkunde und Phytotherapie, Herausgeber und Mitautor von Die Mistel – eine Heilpflanze für die Krankheiten unserer Zeit, Herausgeber von Pflanzenalchemie von Manfred Junius und von Heilpflanzen für Männer von James Green.

Sein besonderes Anliegen ist die Integration der überlieferten volksmedizinischen Erfahrungen und des hermetischen Wissens alter Meister in die Heilkunde von heute.

www.olaf-rippe.de
www.natura-naturans.de

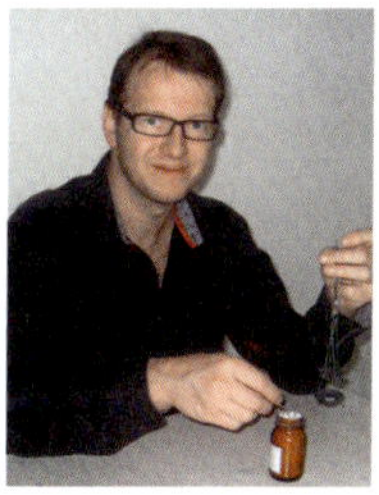

Markus Giesder

Jahrgang 1966, er ist seit 1991 bei dem anthroposphischen Arzneimittelhersteller Wala Heilmittel GmbH als Leiter des Potenzierlabors beschäftigt.

Ausbildung zum Heilpraktiker und baubiologischen Berater IBN und Messtechniker. Führung einer baubiologischen Beratungsstelle.

Diverse Weiterbildungen in anthroposophischer Pharmazie und Medizin, Massage nach Dr. Simeon Pressel und Meridiantherapie nach Heidemann.

Umfangreiche Beschäftigung mit spagyrischen Herstellungen und intensive Forschungsarbeiten mittels bildschaffender Methoden (Steigbild, Chroma und Glaubersalz- und Kupferchloridkristallisation).

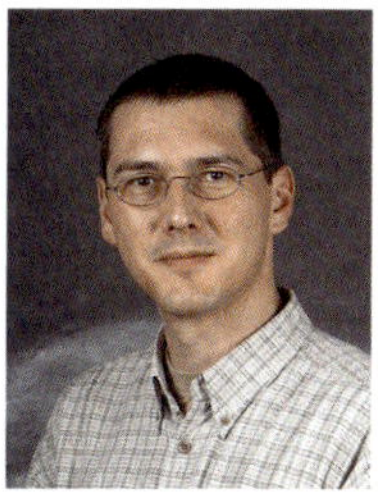

Thomas Hofmeier

Jahrgang 1969, Orientalist, Kenner der Alchimie und Buchautor.

Er studierte Ägyptologie, Vorderasiatische Archäologie und Vergleichende Religionswissenschaft, bereiste lange Zeit den Orient und nahm an Ausgrabungen in Ägypten und Syrien teil, bevor die Alchimie zum Mittelpunkt seines Schaffens wurde.

Er betreibt seit 1996 das Privatinstitut für Geschichte und Hermeneutik der Geheimwissenschaften (IGHG) in Basel.

Mitautor von »Geheimnisse der Alchemie« und Herausgeber verschiedener Schriften zur Alchimie.

www.ighgbasel.wordpress.com

Bücher aus dem AT Verlag

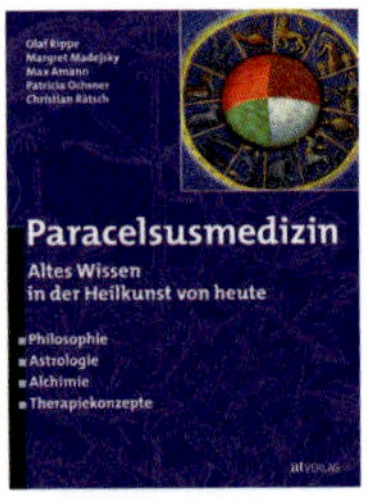

O. Rippe, M. Madejsky, M. Amann, P. Ochsner, C. Rätsch
Paracelsusmedizin
Altes Wissen in der Heilkunst von heute

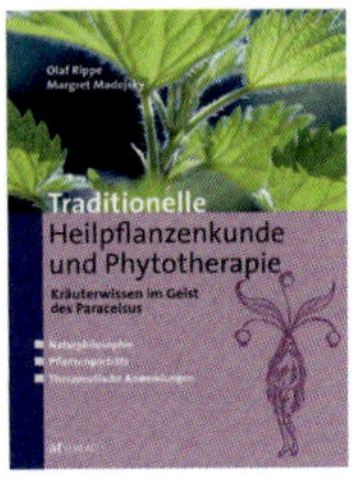

Olaf Rippe, Margret Madejsky
Traditionelle Heilpflanzenkunde und Phytotherapie
Kräuterwissen im Geist des Paracelsus

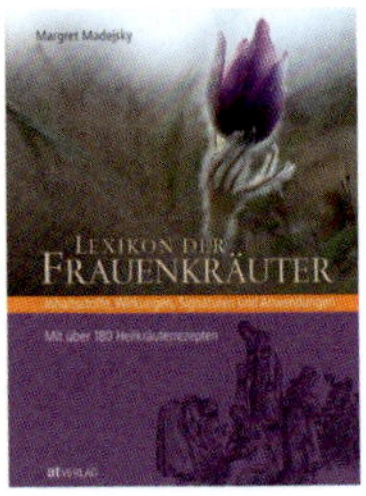

Margret Madejsky
Lexikon der Frauenkräuter*
Inhaltsstoffe, Wirkungen, Signaturen und Anwendungen
Mit über 180 Heilkräuterrezepten

Manfred M. Junius
Pflanzenalchemie*
Ein praktisches Handbuch
Traditionelle Phytotherapie und Spagyrik
Heilkräftige Essenzen, Tinkturen und Elixiere selbst zubereiten
Herausgegeben von Olaf Rippe

James Green
Heilpflanzen für Männer
Rezepte, praktische Anwendungen und Pflanzenporträts
Herausgegeben von Olaf Rippe

Margret Madejsky
Entgiften mit Heilkräutern*
Heilkräuterrezepte und Entgiftungskonzepte
Entgiftungsorgane stärken, Schadstoffe gezielt ausleiten, Praxiswissen für Therapeuten und Betroffene

Margret Madejsky
Praxishandbuch Frauenkräuter
Mit vielen Rezepten und praktischen Heilpflanzen-Anwendungen

Margret Madejsky, Olaf Rippe
Heilmittel der Sonne*
Mythen, Pflanzenwissen, Rezepte und Anwendungen

Marianne Ruoff
Löwenzahn und Löwenkraft
Das Porträt einer starken Heilpflanze
Mit vielen Anwendungen und Rezepturen

Marianne Ruoff
Schachtelhalm
Drachenmedizin aus der Urzeit
Mit vielen Rezepten und Anwendungen

* Auch als E-Book erhältlich

AT Verlag
Bahnhofstraße 41
CH–5000 Aarau
Telefon +41 (0)58 510 63 10
info@at-verlag.ch
www.at-verlag.ch